STOELTING 麻醉与并存疾病手册

Handbook for Stoelting's Anesthesia and Co-Existing Disease

注　意

医学在不断进步。由于新的研究与临床经验不断扩展着我们的知识，我们在遵守标准安全预防措施的同时，也有必要在治疗和用药方面做出适当的变动。建议读者核对每种药品的生产厂家所提供的最新产品信息，确认药物的推荐剂量、服用方法、持续时间及相关禁忌证。根据自己的经验和患者的病情决定每一位患者的服药剂量和最佳治疗方法是经治医生的责任。不论是出版商还是著作者，对于因本出版物引起的任何个人或财产的损伤和（或）损失，均不承担任何责任。

出版者

STOELTING 麻醉与并存疾病手册

Handbook for Stoelting's Anesthesia and Co-Existing Disease

（第 3 版）

主　编：Roberta L. Hines，MD
　　　　Katherine E. Marschall，MD
主　译：冯　艺

北京大学医学出版社

STOELTING MAZUI YU BINGCUN JIBING SHOUCE
图书在版编目（CIP）数据

STOELTING麻醉与并存疾病手册/（美）海因斯（Hines，R. L.）等主编. 冯艺主译. —北京：北京大学医学出版社，2010. 8
书名原文：Handbook for Stoelting's Anesthesia and Co-Existing Disease
ISBN 978-7-5659-0004-4

Ⅰ. ①S… Ⅱ. ①海…②冯… Ⅲ. ①并发症—麻醉—手册
Ⅳ. ①R442. 9-62②R614-62

中国版本图书馆CIP数据核字（2010）第203440号

北京市版权局著作权合同登记号：图字：**01-2010-6082**
Handbook for Stoelting's Anesthesia and Co-Existing Disease
Roberta L. Hines，MD，Katherine E. Marschall，MD
ISBN-13：**978-1-4160-3997-6**
ISBN-10：**1-4160-3997-X**

Authorized Simplified Chinese translation from English language edition published by the Proprietor.
978-981-272-530-1
981-272-530-X

Elsevier (Singapore) Pte Ltd.
3 Killiney Road，#08-01 Winsland House I，Singapore 239519
Tel：(65) 6349-0200，Fax：(65) 6733-1817
First Published **2011**
2011年初版

STOELTING麻醉与并存疾病手册

主　　译：冯　艺
出版发行：北京大学医学出版社（电话：010-82802230）
地　　址：（100191）北京市海淀区学院路38号　北京大学医学部院内
网　　址：http://www. pumpress. com. cn
E - mail：booksale@bjmu. edu. cn
印　　刷：北京东方圣雅印刷有限公司
经　　销：新华书店
责任编辑：王智敏　**责任校对：**金彤文　**责任印制：**张京生
开　　本：880mm×1230mm　1/32　**印张：**16.5　**字数：**525千字
版　　次：2011年1月第1版　2011年1月第1次印刷
书　　号：ISBN 978-7-5659-0004-4
定　　价：69.00元

译校者名单

翻译人员（按章节顺序）

鞠　辉　王晓丹　姜　燕　李　雪　姜俪凡
周　一　王　莹　张　洁　刘益鸣　王　倩
许军军　姜柏林　张　冉　赵　东　张　红

审校人员（按章节顺序）

冯　艺　刘国凯　赵　红　姜陆洋　张联峰
鞠　辉

编著者名单

Shamsuddin Akhtar, MD
Associate Professor
Department of Anesthesiology
Yale University School of Medicine
New Haven, Connecticut

Michael S. Avidan, MB BCh
Assistant Professor
Department of Anesthesiology
Washington University School of Medicine
Barnes Jewish Hospital
St. Louis, Missouri

Bruno Bissonnette, BSc, MD, FRCP(C)
Professor
Department of Anesthesiology
University of Toronto Faculty of Medicine
Director, Neurosurgical Anesthesia
Hospital for Sick Children
Toronto, Ontario
Canada

Ferne R. Braveman, MD
Professor and Chief of Obstetric Anesthesia
Department of Anesthesiology
Yale University School of Medicine
New Haven, Connecticut

Susan Garwood, MB ChB
Associate Professor
Department of Anesthesiology
Yale University School of Medicine
New Haven, Connecticut

Marbelia Gonzalez, MD
Assistant Professor
Department of Anesthesiology
Yale University School of Medicine
New Haven, Connecticut

AlaáSami Haddadin, MD
Assistant Professor
Department of Anesthesiology
Yale University School of Medicine
New Haven, Connecticut

Adriana Herrera, MD
Assistant Professor
Department of Anesthesiology
Yale University School of Medicine
New Haven, Connecticut

Zoltan G. Hevesi, MD
Associate Professor
Departments of Anesthesiology and Surgery
University of Wisconsin Medical School
Madison, Wisconsin

Roberta L. Hines, MD
Nicholas M. Greene Professor and Chair
Department of Anesthesiology
Yale University School of Medicine
New Haven, Connecticut

Viji Kurup, MD
Assistant Professor
Department of Anesthesiology
Yale University School of Medicine
New Haven, Connecticut

William L. Lanier, Jr., MD
Professor
Department of Anesthesiology
Mayo Clinic College of Medicine
Rochester, Minnesota

Charles Lee, MD
Assistant Professor
Department of Anesthesiology
Loma Linda University
Director of Acute and Perioperative Pain Service
Loma Linda University Medical Center
Loma Linda, California

Igor Luginbuehl, MD
Assistant Professor
Department of Anesthesiology

University of Toronto Faculty of Medicine
Staff Anesthesiologist
Hospital for Sick Children
Toronto, Ontario
Canada

Inna Maranets, MD
Assistant Professor
Department of Anesthesiology
Yale University School of Medicine
New Haven, Connecticut

Katherine E. Marschall, MD
Assistant Professor
Department of Anesthesiology
Yale University School of Medicine
New Haven, Connecticut

Linda J. Mason, MD
Professor of Anesthesiology and Pediatrics
Loma Linda University
Director of Pediatric Anesthesia
Loma Linda University Medical Center
Loma Linda, California

Raj K. Modak, MD
Assistant Professor
Department of Anesthesiology
Yale University School of Medicine
New Haven, Connecticut

Jeffrey J. Pasternak, MD
Assistant Professor
Department of Anesthesiology
Mayo Clinic College of Medicine
Rochester, Minnesota

Wanda M. Popescu, MD
Assistant Professor
Department of Anesthesiology
Yale University School of Medicine
Department of Anesthesiology
New Haven, Connecticut

Christine S. Rinder, MD
Associate Professor
Department of Anesthesiology
Yale University School of Medicine
New Haven, Connecticut

Jeffrey J. Schwartz, MD
Associate Professor
Department of Anesthesiology
Yale University School of Medicine
New Haven, Connecticut

Hossam E. Tantawy, MD
Assistant Professor
Department of Anesthesiology
Yale University School of Medicine
New Haven, Connecticut

Nalini Vadivelu, MD
Assistant Professor
Department of Anesthesiology
Yale University School of Medicine
New Haven, Connecticut

Gail A. Van Norman, MD
Professor
Director, Pre-Anesthesia Clinic
Department of Anesthesiology
University of Washington
Seattle, Washington

Russell T. Wall III, MD
Professor
Department of Anesthesiology
Georgetown University
Washington, DC

Matthew C. Wallace, MD
Major, Medical Corps, USAF
Staff Anesthesiologist
Wilford Hall Medical Center
Lackland Air Force Base, Texas

Kelley Teed Watson, MD
Assistant Clinical Professor
Yale University School of Medicine
New Haven, Connecticut;
Cardiac Anesthesiologist
Carolina Cardiac Surgery at
Self Regional Healthcare
Greenwood, South Carolina

译者前言

在我作住院医生的时候就有幸读到了第一版《Stoelting麻醉与并存疾病手册》，当时的英文水平有限，临床经验也很肤浅，还不能完全领会其中的精髓。16年后，手册已更新到第三版，在内容上更加丰富，可读性更强了。手册的作者均是北美顶尖医（学）院麻醉系的教授，有着丰富的临床及写作经验。《Stoelting麻醉与并存疾病手册》是一本值得向大家推荐、特别适合随身携带的指导书。我希望通过我和我同事的共同努力，将这本非常实用的手册翻译并介绍给麻醉界的同道们。在此，祝各位同道工作顺利，生活愉快！

冯　艺

2010.10于北京

原著前言

第三版《Stoelting 麻醉与并存疾病手册》围绕疾病的病生理状态，为患者的围术期管理提供了现成的信息资源。本书按照第五版《Stoelting 麻醉与并存疾病》的章节和标题，以提纲的形式为医学生和临床医生提供教科书上相应内容的详细信息。因此，本手册相当于《Stoelting 麻醉与并存疾病》的随身副本。书中的重点内容都以表格、例证和算法的形式表示。使得临床医生在手术间内或没有麻醉书库在手边的麻醉现场，能够迅速查阅到对特定临床状况处理的中肯建议。

我们衷心感谢 Gail A. Van Norman 医生对书稿编辑的无价帮助。

Roberta L. Hines
Katherine E. Marschall

[illegible]

[illegible]

[illegible]

[illegible]

目　　录

1

缺血性心脏病

（鞠 辉译　冯 艺校）

在美国，外科手术病人中有30%合并有缺血性心脏病（ischemic heart disease）。缺血性心脏病通常以心绞痛、急性心肌梗死和猝死为首发症状。心律失常为猝死的主要原因。冠状动脉粥样硬化发病机制中最主要的两个危险因素为男性性别和高龄（**表 1-1**）。合并有缺血性心脏病的患者可处于慢性稳定型心绞痛或急性冠状动脉综合征（acute coronary syndrome，ACS）的状态。ACS可表现为ST段抬高型心肌梗死（ST-elevation myocardial infarction，STEMI）或不稳定型心绞痛/非ST段抬高型心肌梗死（unstable angina/non-ST-segment elevation myocardial infarction，UA/NSTEMI）（**图 1-1**）。

表 1-1　发生缺血性心脏病的危险因素

男性	糖尿病
年龄增加	肥胖
高胆固醇血症	缺乏运动的生活方式
高血压	遗传因素/家族史
吸烟	

Ⅰ. 心绞痛

心肌氧供和心肌氧耗不匹配时可出现心绞痛。冠状动脉（简称“冠脉”）部分堵塞或血管某一段慢性狭窄的情况下可发生典型的稳定型心绞痛。当心肌氧供和氧耗不平衡达到比较严重的程度时，可导致充血性心力衰竭、心电活动不稳定，表现为心律失常以及心肌梗死（myocardial infarction，MI）。粥样硬化是导致冠状动脉血流受阻进而心绞痛的最常见原因。

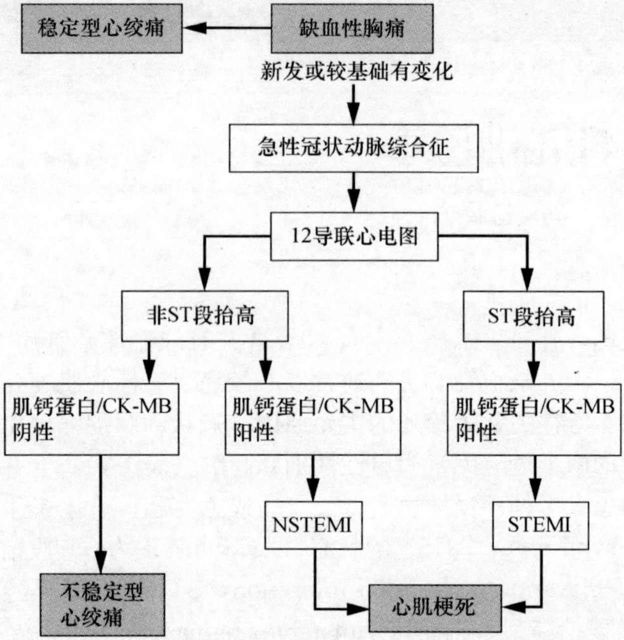

图 1-1 急性冠状动脉综合征。CK-MB，心肌型肌酸激酶同工酶；NSTEMI，非 ST 段抬高型心肌梗死；STEMI，ST 段抬高型心肌梗死。（Adapted from Alpert JS，Thygesen K，Antman E，Bassand JP：Myocardial infarction redefined—a consensus document of The Joint European Society of Cardiology/American College of Cardiology Committee for the redefinition of myocardial infarction. *J Am Coll Cardiol* 2000；36：959-969.）

1. 诊断

心绞痛的疼痛特征通常被描述为胸骨后胸部不适感、疼痛、压迫感或沉重感，通常可放射至颈部、左肩、左上肢或下颌，偶尔也会放射至后背或双侧上肢。心绞痛还可表现为类似消化不良的胃部不适感、胸部紧缩感或气短。不适感通常持续几分钟，其后伴随渐强/渐弱类型；尖锐性疼痛持续仅几秒钟；心绞痛极少表现为持续数小时的钝痛。稳定型心绞痛（stable angina）在近两个月或更长的时间内发作频率和严重程度没有变化。不稳定型心绞痛（unstable angina，UA）包括静息状态心绞痛、新发心绞痛、以往稳定型心绞痛发作频率或严重程度有所增加。胸壁轻压痛提示源自肌肉骨骼肌系统。胸骨后锐痛且随深呼吸、咳嗽或体位改变而加重者提示心包炎。食管痉挛可产生与心绞痛类似的不适感并且和心绞痛一样服用硝酸甘油可以缓解。

1）心电图

A. 标准心电图（ECG）：心内膜下缺血在心绞痛发作时可表现为ST段压低。变异型心绞痛（冠脉痉挛引起的心绞痛）表现为心绞痛时ST段抬高。

B. 运动心电图：运动心电图可检测到胸痛时心肌缺血的证据。新发二尖瓣反流的心脏杂音或运动时血压下降都可以增加这项检查的诊断力度。运动实验禁用于某些情况（如严重主动脉瓣狭窄）或一些不能运动或因其他原因影响运动心电图结果解释的患者（如起搏心律、左心室肥厚、服用地高辛或预激综合征）。ST段异常反应的最低标准是运动中或运动后4分钟内出现ST段水平上升或下斜型压低1 mm以上。

2）无创性影像检查　如果患者无法耐受运动心电图实验或ST段变化无法解读时，我们推荐无创性影像检查。心脏应激可以通过注射阿托品或多巴酚丁胺，通过心脏起搏器增加心率或通过注射扩冠脉药物如肌苷或双嘧达莫来进行诱导。

A. 超声心动图：在心脏应激试验后立即对心脏各壁运动进行分析。心脏负荷诱发的心室壁运动异常通常可提示心肌缺血的部位。

B. 核应激成像：核示踪剂（铊、锝）注入血液中后，应用单光子发射计算机断层摄影技术来对心肌进行显像。示踪剂活性在心脏应激时减低，而在心脏静息时恢复正常的区域常提示该部位存在可逆性心肌缺血。

C. 电子束计算机断层扫描：电子束计算机断层扫描技术可以检测到冠脉的钙化。敏感度较高而特异度较低，并不推荐常规使用。

3）有创检查

A. 冠状动脉血管造影：冠状动脉血管造影可以对冠状动脉的情况给出最确切的信息。存在下列情况提示需要进行冠脉造影：已经进行最大化药物治疗仍存在心绞痛的患者，考虑进行冠脉重建的患者，对一些因为职业因素（如飞行员）若合并冠心病会存在危险需要明确诊断的患者。

a. 决定预后最重要的因素包括冠状动脉粥样硬化的程度、冠脉斑块的稳定程度和左心室功能（射血分数）。

b. 左主干冠心病是最危险的解剖病变。

c. 最容易破裂并引发 ACS 的斑块特点为纤维帽薄而脂质核心大。

d. 左心室射血分数低于 40%的患者预后较差。

2. 治疗

1）调整生活方式 通过以下方法可以减缓粥样硬化进程：戒烟；通过低脂、低胆固醇饮食维持理想体重；常规有氧运动；以及治疗高血压（HTN）。通过饮食和（或）他汀类药物治疗降低低密度脂蛋白水平至 100 mg/dl 以下可以降低心源性死亡的概率。将血压从较高水平控制到正常水平可以降低心肌梗死、充血性心力衰竭（congestive heart failure，CHF）和脑血管意外的发生率。

2）心肌缺血的药物治疗（表 1-2）

表 1-2 心肌缺血的药物治疗

分类	药物	注释
抗血小板药物	• 低剂量阿司匹林 • 二磷酸腺苷受体抑制剂：氯吡格雷（Plavix，波立维）、噻氯匹定（Ticlid，抵克立得） • 血小板糖蛋白Ⅱb/Ⅲa 受体拮抗剂（阿昔单抗，依替巴肽，替罗非班）	降低稳定或不稳定型心绞痛患者发生心脏突发事件的发生率。对冠脉支架术后患者尤其有效
β受体阻滞剂	• β_1 受体阻滞剂（阿替洛尔、美托洛尔、醋丁洛尔、比索洛尔） • β_2 受体阻滞剂（普萘洛尔、纳多洛尔）	心绞痛患者的首选用药。长期服用可降低死亡率和再次 MI 的发生率。即使合并充血性心力衰竭和肺疾病的患者也应使用
钙通道阻滞剂（CCBs）	• 长效：氨氯地平、尼卡地平、依拉地平、非络地平、长效尼非地平 • 短效：尼非地平、维拉帕米、地尔硫䓬	长效 CCBs 有利于缓解心绞痛；短效 CCBs 不能。降低 MI 发生率效果不如 β 受体阻滞剂。禁用于 CHF 患者；慎用于已经服用 β 受体阻滞剂的患者

续表

分类	药物	注释
硝酸盐类	• 舌下硝酸甘油、硝酸异山梨酯	降低心绞痛发作频率、缩短持续时间，以及减轻严重程度。梗阻性心肌病和严重主动脉瓣狭窄的患者禁用。使用西地那非（万艾可）、他达拉非（希爱力）或伐地那非（艾力达）后 24 小时内禁用以避免出现低血压
血管紧张素转换酶抑制剂	• 卡托普利、依那普利	推荐所有患冠心病的患者都使用，尤其是合并高血压、糖尿病或左心室功能不全的患者。肾衰竭和双侧肾动脉狭窄的患者禁用

3）冠脉重建 当充分的药物治疗仍不能控制心绞痛时应考虑通过冠状动脉旁路移植手术（coronary artery bypass grafting，CABG）或经皮冠状动脉介入（percutaneous coronary intervention，PCI）（放或不放冠脉内支架）进行冠脉重建。存在特殊解剖病变（左主干狭窄＞70％，包括左前降支近端狭窄＞70％的两支或三支血管病变）和左心室射血分数下降的患者也建议进行血管重建。

Ⅱ. 急性冠脉综合征

急性冠脉综合征是由粥样斑块局部破裂引起的一种高凝状态，伴血栓形成及冠状动脉部分或完全闭塞。因缺血性胸痛就诊的患者可以用 ECG 特点和心肌特异生化标志物变化来分类。伴有 ST 段抬高的患者诊断为 ST 段抬高型 MI。伴有 ST 段压低或非特异 ECG 变化和缺血性胸痛的患者如果心肌标志物阳性则属于非 ST 段抬高型 MI，如果心肌标志物为阴性则属于不稳定型心绞痛。

1. ST 段抬高型心肌梗死（STEMI）

经过治疗出院的急性 MI 患者中，1/25 的患者将在 1 年内死亡，于 3 个月内死亡最常见。远期预后主要取决于左心室射血分数（MI

后 2～3 个月时测量结果）、残余缺血的程度，以及发生恶性室性心律失常的可能性。

1）病理生理 炎症在粥样硬化斑块破裂的过程中起重要作用。存在冠心病高危因素的患者的血清炎症标志物水平升高。当斑块裂开、破裂或形成溃疡时，可产生急性血栓形成，从而导致冠脉血流急剧减少，即出现 STEMI。

A. 带有富含脂质的核心和细纤维帽的斑块最容易破裂，但这种斑块很少会大到引起冠状动脉阻塞。

B. 影响血流的斑块可以诱发心绞痛并且刺激侧支循环的形成，且不易破裂。

C. 冠脉痉挛或冠脉栓塞引发的 STEMI 很罕见。

2）诊断 诊断急性心肌梗死至少需要存在以下诊断标准中的两条：①胸痛，②支持心肌梗死的一系列心电图变化，③血清中心肌酶的升高和降低。通常情况下，约有 2/3 的患者会在心肌梗死发作前的 30 天内出现新发心绞痛或出现心绞痛形式的改变（**表 1-3**）。

表 1-3 急性心肌梗死的症状和体征

心前区疼痛且休息不能缓解	肺部湿啰音
焦虑	新发心脏杂音
面色苍白	心律不齐
出汗	ECG 异常
窦性心动过速	心脏标志物浓度上升（肌酸激酶，肌钙蛋白）
低血压	

A. 实验室检查：心脏肌钙蛋白（肌钙蛋白 T 或 I）在心肌损伤后 4 小时内开始升高并在 7～10 天维持较高水平。在检测心肌损伤方面，其特异性高于 CK-MB。

B. 影像学检查：对于存在左束支传导阻滞或存在异常 ECG（但没有 ST 段抬高）而不能确诊急性心肌梗死的患者，使用超声心动图来寻找局部室壁运动异常有利于心肌缺血的诊断。

3）急性治疗（表 1-4）

表 1-4 心肌梗死的急性治疗

即刻	• 评估血流动力学稳定性 • 进行 12 导联心电图检查 • 吸氧 • 镇痛：硝酸甘油、吗啡 • 阿司匹林（如阿司匹林不耐受则用氯吡格雷）
患者就诊后 30～60 分钟内	• 溶栓治疗（链激酶、组织型纤溶酶原激活物、瑞替普酶、替奈普酶） • 注：不建议用于 UA 或 NSTEMI 患者
患者就诊后 90 分钟内以及出现症状 12 小时以内	• 冠脉血管成形 • 含糖蛋白Ⅱb/Ⅲa 抑制剂的冠脉支架
如果冠状动脉解剖不允许进行经皮冠脉成形术或冠脉成形术失败	• 冠脉旁路移植手术（同样适用于急性二尖瓣反流或梗死相关室间隔缺损的患者）

4）急性心肌梗死的辅助药物治疗（表 1-5）

表 1-5 急性心肌梗死的辅助药物治疗

药 物	适应证/治疗时程
肝素（普通肝素或低分子肝素）	• 溶栓治疗后持续 24～48 小时，以减少血栓再形成
比伐卢定（bivalirudin）、水蛭素（hirudin）	• 存在肝素诱导性血小板减少症患者，持续 24～48 小时
β受体阻滞剂	• 适用于所有无特殊禁忌证患者，尽早开始并持续终生
血管紧张素转化酶抑制剂（ACEI）	• 前壁大面积心肌梗死 • 有左心衰竭的临床表现 • 射血分数（EF）＜40％ • 糖尿病
血管紧张素Ⅱ受体阻滞剂	• 不能耐受 ACEI 的患者
钙通道阻滞剂	• 仅用于使用阿司匹林、β受体阻滞剂、硝酸酯类药物和静脉肝素治疗后仍顽固存在心肌缺血的患者
降糖药	• 糖尿病患者控制血糖
镁剂	• 仅用于存在尖端扭转型室性心动过速的患者
他汀类药物	• 急性心肌梗死后应尽早开始

2. 不稳定型心绞痛/非 ST 段抬高型心肌梗死（UA/NSTEMI）

不稳定型心绞痛/非 ST 段抬高型心肌梗死是在粥样斑块破裂或腐蚀基础上发生血栓形成、炎症或血管缩窄，进一步造成心肌氧供下降。大多数受损动脉狭窄超过 50%。

1）诊断 不稳定型心绞痛/非 ST 段抬高型心肌梗死有三个主要症状：①静息状态下心绞痛，②慢性心绞痛日趋发作频繁和容易被诱发，③新发的严重、持续时间长或丧失功能的心绞痛。UA/NSTEMI 还可以表现为血流动力学不稳定或 CHF。心电图检查可以发现 ST 段压低和 T 波倒置。心肌生化标志物、肌钙蛋白和（或）CK-MB 升高可以区分 NSTEMI 和 UA。

2）UA/NSTEMI 的治疗（表 1-6）

表 1-6 UA/NSTEMI 的治疗

降低氧耗并增加氧供	• 卧床休息 • 吸氧 • 镇痛 • β 受体阻滞剂 • 舌下或静脉使用硝酸甘油 • 纠正重度贫血
减少血栓进一步形成	• 阿司匹林或氯吡格雷（波立维） • 静脉肝素或皮下低分子肝素治疗持续 48 小时
高危患者	• 冠脉造影 • PCI 或 CABG 血管重建
低危患者	• 药物治疗 • 稍后进行应激实验

Ⅲ. 急性心肌梗死的并发症（表 1-7）

表 1-7 急性心肌梗死的并发症

并发症	治 疗
心律失常	心室纤颤：迅速电除颤、胺碘酮、β 受体阻滞剂、治疗低钾血症 室性心动过速：如持续室性心动过速需进行电复律、胺碘酮和（或）利多卡因

续表

并发症	治　疗
心律失常	心房颤动：如血流动力学不稳定需进行电复律、β受体阻滞剂或钙通道阻滞剂以控制心室率 窦性心动过缓：阿托品、临时心脏起搏器 第二度或第三度心脏阻滞：临时心脏起搏器
心包炎：急性或延迟出现（Dressler's syndrome，也称为心肌梗死后综合征）	阿司匹林或吲哚美辛，皮质激素仅用于症状顽固存在时
严重二尖瓣反流	静脉硝普钠或其他降低左心室后负荷的药物 主动脉内球囊反搏 紧急外科修补
室间隔穿孔	主动脉内球囊反搏 紧急外科修补
充血性心力衰竭和心源性休克	治疗可逆性诱因 维持血压 减轻左心室超负荷 治疗肺水肿 通过溶栓、PCI 或 CABG 恢复冠脉血流 考虑循环支持设置，IABP
心脏破裂	紧急手术
右心室梗死	补充血管内容量 强心支持设置
脑血管意外	超声心动图检查，如左心室存在血栓立即开始抗凝治疗，随后开始持续 6 个月的华法林治疗

Ⅳ. 围术期心肌梗死

每年全世界范围内有约 50 万～90 万例围术期心肌梗死发生。进行择期高危血管手术患者围术期心肌梗死的发生率为 5%～15%。

1. 病理生理

多数围术期心肌梗死发生于术后 24～48 小时。以下两个机制在围术期心肌梗死的发病中起重要作用：①氧需增加相对多于氧供；②脆弱的斑块破裂导致血栓形成。这两个机制并不相互排斥。但是，对于每一位患者个体而言，起关键作用的都是两个机制之一（**图 1-2**）。

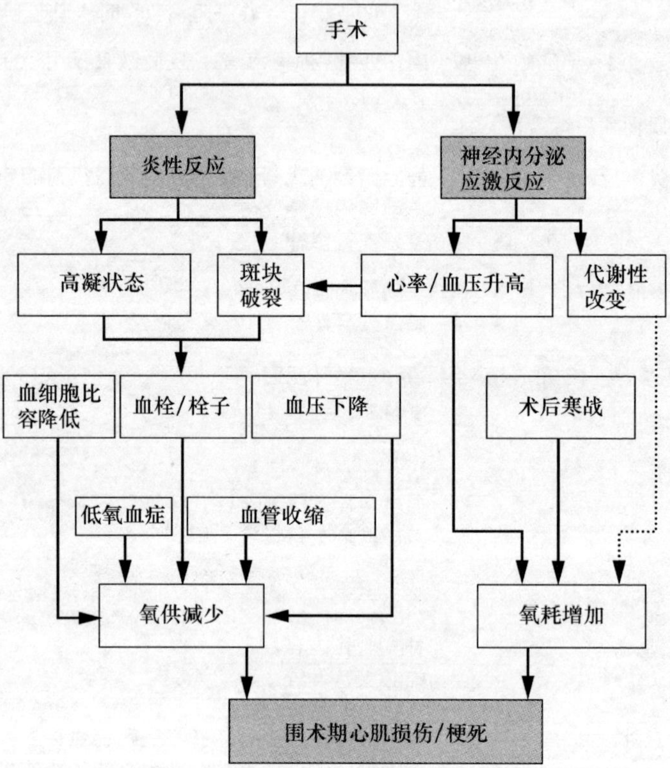

图 1-2 围术期心肌梗死的诱发因素

2. 围术期心肌梗死的诊断

传统上诊断急性心肌梗死需要满足以下三条中至少两条：①缺血性胸痛，②ECG 进展性变化，③心脏酶学标志物水平上升和下降。在围术期间，缺血性发作并不通常伴有胸痛，并且许多术后 ECG 并不具有诊断意义。围术期肌钙蛋白水平急性升高应考虑是否存在心肌梗死，需要给予关注并请心脏内科会诊进一步评估和治疗。

V. 对已知或可疑存在缺血性心脏病患者的术前评估

1. 病史（表 1-8）

表 1-8 预示围术期心血管风险增加的临床因素

重要
不稳定冠脉综合征
急性或近期 MI 患者存在临床症状或无创检查结果高度提示缺血风险
不稳定或严重心绞痛
心力衰竭失代偿
显著心律失常
高度房室传导阻滞
存在心脏器质性疾病患者合并有症状的室性心律失常
心室率未被控制的室上性心律失常
严重心脏瓣膜病
中等
轻度心绞痛
病史或 ECG 存在 Q 波提示陈旧心肌梗死
既往有心力衰竭病史或心力衰竭代偿期
糖尿病（尤其是胰岛素依赖型）
肾功能不全
轻度
高龄（70 岁以上）
ECG 异常（左心室肥厚、左束支传导阻滞、ST-T 异常）
非窦性心律
功能耐量低
脑卒中病史
体循环高血压未控制

（Adapted from Fleisher LA，Beckman JA，Brown KA，et al：ACC/AHA 2006 guideline update on perioperative cardiovascular evaluation for noncardiac surgery：Focused update on perioperative beta-blocker therapy：A report of the American College of Cardiology/American Heart Association Task Force on Practice Guidelines. Circulation 2006；113：2662-2674，with permission.）

1）无症状心肌缺血 既往存在缺血性心脏病史或异常心电图提示既往有心肌梗死的患者发生无症状的心肌缺血的概率较高。其治疗与经典型心绞痛相同。

2）既往心肌梗死病史 相比其他患者，存在急性 MI（1～7 天）、近期 MI（8～30 天）或不稳定型心绞痛的患者围术期发生心肌缺血、MI 以及心源性死亡的发生率最高。

A. 择期手术必须推迟到急性心肌梗死后 6 周以上进行。

B. 择期非心脏手术必须在冠脉成形手术 4～6 周后进行。

C. 择期的非心脏手术必须推迟到 PCI 金属支架置入术后 6 周后进行。如果支架为药物涂层支架，则应推迟至 12 个月以后，以保证支架完全内皮化以及完成血小板膜糖蛋白Ⅱb/Ⅲa 抑制剂（如氯吡格雷）抗血小板治疗。

3）并存非心脏疾病 在病史中应存在相关并存非心脏疾病的症状（如周围血管疾病、晕厥、咳嗽、呼吸困难、端坐呼吸、阵发性夜间呼吸困难、吸烟史、肾功能不全和糖尿病）。

4）目前用药情况 静息状态下 50～60 次/分的心率提示患者使用的 β 受体阻滞剂剂量有效。多数学者建议在可能导致大量体液流失或失血的外科手术前停用血管紧张素转化酶抑制剂（ACEI）24 小时以上。目前应用氯吡格雷和噻氯匹定的患者应当避免进行椎管麻醉。这两种药物还可能增加围术期出血和紧急临床状况下输注血小板的概率。

2. 体格检查

缺血性心脏病患者的体格检查通常是正常的（**表 1-9**）。

表 1-9 缺血性心脏病患者可能出现的体检结果

左心衰（S_3 奔马律、湿啰音） 右心衰（颈静脉怒张、外周水肿）	脑血管疾病（颈总动脉杂音） 体位性低血压（降压药导致）

3. 围术期特殊检查（表 1-10）

表 1-10 缺血性心脏病患者术前的特殊检查

术前应激实验：不适用于稳定型冠心病并且有合理运动耐量的患者 **超声心动图**：可评估左心室射血分数和瓣膜功能
应激下超声心动图：药物应激（阿托品、双嘧达莫、多巴酚丁胺）实验时室壁运动异常提示存在缺血性心脏病并且提示其严重程度
核素心室成像：可评估左心室射血分数 **运动铊闪烁法（Thallium scintigraphy）**："冷点"提示可能存在缺血或梗死的区域 **CT 和核磁共振成像**：可以显示冠状动脉钙化情况 **正电子发射型断层成像（PET）**：显示心肌局部血流和代谢

Ⅵ. 对已知或可疑存在缺血性心脏病患者进行非心脏手术的麻醉管理

对于缺血性心脏病患者进行术前评估或对是否存在缺血性心脏疾病风险因素进行评估时，应当力求达到以下目标：①明确患者缺血性心脏病的类型以及既往有无干预措施（CABG，PCI）；②明确疾病的严重程度和稳定情况；③回顾目前的药物情况以及明确有无药物可能增加外科手术出血风险或可能与某种麻醉方法相禁忌。

1. 危险分层

对于择期大的非心脏手术并且情况稳定的患者，可以根据 Lee 改良心脏危险指数（Lee Revised Cardiac Risk Index）（**表 1-11**）中描述的 6 个独立预测危险因素来预测心脏并发症。如果存在其中的某些危险因素就会显著增加术后心脏并发症的发生率（**图 1-3**）。这些危险因素已经收录在美国心脏病医师协会/美国心脏病协会（ACC/AHA）的非心脏外科手术围术期心血管评估的指南中。极少需要在术前进行干预以降低手术风险。干预的指征不能根据是否需要手术来决定。只有当围术期检查能够影响到围术期的处理时才有必要进行。围术期是否需要心脏评估需要由以下几个方面来决定。

表 1-11　择期非心脏大手术患者的心脏并发症危险因素

Ⅰ. 高危手术	Ⅲ. 充血性心力衰竭
腹主动脉瘤	既往充血性心力衰竭病史
外周血管手术	既往肺水肿病史
开胸手术	既往夜间阵发性呼吸困难
腹部大手术	体检发现湿啰音或 S3 奔马律
Ⅱ. 缺血性心脏病	胸片提示肺血管重新分布
心肌梗死病史	Ⅳ. 脑血管疾病
运动实验阳性病史	脑卒中病史
目前存在心绞痛的症状	短暂脑缺血发作（TIA）病史
使用硝酸甘油治疗	Ⅴ. 胰岛素依赖型糖尿病
心电图出现 Q 波	Ⅵ. 术前血清肌酐浓度＞2 mg/dl

（Adapted from Lee TH，Marcantonio ER，Mangione CM，et al：Derivation and prospective validation of a simple index for prediction of cardiac risk of major noncardiac surgery. Circulation 1999；100：1043-1049，with permission.）

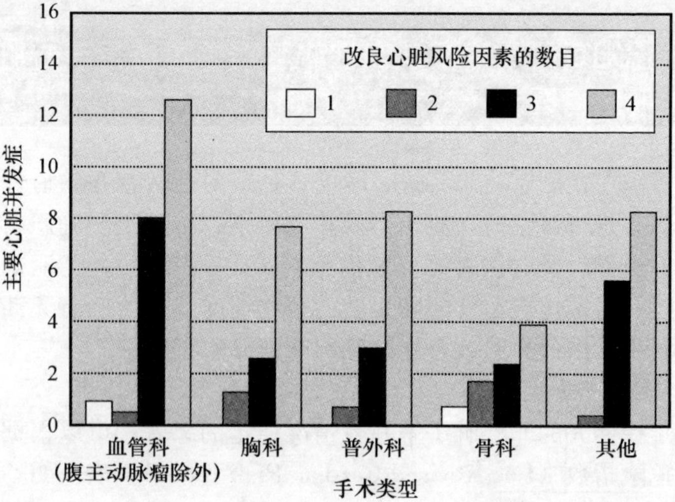

图 1-3 图中柱形表示根据手术类型而定的改良心脏危险指数分级中不同等级患者重大心脏并发症发生率情况。根据定义，进行腹主动脉瘤（AAA）、胸部和普外科手术的患者被排除在第Ⅰ级以外，因为这些手术都属于高危手术。在各亚级别中均显著可见高危级别存在更大风险的趋势。（Reproduced with permission from Lee TH，Marcantonio ER，Mangione CM，et al：Derivation and prospective validation of a simple index for prediction of cardiac risk of major noncardiac surgery. Circulation 1999；100：1043-1049.）

1）评估手术紧急状态 急诊手术不能因为需要附加心脏检查而延误（图 1-4）。

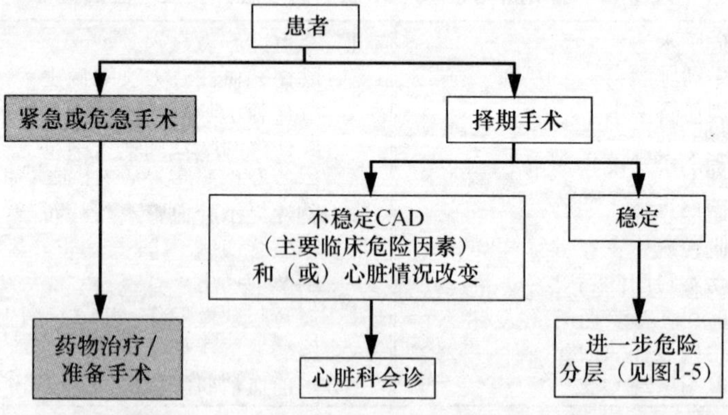

图 1-4 缺血性心脏病患者术前评估的临床路径。明确哪些患者需要进行紧急或危急手术，进行药物治疗的同时准备前往手术室。对于择期手术患者，如果存在重要临床危险因素或疾病状况出现变化则可能需要在手术前进一步评估。CAD，冠心病。

2）评估患者是否经过血运重建治疗 并且评估患者是否以及何时进行过有创或无创的心脏评估（**图 1-5**）。

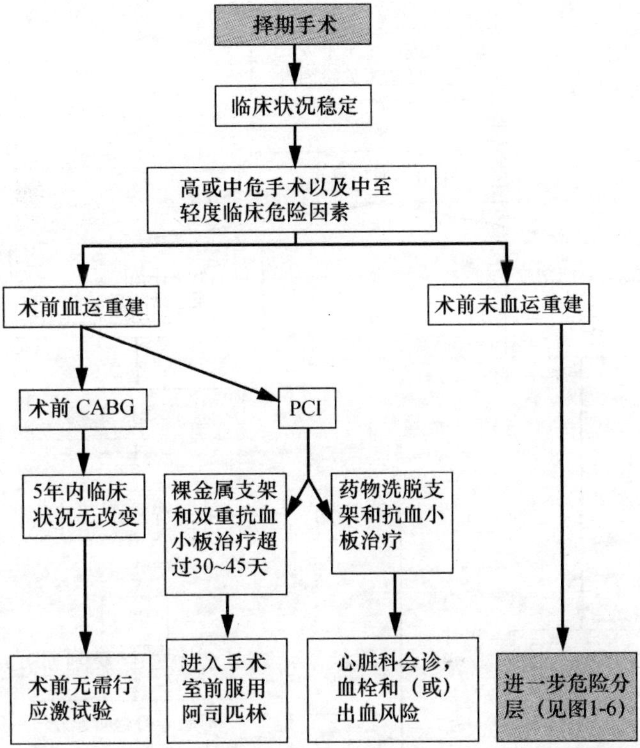

图 1-5 临床状况稳定但存在中度临床危险因素的缺血性心脏病患者进行择期中危到高危手术前评估的临床路径。明确既往冠脉干预措施和心脏稳定状况。如心脏状况近期未出现改变，药物治疗的同时继续手术计划。存在冠脉内支架的患者，明确支架置入时间、置入位置、支架种类以及目前抗血小板治疗的情况。正在进行抗血小板治疗的患者需要心脏内科医生和外科医生的会诊评估。CABG，冠状动脉旁路移植手术；PCI，经皮冠状动脉介入术。

3）未经血运重建治疗的患者 应当根据临床危险因素（**表 1-12**），外科相关危险因素（**表 1-13**）和功能储备［大于或小于 4 个能量代谢当量（metabolic equivalent tasks，METs）］进行危险分级。患者在日常生活中可以完成相当于 4-MET 的活动量而没有胸痛和呼吸困难，

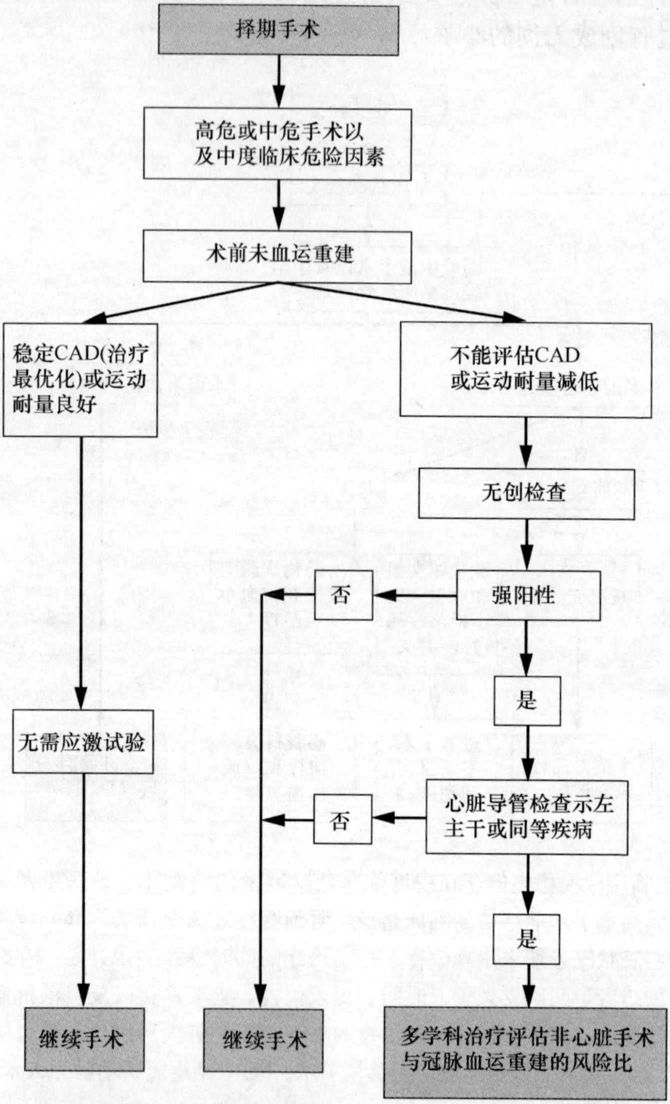

图 1-6 存在中度临床危险因素和运动耐量较差（或不能明确运动耐量大小）的患者进行中危或高危手术时，考虑无创性应激试验来明确是否存在显著的心肌缺血风险。如果存在心肌缺血风险，应考虑冠脉造影。CAD，冠心病。

则该患者具有较好的功能储备。患者如果有以下 3 项中的 2 项危险因素（高风险手术、运动耐量下降和中度临床危险因素）则需要进一步心脏功能评估。心脏储备功能低或无法评估储备功能时有必要进行进一步的心脏评估。

表 1-12 围术期心脏风险的临床危险因素

重要危险因素：可能需要延迟择期手术并进行心脏评估	不稳定冠脉综合征、心功能不全失代偿、明显的心律失常、严重心脏瓣膜病
中等危险因素：已被明确证实可增加心脏风险	稳定型心绞痛、陈旧性心肌梗死、心功能不全代偿阶段或既往发生过心力衰竭、胰岛素依赖型糖尿病、肾功能不全
轻度危险因素：冠状动脉疾病的一些表现但并未被证实可增加围术期风险	高血压，左束支传导阻滞，非特异性 ST-T 改变，脑卒中病史

表 1-13 围术期心脏并发症外科相关危险因素

高危手术	急诊重大手术、主动脉或其他大血管手术、外周血管手术、手术时间长且有较大液体出入和（或）失血
中等危险手术	颈动脉内膜剥脱术、头颈部手术、腹部和胸部手术、骨科手术，前列腺手术
低危手术	内镜手术、浅表手术、白内障手术、乳腺手术

2. 风险分层后的处理

在非心脏手术前，有三种治疗方法可供选择：①外科血运重建手术，②通过 PCI 血运重建，③改善药物治疗。

1）冠状动脉旁路移植手术 术前冠脉血管重建的指征与非手术治疗相同。如果患者的缺血性心脏疾病处于稳定期，术前进行冠脉干预措施则意义不大。

2）经皮冠状动脉介入治疗 现在的血管成形治疗常辅以支架置入，需要随后进行抗血小板治疗来预防急性冠脉血栓形成并保持血管长久通畅。中断接受抗血小板药物治疗会导致支架血栓形成，并且可以显著增加发病率及死亡率。应当采取以下的预防措施：①对接受 PCI 冠脉支架治疗的患者，应明确支架的类型、放置日期和支架相关的并发症情况；②将近期接受支架置入的患者（纯金属支架置入小于6周和药物涂层支架置入时间小于1年）划分为高危患者，应请心脏介入医生会诊并提出建议；③评估患者即将进行的手术的时机。如果需要中断或调整抗血小板药物治疗，必须通过包括心脏内科、外科和麻醉科医师在内的多学科协作团队来共同处理。

3）药物治疗

A. β受体阻滞剂可降低某些患者围术期患病率和死亡率（**表 1-14**）。

表 1-14　围术期 β 受体阻滞剂应用建议

	临床危险因素				
	已接受β受体阻滞剂治疗	重要临床危险因素或术前应激试验缺血阳性	多个中等临床危险因素	单一中等临床危险因素	轻度临床危险因素
血管手术	++	++	+	±	*
高危或中等危险因素手术	++	+	+	±	*
低危手术	*	*	*	*	*

*，证据不足；++，Ⅰ类建议，明确应该使用β受体阻滞剂；+，Ⅱa类建议，很可能需要使用β受体阻滞剂；±，Ⅱb类建议，可能需要β受体阻滞剂。（Adapted from Fleisher LA，Beckman JA，Brown KA，et al：ACC/AHA 2006 guideline update on perioperative cardiovascular evaluation for noncardiac surgery：Focused update on perioperative beta-blocker therapy：A report of the American College of Cardiology/American Heart Association task force on practice guidelines：Circulation 2006；113：2662-2674，with permission.）

B. α_2 受体激动剂具有镇痛、镇静和交感神经阻滞作用，适用于禁用β受体阻滞剂的患者。

C. 应避免围术期高血糖。

D. 药物缓解焦虑。

E. ACEI、他汀类降脂药和阿司匹林也是有利的。

3. 术中管理

目标是：①通过增加心肌氧供和降低心肌氧耗来预防心肌缺血；②严密监测并治疗缺血。影响心肌氧供、氧耗平衡的因素总结见**表 1-15**。避免使心率和血压持续性和剧烈的变化。通常建议维持心率和血压波动幅度在清醒状态水平的20%以内。增加心率就会使心肌对氧的需求量增加；同时，心脏由于舒张期冠状动脉灌注时间缩短而出现氧供下降。高血压导致心肌氧需增加，其增加冠脉灌注压成分只能部分抵消心肌氧需。维持心肌氧供和氧耗之间的平衡远比应用特殊的麻醉方式和药物来进行麻醉和肌松更为重要。

表 1-15 术中影响心肌氧供和氧耗平衡的因素

氧供下降	氧需增加
冠脉血流减少	交感神经系统激活
心动过速	心动过速
舒张压低	高血压
低二氧化碳血症（冠状动脉收缩）	心肌收缩力增强
冠状动脉痉挛	后负荷增加
血氧含量下降	前负荷增加
贫血	
低氧血症	
血红蛋白氧饱和度曲线左移	

1）麻醉诱导 对有缺血性心脏病患者的麻醉诱导有多种静脉诱导药物选择。（一般不选择氯胺酮，因为它会增加心率和血压）。直接喉镜暴露和气管插管引起的交感神经系统兴奋可导致心肌缺血。通过缩短直接喉镜下的时间（≤15 秒）和（或）应用药物可减少升压刺激，如喉气管表面使用利多卡因、静脉注射利多卡因、艾司洛尔和（或）芬太尼。

2）麻醉维持 维持麻醉药物的选择取决于患者本身左心功能。

A. 左心室功能正常患者，用吸入性麻醉剂（用或不用氧化亚氮）来控制心肌抑制可以有效地减小高强度刺激（如喉镜或手术操作）产生的交感神经系统活性。然而，当吸入性药物导致低血压从而造成冠脉灌注压降低则会对患者产生极为不利的影响。同样可接受的是使用氧化亚氮-阿片类药物技术复合吸入性麻醉药治疗紧急时刻发生的高血压。

B. 如果患者左心室功能较差，可以选择阿片类药物来维持麻醉。由于单纯使用阿片类药物无法保证患者完全遗忘，可以加用氧化亚氮、苯二氮䓬类药物或低浓度的吸入性麻醉药物，尽管加用氧化亚氮或吸入性麻醉剂可能会造成心肌抑制。

C. 对于缺血性心脏病患者可以采用局部麻醉，但是必须对硬膜外麻醉和腰麻造成的低血压加以控制。血压降低超过阻滞前血压的20%时应恰当进行处理。尽管局部麻醉有很多优点，但与全身麻醉相比，术后心脏并发症和死亡率并没有显著区别。

3）肌肉松弛剂的选择 对心率和体循环血管压力影响小或没有影响的肌肉松弛剂更适合用于这类患者（维库溴铵、罗库溴铵、顺式阿曲库铵）。阿曲库铵导致的组胺释放及其引起的血压下降对这类患者有不利影响。格隆溴铵增加心率的作用比阿托品弱，因此更适合用于肌松拮抗剂复合制剂。

4）监测 术中监测应致力于及早发现心肌缺血。然而，大多数心肌缺血发生时并没有血流动力学的变化，所以应谨慎决定是否需要常规使用昂贵或复杂的监测设备检测心肌缺血（**表 1-16**）。

表 1-16 心肌缺血术中监测手段

心电图	• 心肌缺血的特征为 ST 段抬高或下降≥1 mm • ST 段改变的程度与心肌缺血的严重程度平行相关 • 建议同时监测 3 个心电导联（Ⅱ、V_4、V_5 或 V_3、V_4、V_5）
肺动脉导管（PAC）	• 肺毛细动脉阻断压可能提示心肌缺血 • Ⅴ型波提示二尖瓣反流和乳头肌功能障碍 • PAC 可以指导心功能不全的治疗
经食管超声心动图	• 局限性室壁运动异常出现在 ECG 有所改变以前

5）心肌缺血的术中管理 当 ECG 显示 ST 段出现 1 mm 以上的改变时应开始心肌缺血的治疗。持续性心率增快可以静脉使用 β 受体阻滞剂（如艾司洛尔）治疗。硝酸甘油适合心肌缺血伴血压正常或稍高的患者。低血压应使用拟交感药物维持冠脉灌注压。补液有利于维持血压。

4. 术后管理

1）预防或治疗可以引起心肌氧耗增加的因素，如疼痛、寒战、二氧化碳蓄积以及感染。

2）避免或治疗可以引起心肌氧供下降的因素，如贫血、缺氧、低血容量和低血压。

3）围术期继续维持可以降低心血管不良事件发生率的治疗，如β受体阻滞剂。

4）把握好脱机拔管的时机，以避免血压和心率的剧烈波动。

5）持续心电图监测有利于发现术后心肌缺血，尤其是术后心肌缺血通常没有症状。

Ⅶ. 心脏移植

心脏移植是扩张型心肌病或缺血性心脏病所导致的终末期心力衰竭患者的最常用治疗方法。术前射血分数通常不到20%。不可逆性肺动脉高压是心脏移植的禁忌证。

1. 麻醉管理

1）由于依托咪酯对血流动力学影响较小所以更适合作为这类患者的诱导用药。麻醉维持通常选择阿片类药物。吸入性麻醉药可能会产生不利于患者的心肌抑制和外周血管扩张。氧化亚氮可增加心肌抑制，对肺动脉压力的不良影响以及可能增加空气栓塞体积，所以不适用于这类患者。

2）心肺转流以后，通常需要使用异丙肾上腺素来支持心率并降低肺动脉压力。其他治疗肺动脉高压的治疗包括前列腺素、一氧化氮以及磷酸二酯酶抑制剂。

3）去神经的移植心脏初始设定内在心率约为110次/分，并对抗胆碱类药物没有反应。这类患者耐受低血容量的能力较差。直接作用的儿茶酚胺对移植心脏有效，麻黄碱等间接作用药物效果欠佳。严重低血压而且儿茶酚胺类药物无效时可以使用血管加压素进行治疗。

2. 术后并发症

1）心脏移植手术后早期死亡常与感染和排斥有关。心脏移植术后最常见的早期死亡原因为免疫抑制治疗导致的机会性感染。CHF和心律失常是移植排斥后较晚的表现。肾毒性是环孢素治疗潜在的一种并发症。长期使用糖皮质激素可导致骨质疏松和糖耐量下降。

2）心脏移植的晚期并发症包括移植物发生冠心病以及癌症发生率增加。

3. 心脏移植受者的麻醉

1）心脏神经支配

A. 移植的心脏不具有交感、副交感或感觉神经支配，失去迷走张力，因此静息状态心率高于正常心率。颈动脉窦按摩和 Valsalva 动作无改变心率的作用。移植的去神经心脏对直接喉镜和气管插管造成的刺激也没有交感激活的反应，并且对浅麻醉或剧烈疼痛的心率反应较为迟钝。移植心脏对低血容量或低血压不能立即产生心率加快的反应，取而代之产生的是心搏量增加（Frank-Starling 定律）。

B. 移植心脏上保留有完整的肾上腺素受体，它们最终会对循环中的儿茶酚胺产生反应。

C. 心脏移植后第一度房室传导阻滞十分常见。有些患者可能需要心脏起搏器来治疗心动过缓。

2）对药物的反应

A. 移植心脏保留了对直接作用的拟交感类药物的反应。肾上腺素、异丙肾上腺素和多巴酚丁胺对正常心脏和去神经心脏的作用相同。

B. 去神经心脏对间接作用的拟交感类药物如麻黄碱反应比较迟钝。

C. 阿托品等解迷走类药物并不能增加心率。泮库溴铵不能增加心率，而且新斯的明和其他抗胆碱酯酶药物不会降低移植心脏的心率。

3）术前评估

A. 心脏移植的受者可存在持续排斥的表现，如心脏功能不全、冠状动脉粥样硬化不断进展，以及心律失常。

B. 所有术前药物治疗都应继续进行，如果有心脏起搏器应保证其功能调试正常。环孢素导致的高血压需要应用钙通道阻滞剂或 ACEI 进行治疗。环孢素导致的肾毒性可表现为肌酐水平上升，应避免使用主要依靠肾清除机制的麻醉药物。

C. 术前适当补液十分重要，因为心脏移植患者的心功能主要依赖前负荷。

4）麻醉管理

A. 维持血管内容量：这类患者主要依赖前负荷，另外去神经心脏不能对血容量突然变化产生正常的心率增加的反应。

B. 由于对血管扩张导致的低血压不能产生正常反应，所以全身麻醉比腰麻或硬膜外麻醉更适合这类患者。应避免显著的血管扩张以及前负荷的急性下降。没有明显心力衰竭的心脏移植受者能够较好耐受吸入性麻醉药。

C. 严格遵守无菌操作观念并认真执行预防性抗生素治疗：患者接受免疫抑制治疗因此更容易获得感染。

2

心脏瓣膜病

（鞠 辉译 冯 艺校）

心脏瓣膜病患者围术期管理要求对合并瓣膜功能障碍导致的血流动力学改变有一定的理解。最常见的心脏瓣膜病变导致血流动力学变化包括左心房或左心室的压力超负荷（二尖瓣狭窄、主动脉瓣狭窄）或容量超负荷（二尖瓣反流、主动脉瓣反流）。围术期麻醉管理是根据药物导致潜在心脏疾病病理生理相关的一系列参数的改变来进行调整的，包括心律、心率、前负荷、后负荷、心肌收缩力、体循环压力和肺血管阻力。

Ⅰ. 术前评估

对患有心脏瓣膜病的患者进行术前评估时应评估：①心脏病严重程度，②心肌收缩力受损程度，③是否合并重要器官系统疾病。了解维持心输出量的代偿机制（交感神经系统活性增加，心肌肥厚）以及目前所用的药物治疗。对曾经接受过心脏瓣膜置换术的患者进行围术期评估时要给予特殊关注，尤其是在进行非心脏手术前的评估。

1. 病史和体格检查

明确心脏瓣膜病患者运动耐量对评估心脏功能储备十分必要，并可以根据纽约心脏病学会建立的标准进行心功能分级（**表 2-1**）。CHF是慢性心脏瓣膜病的常见并发症。在 CHF 得到治疗以及心肌收缩力得到改善以前应推迟择期手术。所存在心脏杂音的性质、部位、强弱以及传导的方向都可以为判断瓣膜病变的部位和严重程度提供线索。心脏瓣膜病患者心律失常尤其是心房颤动十分常见。心脏瓣膜病经常和缺血性心脏病并存。

表 2-1 纽约心脏病学会心脏病患者心功能分级

分级	描述	分级	描述
Ⅰ	无症状	Ⅲ	轻微活动有症状，但静息无症状
Ⅱ	日常活动有症状，但静息无症状	Ⅳ	静息状态即有症状

2. 药物治疗

心脏瓣膜病常用的药物治疗包括：应用β受体阻滞剂、钙通道阻滞剂以及地高辛来控制心率；血管紧张素转换酶抑制剂（ACEI）和血管扩张剂来控制血压和降低后负荷；以及必要时用利尿剂、强心剂和血管扩张剂来控制心力衰竭。有时还需要抗心律失常药物治疗。

3. 实验室检查

1）心电图（ECG） 通常表现为P波增宽并有切迹（P波双峰），电轴左倾和（或）右倾，以及高电压。

2）胸片 可以显示心脏肥大（在胸部正前位X线显示心脏大小超过胸廓内缘宽度的50%）。

3）多普勒彩色血流超声心动图 是无创评估心脏瓣膜病的重要方法（**表 2-2**）。

表 2-2 多普勒超声心动图在心脏瓣膜病中的应用

确定心脏杂音的意义	测量瓣膜面积
明确与物理检查所见的结果相关的血流动力学异常	测量心室射血分数
测量跨瓣膜压力梯度	诊断瓣膜反流
	评估人工心脏瓣膜功能

4）心脏导管 可以明确是否存在心脏瓣膜狭窄和（或）反流、冠心病、心内分流及其严重程度，还可以测量跨瓣膜压力，是否存在肺动脉高压，以及有无右心衰。

4. 存在人工心脏瓣膜

1）评估人工心脏瓣膜功能 出现新发杂音或既往心脏杂音出现变化都提示人工心脏瓣膜功能障碍。可以用经食管超声心动来评估二尖瓣的功能。心脏导管可以测量跨瓣膜压力梯度。

2）人工心脏瓣膜相关并发症（表 2-3） 置换机械瓣膜的患者需要进行长期抗凝治疗。在某些情况下预防性抗生素治疗对于降低心内膜炎发病率十分必要。

表 2-3 人工心脏瓣膜相关并发症

瓣膜血栓	溶血
体循环栓塞	瓣周围漏
结构功能障碍	心内膜炎

3）存在人工心脏瓣膜患者抗凝治疗围术期管理

A. 预计出血量较少的小手术围术期可以继续抗凝治疗。

B. 其他手术时，在术前 2～3 天停用华法林。

C. 使用静脉肝素或皮下低分子肝素替代至手术前一天（低分子量肝素）或至手术当天术前 2～4 小时（静脉肝素）。

D. 妊娠妇女禁用华法林，可使用皮下肝素或低分子肝素。使用肝素时还可以联合使用低剂量阿司匹林。

5. 预防细菌性心内膜炎

1）新版美国心脏病协会（AHA）指南强调了仅在**表 2-4** 所列出的情况下，患者需要心内膜炎预防治疗。

表 2-4 存在心内膜炎不良预后高危因素的心脏疾病类型；进行口腔操作时有必要进行抗生素预防治疗

1. 存在人工心脏瓣膜或在心内膜修补时使用了人造材料
2. 既往有感染性心内膜炎病史
3. 先天性心脏病：
未修补的先天性心脏病，包括姑息性分流和通道
无论是手术下还是导管介入下进行的，使用人造材料或设备的先天性心脏病，完整修复手术后 6 个月内*
先天性心脏病修复手术后在人造补片或设备处或近邻部位残存缺陷（这会妨碍假体内皮化）
4. 心脏移植受体发生心脏瓣膜病变患者

除了以上列出的情况，对于其他任何类型先天性心脏病手术不再建议使用抗生素预防治疗。

*由于人造材料进行内皮化的过程发生在手术或介入操作的 6 个月以内，所以要在此阶段进行预防性治疗。

（From Wilson W，Taubert KA，Gewitz M，et al：Prevention of infective endocariditis. Guidelines from the American Heart Association. Circulation 2007；116：1736-1754，with permission.）

2）推荐使用哪种抗生素预防心内膜炎与以往的建议无特殊变化，详见表 **2-5**。

表 2-5　口腔操作的抗生素预防治疗

	药物	方法：手术前 30～60 分钟单次用药	
		成人	儿童
口服	阿莫西林	2 g	50 mg/kg
不能口服药物时	氨苄西林或头孢唑啉或头孢曲松	2 g IM 或 IV 1 g IM 或 IV	50 mg/kg IM 或 IV 50 mg/kg IM 或 IV
对青霉素或口服氨苄西林过敏时	头孢氨苄*,† 或克林霉素*,† 或阿奇霉素 或克拉霉素	2 g 600 mg 500 mg	50 mg/kg 20 mg/kg 15 mg/kg
对青霉素和氨苄霉素过敏并且不能口服药物时	头孢唑啉 或头孢曲松† 或克林霉素	1 g IM 或 IV 600 mg IM 或 IV	50 mg/kg IM 或 IV 20 mg/kg IM 或 IV

IM，肌内注射；IV，静脉注射。

* 或其他第一代或第二代口服头孢类等效成人或儿童剂量。

† 对青霉素或氨苄西林有过敏史、出现血管血肿或荨麻疹病史的患者不应使用头孢类药物。

（From Wilson W，Taubert KA，Gewitz M，et al：Prevention of infective endocarditis. Guidelines from the American Heart Association. Circulation 2007；116：1736-1754，with permission.）

3）对以下操作建议使用抗生素预防治疗：

A. 涉及牙龈组织的操作或牙根区域或口腔黏膜穿孔的口腔操作。

B. 对呼吸系统或感染的皮肤、皮肤组织或骨骼肌肉组织进行有创操作时（如切开或活检）。

4）生殖泌尿系手术或胃肠道手术不建议预防性使用抗生素治疗。

Ⅱ. 二尖瓣狭窄（mitral stenosis，MS）

1. 病理生理

MS 导致渐进性左心室舒张充盈的机械性梗阻，其结果为左心房的容量变大和压力增高。肺静脉压力随左心房压力的增高而增高。液体漏出到肺间质导致肺顺应性下降、呼吸做功增加以及运动时呼吸困难。当肺静脉压力超过血浆蛋白渗透压时会导致明显的肺水肿。

2. 诊断

采用超声心动图来评估 MS 的严重程度和评估瓣膜面积。如果左心房压力长期在 25 mmHg 以上有可能已经形成肺动脉高压，在二尖瓣面积小于 1 cm^2 时比较常见。临床上，听诊时可出现典型的舒张早期开瓣音和在心尖部或腋窝最为明显的舒张期隆隆样杂音。

3. 治疗（表 2-6）

表 2-6 二尖瓣狭窄的治疗

1. 利尿剂以降低左心房压力
2. 控制心率（β受体阻滞剂、地高辛、钙通道阻滞剂）
3. 抗凝治疗
4. 当症状恶化或出现肺动脉高压的迹象可手术纠正（联合部切开、瓣膜修复、瓣膜重建、瓣膜置换）

4. 麻醉管理（表 2-7）

表 2-7 二尖瓣狭窄患者的麻醉要点

问题	处理
窦性心动过速或房颤快速心室率导致心输出量降低进而引起肺水肿	进行电复律或静脉给予β受体阻滞剂、钙通道阻滞剂或地高辛
中心血容量变化导致充血性心力衰竭	避免过度输液，不要将患者至于头低脚高位
体循环血管阻力突然下降导致低血压和心率增快可降低心输出量	使用交感神经胺类药物。麻黄碱可以增加心输出量但同时增加心率；去氧肾上腺素由于不导致心率增快所以更适合这类情况
肺动脉高压和右心衰	避免二氧化碳蓄积、低氧血症、肺过度膨胀。右心衰可能需要强心药物支持和肺血管扩张药物

1）术前用药 用于减少由于焦虑导致的心动过速。用于控制心率的药物应继续使用。术前应治疗利尿剂导致的低钾血症。在预知有

较大失血量的大手术前应停止使用抗凝治疗。

2）麻醉诱导 避免使用导致心率增快的药物（如氯胺酮）或可导致组胺释放诱发低血压的药物。

3）麻醉维持 应致力于减小心率、心肌收缩力、体循环和肺循环血管阻力的变化。使用氧化亚氮/阿片类药物或使用低浓度吸入麻醉药的平衡麻醉通常可以达到这一目标。氧化亚氮可以导致肺血管收缩，存在肺动脉高压时尤其明显。

4）监测 是否使用有创监测要看手术的复杂程度和 MS 的严重程度。没有肺淤血的无症状患者通常不需要特殊监测。对有症状的 MS 患者，应考虑经食管超声和（或）持续动脉血压监测、肺动脉压以及左房压力监测。

5）术后管理 MS 患者在术后仍存在发生肺水肿和右心衰的风险。疼痛和通气不足可以导致心率增加和肺血管阻力增加。特别是在进行胸科或腹部大手术后这类患者可能需要继续机械通气一段时间。

Ⅲ. 二尖瓣反流（mitral regurgitation，MR）

1. 病理生理

MR 的特征为左心室心搏出量前向血流和心输出量减少并伴有左心房压力增加。左心房容量和压力的超负荷在同时合并 MS 和 MR 的患者尤其明显。

2. 诊断

临床上可通过心尖部全收缩期、向腋窝传导的杂音来辨别 MR。ECG 和胸片可显示左心室肥大。超声心动图可以判断是否存在 MR 及其严重程度，有时甚至能够明确 MR 的原因（**表 2-8**）。肺动脉阻断压波形中出现 V 波反映反流来自二尖瓣。

表 2-8 用超声心动图对二尖瓣反流的分级

	轻度	中度	重度
MR 反流束面积（cm^2）	<3	3.0～6.0	>6
MR 反流束面积占左心房面积的百分比	20～30	30～40	>40
反流比例（%）	20～30	30～50	>55

3. 治疗

外科修复或置换的指征有：射血分数低于 0.6 或左室舒张前容积超过 45 mm。有症状的患者即使射血分数正常也应进行二尖瓣手术。长期血管扩张药物治疗并不能使没有症状的慢性 MR 患者显著获益。ACEI 或 β 受体阻滞剂以及双心室起搏证实可以减轻功能性 MR 并改善有症状患者的症状和运动耐量。

4. 麻醉管理（表 2-9）

表 2-9 二尖瓣反流患者的麻醉要点

避免心动过缓
避免增加体循环血管阻力
减少药物引起的心肌抑制
使用肺动脉导管监测反流血流的幅度（V 波的大小）或使用心脏超声来监测

稍微增加心率并降低左心室后负荷（如使用硝普钠）同时用或不用强心药可以改善左心室心输出量。使用区域阻滞麻醉降低体循环血管阻力对某些患者有利。

1）麻醉诱导 避免增加体循环血管阻力或降低心率。泮库溴铵可轻度增加心率，适用于这类患者。

2）麻醉维持 异氟醚、地氟醚和七氟醚具有增加心率和降低体循环血管阻力以及轻度的负性肌力作用，都可以作为麻醉维持的药物选择。当心肌功能严重受损时，应考虑以阿片类药物为主的麻醉，但仍要格外谨慎，因为阿片类药物可以导致显著的心动过缓，对严重 MR 极其不利。

3）监测 无症状患者进行小手术无须进行有创监测。严重 MR 患者使用肺动脉楔压监测可能有益。

Ⅳ. 二尖瓣脱垂（mitral valve prolapse，MVP）

二尖瓣脱垂是指二尖瓣的一个或两个瓣叶在收缩期脱垂至左心房，可以伴有或不伴有 MR。通常病情不十分严重，整体人群患病率为 1%～2.5%；然而，MVP 也可以出现极其严重的并发症，如脑血管栓塞、感染性心内膜炎、需要手术治疗的严重二尖瓣反流、心律失常以及猝死。

1. 诊断

超声心动图中发现二尖瓣瓣叶脱垂超出二尖瓣环 2 mm 或以上即可诊断 MVP。MVP 伴发的心律失常可以是室上性的也可以是室性的，对 β 受体阻滞剂治疗反应良好。心脏传导异常并不常见。

2. 麻醉管理

MVP 患者麻醉管理与前述二尖瓣反流患者的管理原则相同（**表 2-9**）。加重 MVP 的原因包括心室排空增加、左心室充盈下降、心室容积变小（如心肌收缩力增加、外周血管阻力增加、直立体位以及低血压时）。

1）术前评估 术前评估的重点为区分单纯功能性疾病患者（常见于小于 45 岁，使用 β 受体阻滞剂的女性患者）和伴有严重 MR 的患者（存在轻到中度 CHF 的年龄较大的男性患者）。服用 β 受体阻滞剂的患者在术前应继续该药物治疗。使用抗焦虑药物以避免心动过速。进行无明显出血的小手术的患者可以继续阿司匹林或华法林等抗栓治疗。

2）麻醉技术的选择 多数 MVP 患者保留正常的左心室功能，能够较好地耐受吸入性麻醉药。区域阻滞麻醉导致外周血管阻力下降时应补充液体容量，以避免左室容量的改变从而恶化 MVP 和 MR。

3）麻醉诱导 避免外周血管阻力突然下降。依托咪酯非常适合用于严重 MVP 患者的麻醉诱导，因为它可以轻度抑制心肌或降低交感神经系统活性。氯胺酮刺激交感神经并恶化 MVP 和 MR。

4）麻醉维持 减少由于外科刺激引起的交感神经激活［使用吸入性麻醉药合并或不合并氧化亚氮和（或）阿片类药物］。可能会意外出现室性心律失常，尤其是在头高位或坐位的手术中，可能的原因是增加了左心室排空从而加重了 MVP。应予以充分的液体治疗以及及时补充失血量。如需要使用升压药，α 受体激动剂如去氧肾上腺素比正性肌力药物更加合适，因为后者会加重 MVP 和 MR。

5）监测 常规监测能够满足大多数 MVP 患者手术需求。有创动脉血压监测和肺动脉导管监测仅用于存在严重 MR 和左心室功能障碍的患者。

Ⅴ. 主动脉瓣狭窄（aortic valve stenosis，AS）

1. 病理生理

瓣膜面积减小导致血液射入主动脉受阻，因此需要左心室压力升高以保证前向血流。心绞痛可以发生于没有冠心病的 AS 患者。当跨瓣膜压力梯度超过 50 mmHg 为致命性 AS。

2. 诊断

严重 AS 的典型症状包括：心绞痛、晕厥和劳累时呼吸困难。体格检查时可发现主动脉瓣区最为明显的典型的收缩期杂音，并有可能向颈部放射。由于有很多 AS 患者没有症状，所以在老年患者手术前仔细检查是否存在提示 AS 的收缩期杂音十分重要。ECG 可能显示左心室肥厚。

1）多普勒超声心动图 与临床评估相比，超声心动图能够更准确地评估主动脉瓣狭窄的严重程度（**表 2-10**）。

表 2-10 超声心动评估主动脉狭窄的严重程度

	轻度	中度	重度
平均跨瓣压力梯度（mmHg）	<20	20～50	>50
最大跨瓣压力梯度（mmHg）	<36	>50	>80
主动脉瓣面积（cm^2）	1.0～1.5	0.8～1.0	<0.8

2）心脏导管检查和冠状动脉造影 使用超声心动图不能明确 AS 的严重程度时有必要进行心脏导管检查和冠状动脉造影。

3）运动应激实验 有助于对无症状的中到重度 AS 患者进行危险分级。运动可诱发症状的患者行主动脉瓣置换手术效果好。

3. 治疗

对于无症状的 AS 患者，安全的做法是继续进行药物治疗并推迟瓣膜置换手术至症状出现。手术/干预治疗包括瓣膜置换和球囊瓣膜切开术。

4. 麻醉管理

AS 患者麻醉管理包括预防低血压和任何可以导致心输出量下降

的血流动力学改变（**表 2-11**）。由于存在主动脉瓣狭窄，心脏按压难以产生足够的心搏量，对 AS 患者进行心肺复苏无法收到任何效果或效果很差。

表 2-11 主动脉瓣狭窄患者的麻醉要点

维持正常窦性心律
避免心动过缓或心动过速
避免低血压
改善血管内液体容量来维持静脉回流和左心室充盈

1）麻醉诱导 全身麻醉优于硬膜外麻醉或腰麻，因为区域阻滞麻醉可以降低外周血管阻力并因而导致严重的低血压。麻醉诱导可以选择不降低外周血管阻力的静脉麻醉药。

2）麻醉维持 可以通过联合使用氧化亚氮和吸入麻醉药和阿片类药物或单独使用阿片类药物。尽可能不要降低外周血管阻力。血管内容量应该维持在正常水平。出现结区心律或心动过缓应立即使用格隆溴铵、阿托品或麻黄碱来处理。持续心动过速可以使用β受体阻滞剂如艾司洛尔处理。室上性心动过速时应立即使用电转复终止。因为这类患者有可能出现室性心律失常，所以利多卡因和除颤仪应随手可及。

3）监测 是否使用有创监测取决于手术的复杂程度以及 AS 的严重程度，可以包括持续动脉血压监测、肺动脉导管和（或）经食管超声。

Ⅵ. 主动脉瓣反流（aortic regurgitation，AR）

1. 病理生理

左心室舒张期部分已射出的心输出量血流从主动脉反流回左心室导致左心室压力和容量都增加。反流量的大小取决于：①舒张期的长短，即心率的快慢，以及②主动脉瓣跨瓣压力梯度，由外周血管阻力大小来决定。心率增快和外周血管舒张可以减少 AR 的反流量。急性 AR 患者在心脏代偿机制成熟前即出现严重左心室超负荷，因此可出现冠状动脉缺血、左心室功能迅速恶化以及心力衰竭。

2. 诊断

临床上 AR 患者听诊可有典型的舒张期心脏杂音，在胸骨左缘最为明显，外周有高动力循环的体征（脉压增宽、舒张压降低、水冲脉）。胸片和 ECG 可见左心室肥厚。多普勒超声心动图能够诊断 AR 及其严重程度（**表 2-12**）。

表 2-12 超声心动图测量主动脉瓣反流的严重程度

	轻度	中度	重度
反流束宽度占 LVOT 宽度的百分比	25～46	47～64	>65
反流束面积占 LVOT 面积的百分比	4～24	25～59	>60
主动脉舒张期逆向血流	无		全舒张期降主动脉内逆向血流

LVOT，左心室流出道。

3. 治疗

即使对于尚未出现症状的患者，也建议在出现永久性左心室功能障碍前进行手术主动脉瓣置换。AR 的药物治疗的目标是降低收缩性高血压和室壁张力，并改善左心室功能。

4. 麻醉管理要点（表 2-13）

表 2-13 主动脉瓣反流患者的麻醉要点

避免心动过缓
避免增加体循环血管阻力
减少心肌抑制

AR 患者的麻醉管理目标为维持左心室心输出量的前向血流。心率应维持在 80 次/分以上，因为心动过缓会增加反流量并导致左心室超负荷。外周血管阻力突然增加可以诱发左心衰，需要血管扩张剂来降低后负荷和强心药来增加心肌收缩力。总之，适当增加心率和降低外周血管阻力是理想的血流动力学目标。

1）麻醉诱导 AR 患者麻醉诱导可以使用任何静脉诱导药合并或

不合并使用吸入麻醉药进行，理想目标是不降低心率或增加外周血管阻力。

2）麻醉维持 同时使用氧化亚氮加上一种吸入麻醉药和（或）阿片类药物。维持血管内容量在正常范围以维持足够的心脏前负荷。出现心动过缓和结性心律时应及时静脉使用阿托品来纠正。

3）监测 无症状的AR患者进行小手术时不需要进行有创监测。严重AR患者，使用肺动脉导管或经食道超声有助于监测心肌抑制情况，指导液体治疗，以及评估对血管扩张药物的反应。

Ⅶ. 三尖瓣反流（tricuspid regurgitation，TR）

1. 病理生理

由于右心房和腔静脉的顺应性很好，所以即使反流量很大导致的右心房容量超负荷也只轻度增加右心房的压力。临床体征包括颈静脉怒张、肝大、腹水和外周水肿。

2. 麻醉管理

血管内容量和中心静脉压应保持正常高值以利于维持足够的右心室前负荷和左心室充盈。应避免如低氧血症和高碳酸血症等已知可以导致肺动脉压力增高的因素。氧化亚氮是弱肺动脉收缩剂并可以加重TR的程度。右心房压力监测有助于指导液体治疗并在麻醉中检测出TR反流量的变化。

Ⅷ. 三尖瓣狭窄（tricuspid stenosis，TS）

TS在成人很少见，通常与风湿热病史、类癌综合征和心内膜纤维化有关。TS增加右心房压力以及右心房和右心室的压力梯度。

Ⅸ. 肺动脉瓣反流（pulmonary regurgitation，PR）

PR是由肺动脉高压和肺动脉瓣环扩张导致的。其他原因包括结缔组织疾病、类癌综合征、感染性心内膜炎和风湿性心脏病。PR很少出现症状。

X. 肺动脉瓣狭窄（pulmonary valve stenosis，PS）

PS 通常是先天性的，在儿童阶段即被发现并纠正。获得性 PS 可以继发于风湿热、类癌综合征或感染性心内膜炎。严重梗阻可导致晕厥、心绞痛、右心室肥厚以及右心衰。缓解梗阻的治疗为手术瓣膜切开。

3

先天性心脏病

（王晓丹译　冯 艺校）

新生儿先天性心脏病和心血管系统异常的发生率为7‰～10‰（**表3-1**）。约50%先天性心脏病婴幼儿生后第一周就会表现明显的症状和体征（**表3-2**），另外50%的先天性心脏病均会在5岁前有所表现。超声心动是首要诊断步骤。先天性心脏病还可能有一些特定并发症（**表3-3**），心律失常通常不是主要特征。

表3-1　先天性心脏病的分类和发生率

疾　病	发生率（%）
非发绀型疾病	
室间隔缺损	35
房间隔缺损	9
动脉导管未闭	8
肺动脉狭窄	8
主动脉狭窄	6
主动脉缩窄	6
房室间隔缺损	3
发绀型疾病	
法洛四联症	5
大血管异位	4

表3-2　先天性心脏病的症状和体征

婴儿	儿童
呼吸急促	呼吸困难
体重不增	发育迟缓
心率>200次/分	运动耐量低减
心脏杂音	心脏杂音
充血性心力衰竭	充血性心力衰竭
发绀	发绀
	杵状指/趾
	蹲踞
	高血压

表 3-3 先天性心脏病的常见相关问题

感染性心内膜炎	血栓栓塞
心律失常	凝血疾病
完全性心脏阻滞	脑脓肿
高血压（体循环或肺循环）	血浆尿酸浓度增加
红细胞增多症	猝死

Ⅰ. 非发绀型先天性心脏病

非发绀型先天性心脏病的特征是左向右心内分流（**表 3-4**）。这种分流通常会引起肺血增多、肺动脉高压和右室肥厚，并最终导致充血性心力衰竭（CHF）。临床症状的起始和严重程度因分流的部位和程度而异。

表 3-4 引起左向右心内分流的先天性心脏病

继发性房间隔缺损	室间隔缺损
原发性房间隔缺损（心内膜垫缺损）	主肺动脉窗

1. 房间隔缺损（atrial septal defect，ASD）

成人先天性心脏病中房间隔缺损占 1/3，女性患者是男性的 2～3 倍。ASD 的生理影响是血液从一侧心房分流到另一心房，分流的方向和程度取决于缺损大小和心室相对顺应性。如 ASD 直径超过 2 cm，左向右分流会导致肺血增多。左侧第二肋间的收缩期杂音可能被误认为非病理性杂音。经食管超声和多普勒血流超声均有助于探测和判定 ASD 的部位和大小。

1）症状和体征 ASD 最初可能没有症状或体征，甚至数年未被发现。大面积 ASD 的症状包括劳累性呼吸困难、室上性心律失常、右心衰、反常栓塞（paradoxical embolism）以及反复肺部感染。为防止右室功能失常和不可逆的肺动脉高压，肺血流达到或超过循环血量的 1.5 倍时是闭合 ASD 的指征。预防感染性心内膜炎不是 ASD 的手术指征。

2）麻醉处理（表 3-5）

表 3-5　左向右心内分流患者的麻醉要点

- 只要维持体循环正常，吸入麻醉药的药理学不会改变
- 避免增加体循环阻力，这会加重左向右分流
- 避免降低肺血管阻力（如：高 FiO_2，肺血管扩张）这会加重左向右分流
- 降低体循环阻力，增加肺血管阻力，减轻左向右分流
- 可以很好耐受正压通气
- 预防性抗生素治疗仅适用于合并瓣膜病变的 ASD、VSD 和 PDA
- 避免气泡通过静脉通路等进入体循环
- ASD 闭合后常见一过性室上性心律失常和房室传导改变

2. 室间隔缺损（ventricular septal defect，VSD）

VSD 是婴幼儿最常见的先天性心脏病，许多患儿 2 岁时自动闭合。超声心动能确认 VSD 的位置，多普勒血流图能提供心内分流程度和方向的信息。

1）症状和体征　VSD 的生理表现取决于缺损大小以及全身循环和肺循环的相对阻力。如缺损较大，随肺血管阻力逐渐增大，分流方向逆转，则会导致发绀。缺损较小、肺动脉压力正常的成年患者通常没有症状，肺动脉高压的可能性也不大。VSD 杂音为全收缩期杂音，胸骨左下缘最响。闭合手术的指征是 VSD 大、肺动脉高压不能纠正（肺/体循环血管阻力比率＜0.7）。

2）麻醉处理　大多与 ASD 的处理相似（**表 3-5**）。VSD 和心肌收缩力增强的患者可能存在右室漏斗型肥大，低血容量可能加重右室梗阻。如果室缺部位邻近心脏传导束，室缺修补后可能出现第三度房室传导阻滞。

3. 动脉导管未闭（patent ductus arteriosus，PDA）

生后短期内动脉导管（来源于左锁骨下动脉，连接降主动脉和肺动脉）未能自动闭合，导致从主动脉至肺动脉的持续血流。通常在超声心动图上可见，多普勒检查可进一步确认。

1）症状和体征　大多数患者无症状，通常是因特征性的持续性收缩期和舒张期杂音而被发现。出现严重肺动脉高压是闭合 PDA 的指征。

2）治疗 药物治疗（环氧化酶抑制剂，如吲哚美辛）或手术闭合。

3）麻醉处理 与其他左向右分流疾病类似（**表 3-5**）。PDA 结扎术后通常出现显著的收缩压增高，可用硝普钠等扩血管药物处理。如果持续高血压，可用长效抗高血压药物逐渐替代硝普钠。

4. 主肺动脉窗

升主动脉和主肺动脉之间有交通。生理特征和麻醉处理与粗大 PDA 类似。

5. 主动脉狭窄（aortic stenosis，AS）

美国二叶主动脉瓣的人群发生率为 2%～3%，其中约 20%患者合并其他心血管系统异常，如 PDA 或主动脉缩窄。经食管多普勒超声可以评估主动脉瓣狭窄的程度和左室功能。

1）症状和体征 主动脉区（右侧第二肋间）可闻及收缩期杂音，放射至颈部。大多数患者成年以前没有症状。重度 AS 患儿可能存在充血性心力衰竭（CHF）。心电图（ECG）可出现左室肥厚。无冠状动脉疾病的患者如果出现心绞痛，提示冠脉血流不能满足肥大左室心肌的氧耗需求。主动脉瓣压力梯度超过 50 mmHg 时会出现晕厥。合并瓣上 AS 的患者，还可能有面骨突出、圆额、缩拢上唇、斜视、腹股沟疝、牙齿异常以及发育迟滞。

2）治疗 出现症状的先天性 AS 可换瓣。

6. 肺动脉狭窄（pulmonic stenosis，PS）

右室的流出血流受阻，其中瓣狭窄占 90%，瓣上或瓣下狭窄占 10%。瓣上 PS 患者通常还合并其他先天性心脏异常（如：ASD、VSD、PDA、法洛四联症）。肺动脉瓣狭窄通常单发，有时可能合并 VSD。超声心动能明确梗阻的部位和程度。治疗方法为经皮球囊瓣成形术。

1）症状和体征 无症状患者通常因胸骨左缘第二肋间响亮的收缩期喷射样杂音而被发现。可能有劳累性呼吸困难，并最终发展为右室衰竭伴外周水肿和腹水。

2）治疗 经皮球囊瓣成形术。

3）麻醉处理 原则是避免增加右室氧耗（心动过速、增加心肌收缩力）。循环血压降低应迅速用拟交感胺药物处理。

7. 主动脉缩窄

通常是由左锁骨下动脉远端发出孤立的膈样血管嵴延伸至主动脉腔（动脉导管后缩窄）。

1）症状和体征 大多数成年人无症状，多因上肢高血压伴股动脉搏动减弱或缺失而确诊。ECG 示左室高电压。临床症状包括头痛、眩晕、鼻出血和心悸。

2）治疗 跨缩窄压力梯度超过 30 mmHg 是外科手术指征。球囊扩张也是一种替代性治疗。

3）麻醉处理（表 3-6）

表 3-6 主动脉缩窄患者的麻醉要点

- 上主动脉阻断钳时维持下肢充分灌注（平均动脉压≥40 mmHg）；血压不能维持时考虑部分性循环转流
- 持续监测缩窄上和缩窄下体循环血压（右侧桡动脉和股动脉置管）
- 上主动脉阻断钳时上半身循环血压高会导致心脏负荷增加，增加外科医师修复难度（考虑硝普钠）
- 体感诱发电位监测脊髓功能和主动脉阻断期间的脊髓血供

4）术后处理 术后即刻并发症包括反常性高血压、主动脉反流和截瘫。术后早期通常用静脉硝普钠和（或）艾司洛尔控制血压。截瘫可能是主动脉上阻断钳时脊髓缺血损伤所致。也会发生腹痛，可能是由于胃肠道血流突然增加所致。

Ⅱ. 发绀型先天性心脏病

发绀型先天性心脏病的特点是心内右向左分流（**表 3-7**），伴肺血流减少和以缺氧为特征的血管疾病。

表 3-7 引起右向左心内分流的先天性心脏病

法洛四联症	三尖瓣闭锁
艾森曼格综合征	卵圆孔未闭
Ebstein 畸形（三尖瓣叶畸形）	

1. 法洛四联症（tetralogy of Fallot，TOF）

TOF 是最常见的发绀型先天性心脏病，特点为大面积单发 VSD、主动脉骑跨至右室和左室、右室流出道梗阻以及右室肥大。右室流出道阻力相对固定，体循环阻力的变化可能会影响分流程度。体循环阻力降低会加重右向左分流量和动脉缺氧，同理体循环阻力增加（如：蹲踞）会减轻左向右分流并增加肺血流。

1）诊断 超声心动用于诊断和评估。心导管检查可进一步确诊并获取解剖学和血流动力学数据。

2）体征和症状（表 3-8）

表 3-8 法洛四联症的症状和体征

• 发绀 • 胸骨左缘收缩期杂音 • 蹲踞（尤其是儿童；可增加体循环阻力） • ECG 示电轴右偏和右室肥大 • 代偿性红细胞生成 • 极度发绀发作［急性发作动脉缺氧、呼吸急促、晕厥和惊厥；通常因哭闹或运动导致；艾司洛尔和（或）去氧肾上腺素治疗］ • 脑血管栓塞或动脉缺氧导致的脑血管意外 • 脑脓肿 • 感染性心内膜炎

3）治疗 年轻患者可实施根治术，Dacron 补片闭合 VSD，流出道补片成型缓解右室流出道梗阻。

4）麻醉处理 目标是避免急性增加右向左分流的事件（**表 3-9**）。

表 3-9 增加右向左心内分流的事件

体循环阻力降低	• 吸入性麻醉药 • 组胺释放 • 神经节阻断 • β 肾上腺素能受体阻断
肺血管阻力增加	• 间断气道正压通气 • 呼气末正压 • 胸膜腔负压
心肌收缩力增加（加重右室收缩的漏斗型梗阻）	• 手术刺激 • 正性肌力药

A. 术前准备：通过口服（婴幼儿）或静脉补液以避免脱水。肌内注射时的哭闹会引起极度突发发绀。长期β肾上腺素能拮抗剂可预防上述发作。

B. 麻醉诱导：通常用氯胺酮（因其能维持体循环阻力）。可使用七氟醚等吸入麻醉药，但需谨慎并严密监测循环氧合度。

C. 麻醉维持：通常是氧化亚氮复合氯胺酮。使用氧化亚氮的主要缺点是会降低吸入氧浓度。需控制呼吸，但过度气道正压会增加肺血流阻力。维持适宜血管容量，急性循环血量不足会增加右向左分流。谨防输液通路进气，以避免气栓风险。α肾上腺素能激动剂（去氧肾上腺素）用于纠正体循环阻力降低。

5）TOF 纠正后的患者特点 室性心律失常和房扑/房颤最常见。右束支传导阻滞也常见，但第三度房室传导阻滞不常见。

2. 艾森曼格综合征

当肺循环阻力增加至等同或超过体循环阻力时，左向右分流逆转成右向左分流。50%未治疗 VSD 和约 10%未治疗 ASD 患者会出现。一旦发展至艾森曼格综合征，与心内缺损相关的杂音也会消失。

1）症状和体征（表 3-10）

表 3-10 艾森曼格综合征的症状和体征

动脉缺氧	咯血（肺梗死）
• 发绀	血栓生成
• 红细胞增多	脑血管意外
• 血液黏滞度增加	脑脓肿
运动耐量减低	晕厥
心房纤颤	猝死

2）治疗 依前列醇能降低肺血管阻力。静脉切开和等容量血浆置换可改善血管高黏滞性。发展至艾森曼格综合征后不宜妊娠。肺移植并修复心脏缺损或心肺联合移植也是一种治疗选择。不可逆的肺动脉高压是外科手术的禁忌证。

3）麻醉处理 根据术前体循环阻力维持水平管理术中麻醉，突然血管扩张可能增加右向左分流。持续输注去甲肾上腺素可能有效，但β受体阻滞剂可能减低体循环阻力，应避免。要注意尽量减少失血和低血容量，并预防医源性反常栓塞。如行硬膜外麻醉，局麻药内避免加肾上腺素（由于其周围β受体激动作用）。

3. Ebstein 畸形

Ebstein 畸形是指三尖瓣瓣叶畸形或脱垂至右心室。

1）体征和症状（表 3-11） 血流动力学影响的严重程度取决于受累三尖瓣叶的功能状态及移位程度，从新生儿的心力衰竭到成年患者的无症状，症状不一。超声心动可以探测右心房扩张、三尖瓣叶移位以及三尖瓣叶狭窄或反流的严重程度。

表 3-11 Ebstein 畸形的症状和体征

发绀	第一度房室传导阻滞
充血性心力衰竭	阵发性心律失常，室上性和室性
反常性栓塞	脑脓肿
肝大（继发于右房压增加的肝脏淤血）	猝死
右房显著增大	

2）治疗 重点是预防相关并发症，包括针对感染性心内膜炎的预防性抗生素治疗、针对充血性心力衰竭的利尿剂和地高辛、针对心律失常的药物治疗以及针对副通道的导管消融。外科治疗可考虑体肺分流、Glenn 分流或 Fontan 手术。

3）麻醉处理 Ebstein 畸形患者麻醉危险因素有右向左心内分流增加后动脉缺氧加重以及进行性室上性快速心律失常。

4. 三尖瓣闭锁

三尖瓣闭锁的特征是动脉缺氧、右心室萎缩、左心室肥大以及肺血流显著减少。

1）治疗 越过右心室直接把右心房引流至右肺动脉，并直接连接主/肺动脉的解剖手术（Fontan 术）。

2）麻醉处理 已有用阿片类药物或吸入麻醉药成功为行 Fontan 术患者麻醉的病例。体外循环结束后早期阶段，维持较高的右房压（16～20 mmHg）对肺血流很重要，同时要避免增加肺血管阻力（酸中毒、低体温、气道峰压超过 15 cmH_2O 或气管插管刺激反应），以免导致右心衰。早拔管和自主呼吸也很重要。监测中心静脉压（相当于肺动脉压）以评估血管容量、急性左室功能受损以及肺血管阻力增加，是后期麻醉处理的重点。

5. 大动脉转位

大动脉转位导致体循环与肺循环完全分离。只有两个循环系统间有交流（VSD、ASD 或 PDA）才有存活的可能性。

1）症状与体征 生后持续发绀和呼吸急促可能是首要表现，通常也存在充血性心力衰竭。

2）治疗 即刻处理包括建立心内混合，如前列腺素 E 维持动脉导管张力和（或）房间隔气囊造口术（Rashkind procedure）。最终的治疗当然是“动脉转位”术：肺动脉和升主动脉解剖纠正到“正确”对应心室（主动脉连接左心室，肺动脉连接右心室）以及重新植入冠脉。

3）麻醉处理 通常用氯胺酮和（或）阿片类药物或苯二氮草类维持麻醉。维持较高吸入氧浓度很重要，因此慎用氧化亚氮。患者的血细胞比容可能超过 70%，因此围术期要避免脱水，以防诱发脑血管血栓形成。

6. 肺循环和体循环血混合

较罕见的先天性心脏病，因肺循环和体循环血混合，表现为发绀和不同程度的动脉缺氧（取决于肺动脉血流）（**表 3-12**）。

表 3-12 引起体循环和肺循环血混合的先天性心脏病

疾病	要点
动脉干（主动脉和肺动脉起源的单一动脉干）	• 表现为发绀、动脉缺氧、生长迟滞以及 CHF • 手术治疗包括融合缩窄左、右肺动脉以减少肺血流 • 呼气末正压（PEEP）可减少肺血流并减轻 CHF 症状
部分性肺静脉回流异常（肺静脉血流入右心房而非左心房）	• 表现为疲乏、劳力性呼吸困难和 CHF • 血管造影有诊断意义
完全性肺静脉回流异常（四条静脉均汇入体循环静脉系统）	• 表现为 CHF • PEEP 可减少肺血流 • 静脉输注能增加右房压并引起肺水肿 • 外科操作右房可能会引起梗阻
左心发育不全综合征	• 治疗：先用近端肺动脉重建升主动脉，再行 Fontan 术 • 冠脉血供受累，心室纤颤高危 • 麻醉处理宜选用大剂量阿片类药物和肌松剂 • 高 PaO_2 意味着体循环血流减少，肺血流过度——治疗包括所有增加肺血管阻力的措施

Ⅲ. 气道机械性梗阻

异常体循环大血管形成血管环或继发于肺动脉瓣缺如的肺动脉扩张，可引起气道梗阻，表现出喘鸣或其他上呼吸道梗阻症状（**表 3-13**）。

表 3-13　气道机械性梗阻

疾病	要点
双主动脉弓	• 血管环挤压气道和食道 • 表现为吸气性喘鸣、分泌物排出困难以及吞咽困难 • 治疗方法为手术切除 • 可能的话气管插管的位置应超越气管受压的水平 • 如果气管插管置于压迫水平以上，胃管可引起气道阻塞
迷走左肺动脉	• 表现为呼气性喉鸣或喘鸣 • 食道梗阻罕见 • 外科手术分离迷走左肺动脉是一种治疗选择
肺动脉瓣缺如	• 引起肺动脉扩张，并进一步压迫气管和左主支气管 • 气管插管并维持持续气道压 4～6 mmHg 能保持气道扩张 • 治疗是外科手术置入人工肺动脉瓣

心脏传导和心律的异常

（王晓丹译　冯　艺校）

对于麻醉学家来说，心律失常的临床意义取决于它们对于生命体征的影响，以及恶变为威胁生命的心律的潜在可能。在心脏中，电脉冲沿着心脏传导系统运动传播去极化波，并使心肌细胞进行性收缩。与电波相应的去极化和复极化事件可被记录在心电图上（ECG）（**图 4-1**）。

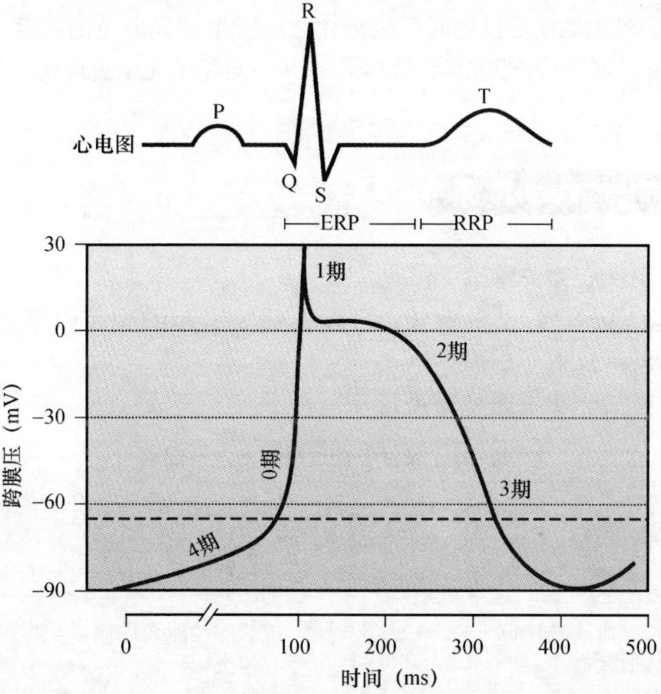

图 4-1　由心肌自主细胞产生的跨膜动作电位及其与心电图的关系。ERP，有效不应期；RRP，相对不应期。

Ⅰ. 心动过速的发生机制

1. 折返通路型心律失常

折返通路占早搏和心动过速的大多数。形成折返需要两个具有不同传导电脉冲速度的通路，药理学或生理学事件（低氧血症、电解质紊乱、酸碱环境变化、自主神经系统改变、心肌缺血、药物作用）可能改变双径路传导速度和不应期间的平衡，造成折返通路的启动或终止。

2. 自律性

自律性会被 4 期去极化的斜率和（或）静息膜电位影响。刺激交感神经通过增加 4 期去极化的斜率，并提高静息膜电位来加快心率。刺激副交感神经通过减小 4 期去极化的斜率，并减低静息膜电位来减慢心率。

3. 后去极化

后去极化是在复极化时或复极化之后发生的膜电位的震荡。在特定的环境下，这些后去极化能够启动一个可以自稳的完全去极化，并导致心律失常。

Ⅱ. 室上性心动过速

1. 窦性心律失常

是窦性心律的正常变异，可以由呼吸引起的胸腔内压力的变化（Bainbridge 反射）引发。

2. 窦性心动过速（表 4-1）

表 4-1　窦性心动过缓的围术期因素

Ⅰ. 生理性交感神经紧张度增加	Ⅱ. 病理性交感神经紧张度增加
疼痛	心肌缺血/梗死
焦虑/恐惧	充血性心力衰竭
浅麻醉	肺栓塞
低容量血症/贫血	甲状腺功能亢进症
动脉低氧血症	心包炎
低血压	心脏压塞
低血糖	恶性高热
发热/感染	乙醇戒断

续表

Ⅲ. 药物导致的心率增快 阿托品/格隆溴铵 拟交感神经药	咖啡因 尼古丁 可卡因/安非他命

特点是心率逐渐变为 100～160 次/分。ECG 显示在每一个 QRS 波群前有正常的 P 波，并且除非同时存在传导阻滞，否则有正常的 PR 间期。治疗方法为纠正原发病因（如血容量减少、疼痛、焦虑、低氧血症、高血压、发热、心力衰竭）。给予 β 受体阻滞剂可能减慢心率并减少心肌需氧量。预后与加速窦房结活动的生理或病生理过程有关。

3. 房性早搏（premature atrial beats，PACs）

在患者中很常见，无论是否患有心脏病。非心脏的诱发因素包括咖啡因、情感压力、酒精、尼古丁、消遣药以及甲状腺功能亢进症。PACs 不同于室性早搏（VPB），在心电图上没有继发的代偿间歇。PACs 不需要紧急治疗，除非与触发心动过速有关，而此时治疗旨在控制或扭转继发的心律失常。

4. 室上性心动过速（supraventricular tachycardia，SVT）

指由高于窦房结（AV）的组织引发并维持的一切心动过速（平均心率 160～180 次/分）。房室结折返性心动过速（AV nodal reentrant tachycardia，AVNRT）是 SVT 最常见的类型，并在诊断 SVT 中占 50%。AVNRT 最常见于慢速房室结通路的顺行传导和快速旁路的逆行传导所形成的折返环路。心房纤颤和心房扑动属于 SVT，但它们的电生理和治疗与其他形式的 SVT 明显不同，并将分别讨论。

1）治疗 在最初时通常为刺激迷走神经，如颈动脉窦按摩或 Valsalva 动作。如果没有奏效，则使用针对房室结传导阻滞的药物治疗。腺苷、钙通道阻滞剂以及 β 受体阻滞剂可以终止 SVT。由于峰效应延迟和过窄的治疗指数，静脉使用地高辛在快速控制 SVT 的临床应用效果不佳。对于药物治疗无反应的 SVT，或与血流动力学不稳定相关的 SVT 应使用电复律。对于反复发生的 AVNRT 可以使用射频导管消融术。

2）麻醉处理 对有 SVT 病史的患者，管理重点在于避免突发事件，如交感神经张力增加、电解质紊乱、以及酸碱失衡。

5. 多源性房性心动过速

是一种不规则的心律，在 ECG 上表现为 3 个或更多 P 波形态，具有不同的 PR 间期。治疗包括基础病的治疗（肺病恶化、甲基黄嘌呤中毒、CHF、败血症、电解质异常）。药物治疗成功率有限，仅作为次要考虑，并且心脏复律一般来说是无效的。麻醉处理包括避免给予恶化肺功能状态的药物或处置，以及治疗低氧血症。

6. 心房扑动

心房扑动是一种有序的房性心律，心房率在 250～350 次/分，且有不同程度的房室传导阻滞。ECG 通常可以看到扑动波，伴随有 120～160 次/分的心室率。如果心房扑动有血流动力学的明显异常，可以选择的治疗为复律。对心房扑动持续超过 48 小时的患者应该行抗凝治疗，并且在任何复律的尝试前，需通过经食管超声心动图评估是否有心房血栓形成。如果生命体征平稳，可尝试静脉使用胺碘酮、地尔硫䓬或维拉帕米对心室反应进行药物控制。在心律得到控制前，应推迟择期手术麻醉。

7. 心房纤颤

心房纤颤在美国人群中是最常见的持续性心律失常（发病率 0.4%）。老年患者在胸心外科术后经常出现心房纤颤。心房纤颤的易感因素包括风湿性心脏病（尤其是二尖瓣病）、高血压、甲状腺毒症、缺血性心脏病、慢性阻塞性肺病、急性酒精中毒、心包炎、肺栓子以及房间隔缺损。心房纤颤最重要的临床后果是由于存在心房血栓，可引发血栓栓塞事件导致卒中。

1）症状和体征 包括心悸、心绞痛、CHF、肺水肿、低血压、疲劳以及全身无力。

2）诊断 心电图显示混乱的心房活动，且无可识别的 P 波。窦房结正常的患者心室率约为 180 次/分。

3）治疗 目标为控制心室率并转复窦性心律。当血流动力学不稳定时需要电复律治疗。胺碘酮用于有严重心脏疾病患者的转复。其他选择有普罗帕酮、伊布利特以及索他洛尔。控制心房纤颤患者心室反应的经典方法为使用减慢窦房结传导的药物，如 β 受体阻滞剂、钙通道阻滞剂以及地高辛。

4）抗凝 有心房纤颤的患者具有更高的卒中风险，因此通常选择抗凝治疗。静脉肝素是最常用于快速治疗的抗凝剂。华法林更常用于慢性抗凝，但对于考虑发生血栓栓塞性并发症仅为低风险的患者来说，阿司匹林治疗可能已经足够。

5）麻醉处理 若在麻醉诱导前出现新发的心房纤颤，可能的话应延期手术直到心律失常得到控制。血流动力学明显异常的心房纤颤应当通过复律治疗。如果生命体征允许，可以尝试药物控制。患有慢性心房纤颤的患者在围术期应继续使用他们的抗心律失常药维持治疗，并密切关注血镁和血钾的浓度，尤其当患者使用的是地高辛。

Ⅲ. 室性心律

1. 心室异位（或称室性早搏，ventricular premature beats，VPB）

心室异位可起源于单一（单病灶）或多个（多病灶）位于窦房结以下的病灶。典型的 ECG 表现包括提早出现的宽 QRS 波，无先行 P 波，ST 段和 T 波与 QRS 方向相反，并在下一个窦性波动前出现代偿间歇。在 T 波的中三分之一段出现了一个“易损期”，在此期间 VPB 可能引发反复搏动，包括室性心动过速或心室纤颤。这被称为 R 波落在 T 波上现象。VPB 的症状包括心悸、黑朦以及晕厥。

1）治疗 当出现下列情况的 VPB 时应予以治疗：频发、多形性、三个以上连续出现，或者发生在易损期时，因为这些特征与室性心动过速和心室纤颤发生率的增加有关。第一步是减少或纠正基础病因（**表 4-2**）。除非 VPB 进展为室性心动过速，或者频发到足够导致血流动力学不稳定，否则不具备使用胺碘酮、利多卡因以及其他抗心律失常药物的指征。药物治疗在抑制由心脏的机械性刺激引起的室性心律失常时并不总有效。

表 4-2 室性早搏的相关因素

正常心脏	低镁血症
动脉低氧血症	洋地黄中毒
心肌缺血	咖啡因
心肌梗死	可卡因
心包炎	酒精
交感神经系统兴奋	机械刺激（中心静脉或肺动脉导管）
低钾血症	

2）预后 良性 VPB 在休息时发作，并随着运动消失。VPB 频率随着运动而增加可能指示存在基础心脏疾病。当不存在器质性心脏病时，无症状的心室异位与猝死有关。VPB 最常见以下情况：心肌缺血、瓣膜病、心肌病、QT 间期延长以及电解质异常，尤其是低钾血症和低镁血症。

3）麻醉处理 当接受麻醉时，如果患者存在每分钟六个或更多的 VPB，并且出现反复性或多源性心室异位，则发展为威胁生命的心律失常的风险增加。治疗应当指向纠正基础病因，包括调整心内导管位置。β 受体阻滞剂可能会有帮助。仅当 VPB 进展为室性心动过速，或者频发到足以导致血流动力学的不稳定时，才有使用胺碘酮、利多卡因以及其他抗心律失常药物的指征。

2. 室性心动过速（ventricular tachycardia，VT）

当连续出现三个或以上 VPB 时即会发生，此时估算心率大于 120 次/分（通常为 150～200 次/分）。心律齐，伴有宽 QRS 波，并且无先行 P 波。心悸、黑矇和昏厥是最常见的三个症状。VT 常见于急性心肌梗死后，以及当心脏存在炎症性或感染性疾病时。地高辛中毒可能表现为 VT。扭转型室性心动过速（Torsade de pointes，TdP）是一种特殊形式的 VT，是由延长的 QT 间期中的 VPB 引起的。

1）治疗 有症状的或不稳定的 VT 应当立即进行复律。如果复律后生命体征平稳，并且 VT 是持续性的或反复性的，则建议使用胺碘酮，替代药物包括普鲁卡因胺、索他洛尔以及利多卡因。对于药物难治性 VT，可选择导管消融或植入电复律器/除颤器。

3. 室性纤颤（ventricular fibrillation，VF）

VF 是一种快速、严重的不规则室性心律，伴有显著的 QRS 周期、形态以及幅度的变异。VF 从不伴随出现脉搏和血压。

1）治疗 为立即进行电除颤。最大生存机会是在心搏骤停的 3～5 分钟内进行除颤。对于反复性 VF，给予肾上腺素或血管加压素可能增加对电除颤的反应性。在三次除颤尝试后应使用胺碘酮、利多卡因，或在 TdP 时应使用镁。应寻找影响因素并进行治疗（低氧血症、血容量减少、酸中毒、低钾血症、高钾血症、低血糖症、体温过低、药物或环境毒物、心脏压塞、张力性气胸、冠脉缺血、肺栓塞以及出血）。反复性 VF 的长期治疗为植入永久性置入型心律转复除颤器（ICD）。

2）麻醉处理 必须立即开始心肺复苏（CPR），随即进行除颤。应当寻找并纠正基础病因。

Ⅳ. 心室预激综合征

先天性附加路径能够导致心脏内的电冲动，并有出现折返性心动过速的潜在可能。

1. 吾-巴-怀（Wolff-Parkinson-White，WPW）综合征

1）体征和症状（表 4-3）

表 4-3 WPW 综合征的表现

- 典型的首次出现有症状的快速性心律失常时间为成年早期
- 可能在围术期第一次出现
- 症状可能包括心悸，伴有或不伴有眩晕、晕厥、呼吸困难或心绞痛
- 猝死可能为首发症状（推测是由于 VF）
- ECG 表现包括 δ 波以及 AV 心动过速，常见为顺行性（窄 QRS），但也可能为逆行性（宽 QRS）
- 由于极快的心室反应速度和（或）VF，可能出现心房纤颤和（或）心房扑动

2）治疗（表 4-4） 虽然抗心律失常药可以为 WPW 综合征患者提供心律失常的治疗管理，但对于症状性 WPW 综合征，导管消融是最佳治疗方式。

表 4-4 WPW 综合征的治疗

顺行性（QRS）心动过速	• 迷走神经刺激法 • 腺苷 • 维拉帕米 • β 受体阻滞剂 • 胺碘酮
逆行性（宽 QRS）心动过速	• 若收缩压＞90 mmHg，则使用普鲁卡因胺 • 若收缩压＜90 mmHg，则行心脏复律
心房纤颤	• 普鲁卡因胺 • 如果血流动力学不稳定，则行心脏复律

3）麻醉处理 已知患有 WPW 综合征的患者应当继续使用他们的抗心律失常药物。处理的目标是避免任何可能加重心脏冲动沿附加径路顺行性传导的事件（例如由于疼痛、焦虑或血容量减少而增加交感神经活动）或药物（地高辛，维拉帕米）。必须准备好电复律的设备。

Ⅴ. 长 QT 综合征（prolonged QT syndrome，LQTS）

长 QT 综合征可以是先天的或后天获得的。一些基因决定的综合征通常在童年晚期出现晕厥。发作常由压力、运动或其他刺激交感神经系统的事件诱发。获得性 LQTS 可能由多种处方药，如抗生素、抗心律失常药、抗抑郁药以及止吐药引起。

1. 诊断

LQTS 与 QTc 的延长（＞460～480 ms）有关。在晕厥发作时，心电图最常见的发现是多形性室性心动过速，或尖端扭转型室速。

2. 治疗

LQTS 包括纠正电解质异常，以及与 QT 相关的不规律用药。其他的治疗选择包括 β 受体阻滞剂治疗、心脏起搏以及植入 AICD。

3. 麻醉处理（表 4-5）

表 4-5 长 QT 综合征患者的麻醉处理

• 对有猝死家族史的患者，在手术前行 ECG 检查排除 LQTS
• 考虑术前应用 β 受体阻滞剂或左星状神经节阻断术
• 注意挥发性麻醉剂对 QT 间期的影响（异氟烷及七氟烷会延长 QT）
• 避免导致交感兴奋以及延长 QT 间期的处置
• 治疗低钾血症及低镁血症
• 使用艾司洛尔治疗急性心律失常
• 除颤仪必须立即可用
• 术后考虑使用苯妥因

Ⅵ. 心动过缓的发生机制

心动过缓（心率＜60 次/分）最常由窦房（SA）结功能障碍或传

导阻滞引起。

1. 窦性心动过缓

1）诊断 心率小于 60 次/分时可诊断窦性心动过缓。心电图显示心律规整，每个 QRS 波群前有形态正常的 P 波。

2）治疗 阿托品、肾上腺素或多巴胺可以用来治疗症状严重的患者，但长期治疗应选择起搏器。

3）麻醉处理 无症状的窦性心动过缓患者不需要治疗。如果出现严重症状，应当即刻经皮或经静脉起搏，可使用或不使用药物支持。

4）与蛛网膜下腔和硬膜外麻醉相关的心动过缓 原本正常甚至心率增快的患者可能突然（在数秒或数分钟内）发生心动过缓或心搏暂停，或进行性心率减慢。这在动脉血氧饱和度正常时，最常发生于麻醉开始后约一小时内。约一半的患者诉有呼吸急促、恶心、不安、头晕或手指麻刺感以及在心搏骤停前显示出精神状态的恶化。心动过缓和心搏骤停的风险可能持续到术后。目前提出的机制有静脉回流血量减少，以及刺激迷走神经反射弧引起的反射性心动过缓。另外一个可能是麻醉导致的交感神经阻断使副交感神经活动增强。

5）与窦房结相关的心动过缓 窦房结的功能失调，也称病窦综合征，是心动过缓的常见病因，并且在植入永久性心脏起搏器的患者中的比例多于 50%。

2. 交界性心律

交界性（窦房结性）心律是由于窦房结周围组织出现心脏起搏点。交界性起搏点的固有频率通常在 40～60 次/分。ECG 显示出 QRS 前出现 PR 间期缩短的 P 波，或者无 P 波。阿托品可以用来治疗有血流动力学明显异常的交界性心律。

Ⅶ. 传导障碍

传导系统的异常可以导致心脏阻滞（**表 4-6**）。

表 4-6 心脏的传导障碍

传导紊乱	特 征
第一度房室传导阻滞	• PR 间期 >0.2 秒 • 通常无症状 • 阿托品治疗通常有效
第二度房室传导阻滞：莫氏Ⅰ型（文氏）	• PR 间期进行性延长，直到一次心搏缺失 • 通常为一过性，无症状
第二度房室传导阻滞：莫氏Ⅱ型	• 心脏传导完全阻断，伴有心搏缺失 • 通常有心悸和黑矇症状 • 与莫氏Ⅰ型相比，进展为第三度房室传导阻滞的风险增加 • 治疗为心脏起搏（阿托品通常无效）
右束支传导阻滞（RBBB）	• QRS ≥0.12 秒且 V_1 和 V_2 导联出现 rSR 波 • 通常为良性
左束支传导阻滞	• QRS ≥0.12 秒且Ⅰ导联和 V_6 导联 Q 波缺失 • 通常伴有缺血性心脏病
第三度心脏传导阻滞（完全性传导阻滞）	• 如果在窦房结处阻滞，心率为 45～55 次/分 • 如果在节下阻滞，心率在 30～40 次/分 • 治疗为起搏：静脉注射异丙肾上腺素可争取时间

Ⅷ. 心律失常的治疗

1. 抗心律失常药（表 4-7）

表 4-7 抗心律失常药物

适应证	副作用
腺苷： 室上性心动过速、心房纤颤、心房扑动	周围血管扩张、面红 呼吸困难 支气管痉挛 心绞痛 心脏移植的患者发生神经增敏状态

续表

适应证	副作用
胺碘酮：室上性心动过速、VT、预防反复性心房纤颤、改善除颤反应	延长半衰期 心动过缓 低血压 肺纤维化 术后呼吸衰竭 骨骼肌无力 周围神经病变 肝炎 发绀性面部变色 角膜沉着 甲状腺功能紊乱
β 肾上腺受体阻滞剂：心室率控制的心房纤颤、心房扑动以及窄 QRS 型心动过速 **索他洛尔：**用于 WPW 综合征的室性心动过速、心房纤颤或扑动	心动过缓 房室传导延迟 低血压 支气管痉挛 嗜睡 心肌抑制
钙通道阻滞剂：SVT、心房纤颤、心房扑动，禁用于 WPW 综合征	第二度或第三度心脏传导阻滞 心肌抑制 周围血管扩张 心动过缓
地高辛：房性心动过速、心房纤颤、心房扑动	具有毒性，尤其在肾衰竭和（或）低钾血症时 可能加强旁路传导
利多卡因：VPB、室性心动过速、反复性心室纤颤	随着肝血流减少逐渐蓄积并中毒 中枢神经系统中毒 直接心肌抑制因子 外周血管扩张
镁：可用作尖端扭转型室性心动过速	肌肉松弛
普鲁卡因胺：室性心动过速伴有脉搏，心房扑动或纤颤，WPW 综合征出现心房纤颤，迷走神经刺激或腺苷无效的 SVT	长 QT 低血压 狼疮样综合征 心肌抑制 增强神经肌肉阻滞 在肾衰竭患者体内蓄积

续表

适应证	副作用
肾上腺素：改善心肺复苏时的循环，改善β受体阻滞剂或钙通道阻滞剂过量所导致的心搏骤停时的循环	高血压 心动过速
血管加压素：心肺复苏时支持循环	血管收缩
阿托品：心搏骤停、不伴脉搏的电活动、心动过缓	心动过速
异丙肾上腺素：症状性心动过缓、完全心脏阻滞、心脏移植患者	支气管扩张剂 心动过速 周围血管扩张
多巴胺：阿托品治疗无效的症状性心动过缓	心动过速 高血压 周围血管扩张

2. 电复律

1）同步电复律　需要传送与 ECG 上 R 波同步的放电，这样电流在 QRS 波群进行传送。用于治疗急性不稳定型室上性心动过速（如 SVT、心房扑动以及心房纤颤），并用来转复慢性稳定型速控心房扑动或将心房纤颤转复为窦性心律。镇静常选用丙泊酚和短效苯二氮䓬类药物。

3. 除颤

常用于治疗心室纤颤，因为此时没有 R 波，所以释放的是非同步电流。现代除颤器为单向或双向的两种类型。

4. 射频导管消融术

可用射频导管消融术治疗的心律失常包括折返性室上性心律失常和部分室性心律失常。手术通常在清醒镇静下进行。

5. 人工心脏起搏器

1）经皮心脏起搏　症状性心动过缓或严重传导阻滞的患者需要紧急起搏。经皮起搏应作为临时措施，直到建立经静脉起搏。

2）永久性植入心脏起搏器　无论是什么原因，对于症状性心动过缓，心脏起搏是唯一的长期治疗方法。人工心脏起搏器可以经静脉（心腔内电极线）或者通过肋弓下进路法（心外膜或心肌电极）嵌入。

3）起搏模式 一个由五个字母组成的编码被用来描述心脏起搏器的不同特征。①被起搏的心腔（A，心房；V，心室，D，双腔）；②发觉（感知）到电信号的心腔（A，心房；V，心室，D，双腔）；③对第二信号的反应（I，抑制；T，触发；D，双向：抑制和触发）；④R，表示速率反应功能，以及⑤在多位点起搏，表示释放多位点起搏的心腔。最常见的起搏模式为AAI、VVI，以及DDD（**表 4-8**）。

表 4-8 起搏脉冲发生器的类型：A（心房），V（心室），O（无-非同步），I（抑制），T，（触发），R（频率适应性）

字母代码	含义
单房起搏模式	
AOO	非同步（固定）心房起搏
VOO	非同步心室起搏
AAI	“按需”心房起搏：起搏器感知并被固有新房去极化（P 波）抑制
VVI	“按需”心室起搏：起搏器感知并被固有心室去极化（R 波）抑制
AAT	触发心房起搏：起搏器由固有心房去极化（P 波）触发
VVT	触发心室起搏：起搏器由固有心室去极化（R 波）触发
双腔起搏模式	
DDD	心房及心室触发并感知
DDI	心房心室感知并被抑制
频率适应性起搏模式	
AAIR	单腔
VVIR	单腔
DDIR	双腔
DDDR	双腔

A. DDD 起搏：起搏器对窦房结放电速率增加作出反应，如在锻炼时。DDD 起搏将由于缺失房室同步以及继发的心输出量减少所引起的起搏器综合征（晕厥、无力、端坐呼吸、阵发性夜间呼吸困难、低血压、肺水肿）的发生率减到最小。

B. DDI 起搏：心房和心室同时感知，但对继发事件的唯一反应被抑制。DDI 起搏在房性心动过速出现时有效。

C. 频率适应性起搏器：用于心率对运动缺乏相应反应的患者。

4）对起搏模式的选择 取决于最初使用人工起搏器的指征。（窦房结病变需要心房起搏器，房室结病变要求双腔起搏器，要求心率对运动做出相应反应则需要频率适应性起搏器。)

5）永久性心脏起搏器的并发症 5%的患者会发生与植入相关的早期并发症（如气胸、血胸、空气栓塞），2%～7%的患者发生晚期并发症。早期起搏器失效通常是由于电极位移或破坏。植入6个月之后的起搏器失效常常是由于电池过早耗尽。

6. 置入型心律转复除颤器（ICD）

美国食品与药品管理局在1985年推荐对有心室纤颤（VF）风险的患者使用ICD。当ICD感知VF，电容器放电，且先于休克发生，信号分析系统可完全确切地计算出此过程。这一方法预防了自限性事件和伪信号导致的不正常休克。约一半使用ICD的患者在这个设备植入的一年内发生不良事件，如未能感知或起搏，治疗不当，以及位置移动。

7. 对有心脏装置的患者进行手术

1）术前评估 包括判定使用设备的原因以及评估它目前的功能。对有起搏器，或者心率比最初设定有减少的患者，包括眩晕、黑矇或晕厥在内的术前病史可以反映起搏器功能的异常。如果固有心率大于起搏器的预设心率，则ECG不能作为辅助诊断。在这种情况下，心室同步或顺序人工心脏起搏器的正常功能最好通过电子评估来确认。术前通常关闭ICD，并在术后重置。

2）麻醉处理 对于装有人工心脏起搏器病人的处理包括：①监测ECG来确认脉冲发生器的功能正常，并且②确保若人工起搏器意外失效，体外除颤仪/起搏器、体外复律磁极以及药物（阿托品、异丙肾上腺素）随时可用。肺动脉导管可能缠住或使一个新植入的经静脉（心内）电极离开原位，但很少使植入后4周的电极移位。电刀的电磁干扰可能导致设备回复到功能不同步的状态，或被完全抑制，这种情况在改善了对心脏起搏器保护后已经减少了。电刀的负极垫应当尽可能远离脉冲发生器，电刀的电流应当尽可能保持在低水平，并使用短脉冲。由于起搏器电极引导的微点击电流，临时经静脉心脏起搏器具有发生室颤的特殊风险。

3）心脏起搏器植入的麻醉 多数起搏器是使用清醒镇静以及常规监测下植入的。在心率减慢导致血流动力学改变，新的起搏器尚未发挥功能时，应当备有阿托品或异丙肾上腺素等药物。

5

全身性高血压和肺动脉高压

(姜 燕译 冯 艺校)

Ⅰ. 全身性高血压

在美国，成人的高血压[血压(BP)≥140/90]发病率约为25%。成年人高血压(hypertension，HTN)的定义为1～2周之内至少两次血压测量结果等于或大于140/90 mmHg(**表5-1**)。HTN是缺血性心脏病的重要危险因素，也是充血性心力衰竭(CHF)、卒中、动脉瘤和终末期肾脏疾病的主要致病因素。

表5-1 高血压的分类

类 别	收缩压(mmHg)	舒张压(mmHg)
正常	<120	<80
高血压前期	120～139	80～89
1期高血压	140～159	90～99
2期高血压	≥160	≥100

(Reprinted with permission from Chobanian AV, Bakris G, Black H, et al: Seventh Report of the Joint National Committee on Prevention, Detection, Evaluation and Treatment of High Blood Pressure. Hypertension 2003; 42: 1206-252.)

1. 病理生理学

当高血压的原因不明时，称为原发性高血压。而当病因明确时，则称之为继发性高血压。

1) 原发性高血压 占所有高血压的95%，特征是发病具有家族性及遗传性生化指标异常(**表5-2**)。

表 5-2　与原发性高血压相关的疾病状态

• 交感神经兴奋性增加	• 葡萄糖耐受不良
• 水和钠潴留	• 缺血性心脏病和心绞痛
• 高胆固醇血症	• 左心室肥厚
• 胰岛素抵抗	• 充血性心力衰竭
• 肥胖	• 脑血管疾病
• 使用酒精和烟草	• 周围性血管疾病
• 阻塞性睡眠呼吸暂停	• 肾功能不全

2）继发性高血压　在所有高血压中占的比例不到 5%，最常见的病因是肾动脉硬化（**表 5-3**）。

表 5-3　继发性高血压的常见病因

病因	临床表现	实验室检查
肾血管疾病	上腹部或腹部杂音 年轻患者发生严重高血压	MRI 血管造影术 主动脉造影术 多普勒超声 CT 血管造影术
醛固酮增多症	疲劳 虚弱 头痛 感觉异常 夜间多尿和多饮	尿钾测定 血清钾测定 血浆肾素测定 血浆醛固酮测定
主动脉缩窄	上肢血压高于下肢，股动脉搏动减弱，心脏收缩期杂音	主动脉造影 超声心动图 MRI 或 CT
嗜铬细胞瘤	发作性头痛、心悸和出汗 阵发性高血压	血浆 3-甲氧基肾上腺素水平测定 尿儿茶酚胺水平测定 尿甲氧基肾上腺素水平 肾上腺的 CT/MRI 扫描
库欣综合征	躯干肥胖 近端肌无力 紫纹 满月脸 多毛症	地塞米松抑制试验 尿皮质醇 肾上腺 CT 扫描 葡萄糖耐量试验

续表

病因	临床表现	实验室检查
肾实质疾病	夜尿症 水肿	尿葡萄糖、蛋白质和管型 血清肌酐 肾脏超声检查 肾活检
妊娠高血压	外周和肺水肿 头痛 抽搐 右上腹疼痛	尿蛋白 尿酸 心输出量 血小板计数

CT，计算机断层扫描；MRI，磁共振成像。

2. 原发性高血压的治疗

标准的治疗目标是将血压降到 140/90 mmHg 以下，或当并发糖尿病或肾脏疾病时降至 130/80 mmHg。将血压维持在正常范围内可降低脑血管意外、CHF 和肾衰的发生率。

1）改变生活方式 经过验证，能够降低血压的方法有减少体重，减少酒精的摄入，戒烟，增加体力活动，按推荐的剂量摄入钙和钾，以及减少饮食的盐的摄入。

2）药物治疗 对于没有合并症的 HTN，推荐使用噻嗪类利尿剂作为最初的治疗。对于有合并症的患者，抗高血压的药物治疗指征参照**表 5-4**。

表 5-4 常用抗高血压药物

分类	亚分类	通用名称	商品名称
利尿剂	噻嗪类	氯噻嗪 氢氯噻嗪 吲达帕胺 美托拉宗	Diuril Hydrodiuril Microzide Lozol Zaroxolyn，Mykrox
	袢利尿剂	布美他尼 呋塞米 托拉塞米	Bumex Lasix Demadex
	保钾利尿剂	阿米洛利 螺内酯 氨苯蝶啶	Midamor Aldactone Dyrenium Dyrenium

续表

分　类	亚分类	通用名称	商品名称
肾上腺素能拮抗剂	β受体阻滞剂	阿替洛尔	Tenormin
		比索洛尔	Zebeta
		美托洛尔	Lopressor
		纳多洛尔	Corgard
		普萘洛尔	Inderal
		噻吗洛尔	Blocadren
	$α_1$ 受体阻滞剂	多沙唑嗪	Cardura
		哌唑嗪	Minipress
		特拉唑嗪	Hytrin
	α 及 β 受体阻滞剂	卡维地洛	Coreg
		拉贝洛尔	Normodyne，Trandate
	作用于中枢的药物	可乐定	Catapres
		甲基多巴	Aldomet
血管扩张药		肼屈嗪	Apresoline
ACEI		贝那普利	Lotensin
		卡托普利	Capoten
		依那普利	Vasotec
		福辛普利	Monopril
		赖诺普利	Prinivil，Zestril
		莫昔普利	Univasc
		喹那普利	Accupril
		雷米普利	Altace
		群多普利	Mavik
血管紧张素受体阻滞剂		坎地沙坦	Atacand
		依普罗沙坦	Teveten
		厄贝沙坦	Avapro
		氯沙坦	Cozaar
		奥美沙坦	Benicar
		替米沙坦	Micardis
		缬沙坦	Diovan
钙通道阻滞剂	二氢吡啶类	氨氯地平	Norvasc
		非洛地平	Plendil
		伊拉地平	DynaCirc
		尼卡地平	Cardene
		硝苯地平	Adalat，Procardia
		尼索地平	Sular
	非二氢吡啶类	地尔硫䓬	Cardizem，Dilacor，Tiazac
		维拉帕米	Calan，Isoptin，Coer，Covera

3. 继发性 HTN 的治疗

继发性 HTN 的治疗方法首选外科手术，对于不能手术的患者则进行药物治疗。

4. 高血压危象

典型表现是血压高于 180/120 mmHg，根据是否存在进行性靶器官损害分为高血压危症或急症范畴。

1）高血压危症 患者存在急性或进行性靶器官损害的表现（脑病、颅内出血、急性左心衰竭、肺水肿、不稳定型心绞痛、夹层主动脉瘤、急性心肌梗死、子痫惊厥、微血管病性溶血性贫血、肾功能不全），需要立即治疗。治疗目标是降低舒张压，在前 60 分钟内使舒张压降低大约 20%，然后再逐渐降压。

2）高血压急症 高血压急症的表现是血压显著升高，但无靶器官损害的表现。患者可表现为头痛、鼻出血或焦虑。由于高血压急症多数是因为患者没有遵从医嘱服药造成的，所以口服抗高血压药物有效。

3）药物疗法（表 5-5） 取决于患者的合并疾病、症状和体征。

表 5-5 高血压危症的治疗

病因/表现	药 物	注意事项	注 解
脑病和颅内高压	硝普钠，拉贝洛尔，非诺多泮，尼卡地平	由于脑血管的自主调节改变，血压降低可导致脑缺血 氰化物的毒性风险 硝普钠增加颅内压	降低血压可减少脑出血。升高的血压通常会自动恢复
心肌缺血	硝酸甘油	急性充血性心力衰竭避免使用 β 受体阻滞剂	包括吗啡和氧气治疗
急性肺水肿	硝酸甘油、硝普钠、非诺多泮	急性充血性心力衰竭避免使用 β 受体阻滞剂	包括吗啡、袢利尿剂和氧疗
主动脉夹层	艾司洛尔、血管扩张剂 曲美芬	血管扩张剂可能会引起反射性心动过速	目标：减轻左心室收缩的脉冲力
肾功能不全	非诺多泮，尼卡地平	非诺多泮可发生快速耐受	可能需要紧急血液透析。避免 ACEI 和 ARB

续表

病因/表现	药　物	注意事项	注　解
先兆子痫和子痫	甲基多巴、肼屈嗪 硫酸镁 拉贝洛尔、尼卡地平	肼屈嗪可引起狼疮样综合征 患者有迅速发生肺水肿的危险 钙通道阻滞剂可减少子宫血流量，抑制产程	最有效的治疗是分娩。由于 ACEI 和 ARB 的致畸作用，妊娠期禁忌使用
嗜铬细胞瘤	酚妥拉明、酚苄明、普萘洛尔	在 α 肾上腺素能受体兴奋后，如果未经抑制就使用 β 受体阻滞剂可加重高血压	
可卡因中毒	硝酸甘油、硝普钠、酚妥拉明	在 α 肾上腺素能受体兴奋后，如果未经抑制就使用 β 受体阻滞剂可加重高血压	

ACEI，血管紧张素转换酶抑制剂；ARB，血管紧张素受体阻滞剂。

5. 原发性 HTN 患者的麻醉管理（表 5-6）

表 5-6　高血压患者的麻醉管理

术前评估	
判断血压控制是否满意	了解患者控制血压的用药史
评价是否存在靶器官损害的表现	持续使用控制血压的药物
麻醉诱导和维持	
预测血压对麻醉药的过度反应	限制直接喉镜操作的时间
采用复合麻醉以减轻高血压反应	考虑进行有创血流动力学监测
监测心肌缺血	
术后管理	
术后是高血压的高发期	持续监测靶器官的功能

于多数进行择期手术的高血压患者（舒张压高达 110 mmHg），目前尚无术后并发症增加的证据（**表 5-7**）。但是，对于既往有心肌梗死的患者，并存的 HTN 可增加术后心肌再梗死的危险。并存的 HTN 也增加颈动脉内膜切除术患者的神经并发症。

表 5-7 高血压患者全身麻醉和择期手术的风险

术前全身血压状况	围术期高血压的发生率（%）	术后心脏并发症的发生率（%）
血压正常	8*	11
经过治疗，血压在正常范围内	27	24
经过治疗，但血压高于正常范围	25	7
未治疗且血压高	20	12

* $P<0.05$，与在同一列的其他组相比。

(Reprinted with permission from Goldman L，Caldera DL：Risk of general anesthesia and elective operation in the hypertensive patient. Anesthesiology 1979；50：285-92.)

1）术前评估 评估是否存在靶器官损害（心绞痛、左心室肥厚、CHF、脑血管疾病、卒中、周围血管疾病、肾功能不全）。如果靶器官损害还能改善或进一步的评估会影响麻醉计划的制订，择期手术则需延后。为了保证围术期血压控制理想，多数抗高血压药物应在整个围术期持续使用。

A. 血管紧张素转化酶抑制剂（ACEI）和血管紧张素受体阻断剂（ARB）：对于使用 ACEI 的患者，手术造成的液体转移可导致低血压，输液、使用拟交感药可纠正低血压。对于术中可能发生低血容量和低血压的患者，ACEI 应在术前 24～48 小时停用。对于使用 ARB 的患者，如果发生低血压，用传统的缩血管药（如麻黄碱和去氧肾上腺素）很难纠正，应适用血管加压素或其同类药。ARB 应在手术前一天停用。

2）麻醉诱导 如果患者使用了扩张外周血管的药物或血管内容量不足，可导致严重的低血压。

A. 直接喉镜和气管插管：对于原发性 HTN 的患者，即使术前血压正常，直接喉镜和气管插管也可造成显著的 HTN。置入喉镜和气管插管导致的 HTN 和心动过速容易造成心肌缺血。各种抑制气管反射和削弱气道操作造成的自主反应的方法均对这些患者有益（加深吸入麻醉；静注阿片类药物、利多卡因、β 受体阻滞剂或血管扩张药；直接喉镜操作时间小于 15 秒）。

3）麻醉维持 对于 HTN 患者术中不稳定血压的管理与术前控制血压同样重要。区域麻醉可用于高血压患者。但是，高平面的感觉阻断导致的去交感神经状态势必造成低血容量。

A. 术中高血压：即使术前血压控制满意的患者，术中疼痛刺激也很容易导致 HTN。吸入性麻醉药可减弱交感神经系统活性造成的升压反应。吸入麻醉药减弱全身神经系统的反应。抗高血压药可单次推注，也可持续输注。

B. 术中低血压：术中低血压的处理方法有减浅麻醉深度，加快输液速，使用拟交感药（如麻黄碱或去氧肾上腺素）。应用 ACEI 或 ARB 的患者，术中低血压有效的处理方法包括输液、使用拟交感药和血管加压素。

C. 术中监测：如果手术范围广或患者有左心室功能不全或其他靶器官严重损害的表现，应进行有创压力监测，包括动脉内置管、中心静脉或肺动脉置管测压。

4）术后管理 术后 HTN 较常见，应立即处理，以减少心肌缺血、心律失常、CHF、卒中和出血的危险。

Ⅱ. 特发性肺动脉高压（PAH）

先天性肺动脉高压是指平均肺动脉压在静息状态下大于 25 mmHg 或活动时大于 30 mmHg，且无左心疾患、心肌病、先天性心脏病和其他有临床意义的呼吸系统、结缔组织或慢性血栓栓塞性疾病；肺动脉楔压≤15 mmHg，肺血管阻力（PVR）>3 Wood 单位［mmHg/(L·min)］（**表 5-8**）。PAH 的分级见**表 5-9**。

表 5-8 计算肺血管阻力

$\frac{(\overline{PAP}-PAOP)\times 80}{CO}$	当 PVR 用 dynes/(s·cm^{-5}) 表示时，PVR 的正常范围是 50～150 dynes/(s·cm^{-5})
$\frac{(\overline{PAP}-PAOP)}{CO}$	当 PVR 用 Wood 单位［mmHg/(L·min)］表示时，PVR 的正常值是 1 Wood 单位

CO，心输出量（L/min）；PAOP，肺动脉楔压（mmHg）；$\overline{MAP}$，平均肺动脉压（mmHg）。

表 5-9 肺动脉高压的分类

1. 肺动脉高压
1.1 特发性
1.2 家族性
1.3 与下列因素相关的：
1.3.1 胶原血管疾病
1.3.2 先天性体-肺分流
1.3.3 门静脉高压
1.3.4 HIV 感染
1.3.5 药物和毒素
1.3.6 其他（甲状腺疾病，糖原累积病、Gaucher 病、遗传性出血性毛细血管扩张病、血红蛋白病、骨髓增生性疾病、脾切除）
1.4 与静脉或毛细血管相关的：
1.4.1 肺静脉阻塞性疾病
1.4.2 肺毛细血管瘤病
1.5 新生儿持续肺动脉高压
2. 左心疾病伴肺动脉高压
2.1 左心房或左心室疾病
2.2 左侧瓣膜性心脏病
3. 肺疾病和（或）低氧血症相关的肺动脉高压
3.1 慢性阻塞性肺病
3.2 间质性肺疾病
3.3 睡眠呼吸紊乱
3.4 肺泡通气障碍
3.5 长期处于高海拔地区
3.6 发育异常
4. 慢性血栓和（或）栓塞疾病导致的肺动脉高压
4.1 肺动脉近端血栓堵塞
4.2 肺动脉远端血栓堵塞
4.3 非血栓性肺栓塞（肿瘤、寄生虫、异物）
5. 其他［结节病、组织细胞增多症 X、淋巴管瘤，肺血管受压（淋巴结肿大、肿瘤、纵隔纤维化）］

HIV，人类免疫缺陷病毒。

(Reprinted with permission from Simonneau G, GalièN, Rubin LJ, et al: Clinical classification of pulmonary hypertension. J Am Coll Cardiol 2004; 43 (12 Suppl): 5S-2S. Copyright 2004, the American College of Cardiology Foundation.)

1. 临床表现和评估

常见症状有气喘、虚弱、疲劳、腹部膨隆、晕厥和心绞痛。体征包括胸骨旁抬举、肺动脉关闭不全杂音（Graham-Steel 杂音）和

（或）三尖瓣反流杂音，明显的肺动脉瓣听诊区 S2 和 S3 奔马律、颈静脉扩张、外周水肿、肝肿大和腹水。各种原因的 PAH 的实验室评估和诊断性检查见**表 5-10**。右心导管有助于评估病情的严重程度和对血管扩张剂的反应性。

表 5-10 肺动脉高压的临床表现

诊断性特征	主要表现
胸部 X 线照片	肺动脉凸出 右心房和右心室扩大 肺实质性疾病
心电图	肺型 P 波 电轴右偏 右心室劳损或肥厚 完全性或不完全性右束支传导阻滞
二维超声心动图	右心房扩大 右心室肥厚、扩大，或容量过负荷 三尖瓣反流 估测的肺动脉压力超过正常 先天性心脏病
肺功能检查	梗阻性或限制性 弥散容量降低
V/Q 检查	通气/血流灌注比值失调
肺血管造影	血管充盈缺损
胸部 CT 扫描	主肺动脉直径＞30 mm 血管充盈缺损 马赛克灌注缺损
腹部超声或 CT 扫描	肝硬化 门静脉高压
血液检查	抗核抗体 类风湿因子 全血细胞计数 凝血功能 HIV 滴度 促甲状腺激素
睡眠分析	呼吸功能紊乱指数增高

CT，计算机断层扫描；HIV，人类免疫缺陷病毒；V/Q，通气/血流灌注比例。

（Reprinted with permission from Dincer HE，Presberg KW：Current management of pulmonary hypertension. Clin Pulm Med 2004；11：40-3.）

2. 生理学和病理生理学

肺血管收缩药、血管壁重塑和肺动脉内血栓形成可加重 PAH。PAH 使右室（RV）室壁应力增加。RV 每搏量和左室充盈减少，导致心输出量下降和低血压。RV 扩大使三尖瓣瓣环扩张，导致三尖瓣反流和（或）肺动脉瓣反流。RV 室壁张力增加使 RV 心肌血供受限。低氧血症发生的机制包括：①通过未闭的卵圆孔的右向左分流；②由于心排血量不能增加，导致氧摄取率增加；以及③通气/血流（V/Q）比例失调。

3. PAH 的治疗（图 5-1）

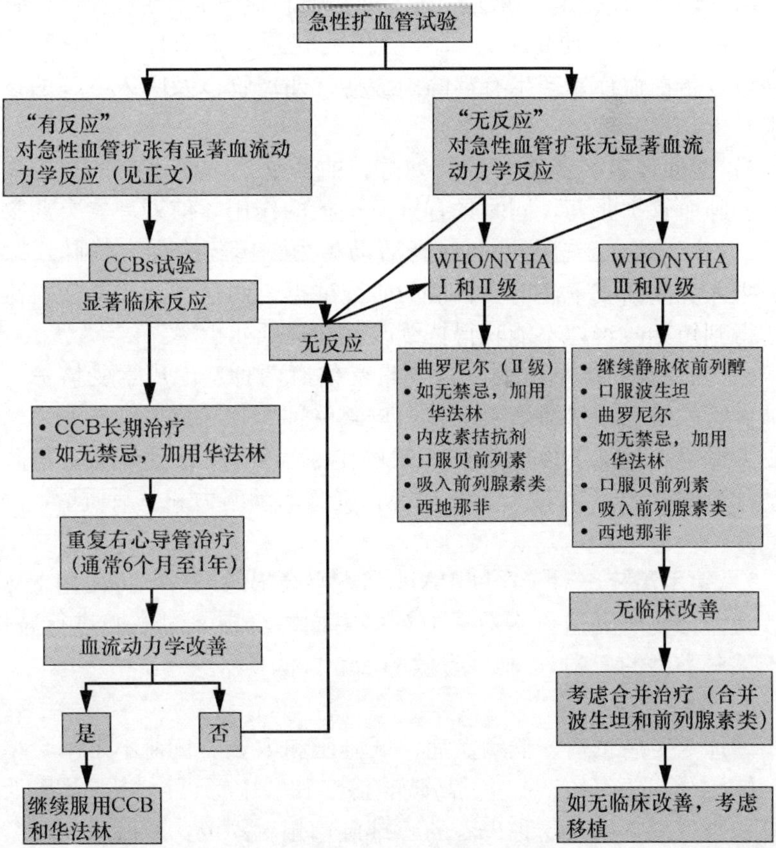

图 5-1 门诊患者肺动脉高压的治疗。CCBs，钙通道阻滞剂；NYHA，纽约心脏病学会；WHO，世界卫生组织。（Reprinted with permission from Dincer HE，Presberg KW：Current management of pulmonary hypertension. Clin Pulm Med 2004；11：40-3.）

1）吸氧，抗凝和利尿 氧疗可提高 PAH 患者的生存率，减慢 PAH 的进展。由于肺血流缓慢，右心扩大，静脉血液淤滞，以及体力活动受限可导致血栓和血栓栓塞，抗凝可降低血栓形成和血栓栓塞的风险。

2）钙通道阻滞剂 硝苯地平、地尔硫䓬和氨氯地平是最常用的钙通道阻滞剂。可提高对血管扩张剂有反应的患者的 5 年生存率。

3）磷酸二酯酶抑制药 可扩张肺血管和增加心输出量。西地那非（商品名：万艾可）可提高运动耐力和缩小 RV 体积。

4）吸入一氧化氮（NO） NO 可松弛肺血管平滑肌，改善通气/血流比例和氧合。使用 NO 带来的相关问题有 PAH、血小板抑制、高铁血红蛋白血症、产生有毒的硝酸盐代谢产物以及吸入 NO 的技术要求。

5）前列环素类药物 依前列醇、曲罗尼尔、伊洛前列素是周围血管和肺血管扩张药，同时具有抗血小板的作用。前列环素类药物能降低 PVR，增加心输出量和提高活动耐力；用药途径有静脉连续输注、吸入和间断皮下注射。目前的研究证据表明这些药只能使血流动力学得到短期改善，不能获得持续改善和降低死亡率。

6）内皮素受体拮抗剂 内皮素受体有两种：内皮素受体 A（引起肺血管收缩和平滑肌增殖）和内皮素受体 B（导致血管扩张，增强内皮素清除，增加 NO 和前列环素的生成）。内皮素受体拮抗剂降低肺动脉压力和 PVR，改善 RV 功能，提高活动耐力和生活质量，降低死亡率。

7）手术治疗 对于重度 PAH 和右心衰竭的患者，可使用 RV 辅助装置。球囊房隔造口术造成血液的右向左分流，对右心进行减压。对于某些类型的 PAH，唯一有效的治疗方法是肺移植。

4. 麻醉管理

增加 RV 后负荷、低氧血症、低血压和 RV 前负荷不足都会增加 RV 衰竭的危险。由于缺氧、高碳酸血症和酸中毒可增加 PVR，所以应予积极处理。由于这种患者的心排血量相对固定，所以吸入麻醉药或镇静药造成的周围血管阻力下降是非常危险的。维持窦性心律非常关键。

1）术前准备和麻醉诱导 对于治疗时间不长的患者，术前使用西地那非或 L-精氨酸可能是有帮助的。肺血管扩张剂在术前不能中断。氯胺酮和依托咪酯抑制肺血管舒张，应该避免使用。由于区域麻醉引起血管内容量和周围血管阻力的变化，应慎用。

2）监测 推荐中心静脉置管和动脉直接测压。

3）麻醉维持 吸入麻醉药适用于 PAH 患者的麻醉维持。如果发生低血压，可使用去甲肾上腺素、去氧肾上腺素或输液予以纠正。应备用肺血管扩张药，如米力农、硝酸甘油、NO 或前列环素，以便处理 PAH。

4）术后阶段 PAH 患者在术后早期有发生猝死的危险，原因有 PAH 加重、肺血管栓塞、心律失常和液体转移。

5）合并 PAH 的孕妇 采取的分娩方式应避免产妇过度用力。在子宫复旧时应立即使用硝酸甘油，以抵消子宫血液返回到循环的影响。

心力衰竭和心肌病

（姜 燕译 冯 艺校）

Ⅰ. 心力衰竭（heart failure，HF）

HF是指心脏不能以适当的速度充盈或射出血液，以满足组织的需求。在美国，65岁以上的人有1%患有HF。收缩性心力衰竭（systolic heart failure，SHF）常见于中年男性，而舒张性心力衰竭（diastolic heart failure，DHF）通常见于老年妇女。HF的常见病因有：①缺血性心脏病或心肌病；②心脏瓣膜异常；③高血压；④心包疾病；⑤肺动脉高压（肺源性心脏病）。

1. 心室功能不全的种类

1）收缩性和舒张性心力衰竭 室壁收缩运动减低反映收缩功能障碍，而舒张功能不全的表现是心室舒张异常和顺应性减低。

A. 收缩性心力衰竭：SHF的病因包括冠状动脉疾病（coronary artery disease，CAD）、扩张型心肌病（dilated cardiomyopathy，DCM）、慢性压力超负荷（主动脉瓣狭窄和慢性高血压）和慢性容量超负荷（反流性瓣膜病变及高心排血量性心力衰竭）。左束支传导阻滞患者和SHF患者猝死的风险高。

B. 舒张性心力衰竭：患者的左心室（left ventricular，LV）收缩功能正常或接近正常。DHF可分为四个阶段：阶段Ⅰ表现为LV舒张功能异常，左心房压力正常；阶段Ⅱ、Ⅲ和Ⅳ包括LV舒张功能异常和顺应性下降，左室舒张末压（LV end-diastolic pressure，LVEDP）升高。缺血性心脏病、原发性高血压（HTN型）、主动脉瓣狭窄是DHF最常见的原因。SHF和DHF的主要区别见**表6-1**。

表 6-1　舒张性和收缩性心力衰竭的特征

特　征	舒张性心力衰竭	收缩性心力衰竭
年龄	常见于老年人	通常 50～70 岁
性别	常见于女性	更常见于男性
左室射血分数	≥40%	减低，≤40%
左心室大小	通常是正常的，而且是向心性肥厚	通常扩张
胸部 X 光检查	淤血±心脏肥大	淤血和心脏肥大
奔马律	第四心音	第三心音
高血压	+++	++
糖尿病	+++	++
既往心梗史	+	+++
肥胖	+++	+
慢性肺部疾病	++	0
睡眠呼吸暂停	++	++
透析	++	0
心房颤动	+ 通常是阵发性	+ 通常是持续性

+，偶尔发生；++，经常发生；+++，通常发生；0，无关。

C. *急性和慢性心力衰竭*：急性 HF 是指 HF 的症状和体征出现变化，需要紧急治疗。慢性 HF 发生于长期心脏病患者，症状和体征表现为静脉淤血。急性 HF 的病人在发生低血压的同时通常没有外周水肿。

D. *左心衰竭*：患者的 LVEDP 升高，导致肺静脉淤血，表现为呼吸困难、端坐呼吸、阵发性夜间呼吸困难和肺水肿。右心心力衰竭导致全身静脉淤血、外周水肿和肝大。

E. *低心排和高心排心力衰竭*：低心排 HF 最常见的病因包括 CAD、心肌病、HTN、瓣膜性心脏病和心包疾病。高心排 HF 的病因包括贫血、妊娠、动-静脉瘘、甲状腺功能亢进、脚气病和 Paget 病。高心排的 HF 患者，心室衰竭是由于血流负荷增加；甲状腺功能亢进症和脚气病产生心肌毒性；而长期、严重的贫血则导致心肌缺氧。

2. 心力衰竭的病理生理学

心力衰竭的启动机制包括压力超负荷（主动脉瓣狭窄、原发性高血压）、容量超负荷（二尖瓣或主动脉瓣反流）、心肌缺血/梗死、心肌炎和舒张期充盈受限（缩窄性心包炎、限制性心肌炎）。

1）Frank-Starling 定律 表明 LV 舒张末容量和压力增加可导致每搏输出量（stroke volume，SV）增加。当心肌收缩力减低（如HF），无论 LV 舒张末压力怎样增加，只能使 SV 轻度增加。静脉容量血管收缩促使血液流向中心循环，增加前负荷，帮助维持心输出量（cardiac output，CO）。

2）交感神经系统（sympathetic nervous system，SNS）激活 使小动脉和静脉收缩，维持血压并促使血液流向中心循环。血液从肾、脾、骨骼肌和皮肤再分配到冠状动脉和脑循环，激活肾素-血管紧张素-醛固酮系统（renin-angiotensin-aldosterone system，RAAS），增加肾的水钠潴留。HF 时 β 肾上腺素受体下调，血浆儿茶酚胺增加。去甲肾上腺素水平增加可促进心肌细胞坏死、细胞死亡以及心室重构。

3）心肌收缩力、心率和后负荷改变 心肌收缩的最大速度称作 V_{max}。当心肌收缩力增强时（增加儿茶酚胺），V_{max} 增加，HF 时则降低。后负荷是打开主动脉瓣或肺动脉瓣心室肌需要克服的阻力。高血压使后负荷增加。使用血管扩张药和降低后负荷可增加 HF 患者的 SV。SHF 患者的 SV 是相对不变的，CO 取决于心率，增加心率可维持 SHF 患者的 CO。心动过速减少心室充盈时间，从而使 DHF 患者的 CO 减少。治疗 DHF 的目标是控制心率。

4）体液介导的反应和生化途径 HF 时，由于 SNS 和 RAAS 活性增加，副交感神经活性下降，循环中血管加压素水平增加，内皮功能障碍和炎性介质释放，导致血管收缩。心房肌和心室肌都可分泌 B 型利钠肽（BNP），BNP 可促进利尿、利钠、血管舒张，防止心肌肥厚，抗炎，以及抑制 RAAS 和 SNS。HF 患者的 BNP 主要由心室肌分泌。

5）心肌重构 是通过机械的、神经激素的和遗传因素使 LV 大小、形态和功能发生改变的过程，以维持 CO。血管紧张素转换酶抑制剂（ACEI）已被证明能促进“反向重构”的过程，是治疗 HF 的一线药物。

3. 心力衰竭的症状和体征（表6-2）

表6-2 充血性心力衰竭的症状和体征

肺血管淤血的症状和体征	
左心室衰竭	• 呼吸困难和（或）呼吸急促（由于间质性肺水肿，增加肺的僵硬性） • 端坐呼吸（卧位时心室不能耐受静脉回流增加） • 夜间阵发性呼吸困难（呼吸急促，病人从睡眠中憋醒） • 夜尿增多 • 肺部啰音 • 第三心音奔马律 • 急性肺水肿 • 脑血流量减少（意识错乱、失眠、焦虑、记忆障碍） • 全身性低血压和四肢厥冷（严重HF）
全身静脉淤血的症状和体征	
右心室衰竭	• 颈静脉扩张 • 脏器肿大（例如肝淤血） • 右上腹压痛 • 腹水 • 周围水肿

4. 心力衰竭的诊断

1）实验室诊断 血浆BNP低于100 pg/ml提示HF的可能性不大（阳性预测值为90%）。肾功能检查异常可能表明肾灌注减少，如果出现肝淤血，肝功能检查也可能异常。还可能存在低钠血症、低镁血症和低钾血症。

A. 心电图：通常是不正常的，但对诊断HF的预测价值低。

B. 胸部X线：可显示心脏扩大，肺静脉淤血，间质或肺泡性肺水肿，Kerley线，胸腔积液或心包积液。肺水肿X线证据的出现可能晚于肺水肿的临床表现，可长达12小时。

C. 超声心动图：可以评估射血分数，左室结构和功能，发现其他存在的异常结构（如瓣膜及心包疾病）。还可诊断舒张功能障碍及程度，以及评估右心室（RV）功能。

5. 心力衰竭的分级

1）纽约心脏病协会功能分类 是按照相关的生存率和生活质量

进行分级。将病人分成4个等级：

Ⅰ级：日常体力活动不引起症状。

Ⅱ级：日常体力活动出现症状。

Ⅲ级：小于日常体力活动即可出现症状。

Ⅳ级：休息状态下也有症状。

2）美国心脏病学院和美国心脏协会 根据患者心脏病变的进程进行分级：

阶段A：患者是心力衰竭的高危患者，但没有器质性心脏病或HF的症状。

阶段B：患者有器质性心脏病，但没有HF的症状。

阶段C：患者有器质性心脏病，既往或目前存在HF症状。

阶段D：患者有顽固性心力衰竭，需特殊干预。

6. 心力衰竭的管理

1）慢性心力衰竭的管理 治疗方案包括改变生活方式、患者和家属的教育、药物治疗、矫正手术、植入装置、心脏移植（**图6-1**）。

2）收缩性心力衰竭的管理

A. 肾素-血管紧张素-醛固酮抑制剂

a. ACEI是治疗HF的一线药物。ACEI已被证明使任何阶段的HF患者的心室重构减慢，具有反向重构作用，并减少发病率和死亡率。对于非裔美国人，这些益处似乎低于白种人。

b. **血管紧张素Ⅱ受体拮抗剂**也有类似功效，但与ACEI相比并无优势，建议用于不能耐受ACEI的患者。

c. **醛固酮拮抗剂**可减少钠和水的潴留、低血钾和心室重构，以及降低纽约心脏病协会Ⅲ级和Ⅳ级患者的死亡率和住院率。

d. **β受体阻滞剂**降低发病率和住院率，提高生活质量、生存率和射血分数，并减少心室重构。

e. **利尿剂**降低心室舒张压和舒张期室壁张力，防止心脏扩张，调节心内膜下心肌灌注，以及负向调节心肌代谢和功能。

f. **洋地黄**改善心脏收缩力，降低SNS和血管紧张素系统激活。目前尚不清楚洋地黄治疗是否能提高生存率。对于已经使用了利尿剂、ACEI和β受体阻滞剂但有症状的患者，可加用洋地黄。地高辛非常适用于心房颤动和心力衰竭患者。老年患者或肾功能受损者易发

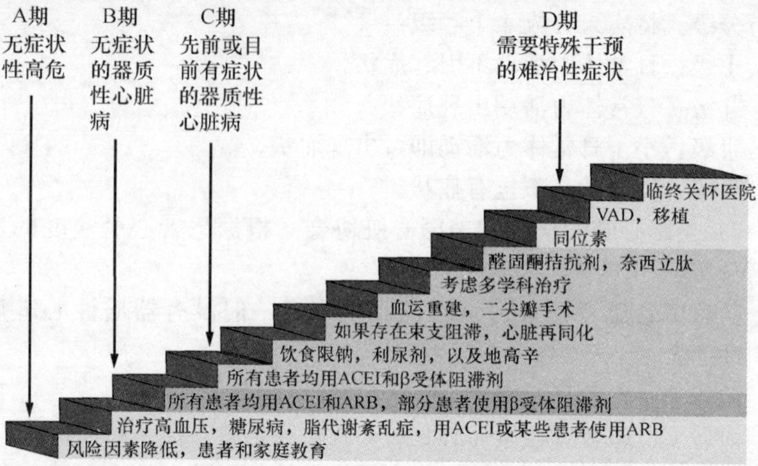

图 6-1 心力衰竭分期和收缩性心力衰竭的治疗。心力衰竭 A 期的患者，其心力衰竭的风险很高，但还没有器质性心脏病或心脏衰竭的症状。这一组病人包括高血压、糖尿病、冠心病、曾使用心脏毒性药物或有心肌病家族史的患者。心力衰竭 B 期的患者有器质性心脏病，但没有心脏衰竭的症状。这一组病人包括左心室肥厚、既往心肌梗死、左心室收缩功能不全或心脏瓣膜病，都被视为具有纽约心脏病协会（NYHA）Ⅰ类症状。C 期心力衰竭的病人均具有器质性心脏病，目前或既往有心脏衰竭的症状。按照 NYHA 分级法，患者的症状可分为Ⅰ、Ⅱ、Ⅲ或Ⅳ级。D 期心力衰竭的患者，尽管使用了最强的药物治疗，在静息状态下的症状仍然是难治性的，需要住院治疗，并需要专门的干预或临终关怀。所有这些病人都会被认为具有 NYHA Ⅳ类的症状。ACE，血管紧张素转换酶；ARB，血管紧张素受体阻滞剂；VAD，心室辅助装置。（Reproduced with permission from Jessup M，Brozena S：Heart failure. N Engl J Med 2003；348：2007-2018. Copyright © 2003 Massachusetts Medical Society. All rights reserved.）

生洋地黄中毒，可能表现为厌食、恶心、视物模糊和心脏节律紊乱。洋地黄中毒的治疗包括纠正低血钾，治疗心律失常，使用抗地高辛抗体和（或）植入临时心脏起搏器。

g. 血管扩张剂。左心室扩张的病人，血管扩张剂可增加 SV，减少心室充盈压力。对非裔美国人联合使用肼屈嗪和硝酸盐可提高临床效果。

h. 他汀类药物通过抗炎和降脂作用，降低 SHF 患者的发病率和死亡率。

3）舒张性心力衰竭的管理（表 6-3）

表 6-3　舒张性心力衰竭的管理

目　标	管理策略
通过减少危险因素，防止舒张性心力衰竭的发展	治疗冠心病 治疗高血压 控制体重 治疗糖尿病
减慢心率，使左心室有充足的充盈时间	使用 β 受体阻滞剂、钙通道阻滞剂和地高辛
控制容量负荷	用利尿剂，长效硝酸盐治疗，低钠饮食
恢复和维持窦性心律	心脏转复，胺碘酮和地高辛
减轻心室重构	使用 ACEI 和他汀类药物
纠正诱发因素	进行主动脉瓣置换术，冠状动脉血管重建术

4）心力衰竭的外科治疗　治疗目标是针对引起 HF 的病因，包括：经皮冠状动脉血管重建术或冠状动脉旁路移植术、梗死后室壁瘤切除，以及心脏移植。对于部分患者，心室辅助装置可以促进心脏功能的恢复，或在心脏移植前辅助心脏。心脏再同步治疗（cardiac resynchronization therapy，CRT，也称为双心室起搏）使心脏收缩作用更有效，促进反向重构。置入式心律转复/除颤器（ICD）防止部分晚期心力衰竭病人突然死亡（**表 6-4**）。

表 6-4　植入心脏除颤器的指征

心力衰竭的病因	条　件
冠状动脉性疾病	射血分数＜30％ 如果电生理研究表明可诱发的室性心律失常，且射血分数＜40％
其他病因	首次出现昏厥后或为了终止室性心动过速/心室颤动

5）急性心力衰竭的管理（表 6-5）　急性 HF 血流动力学的特点是心室充盈压力高、低心输出量和高血压或低血压。

表 6-5 急性心力衰竭的管理

治疗方法	作用
利尿剂（呋塞米，氢氯噻嗪）	可迅速改善症状，但大剂量可产生临床副作用
血管扩张剂（硝酸甘油，硝普钠）	减少 LV 充盈压力和全身血管阻力，增加 SV
正性肌力药 • 儿茶酚胺（肾上腺素，去甲肾上腺素，多巴胺，多巴酚丁胺） • 磷酸二酯酶抑制剂（氨力农，米力农）	儿茶酚胺直接作用于肾上腺素能受体，提高兴奋-收缩偶联 磷酸二酯酶抑制剂阻断环磷酸腺苷的降解
钙增敏剂（左西孟旦）	一种新型正性肌力药，增加收缩力但不增加心肌耗氧量、心率或心律失常
外源性 B 型利钠肽（奈西立肽）	与 A 型和 B 型利钠受体结合。促进动脉、静脉和冠状动脉血管扩张。降低 LVEDP。缓解呼吸困难、利尿和利钠
一氧化氮合成酶抑制剂	HF 时，因炎性反应，心肌和内皮细胞产生大量一氧化氮，产生负性肌力和严重的扩血管效应，导致休克和血管瘫痪。目前正在研究 NO 合成酶抑制剂
主动脉内球囊反搏	经股动脉将气囊放到降主动脉，在舒张期气囊充气，增加冠状动脉灌注，在收缩期气囊放气，造成“抽吸”作用从而提高 LV 射血
LV 和 RV 辅助装置	能改善重症心源性休克患者的生存率，并促进一些心肌康复。为心脏移植赢得时间

6）预后 在确诊 HF 后的第一个四年的死亡率大约为 40%。与不良预后有关的因素包括增加尿素和肌酐水平、低钠血症、低钾血症、极低的射血分数、高水平的内源性 BNP、非常有限的运动耐力，以及多源性室性早搏的存在。

Ⅱ. 心力衰竭患者的麻醉管理（表 6-6）

表 6-6 心力衰竭患者的麻醉管理

术前用药	• 继续使用β受体阻滞剂和地高辛 • 考虑使用 ACEI • 停用 ARB
电解质	纠正低血钾
麻醉诱导	• 各种类型的全身麻醉都已成功使用 • 阿片类药物可能是有益的
监测	• 根据手术类型和患者的状况，采用动脉内压力、中心静脉压和肺动脉压监测 • 经食管超声心动图
区域麻醉	全身血管阻力降低可能对提高 CO 有益，但不易控制
心脏移植后的患者	• 由于免疫抑制，患者发生感染的风险高 • 心率对间接肾上腺素能受体激动剂和抗胆碱能药物无反应，需使用异丙肾上腺素或肾上腺素 • 可能对β肾上腺素能药物反应迟钝 • 心脏非常依赖前负荷
术后管理	• 手术时发生 HF，需要术后重症监护病房护理和监测 • 积极治疗疼痛

Ⅲ. 心肌病

据美国心脏病协会，“心肌病是一类心肌机械性和（或）电生理功能障碍的疾病，通常（但并不总是）表现为心室肥大或扩张。病因有很多，但往往是遗传性的”。心肌病可以只局限于心脏［原发性（**表 6-7**）］或是系统性疾病的一部分［（继发性**表 6-8**）］，往往导致心血管源性死亡或渐进性心力衰竭相关的残疾。

表 6-7 原发性心肌病的分类

遗传性	肥厚型心肌病 致心律失常的右室心肌病 左心室致密化不全 糖原累积病 传导系统疾病（Lenègre 病） 离子通道病：长 QT 综合征、Brugada 综合征、短 QT 综合征
混合性	扩张型心肌病 原发性限制型非肥厚型心肌病
获得性	心肌炎（炎症性心肌病）：病毒、细菌、立克次体、真菌、寄生虫（美洲锥虫病） 应激性心肌病 围产期心肌病

表 6-8 继发性心肌病的分类

浸润性	淀粉样变 Gaucher 病 Hunter 综合征
沉积性	血色素沉着症 糖原累积症 Niemann-Pick 病
中毒性	药物：可卡因、酒精 化疗药物：阿霉素、柔红霉素、环磷酰胺 重金属：铅、汞 放射治疗
炎症性	结节病
心内膜心肌性	嗜酸粒细胞增多（Löffler）综合征 心内膜心肌纤维化
内分泌性	糖尿病 甲状腺功能亢进或甲状腺功能减退 嗜铬细胞瘤 肢端肥大症
神经肌肉性	Duchenne-Becker 营养不良 神经纤维瘤病 结节性硬化症
自身免疫性	红斑狼疮 类风湿关节炎 硬皮病 皮肌炎 结节性多动脉炎

Ⅳ. 肥厚型心肌病

肥厚型心肌病（hypertrophic cardiomyopathy，HCM）是最常见的遗传性心血管疾病（1∶500），任何年龄均可受累，表现为常染色体显性（AD）遗传。HCM 的特点是原因不明的 LV 肥厚。

1. 病理生理学

肥厚室间隔的强力收缩造成以下后果：血液通过狭窄的左心室流出道（left ventricular outflow tract，LVOT），流速加快；文丘里效应使二尖瓣前叶移动到 LVOT 内（收缩期前移，SAM），从而加重左室流出道梗阻及二尖瓣反流。使 LVOT 梗阻加重的情况见**表 6-9**。舒张功能障碍比较常见。无 CAD 也可发生心肌缺血。混乱的细胞结构、心肌瘢痕、增宽的间质基质可导致心律失常，甚至猝死。

表 6-9　影响 HCM 患者 LVOT 梗阻的因素

加重流出道梗阻的因素	减轻流出道梗阻的因素
增强心肌收缩性	降低心肌收缩力
β 肾上腺素能受体受到刺激（儿茶酚胺）	β 肾上腺素能阻断剂
地高辛	挥发性麻醉剂
降低前负荷	钙通道阻滞剂
低血容量	增加前负荷
血管扩张剂	低血容量
心动过速	心动过缓
正压通气	增加后负荷
降低后负荷	高血压
低血压	刺激 α 肾上腺素能受体
血管扩张剂	

2. 症状和体征

差异很大，大部分患者终身无症状。症状包括心绞痛（通常平卧后缓解）、疲劳或昏厥、快速心律失常和 HF。心脏检查可能会显示双心尖搏动、奔马律和心脏杂音（Valsalva 动作、硝酸甘油及平躺后直立可加重）。猝死最常发生在 10～30 岁。

3. 诊断

75％～90％的患者心电图（ECG）不正常（如 LVH、ST 段和 T

波异常、Q 波、左房扩大），可能是无症状患者的唯一迹象。超声心动图能证明心肌肥厚的存在、评估 EF 值（通常>80%）、收缩期前移和舒张功能障碍。心导管可直接测量升高的 LVEDP 和左室流出道压力梯度。无法确诊的病人，可进行心内膜活检和 DNA 分析。

4. 治疗

HCM 患者的猝死风险高，必须积极地予以治疗。

1）药物治疗 β 受体阻滞剂和钙通道阻滞剂已广泛用于治疗 HCM。对于猝死高危患者需要胺碘酮治疗或植入心脏转复除颤器。心房颤动（AF）是血栓栓塞、充血性 HF 和猝死的高危因素。胺碘酮是最有效的预防这些病人房颤发作的药物。β 受体阻滞剂和钙通道阻滞剂可以控制心率。复发性或慢性房颤患者需要长期抗凝。

2）外科治疗 对于少数 HCM 患者，虽经过药物治疗，但左室流出道压力梯度仍很大（50 mmHg）且症状严重，可考虑手术切除部分室间隔（室间隔心肌切除术）。该手术可消除或大大减少 LVOT 压力梯度，心室内收缩期和舒张末期压力随之减少。

5. 预后

年死亡率约为 1%，但是有猝死高危风险（有猝死或恶性室性心律失常的家族史）的患者的年死亡率为 5%。

6. 麻醉管理（表 6-10）

表 6-10 HCM 患者的麻醉考虑

术前评估/管理	• 进行 ECG 和超声心动图检查 • 继续使用 β 受体阻滞剂和（或）钙通道阻滞剂 • 术前使用抗焦虑药物 • 纠正低血容量 • 关闭 ICD，准备立即可用的体外除颤器
术中管理	• 如果慎重使用，所有诱导药都可使用 • 避免 SVR 突然降低和心动过速 • 在正压通气期间，采用小潮气量，避免呼气末正压 • 积极维持前负荷 • 挥发性药物可能有助于降低心肌收缩力 • 用纯 α 激动剂（去氧肾上腺素）治疗高血压 • 积极治疗心律失常；及早进行心脏转复

续表

监测	• 经食管超声心动图是非常有用的 • 中心静脉压和 PA 导管对于评估 HCM 患者左心室充盈状态是不准确的
产妇	• 区域麻醉可安全使用 • 用去氧肾上腺素治疗低血压，而不是麻黄碱 • 谨慎使用催产素 • 肺水肿患者避免使用利尿剂、地高辛和硝酸盐，因为它们可加重 LVOT 梗阻
术后管理	• 整个恢复期均需密切监测 • 积极治疗疼痛、颤抖、焦虑，避免/减少 SNS 激活 • 及时治疗低血容量

HCM 患者的麻醉管理目标是减少流出道梗阻（降低心肌收缩力，增加前负荷和后负荷）。

V. 扩张型心肌病（dilated cardiomyopathy，DCM）

DCM 的特点是 LV 或双心室扩张，收缩功能障碍，左室壁厚度正常。非裔美国男子发生 DCM 的风险高。DCM 是心肌病最常见的类型，在 HF 最常见的病因中占第三位，是心脏移植最常见的指征。

1. 症状和体征

症状包括心力衰竭的症状和运动后胸痛，类似心绞痛。心室扩张导致功能性二尖瓣和（或）三尖瓣反流。常出现室上性和室性心律失常、传导异常和猝死。全身性栓塞也很常见。

2. 诊断

1）心电图 通常显示 ST 段和 T 波异常，以及左束支阻滞。常出现心律失常。

2）胸部 X 光 可显示左室扩张。

3）超声心动图 显示所有 4 个心腔均扩张，特别是左心室，全心运动减低。其他表现包括节段性室壁运动异常（在无 CAD 的情况下)、附壁血栓和继发于瓣环扩张的瓣膜反流。

4) 实验室检查 应排除其他引起心脏扩张的原因，如甲状腺功能亢进。

5) 不建议心内膜心肌活检。

3. 治疗 (表 6-11)

表 6-11 扩张型心肌病的治疗

支持疗法	• 控制体重，低钠饮食，限制液体入量，戒烟和戒酒
药物治疗	• 类似慢性 HF • 抗凝治疗，以防止全身性栓塞 • 既往有心搏骤停史的患者植入 ICD
手术治疗	• 心脏移植

4. 预后

5 年死亡率为 50%。预后不良的预测因素包括射血分数低于 25%、肺毛细血管楔压大于 20 mmHg、心指数小于 2.5 L/(min・m^2)、低血压、肺动脉高压和中心静脉压力升高。

5. 麻醉管理

由于 DCM 是造成心力衰竭的病因之一，这些病人的麻醉管理与本章心力衰竭所述相同。

Ⅵ. 围产期心肌病 (peripartum cardiomyopathy, PPCM)

PPCM 是发生于孕晚期至分娩后 5 个月内的罕见的、原因不明的心肌病，孕妇既往无心脏病史，此病可发生在任何国家和地方(1∶3000～1∶4000 活产)。危险因素包括肥胖、经产妇、高龄产妇(>30 岁)、多胎妊娠、先兆子痫和非裔美国黑人种族。

1. 症状和体征

没有特异性，包括呼吸困难、疲劳和周围水肿。

2. 诊断依据

诊断依据是超声心动图检查发现在围分娩期新出现的心腔扩大和 LV 收缩功能异常。

3. 治疗目标

治疗目标是减轻 HF 的症状。可以使用利尿剂、血管扩张剂（肼屈嗪、硝酸盐）和地高辛。ACEI 有致畸作用，但分娩后可以使用。建议予以抗凝治疗。如果药物治疗没有改善，可以考虑心脏移植。

4. 预后

死亡率为 25%～50%，其中多数发生在分娩后 3 个月内。预后的相关因素是分娩后 6 个月内的左室大小和功能。

5. 麻醉管理

要求评估心脏状态，仔细制定镇痛方案和（或）分娩的麻醉方案。区域麻醉是理想的降低后负荷的方法。

Ⅶ. 生理学受限的继发性心肌病

生理学受限的继发性心肌病是由于全身性疾病侵犯心肌，导致严重的心肌舒张功能不全（如淀粉样变性、血色素沉积症、结节病、类癌）。虽然舒张功能受损，心室顺应性降低，收缩功能通常是正常的。生理学受限制的心肌病必须与缩窄性心包炎鉴别，后者也有类似的生理学改变，但通常有心包炎的病史。

1. 症状和体征

可能存在左心室和（或）RV 衰竭的症状和体征，但没有心肌肥厚。心房颤动和血栓栓塞常见。心脏传导障碍在淀粉样变和结节病尤为普遍。

2. 诊断

1）一般表现 心电图可显示传导异常。胸部 X 光片可显示肺部淤血和（或）胸腔积液的迹象，但无心肌扩大。实验室检查应针对能导致心肌受累的全身性疾病的诊断。

2）超声心动图 可证实舒张性功能障碍和正常的收缩功能、扩大的心房，以及正常的心室大小。心肌淀粉样变性的患者，典型的表现是左室体积增大。

3）心内膜心肌活检 可以明确浸润性心肌病的确切病因。

3. 治疗

对症治疗类似 DHF。保持正常窦性节律是非常重要的。SV 是相对固定的，心动过缓可能诱发急性 HF。心肌结节病患者常发生恶性室性心律失常，可能需要植入 ICD。对于心房颤动或低心排的病人，推荐进行抗凝治疗。这类病人不适合进行心脏移植，因为移植的心脏会再次受累。

4. 预后

预后很差。

5. 麻醉管理

限制型心肌病患者的麻醉管理与心脏压塞患者的原则相同（见第 7 章）。

Ⅷ. 肺源性心脏病（简称“肺心病”）

肺心病表现为 RV 扩大［肥大和（或）扩张］，可进展到右心衰竭，由引起肺动脉高压的疾病导致（慢性阻塞性肺病、限制性肺病、中枢源性的呼吸功能不全、肥胖-低通气综合征、特发性肺动脉高压）。

1. 病理生理学

慢性或急性肺泡缺氧（$PaO_2 < 55\,mmHg$）引起肺血管收缩。长期慢性缺氧促进肺血管重塑和肺血管阻力增加。右心室工作负荷增加和肥厚。最后，RV 发生功能障碍，导致 RV 衰竭。

2. 体征和症状

体征和症状于病程晚期出现，包括周围水肿、呼吸困难和与用力有关的晕厥。第二心音亢进、肺动脉瓣反流的舒张期杂音，如果出现三尖瓣反流引起的收缩期杂音，提示重度肺动脉高压。右心衰竭的症状包括颈静脉压力升高和肝、脾肿大。

3. 诊断

心电图可显示右心房和右心室肥厚的迹象（Ⅱ、Ⅲ和 aVF 导联 P 波高尖——“肺性 P 波”），电轴右偏，以及部分或完全性右束支传导阻滞。超声心动图可以帮助估测肺动脉压力，评估右心房和右心室大小和功能，判断是否存在三尖瓣和肺动脉瓣反流及其严重程度。

4. 治疗（表 6-12）

表 6-12 肺源性心脏病的治疗

扩张肺血管，降低 RV 做功负担
• 吸氧，维持 PaO_2＞60 mmHg（SpO_2＞90%）
• 纠正异常的 PCO_2 和 pH 值
• 利尿剂（谨慎使用，造成碱中毒会导致二氧化碳潴留）
• 洋地黄用于 RV 衰竭
处理心房颤动（洋地黄类药）
如果药物治疗无效，可考虑肺移植（单侧或双侧）或心肺联合移植

5. 预后

预后取决于基础病因。

6. 麻醉管理

1）术前管理 术前准备针对的是：①消除和控制急性和慢性肺部感染，②缓解支气管痉挛，③改善气道分泌物的清除，④扩张塌陷的或通气不良的肺泡，⑤补液，和⑥纠正任何电解质失衡。

2）术中管理（表 6-13）

表 6-13 肺心病的术中管理

• 任何麻醉诱导都可以安全地完成
• 气管插管时麻醉深度要充分，避免发生支气管痉挛
• 挥发性麻醉药可促进支气管扩张
• 避免大剂量阿片，以防呼吸抑制和 CO_2 潴留
• 湿化气体可以保持黏膜纤毛功能
• 放置动脉内导管可以经常抽样做动脉血气分析
• 依据手术创伤大小，监测 CVP 和 PA
• 经食管超声心动图可监测 RV 功能
• 谨慎使用区域麻醉：高平面的运动阻滞可抑制呼吸肌，全身血管阻力降低对固定的肺 HTN 有害

3）术后管理 避免加剧肺源性 HTN 的因素，按需要进行氧疗。

心包疾病和心脏创伤

（李 雪译 刘国凯校）

心包损伤的三个最常见的后果是急性心包炎、心包积液和缩窄性心包炎。心包积液累积到一定程度也可能发生心脏压塞。

Ⅰ. 急性心包炎（表 7-1）

表 7-1 急性心包炎和心包积液的原因

感染	转移性疾病
• 病毒性	药物导致
• 细菌性	纵隔辐射
• 真菌性	全身性疾病
• 结核性	• 类风湿性关节炎
心肌梗死后（Dressler 综合征）	• 系统性红斑狼疮
创伤后/心脏切开术后	• 硬皮病

1. 诊断

急性心包炎的诊断依据为：胸痛、心包摩擦音和心电图改变。心电图改变有四个阶段：阶段Ⅰ，弥漫性 ST 段抬高和 PR 间期压低；阶段Ⅱ：ST 段和 PR 间期正常化；阶段Ⅲ：广泛的 T 波倒置；阶段Ⅳ：T 波正常化。

2. 治疗

水杨酸盐和非甾体类抗炎药可能有助于减少心包炎症，口服镇痛药如可待因可以缓解疼痛症状。皮质激素可以缓解急性心包炎症状，但也可能增加复发的风险，因此只保留用于对常规疗法没有反应的患者。

3. 复发性心包炎

任何原因的急性心包炎后都可能复发，但极少是致命的。治疗包括标准的急性心包炎治疗和（或）皮质激素（泼尼松）或免疫抑制剂（如硫唑嘌呤）。

4. 心包炎

可能源于感染或自身免疫疾病，也可能继发于心脏创伤、钝性或穿透性损伤、心包积血或心外膜起搏器植入术。

Ⅱ. 心包积液和心脏压塞

心包腔内的液体积聚至影响心脏充盈时，即发生心脏压塞。

1. 症状和体征

心包积液的症状和体征取决于积液量的多少和持续时间。心包容量的急性变化（即使只有 100ml）即可引起心脏压塞。如果积液逐渐发展最终可聚集更大量的液体。右房压随着心包积液压力的增加而上升。

1）心脏压塞

A. 临床症状和体征（表 7-2）

表 7-2 心脏压塞的症状和体征

• 大量积液：压迫临近结构；呼吸困难、咳嗽、胸痛、声嘶、呃逆及吞咽困难
• 颈静脉压升高（吸气时颈静脉扩张称为 Kussmaul 征）
• 奇脉（吸气时收缩压下降＞10 mmHg）
• 低血压
• 心电图低电压
• 右房压、左房压和右室压均等
• 交感神经系统兴奋

a. 只要中心静脉压高于右室舒张末压，心输出量即可维持。

b. 心包积液被分隔成小腔，这样可能压迫一个或多个心腔，产生局限性心脏压塞。

2. 诊断

超声心动图是诊断心包积液和心脏压塞的最准确并且实用的方

法。CT 和 MRI 也是评估心包积液和心包厚度的有用方法。

3. 治疗

彻底治疗需要引流心包积液，当中心静脉压升高时应进行心包积液引流。

4. 临时措施

采用临时措施以维持每搏量直到可以开始彻底治疗心脏压塞，包括补充血管内容量、给予儿茶酚胺增加心肌收缩力以及纠正由低心排引起的代谢性酸中毒。

5. 麻醉管理

由于麻醉引起的外周血管扩张、直接的心肌抑制或者由于正压通气导致的胸内压增加引起静脉回流减少，因此对于存在血流动力学显著改变的心脏压塞的患者，全麻和正压通气可产生致命的低血压。

1）心脏压塞造成的低血压病人首先应局麻下行心包穿刺放液术。

2）如果麻醉诱导前不能解除心脏压塞，则麻醉诱导的主要目标为维持足够的心输出量和血压（**表 7-3**）。

表 7-3 心脏压塞患者的麻醉管理

- 诱导时避免或减轻心肌收缩力降低、心率减慢和外周血管阻力下降（氯胺酮联合含 NO_2 和麻醉镇痛药及泮库溴铵）
- 避免胸内压增加（咳嗽及用力）
- 尽可能缩短正压通气到切开（开皮）的时间
- 静脉给予液体以维持前负荷
- 给予儿茶酚胺维持心输出量
- 监测中心静脉压和有创动脉压
- 注意心脏压塞解除后的高血压反应

Ⅲ. 缩窄性心包炎

慢性缩窄性心包炎的特征为纤维瘢痕化和粘连导致心包腔消失，形成一个包围心脏的“硬壳”。亚急性缩窄性心包炎由纤维弹性组织包裹。

1. 症状和体征（表 7-4）

表 7-4 缩窄性心包炎的症状和体征

- 运动耐力降低和乏力
- 类似于右心衰的静脉充血征：颈静脉扩张、肝淤血、腹水及外周水肿
- 心内压力均等
- 房性心律失常
- 奇脉不常见（心脏压塞时出现）
- Kussmaul 征比心脏压塞更常见
- 可听到早期舒张期杂音“心包叩击音”（心脏压塞不常见）

2. 诊断

没有其他心脏疾病的症状和体征，中心静脉压明确增高，可诊断缩窄性心包炎。限制性心肌病的患者也可能存在缩窄性心包炎的特征，但很多特征可以帮助区别这两种疾病（**表 7-5**）。

表 7-5 缩窄性心包炎与限制型心肌病的鉴别诊断

特　点	缩窄性心包炎	限制型心肌病
病史	先前有心包炎、心脏手术、创伤、放射治疗及结缔组织病史	无此病史
二尖瓣或三尖瓣反流	通常无	经常存在
室间隔随呼吸移动	吸气时向左室移动	很少向左室移动
二尖瓣和三尖瓣流速的呼吸变异	大部分病例＞25％	大部分病例＜15％
所有心腔舒张压的均衡情况	几乎所有病例差异在 5 mmHg 之内	只有很少比例患者
心室峰收缩压的呼吸变异	左、右心室峰收缩压不同相（不一致）	左、右心室峰收缩压同相
MRI/CT	大部分病例显示心包增厚	很少显示心包增厚
心内膜心肌活检	正常或非特异	一些病例有淀粉样蛋白

（Adapted from Hancock EW：Differential diagnosis of restrictive cardiomyopathy and constrictive pericarditis. Heart 2001；86：343-349.）

3. 治疗

包括手术剥脱和切除粘连的缩窄心包膜。这个操作可导致心外膜面大量的出血。

4. 麻醉管理

应选择对心率、外周循环阻力、静脉回流和心肌收缩力影响最小的麻醉药物和技术。维持最佳的血管内容量。如手术前存在血流动力学损害（低血压），麻醉管理可按照和参考心脏压塞的处理。因为剥除粘连的心包可引起显著的液体/血液丢失，因此需要有创动脉和中心静脉压监测。心律失常很常见。

Ⅳ. 心包和心脏创伤

1. 心包创伤

1）诊断 初级复苏后出现无法解释的脉搏和血压改变，应高度怀疑心包创伤/破裂（特别是存在胸骨骨折和多发肋骨骨折时）。其他指征包括 X 线胸片显示纵隔积气或心脏疝。

2）治疗 严重撕裂伴有血流动力学不稳定和心脏疝的病人需要紧急开胸。

2. 心肌挫伤

1）症状和体征 典型的症状和体征包括胸痛和心悸（最近胸部创伤史）。心力衰竭不常见。

2）诊断 非特异性心电图改变。血清肌钙蛋白 I 和 T 可能升高。超声心动图显示室壁运动受损、瓣膜反流或心包积液。

3）治疗 支持性治疗，包括血流动力学支持和处理心律失常。当可疑心肌挫伤的患者预先考虑需要麻醉和手术时，推荐行有创血流动力学监测。应避免使用抑制心功能的麻醉药物。应备好心律转复除颤器和治疗心律失常的药物。

8

血管疾病

（李 雪译 刘国凯校）

接受血管外科手术患者围术期心脏并发症的发生率比一般人群高。血管外科手术患者是发生围术期心肌梗死的高危人群，但风险随血管外科手术类型的不同而异。

Ⅰ. 胸主动脉和腹主动脉疾病

主动脉疾病最常见是动脉瘤。血管闭塞性疾病更常见于外周动脉。主动脉和它的大分支受到这两者的影响，两者可同时存在或出现在同一疾病过程的不同阶段。动脉瘤是主动脉全部三层的扩张。主动脉夹层是内膜撕裂后血液进入一个称为假腔的腔外隧道形成的，这样有可能减少流向主动脉分支的血液。动脉瘤和夹层都可能破裂，造成大量出血。

Ⅱ. 胸主动脉瘤和夹层

1. 病因（表 8-1）

表 8-1 胸主动脉瘤和夹层的病因

系统性高血压
先天性结缔组织疾病（如 Marfan 综合征、Ehlers-Danlos 综合征、二叶瓣主动脉瓣）
减速性损伤
钝性创伤
主动脉的外科操作
怀孕

2. 分类（图 8-1）

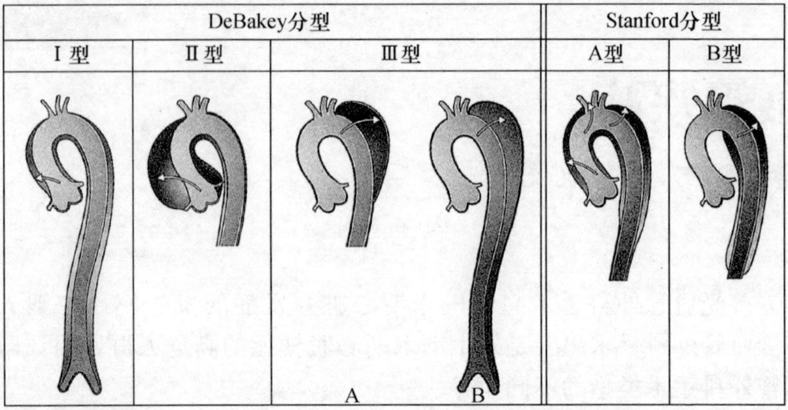

图 8-1 主动脉夹层两种最广泛应用的分型。DeBakey 分型包括 3 型：Ⅰ型，即内膜撕裂起源于升主动脉近端，夹层涉及升主动脉，长度可达主动脉弓、降主动脉和腹主动脉；Ⅱ型，即夹层局限在升主动脉；Ⅲ型，即夹层局限在降主动脉（Ⅲa 型）或延伸至腹主动脉和髂动脉（Ⅲb 型）。Stanford 分型包括 2 型：A 型，即所有病人夹层均涉及升主动脉，伴或不伴主动脉弓和降主动脉夹层；B 型，即夹层不涉及升主动脉。（From Kouchoukos NT，Dougenis D：Surgery of the thoracic aorta. N Engl J Med 1997；336：1876-1888. Copyright 1997 Massachusetts Medical Society with permission.）

3. 症状和体征（表 8-2）

表 8-2 胸主动脉瘤和夹层的症状和体征

- 常有症状
- 因临近结构的局部压迫产生的症状：声嘶、喘鸣、吞咽困难、呼吸困难、多血症以及由于上腔静脉梗阻产生的面部水肿
- 主动脉反流产生的充血性心力衰竭
- 胸部、颈部或肩胛骨之间剧烈的撕扯性胸痛
- 外周脉搏减弱
- 卒中
- 截瘫
- 高血压
- 外周血管收缩
- 心肌梗死
- 心脏压塞

4. 诊断

X线胸片显示纵隔增宽或CT和MRI可鉴别和诊断胸主动脉疾病。发生急性主动脉夹层时，经食道超声心动是最有用的检查。接受择期胸主动脉手术的患者可能需要主动脉造影以明确相关解剖。

5. 术前评估

心肌缺血/梗死、呼吸衰竭、肾衰竭和卒中是胸主动脉手术相关并发症发生和死亡的主要原因；术前需要评估这些器官的功能。吸烟和慢性阻塞性肺疾病（chronic obstructive pulmonary disease，COPD）是胸主动脉术后发生呼吸衰竭的重要预测因子。严重的单侧或双侧颈总或颈内动脉狭窄患者应在择期胸主动脉手术前行颈动脉内膜剥脱术。

6. 手术适应证

动脉瘤直径超过5cm是行胸主动脉瘤修补的适应证。升主动脉和主动脉弓夹层需要急诊手术。胸段降主动脉夹层患者的存活率一般高于升主动脉夹层病人，并且很少需要紧急手术。

1）A型夹层 手术治疗和药物治疗的住院死亡率分别为27%和56%。长期生存率分别为90%～96%和69%～89%。

2）升主动脉 所有升主动脉急性夹层的患者均应考虑手术。

3）主动脉弓 主动脉弓切除术需要心肺转流、深低温以及一段时间的循环停止。神经损伤是主要并发症，发生率约3%～18%。

4）胸段降主动脉 如果患者动脉瘤直径超过5～6cm或有症状，建议行择期切除术。不复杂的急性B型主动脉夹层患者可以进行药物治疗，包括监测有创体循环血压和尿量，并给予控制血压和降低心室收缩的药物（β受体阻滞剂及硝普钠）。B型主动脉夹层患者当存在先兆破裂、下肢及腹腔内脏或脊髓缺血的症状和（或）肾衰竭，则有手术指证。

5）血管内修补 放置腔内支架对于老年和存在其他医学状况（如高血压、慢性阻塞性肺疾病和肾功能不全）的胸降主动脉瘤患者可能特别有用。

7. 手术的特殊风险

胸主动脉瘤手术切除可能造成脊髓缺血（脊髓前动脉综合征）及潜在的血流动力学不稳引起的副作用（包括心肌缺血、心力衰竭和肾功能不全）。

1）脊髓前动脉综合征 表现为下肢的迟缓性瘫痪以及肠和膀胱的功能障碍。感觉和本体感受存在。

A. 脊髓血供：脊髓由一根脊髓前动脉和两根脊髓后动脉供血。脊髓前动脉起自双侧椎动脉分支的融合处，并通过 6～8 条根动脉进行加强，其中最大一根为 Adamkiewicz 动脉。手术切除 Adamkiewicz 动脉或阻断血管血管的起始段可引起损伤，导致脊髓前动脉血流直接减少，另外因为主动脉钳夹的远端压力非常低，侧支血流也减少。

B. 危险因素：截瘫的主要危险因素是主动脉完全阻断超过 30 分钟。延长主动脉完全阻断（X 钳钳夹）时间需要采取额外脊髓保护措施，如：部分循环辅助（左房到股动脉转流）；可能的话进行关键的肋间动脉再植；脑脊液引流；钳夹期间维持近端高血压；通过中低温（30～32℃）降低脊髓代谢；避免高血糖；以及使用甘露醇、皮质激素和（或）钙通道阻滞剂。

2）钳夹主动脉的血流动力学反应 由于钳夹可造成远端血流减少和钳夹以上水平的血流明显增加，因此钳夹胸主动脉和松钳会导致严重的血流动力学不稳和所有器官系统内稳态紊乱。通常体循环血管阻力增加、心输出量降低及心率不变。血管钳（X 钳）钳夹的位置是血流动力学改变的关键因素：肾动脉下阻断引起的血流动力学改变轻微，而胸腔内阻断变化剧烈。

A. 血管扩张剂（硝普钠及硝酸甘油）：可减轻钳夹导致的心输出量（cardiac output，CO）和射血分数（ejection fraction，EF）降低。

B. X 钳夹远端灌注压：钳夹远端灌注压降低，且血管扩张治疗对其有负面影响，可进一步损害远端器官的灌注。必须使用药物和容量治疗来维持远端主动脉灌注压，即使这种做法会导致近端血压升高。

C. 脑脊液（CSF）压力增高：钳夹胸主动脉后出现脑脊液压力增高和脊髓前动脉压力降低。脑脊液引流可增加脊髓血供并降低神经系统并发症的风险。

3）松钳的血流动力学反应 包括体循环血管阻力（SVR）和体循环血压明显降低。推荐缓慢松开血管钳以给予时间进行容量补充，并减慢缺血组织中血管活性和心肌抑制介质的洗出和释放。纠正代谢性酸中毒并不能显著影响松钳后的低血压程度。

8. 麻醉管理

1）适当监测 比选择特殊的麻醉药物更重要（**表8-3**）。

表8-3 麻醉管理：胸主动脉手术的监测

监测系统	麻醉考虑
体循环血压	右上肢和股动脉放置动脉内导管 • 如放在左上肢则锁骨下动脉近端的血管钳会影响血压监测 • 失去血压描记信号警告发生无名动脉阻塞 • 同时进行血压监测可评估大脑灌注压和远端器官灌注压 • 通常推荐：钳夹期间维持上肢平均动脉压（MAP）≥100 mmHg，下肢平均动脉压≥50 mmHg
神经功能	• 体感诱发电位并无帮助 • 运动诱发电位可以反映脊髓腹侧的功能，但在肌肉松弛情况下作用不大
心脏功能	经食道超声心动检查 置入肺动脉导管
血管内容量	维持尿量；考虑给予利尿剂（甘露醇）
麻醉诱导和维持	选择性支气管内插管可方便外科显露 通常采用挥发性麻醉剂和阿片类药物

2）暂时分流 如果试图维持肾和脊髓灌注，可以考虑采取暂时分流（近端主动脉到股动脉或左房到股动脉分流）或部分心肺转流。

9. 术后管理

为了使患者更加舒适以及便于患者咳嗽和进行其他排痰动作防止肺不张，因此缓解疼痛非常重要。如果术后立即使用椎管内镇痛方法，最好给予阿片类药物而不是局麻药以避免掩盖脊髓前动脉综合征的症状。接受胸主动脉瘤切除术的患者术后早期存在发生心脏、肺和肾衰竭的风险。体循环高血压需要使用药物治疗，如硝酸甘油、硝普钠、肼屈嗪和拉贝洛尔。

Ⅲ. 腹主动脉瘤

1. 诊断

腹主动脉瘤通常是由于摸到无症状搏动性腹部包块被发现。腹部超声、CT 和 MRI 可用于测量血管瘤的大小和评估相关的血管解剖。

2. 治疗

直径大于 5cm 的腹主动脉瘤通常建议手术治疗。血管内动脉瘤修补是外科修补的一种替代方法。

3. 术前评估

术前鉴别并存疾病非常重要（特别是冠脉疾病、慢性阻塞性肺疾病和肾功能不全）。大部分择期主动脉瘤切除术后死亡的原因是心肌缺血/梗死。术前心功能评估可包括应激试验（联合或不联合超声心动图）或放射性核素显像。肺活量和一秒用力呼气量明显降低及肾功能异常可显著增加择期动脉瘤修补的风险。

4. 腹主动脉瘤破裂

只有一半的患者出现典型三联征即低血压、背痛和腹部包块。

1）稳定的患者 由于凝血和腹膜后腔填塞压迫作用的影响，出血可暂时停止。只有在手术室内经手术控制住主动脉破裂的情况下才能进行容量复苏，因为未经手术控制出血时进行容量复苏和升高血压可能会导致腹膜后填塞压迫作用消失，进一步引起出血、低血压及死亡。

2）不稳定的患者 可疑腹主动脉瘤破裂的不稳定患者需立即手术，并在没有术前确诊检查或最佳容量复苏的情况下控制住近端主动脉出血。

5. 麻醉管理（表 8-4）

表 8-4 腹主动脉瘤切除的麻醉考虑

监测	• 有创血压监测 • 肺动脉导管，特别是用于左室功能障碍的患者或有心肌梗死病史的患者以及预期行肾上血管钳夹的病人 • 考虑应用超声心动图 • 尿量监测
麻醉维持	• 挥发性麻醉剂和阿片类药物 • 考虑全麻联合硬膜外麻醉
液体管理	• 松阻断钳之前给予晶体液和胶体液尽可能减少发生松钳后低血压

腹主动脉瘤切除的麻醉管理需要考虑常见的相关疾病，包括缺血性心脏病、高血压、慢性阻塞性肺疾病、糖尿病和肾功能不全。

6. 术后管理

1）充分镇痛 使用椎管内阿片类药物或病人自控镇痛（patient-controlled analgesia，PCA）进行充分镇痛对于早期拔管非常重要。

2）高血压 术后很常见。术前高血压的患者更易发生。

7. 血管内主动脉瘤修补

在局麻或全麻下经皮小切口支架置入（通过股动脉）。监测应至少包括有创血压和尿量监测。必须考虑转为开放性主动脉瘤修补术的可能性。

Ⅳ. 外周血管疾病

外周动脉疾病会导致四肢末端血流减少。动脉粥样硬化是四肢末端血流慢性损害最常见的原因，而动脉栓塞最可能造成急性动脉闭塞。血管炎也可能导致外周血流减少（**表 8-5**）。踝臂指数（踝部收缩压与肱动脉收缩压比率）小于 0.9 与血管造影阳性疾病具有很好的相关性。

表 8-5　外周血管疾病

慢性外周动脉闭塞性疾病（动脉粥样硬化）	
腹主动脉远端或髂动脉	股动脉
锁骨下动脉窃血综合征	冠脉-锁骨下动脉窃血综合征
急性外周动脉闭塞性疾病（栓塞）	
系统性血管炎	
Takayasu 动脉炎	血栓闭塞性脉管炎
韦氏肉芽肿病	颞动脉炎
结节性多动脉炎	
其他血管综合征	
雷诺现象	Kawasaki 综合征

1. 危险因素

外周动脉硬化相关的危险因素类似于缺血性心脏病的危险因素：糖尿病、高血压、吸烟、血脂异常、高同型半胱氨酸血症以及过早动脉粥样硬化家族史。

2. 症状和体征

间歇性跛行和静息痛是外周动脉疾病的主要症状。周围动脉疾病相关的最可靠的物理检查为动脉搏动减弱或消失。其他物理检查可发现存在四肢末端的杂音、皮下萎缩、脱毛、冰冷、苍白、发绀和皮肤发红。

3. 诊断性检查

多普勒超声和脉搏量波形图可用于鉴别动脉狭窄。

4. 治疗

1）内科治疗 包括运动计划、鉴别和治疗或更改动脉粥样硬化的危险因素（比如戒烟、降脂治疗和治疗高血压）。

2）血管成形术 是致残性跛行、缺血性静息痛或即将丧失肢体患者的适应证。

A. 经皮腔内血管成形术：从髂动脉处的经皮腔内血管成形术有很高的初始成功率，并可通过放置支架进一步改善。股动脉和腘动脉处的经皮腔内血管成形术成功率低于髂动脉。

B. 手术操作：血管重建的手术操作包括主动脉-股动脉旁路移植、腋动脉-股动脉旁路移植、股动脉-股动脉旁路移植、股腘和胫腓血管重建。无法行血管成形术或手术失败的严重肢体缺血患者需行截肢术。

a. 外周动脉重建的手术风险主要与并存的动脉粥样硬化性血管疾病有关，特别是缺血性心脏病和脑血管病。

b. 常见死亡的原因为心肌梗死，这类患者术前存在缺血性心脏病、冠脉旁路移植手术史或充血性心力衰竭。对严重或不稳定的缺血性心脏病患者，进行血管重建手术前应考虑先进行经皮冠脉成形或冠脉旁路移植手术。稳定的冠脉疾病患者的预后不会因为之前的冠脉重建而改善。

5. 麻醉管理

下肢血管重建的麻醉管理原则与腹主动脉瘤修补术相似。

1）围术期β受体阻滞剂 美国心脏病协会建议下列患者围术期使用β受体阻滞剂：①接受血管手术的患者（有或无术前缺血的证据以及有或无高或中度危险因子）；②长期接受β受体阻滞剂治疗的患者；③即使只有低危因素的接受血管手术的患者。

2）区域麻醉（硬膜外或腰麻） 区域麻醉的优点是增加移植血管血流、提供术后镇痛、很少激活凝血系统以及术后肺部并发症较少。术中肝素化前一小时放置硬膜外导管不会增加不利的神经系统事件的发生率。

3）肾下主动脉钳夹和松钳 相比腹主动脉瘤切除手术患者，肾下主动脉钳夹较少发生血流动力学紊乱。

4）监测 中心静脉导管或超声心动图可能有用。

6. 术后管理

包括提供镇痛、液体治疗、处理电解质紊乱、控制心率和血压以降低心肌缺血/梗死的发生率。右美托咪啶（一种 α_2 受体激动剂）可以降低心率和血浆儿茶酚胺浓度。

7. 锁骨下动脉窃血综合征

椎动脉起始近端锁骨下或无名动脉的阻塞会导致血流从同侧椎动脉反向流入远端的锁骨下动脉。通常存在中枢神经系统症状（晕厥、眩晕、共济失调、偏瘫）和（或）上肢缺血，并可由于上肢的运动而加重。同侧上肢脉搏消失或减弱，收缩压可能比对侧至少低 20 mmHg。锁骨下动脉内膜切除术可以治愈此病。

8. 冠脉-锁骨下动脉窃血综合征

是采用内乳动脉（internal mammary artery，IMA）行冠脉旁路移植手术的一种罕见并发症。左锁骨下动脉近端狭窄导致血液从患者的内乳动脉桥倒流。症状包括心绞痛、中枢神经系统缺血和同侧上肢的收缩压至少降低 20 mmHg。

Ⅴ. 急性动脉闭塞

急性动脉闭塞不同于由动脉粥样硬化引起的逐渐发展的动脉阻塞，通常是心源性栓塞的结果。

1. 症状和体征

包括动脉闭塞远端的剧痛、感觉异常、肌无力、外周脉搏消失、皮肤变凉以及动脉闭塞远端界限非常清晰的肤色变化（苍白或发绀）。

2. 诊断

通过动脉造影确诊。

3. 治疗

外科切除栓子并抗凝。动脉内溶栓可能有效。

4. 麻醉管理

与慢性外周动脉疾病的麻醉管理相似。

Ⅵ. 系统性血管炎

一些外周血管疾病可能是由于结缔组织病、败血症或恶性肿瘤引起的系统性血管炎的部分表现。

1. 大动脉炎（Takayasu 动脉炎）

大动脉炎是一种特发性、进行性阻塞性血管炎，可导致体循环动脉和肺动脉狭窄、血栓形成或动脉瘤。根据对比血管造影术可确诊。

1）症状和体征（表 8-6）。

表 8-6 Takayasu 动脉炎的症状和体征

中枢神经系统	
眩晕	视觉障碍
晕厥	癫痫发作
脑缺血或梗死	
心血管系统	
外周动脉多发闭塞	缺血性心脏病
心脏瓣膜功能障碍	心脏传导缺陷
肺	
肺动脉高压	通气/灌流比例失调
肾	
肾动脉狭窄	肌肉骨骼系统
强直性脊柱炎	类风湿性关节炎

2）治疗使用皮质激素 有些患者可能需要抗凝治疗。

3）麻醉管理（表 8-7）。

表 8-7 Takayasu 动脉炎的麻醉考虑

术前考虑	• 注意长期使用激素导致的肾上腺抑制 • 使用喉镜和插管时，考虑颈部过度伸展会影响颈动脉血流
麻醉技术选择	• 由于抗凝不能采用区域麻醉 • 低血压会影响重要器官的灌注 • 必须维持足够的动脉压
监测	• 由于锁骨下动脉和肱动脉狭窄，因此无创测压可能比较困难 • 脑电图监测有助于发现脑缺血

2. 血栓闭塞性脉管炎（Buerger 病）

血栓闭塞性脉管炎是一种炎症性血管炎，可引起四肢中小动脉和静脉阻塞。确诊需要通过对活动性血管病灶进行活检。

1）症状和体征 症状和体征包括上肢或下肢的跛行。雷诺现象比较常见。

2）治疗 戒烟。因为病变涉及远端细小血管，因此不宜行血管重建手术。

3）麻醉管理 需要避免可能损害已经缺血肢体的操作。维持正常体温，保持体位和垫子的压力合适非常关键。采用无创血压监测体循环压力。如果采用区域麻醉技术，局麻药中不应加肾上腺素以避免引起血管强烈收缩。

3. 韦氏肉芽肿病

特征是多个器官系统的炎症性血管形成坏死性肉芽肿（**表 8-8**）。

表 8-8 韦氏肉芽肿病的症状和体征

中枢神经系统	
脑动脉瘤	周围神经病变
呼吸道和肺	
鼻窦炎	喉狭窄
会厌破坏	通气/灌流比例失调
肺炎	咯血
支气管破坏	
心血管系统	
心脏瓣膜损坏	心脏传导障碍
心肌缺血	
肾	
血尿	氮质血症
肾衰竭	

1）治疗 使用环磷酰胺治疗可使 90%的患者缓解。

2）麻醉管理 韦氏肉芽肿病患者的麻醉管理需要对这种疾病涉及的器官系统进行全面评价。环磷酰胺治疗可引起免疫抑制。插入喉镜时避免创伤非常重要，因为可能会发生肉芽肿出血和易碎的溃疡组织移位。如果声门开口因肉芽肿改变而狭窄，应使用细一号的气管插管。外周血管动脉炎可能会影响用于监测血压的动脉内导管的放置，或限制获得动脉血气分析样本而进行动脉穿刺的次数。

4. 颞动脉炎

颞动脉炎是头颈动脉的炎症，表现为头痛、头皮压痛或下颚活动障碍。对有视觉症状的患者应立即给予皮质激素治疗以避免失明。约90％的患者颞动脉活检标本显示存在动脉炎。

5. 结节性多动脉炎

最常见于女性，通常与乙型肝炎抗原血症和对药物的过敏反应相关。肾衰竭是造成死亡的最常见原因。

1）诊断 依靠血管炎活检的组织学证据和血管造影显示的特征性动脉瘤。

2）治疗 通常包括皮质激素和环磷酰胺、除去引起过敏的药物以及治疗潜在疾病（如癌症）。

3）麻醉管理 应考虑并存肾疾病、心脏疾病和高血压的可能。推荐补充皮质激素。

6. Kawasaki 综合征（皮肤黏膜淋巴结综合征）

Kawasaki 综合征主要发生在儿童，表现为发热、结膜炎、黏膜炎症、手足肿胀红斑、躯干皮疹以及颈淋巴结病和血管炎。

1）治疗 包括γ球蛋白和阿司匹林。

2）麻醉管理 必须考虑术中心肌缺血的可能。

7. 雷诺现象

雷诺现象是手指/脚趾的间歇性血管痉挛性缺血。女性受影响多于男性。

1）分类 雷诺现象分为原发性（雷诺病）或继发性（与其他疾病如硬皮病和系统性红斑狼疮有关）。

2）病因 导致雷诺现象的可能机制包括交感神经系统活性增强、指/趾端血管对缩血管刺激的高反应性、循环中血管活性激素的作用以及血管内压力降低。

3）诊断 用于评估雷诺现象患者的无创试验包括指/趾端脉搏容量记录和测量指/趾端收缩压和血流。雷诺现象是大部分局限型硬皮病（又称为 CREST 综合征）患者的最初主诉。CREST 是皮下钙质沉着症、雷诺现象、食管运动功能障碍、指端硬化（限于手指的硬皮病）及毛细血管扩张的首字母缩写。

4）治疗 包括避免手足暴露于寒冷环境。钙通道阻滞剂（如硝苯地平）和交感神经系统拮抗剂（如哌唑嗪）可用于治疗雷诺现象。伴有雷诺现象的患者进行外周手术可采用区域麻醉，但应谨慎注意不要在局麻药液中加入肾上腺素（因儿茶酚胺会刺激产生不良的血管收缩作用）。

Ⅶ. 颈动脉疾病

脑血管意外（卒中）的特征是由于缺血、出血或血栓形成造成的突发性神经系统损害。出血性卒中分为大脑内和蛛网膜下。短暂缺血发作是突发性血管相关的灶性神经系统损害，一般 24 小时内缓解。

1. 血管解剖

脑的血供（占心输出量的 20%）来自两对血管：颈内动脉和椎动脉。这些血管汇合形成主要的颅内血管（大脑前动脉、大脑中动脉及大脑后动脉）以及大脑动脉环。

1）急性缺血性卒中的病因 通常是心源性栓子、大血管粥样斑块血栓栓塞（如来自于颈动脉分叉处的疾病）或小血管闭塞性疾病（腔隙梗塞）。超声心动图对于评估心源性栓子的来源十分有用。

2）缺血性卒中的危险因素 包括高血压、吸烟、高脂血症、糖尿病、过度饮酒（每天饮酒超过 6 次）以及同型半胱氨酸水平升高。

2. 颈动脉内膜剥离术

外科治疗有症状颈动脉狭窄可以大大降低卒中的风险（特别是患严重颈动脉狭窄的男性）。外科治疗无症状颈动脉疾病仍存在争议。颈动脉血管成形和支架置入可作为颈动脉内膜剥离术的替代疗法。

1）术前评估 应检查患者并存的心血管和肾疾病。缺血性心脏病是颈动脉内膜剥离术后发病和死亡的主要原因。患有严重冠脉疾病和严重颈动脉闭塞性疾病的患者往往使治疗处于两难境地。并没有随机研究证实联合或分期手术究竟哪种方案对患者好处更大。应确定每位患者术前通常的血压范围，从而指导麻醉和手术中应给予多高的灌注压是可以接受的。也应明确头部位置的改变对脑功能的影响，以避免患者处于进一步损害脑血流的头部体位。

2）麻醉管理 颈动脉内膜剥离术的麻醉管理必须达到两个目标：维持血流动力学稳定和迅速清醒（以允许在手术室中立即对神经系统状态进行评估）。颈动脉内膜剥离术可采用全麻或区域阻滞（颈丛阻滞），在钳闭颈动脉时保持患者清醒有利于神经系统评估。维持足够的血压和正常 CO_2 很重要，因为这类患者脑血管自我调节能力不正常。监测包括动脉内置管测压。左室功能低下和（或）严重冠脉疾病的患者可能需要中心静脉或肺动脉导管置管或经食道超声心动监测。脑电图（EEG）监测可能作用有限，因为脑电图不能发现皮层下或小的皮层梗死，假阴性结果也并不少见，且脑电图易受温度、血压和麻醉深度的影响。经颅超声多普勒可持续监测血流速率和微栓塞事件的发生。

3）术后管理和并发症 包括高血压或低血压、心肌缺血/梗死、严重软组织水肿或颈部血肿，以及出现新发卒中的神经系统症状和体征或内膜剥离处血栓形成。高血压比较常见，可选用治疗方法包括静脉输注硝普钠或硝酸甘油和（或）使用长时效药物（如肼屈嗪或拉贝洛尔）。颈动脉窦的高反应性导致的低血压可采用血管收缩药（如去氧肾上腺素）进行治疗。

4）颈动脉疾病的血管内治疗 可能会成为颈动脉内膜剥离术的首要替代治疗。颈动脉支架的主要并发症是操作过程中动脉粥样硬化斑块脱落进入脑循环形成微栓塞。

Ⅷ. 外周静脉疾病

深静脉血栓形成（通常涉及一条腿的静脉）和进而发生的肺动脉栓塞是术后发病和死亡的首要原因。诱发血栓栓塞发生的因素是多重的，包括与麻醉和手术相关的事件（**表 8-9**）。

表 8-9 血栓栓塞的易感因素

静脉血流停滞 • 近期手术 • 创伤 • 缺乏走动 • 怀孕 • 低心输出量（充血性心力衰竭及心肌梗死） • 卒中 静脉壁异常 • 静脉曲张 • 药物引起的刺激作用	高凝状态 • 手术 • 雌激素治疗（口服避孕药） • 癌症 • 内源性抗凝物不足（抗凝血酶Ⅲ、蛋白 C 及蛋白 S） • 手术相关的应激反应 • 炎性肠病 先前的血栓栓塞病史 • 病态肥胖 • 高龄

1. 深静脉血栓形成（deep vein thrombosis，DVT）

1）诊断 通过临床体征诊断DVT并不可靠。通常采用的检查包括压迫超声检查、静脉造影术及阻抗体积描记法（**图8-2**）。与初发和再发的静脉血栓/栓塞相关的遗传性异常因素包括抗凝血酶Ⅲ、蛋白C、蛋白S或纤溶酶原的先天性缺陷。

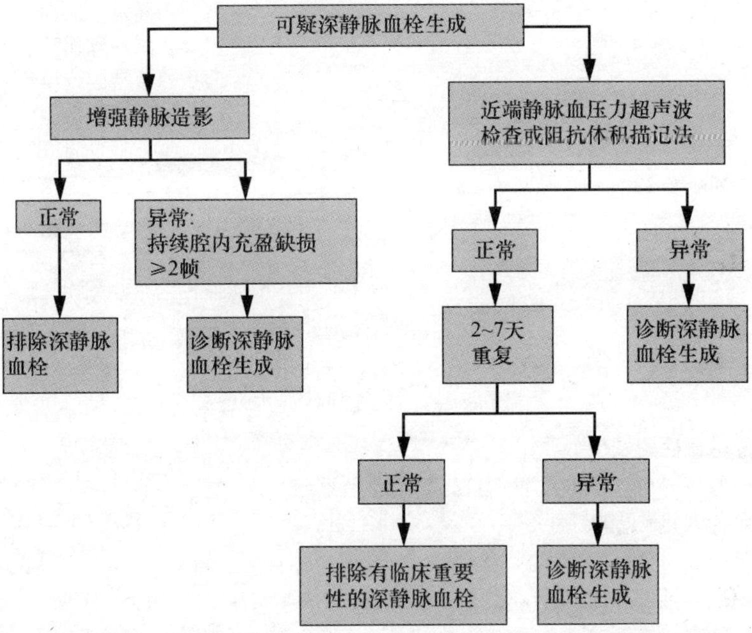

图8-2 深静脉血栓形成的诊断步骤（Adapted from Ginsberg JS：Management of venous thromboembolism. N Engl J Med 1996；335：1816-1828. Copyright 1996 Massachusetts Medical Society.）

2）治疗 首要治疗是抗凝。治疗起始采用肝素（未分馏的或低分子肝素）治疗，继之给予口服维生素K拮抗剂（华法林），调整剂量控制凝血酶原时间的国际标准化比值在2.0～3.0。再发的肺动脉栓塞患者除给予充分抗凝治疗之外，还可使用下腔静脉过滤器，过滤器也用于禁忌抗凝治疗的患者。

3）抗凝合并症 包括出血和与肝素相关的免疫介导的血小板减少。

2. 静脉血栓栓塞的预防

1）临床危险因素和推荐的预防方法（表 8-10）

表 8-10 手术或创伤后深静脉血栓形成的危险和易感因素

事 件	低 危	中 危	高 危
全麻	<40 岁 手术<60 min	>40 岁 手术>60 min	>40 岁 手术>60 min 深静脉血栓史 肺动脉栓塞史 广泛创伤 长骨骨折
矫形外科手术			膝或髋关节置换
创伤			广泛的软组织损伤 长骨骨折 多发创伤
医学情况	怀孕	产后期 心肌梗死 充血性心力衰竭	卒中
深静脉血栓的发生率（无预防）	2%	10%～40%	40%～80%
有症状的肺动脉栓塞	0.2%	1%～8%	5%～10%
致命的肺动脉栓塞	0.002%	0.1%～0.4%	1%～5%
尽可能降低深静脉血栓发生所推荐的步骤	渐变压力弹力袜 早期下地行走	外部肺部压迫 皮下给予肝素 静脉给予右旋糖酐	外部肺部压迫 皮下给予肝素 静脉给予右旋糖酐 下腔静脉过滤器 华法林

（Adapted from Weinmann EE，Salzman EW：Deep-vein thrombosis. N Engl J Med 1994；331：1630-1642.）

2）区域麻醉 可降低全膝或全髋关节成形术后深静脉血栓栓塞和肺动脉栓塞的风险（20%～40%）。

9

呼吸系统疾病

（姜俪凡译　赵　红校）

肺部并发症对术后远期死亡率具有重要的影响。术前降低疾病严重程度和优化患者状态可以降低这些并发症的发生率。呼吸系统疾病可以分为以下几类：急性上呼吸道感染、哮喘、慢性阻塞性肺病、急性呼吸功能衰竭、限制性肺疾病、肺栓塞和肺移植。

Ⅰ. 急性上呼吸道感染（upper respiratory tract infection, URI）

在所有的 URI 中大约 95%为感染性（细菌或病毒）鼻咽炎。非感染性鼻咽炎的原因为过敏性和血管动力性。

1. 症状和体征

急性上呼吸道感染的症状和体征包括打喷嚏和流涕。存在过敏史可能提示疾病原因是过敏而不是感染。当存在感染病因时，通常出现发热、脓涕、排痰性咳嗽、发热及身体不适。患者可能呼吸急促、喘息或出现中毒症状。

2. 诊断

通常根据临床症状和体征可以诊断。病毒培养和实验室检查缺乏敏感性，在繁忙的临床环境中并不适用。

3. 麻醉管理

1）术前评估　很多关于急性上呼吸道感染及术后并发症的研究都是在儿科患者中进行的。有全身感染症状（发热、化脓性鼻炎、排痰性咳嗽、干啰音）的患者进行常规手术，特别是呼吸道手术时，发生不良事件的风险高，应考虑延期手术。URI 持续几天或几周的患者病情稳定好转，不需要推迟手术也是安全的。如推迟手术在 URI 四周内进行麻醉，并不能降低不良呼吸事件的发生率，因为气道高反应性需要 6 周或更长时间才能恢复。

2）术中管理 URI 患者的术中管理包括充分补液、减少分泌物，尽量减少对可能敏感的气道进行操作。喉罩（与气管插管相比较）可以降低支气管痉挛的风险。并未证明预防性应用支气管扩张药可以降低围术期支气管痉挛的发生率。

3）术后 不良呼吸事件包括支气管痉挛、喉痉挛、气道梗阻、插管后喉炎、饱和度降低及肺不张，术中及术后即刻出现的低氧血症很常见，需要给氧治疗。

Ⅱ. 哮喘

哮喘的特征是因慢性气道炎症、多种刺激造成的可逆的呼气气流梗阻和气道高反应性。在美国人群中的发病率为 4%～5%。典型的支气管哮喘在青年时期发病。大约一半在 10 岁之前发病，另外 1/3 在 40 岁之前发病。

1. 症状和体征

包括哮鸣音、干咳或排痰性咳嗽、呼吸困难、胸部不适或胸部紧迫感，导致“空气缺乏”和嗜酸性细胞增多症。

2. 发病机制

过敏原诱发抑或自主神经调节异常。

1）过敏原相关的免疫模型证据 ①特异反应性是哮喘发展的独立危险因素；②常见个人和（或）家族过敏史；③皮内注射空气传播抗原提取物时通常出现风团和皮肤红肿的阳性反应；④血清免疫球蛋白 E 水平升高和（或）包括吸入特异性抗原的激发试验阳性反应；⑤可见高血清总 IgE 水平与特异反应性之间的遗传连锁证据。

2）自主神经系统神经功能调节异常 肥大细胞释放的化学递质可能与自主神经系统之间存在相互作用。一些化学递质可以刺激气道受体触发支气管收缩，另一些递质会增加支气管平滑肌对乙酰胆碱的敏感性。对毒蕈碱受体的刺激会促进肥大细胞释放递质，对持续性炎症和支气管收缩起到正向反馈作用。

3. 诊断

1）用力呼气量 1秒内的用力呼气量和最大呼气中段流速是衡量呼气道梗阻程度的直接指标（**图 9-1** 和**表 9-1**）。

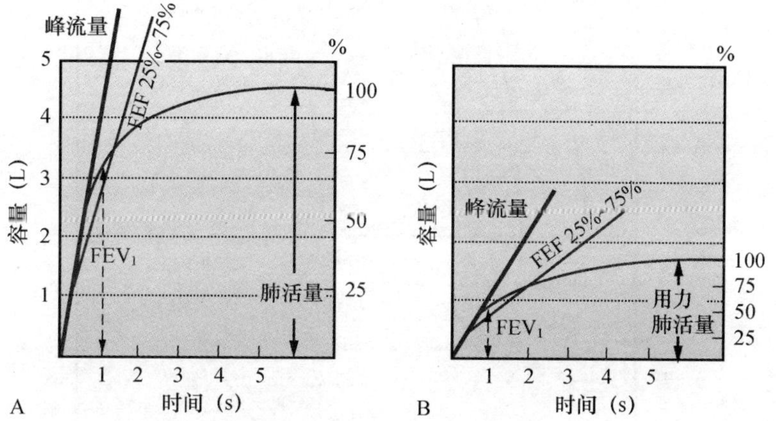

图 9-1 正常个体（A）和支气管痉挛患者（B）的呼吸描计改变。出现呼吸道梗阻疾病时 FEV_1 通常低于肺活量的 80%。这些患者的峰流速和最大呼气中期流速（$FEF_{25\%\sim75\%}$）也会降低（B）。(Adapted from Kingston HGG, Hirshman CA: Perioperative management of the patient with asthma. Anesth Analg 1984; 63: 844-855).

表 9-1 根据呼气气流阻塞程度的哮喘分级

严重程度	FEV_1（%预测值）	$FEF_{25\%\sim75\%}$（%预测值）	PaO_2（mmHg）	$PaCO_2$（mmHg）
轻度（无症状的）	65～80	60～75	>60	<40
中度	50～64	45～59	>60	<45
显著	35～49	30～44	<60	>50
重度（哮喘持续状态）	<35	<30	<60	>50

$FEF_{25\%\sim75\%}$，用力呼气流量占用力肺活量的 25%～75%。

(Adapted from Kingston HGG, Hirschman CA: Perioperative management of the patient with asthma. Anesth Analg 1984; 63: 844-855.)

2）流量-容积曲线 在呼气支呈现特征性的勺状（**图 9-2**）。

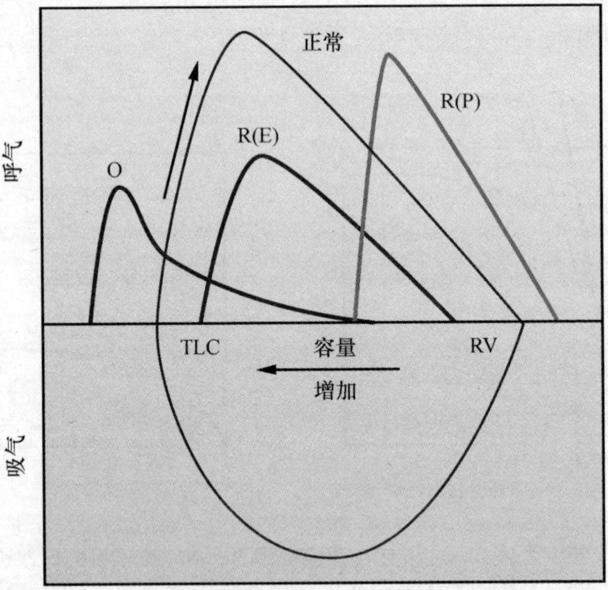

图 9-2 不同情况下的流量-容积曲线：O，阻塞性疾病；R（E），肺实质外限制性疾病制约呼气和吸气；R（P），肺实质性限制性疾病。描记所有情况下的用力呼吸；用力吸气只显示在正常曲线上。RV，残气量；TLC，肺总容量。通常，肺容积增加在横坐标上表现为向左移动。正常曲线旁的箭头表示呼气方向是从 TLC 到 RV。（Adapted from Weinberger SE：Disturbances of respiratory function. In Fauci B，Braunwald E，Isselbacher KJ，et al［eds］：Harrison's Principles of Internal Medicine，14th ed. New York，McGraw-Hill，1998.）

3）轻度哮喘时 PaO_2 和 $PaCO_2$ 通常是正常的 低碳酸血症和呼吸性碱中毒是出现哮喘时最常见的血气结果。高碳酸血症则提示呼吸动作必需的骨骼肌功能衰竭。

4）鉴别诊断 包括病毒性气管支气管炎、结节病、类风湿性关节炎出现细支气管炎、外源性压迫（胸主动脉瘤、纵隔肿瘤）或内源性压迫（会厌炎、哮吼）、充血性心力衰竭、肺栓塞和肺水肿。

4. 治疗（表 9-2）

表 9-2 哮喘治疗的药物

种类	药物	作用	副作用
抗炎药	皮质激素类：倍氯米松、曲安奈德、氟尼缩松、氟替卡松、布地奈德	降低气道炎症，降低气道高反应性	发音困难，喉部肌肉肌病，口咽念珠菌病
	色甘酸钠	抑制肥大细胞释放递质，膜稳定	
	白三烯调节剂：扎鲁司特（安可来）、普仑司特（Ultair）、孟鲁司特（顺尔宁）、齐留通（Zyflo）	抑制 5-脂氧化酶进而减少白三烯合成	增加肝酶水平
支气管扩张剂	β肾上腺素激动剂：沙丁胺醇、奥西那林、沙美特罗	刺激气管支气管树的 β_2 受体	心动过速、震颤、节律异常、低钾血症
	抗胆碱能药物：异丙托溴铵、阿托品、格隆溴铵	通过拮抗气道平滑肌的毒蕈碱能受体降低迷走张力	
甲基黄嘌呤	茶碱	抑制磷酸二酯酶增加 cAMP，阻断腺苷受体，释放内源性儿茶酚胺	睡眠周期中断、神经紧张，恶心、呕吐、厌食、头痛、节律异常

cAMP，环磷酸腺苷。

哮喘的治疗包括两部分：①“控制”治疗，改善气道环境以减少急性气道狭窄的发生频率（例如，吸入或全身应用皮质激素、氨茶碱和抗白三烯药物）；②“解除”或缓解急性支气管痉挛（例如，β肾上腺素激动剂和抗胆碱药物）。

5. 哮喘持续状态

哮喘持续状态为尽管经过治疗仍不能缓解的支气管痉挛，可威胁患者的生命。治疗方法总结见**表 9-3**。

表 9-3 哮喘持续状态的治疗

每 15～20 分钟定量吸入 β_2 激动剂
静脉应用皮质激素［氢化可的松 2 mg/kg 后维持输注氢化可的松 0.5 mg/(kg·h) 或每 6 小时给予甲泼尼龙 60～125 mg］
辅助供氧
气管插管机械通气（当 $PaCO_2$＞50 mmHg）
经验性使用广谱抗生素
应用挥发性药物进行全身麻醉以使支气管扩张

6. 麻醉管理

1）术前评估 需要评估疾病的严重程度、现有治疗的效果以及手术前是否需要其他治疗。术前评估从现病史开始，了解患者哮喘的严重程度和特征（**表 9-4**）。胸部听诊发现哮鸣音和爆裂音很重要。患者准备行择期常规大手术时，需要进行使用支气管扩张药物治疗前和治疗后的肺功能检查（特别是 FEV_1）。如果对通气量或氧合存有疑问则需要进行动脉血气分析。

表 9-4 术前评估哮喘情况

发病年龄	过敏性
诱发事件	咳嗽
哮喘住院治疗	痰的性状
急诊就诊的频率	当前使用药物
是否需要气管插管及机械通气	麻醉史

A. 术前用药：抗炎和支气管扩张治疗需要持续到麻醉诱导前。大手术前应该额外给予“应激剂量”的皮质激素。术前患者应没有哮鸣音，并且呼气峰流量大于预计值的 80%或处于患者自身的最佳水平。

2）麻醉诱导和维持 应抑制气道反射避免呼吸道机械刺激引起的气道收缩反应。

A. 局部麻醉：可以在满足手术部位要求的情况下避免放置气道装置和气管插管。

B. 全身麻醉：丙泊酚比硫喷妥钠更适合用于麻醉诱导，因为使用硫喷妥钠时喘鸣的发生率较高。氯胺酮可以舒张平滑肌，有助于降低气道阻力。

a. 意识消失后，双肺通气并吸入挥发性麻醉药可以达到足够的麻醉深度，避免气管插管操作造成支气管痉挛。插管前 1～3 min 静脉或气管内注射利多卡因有助于预防支气管痉挛。

b. 气管插管后，很难区分支气管痉挛或麻醉深度过浅造成的肺顺应性降低。肌松药可以缓解麻醉过浅造成的通气困难，但对支气管痉挛无效。

c. 应选用对组胺释放影响弱的药物。

d. 理论上，使用胆碱酯酶抑制剂拮抗神经肌肉阻滞可能由于刺激气道平滑肌的突触后胆碱能受体造成支气管痉挛。但使用抗胆碱酯酶药物后不一定出现支气管痉挛，可能是由于同时使用的抗胆碱药物产生了保护性支气管扩张效应。

e. 在哮喘患者机械通气期间，缓慢的吸气流速可以提供良好的通气/灌注比率。有必要设置足够的呼气时间以避免空气潴留。湿化和暖化吸入气体也尤其有帮助。

f. 维持充分补液可以减少气道分泌物黏稠。

g. 如果可能，应在麻醉深度足以抑制气道高反应性反射时进行拔管。如果在患者完全清醒前拔管行不通，可以考虑静脉使用利多卡因或预防性应用吸入支气管扩张药物抑制气道反射和（或）支气管痉挛。

3）除哮喘以外引发术中支气管痉挛的常见原因（表 9-5）

表 9-5　术中支气管痉挛和哮鸣音的鉴别诊断

气管内导管的机械性梗阻	支气管插管
纽结	肺误吸
分泌物	肺水肿
气管导管套囊过度充气	肺栓塞
麻醉深度不足	气胸
自主呼吸运动	急性哮喘发作
功能残气量减少	

Ⅲ. 慢性阻塞性肺疾病（chronic obstructive pulmonary disease，COPD）

COPD 以进行性发展的不完全可逆的气流受限为特征。它包括具有小气道阻塞的慢性支气管炎，以及出现肺泡增大、肺实质破坏、弹性回缩丧失和小气道闭合的肺气肿。COPD 的危险因素包括：①吸烟；②呼吸道感染；③职业的粉尘暴露，特别是煤矿、金矿及纺织业；④遗传因素，如 α_1-抗胰蛋白酶缺乏。

1. 症状和体征

不同严重程度的 COPD 查体表现也不同。疾病越严重呼气气流阻塞程度越重，会出现呼吸急促和呼气相延长。呼吸音减低和呼气相哮鸣音也很常见。

2. 诊断

慢性持续性排痰性咳嗽和进行性发展的活动受限是 COPD 持续呼气气流梗阻的特征表现（**表 9-6** 和**表 9-7**）。以慢性支气管炎为主的患者表现为慢性排痰性咳嗽，而以肺气肿为主的患者则主诉呼吸困难。气道黏液增加会表现出类似于哮喘的哮鸣音。

表 9-6 慢性阻塞性肺病特征比较

特 征	慢性支气管炎	肺气肿
气道阻塞原理	黏液和炎症反应减小气道内腔	弹性回缩力丧失
呼吸困难	中度	重度
FEV_1	减少	减少
PaO_2	显著降低（“紫肿型”）	中度降低（“红喘型”）
$PaCO_2$	增加	正常至降低
肺弥散能力	正常	降低
血细胞比容	增加	正常
肺心病	显著	轻度
预后	差	好

表 9-7 COPD 分级：根据使用支气管扩张剂后的 FEV_1

分级	特征
0：濒临危险	肺量测定正常 慢性症状（咳嗽、咳痰）
Ⅰ：轻度 COPD	$FEV_1/FVC<70\%$ $FEV_1\geqslant80\%$预计值，伴或不伴有慢性症状（咳嗽、咳痰）
Ⅱ：中度 COPD	$FEV_1/FVC<70\%$ $50\%\leqslant FEV_1<80\%$预计值，伴或不伴有慢性症状（咳嗽、咳痰）
Ⅲ：重度 COPD	$FEV_1/FVC<70\%$ $30\%\leqslant FEV_1<50\%$预计值，伴或不伴有慢性症状（咳嗽、咳痰）
Ⅳ：严重 COPD	$FEV_1/FVC<70\%$ $FEV_1<30\%$预计值或 $FEV_1<50\%$预计值，并出现慢性呼吸功能衰竭，即 $PaO_2<60$ mmHg 和（或）$PCO_2>50$ mmHg

FVC，用力肺活量。

（Adapted from the Global Initiative for Chronic Obstructive Lung Disease：Global strategy for the diagnosis，management and prevention of COPD：Update 2005. At www. goldcopd. com.）

1）肺功能检查 肺功能检查显示 FEV_1/FVC（forced vital capacity，用力肺活量）比值降低，最大呼气中段流量（$FEF_{25\%\sim75\%}$）降低更多。肺容量显示残气量增加，功能残气量（functioned residual capacity，FRC）和肺总容量（total lung capacity，TLC）正常或增加（**图 9-3**）。

2）胸片 即使是严重的 COPD，也很少会出现胸片异常。透射度增高和肺过度膨胀（横膈膜低平失去原有拱形结构且心影狭长）可以提示诊断肺气肿。

3）动脉血气 动脉血气可以鉴别 COPD 的患者是“红喘型”（PaO_2通常高于 60 mmHg 且 $PaCO_2$正常）还是“紫肿型”（PaO_2通常低于 60 mmHg 伴 $PaCO_2$缓慢升高甚至超过 45 mmHg）。“紫肿型”的典型表现为咳嗽、咳痰，频繁呼吸道感染，反复出现的发作性肺心病（因为肺动脉高压和慢性动脉缺氧和呼吸性酸中毒造成的右心衰竭）。“红喘型”的典型表现是消瘦，没有右心衰竭的征象（因为 PaO_2通常轻度降低，没有出现肺血管收缩）。

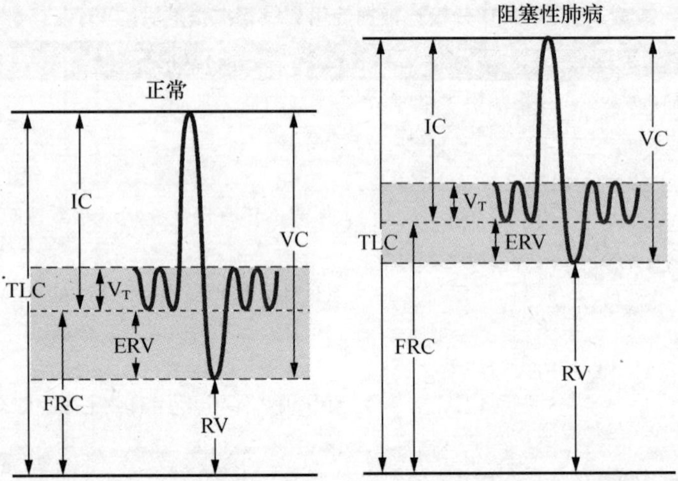

图 9-3 慢性阻塞性肺病的肺容量与正常值相比较。存在阻塞性肺病时，肺活量（VC）正常至降低，残气量（RV）和功能残气量（FRC）增高。肺总容量（TLC）正常至增高，RV/TLC 比增加。ERV，补呼气量；IC，深吸气量；V_T，潮气量。

3. 治疗

1）药物治疗（表 9-8）

表 9-8 COPD 患者的治疗

戒烟
PaO_2＜55 mmHg，血细胞比容＞55%，或有肺心病证据时给予氧疗
β_2-激动剂（即使很小程度的气道阻力改善也可以减轻症状并可能降低感染恶化）
抗胆碱能药物（COPD 患者最有效的药物）
吸入型皮质激素
间断使用广谱抗生素
每年接种流感及肺炎双球菌疫苗
肺心病、右心衰竭外周水肿的患者应用利尿剂

2）肺减容手术 在经过选择的肺气肿患者中，有局部肺组织过度充气和功能不良者可以考虑行肺减容手术。外科切除过度充气的部分可以使正常的肺组织膨胀，这样既提高了肺功能也提高了生活质量。

A. 肺减容手术的麻醉管理：包括可以进行肺隔离的双腔气管插管，避免使用氧化亚氮，避免过高的气道压。

B. CVP 监测：在这些患者是不可靠的。

4. 麻醉管理

1）术前

A. 肺功能检查：肺功能检查和血气分析可以预测肺切除术后的肺功能，但不能可靠预测非胸科手术后肺部并发症的风险。术前进行肺功能评估的指征包括：①吸入室内空气出现低氧血症或无已知原因需要家庭氧疗；②既往未经过评估的肺部疾病患者碳酸氢根高于 33 mEq/L 或 PCO_2高于 50 mmHg；③既往有呼吸衰竭史且病因持续存在；④呼吸系统疾病造成的严重气短；⑤计划行全肺切除术；⑥根据临床体征评估肺功能困难；⑦区别明显呼吸功能损害的可能原因时；⑧确定对支气管扩张剂的反应；⑨可疑肺动脉高压。对严重肺部疾病的患者在临床检查及超声心动图检查中应仔细评估右心室功能。

a. 流量-容积（**flow-volume**）曲线：COPD 患者的呼气流速率在任何肺容积都是降低的。呼气曲线向下凹陷，肺残气量增加。限制性肺疾病患者则表现出所有的肺容量均降低（**图 9-2**）。

B. 降低风险的策略（表 9-9）

表 9-9 降低 COPD 患者术后肺部并发症风险的麻醉管理要点

术前
鼓励患者戒烟至少 6 周
治疗呼气梗阻症状
应用抗生素治疗呼吸系统感染
对患者进行肺膨胀练习的教育
术中
可能的情况下使用微创手术技术（内镜）
考虑使用局部麻醉
避免超过 3 小时的外科手术操作
术后
开始进行肺膨胀练习（自主深呼吸、激励式肺活量测定仪、持续气道正压）
完善镇痛（椎管内阿片类药物，肋间神经阻滞，患者自控镇痛）

（Adapted from Smetana GW：Preoperative pulmonary evaluation. N Engl J Med 1999；340：937-944，copyright 1999 Massachusetts Medical Society.）

a. *戒烟*：停止吸烟12小时内，血红蛋白氧饱和度为50%时的氧分压（P_{50}）将从22.9 mmHg升高至26.4 mmHg，而血浆碳氧血红蛋白水平则从6.5%下降至大约1%。尼古丁对心脏的作用是短暂的，只能持续20～30 min。戒烟后6周肝酶活性才能恢复至正常水平。

2）术中

A. *局部麻醉*：外周神经阻滞出现肺部并发症的风险要比腰麻或全身麻醉低。只有在不需要使用大剂量镇静和抗焦虑药物时，局部麻醉才是COPD患者一种实用的选择。可以使用小剂量苯二氮䓬类药物（例如，咪达唑仑1～2 mg IV）不会出现通气抑制。高于T_6节段的区域麻醉可能损害通气功能。

B. *全身麻醉*：挥发性麻醉药可以迅速在肺内清除并引起支气管扩张。要慎用氧化亚氮，因为可能引起肺大泡的增大和破裂并造成张力性气胸。吸入性麻醉药可以降低局部缺氧性肺血管收缩反应造成更多的肺内分流，因此有必要提高FiO_2。低流量吸入湿化气体可以保持气道湿润。大潮气量（10～15 ml/kg）机械通气联合缓慢的吸入气流速率，可以将出现湍气流的可能性降至最低，并帮助维持良好的通气/灌注比。较慢的呼吸频率（每分钟6～10次）可以为完全呼出废气和静脉回流提供充足的时间，而且很少会出现严重的过度通气。

3）术后 预防肺部并发症的基本措施包括：维持充足的肺容量尤其是功能残气量（FRC），并促使患者有效咳嗽。

A. *膨肺动作*：现已证明膨肺动作（深呼吸练习、激励式肺活量测定仪、胸部理疗、正压呼吸技术）对于预防高危患者发生术后肺部并发症是有益处的。

B. *术后椎管内镇痛*：使用阿片类药物进行术后椎管内镇痛可以帮助早期拔管、尽早活动并增加FRC和改善氧合。椎管内阿片类药物对于胸腔内和上腹部手术尤其有效。可能出现镇静和延迟呼吸抑制，特别是使用吗啡等脂溶性弱的阿片类药物时。椎管内阿片类药物镇痛并未证明可以降低术后显著肺部并发症的发生率，而且也不优于静脉阿片类药物。推荐在高危的胸部、腹部和大血管手术后使用椎管内镇痛。

C. *机械通气*：对于严重COPD患者（FEV_1/FVC小于0.5或术前$PaCO_2$高于50 mmHg）术后即刻有必要机械通气。

Ⅳ. 慢性阻塞性肺病和急性呼吸衰竭

肺炎、充血性心力衰竭以及发热状态造成二氧化碳生成增加都会诱发急性肺功能恶化。

1. 治疗

1）辅助供氧　维持 PaO_2 高于 60 mmHg。

2）支气管肺引流　可以通过鼓励咳嗽、使用吸入支气管扩张药物和全身应用皮质激素以及使用抗生素治疗深部感染实现。

3）机械通气治疗　需要机械通气治疗的情况包括：严重高碳酸血症 pHa 降至 7.2 以下、患者表现出精神状态恶化或呼吸肌疲劳、出现血流动力学不稳定、嗜睡或无法清理分泌物。

2. 出现术后肺部并发症的高危因素（表 9-10）

表 9-10　术后呼吸系统并发症的主要危险因素

患者相关因素
1. 年龄＞60 岁
2. ASA 分级＞Ⅱ级
3. 充血性心力衰竭
4. 先前合并呼吸系统疾病（COPD）
5. 功能相关因素
6. 吸烟
手术相关因素
1. 急诊手术
2. 腹部，胸科手术，头颈部手术，神经外科手术，血管/主动脉瘤手术
3. 麻醉时间延长（＞2.5 小时）
4. 全身麻醉
实验室预测
1. 白蛋白水平＜3.5 g/dl

ASA，美国麻醉医师协会。

（Adapted from Smetana GW，Lawrence VA，Cornell JE：Preoperative pulmonary risk stratification for noncardiothoracic surgery. A systematic review for the American College of Physicians. Ann Intern Med 2006；144：581-595.）

V. 呼气气流梗阻的不常见原因

1. 支气管扩张症

支气管扩张症是一种气道的慢性化脓性疾病，可以导致类似COPD中常见的呼气气流梗阻。

1）病理生理学 细菌或分枝杆菌感染被认为是支气管扩张症的最常见病因。

2）诊断 慢性咳嗽及咳脓性痰的病史高度提示支气管扩张症。大多数严重支气管扩张症患者有杵状指，是很有意义的提示，而杵状指并不是COPD的特征性改变。CT可以为扩张的支气管气道提供清晰图像。

3）治疗 支气管扩张症的治疗使用抗生素和体位引流法。大量咯血（24小时>200 ml）则需要外科手术切除受累肺组织或选择性支气管动脉栓塞治疗。

4）麻醉管理 麻醉管理包括为防止脓痰进入正常肺组织需要使用双腔支气管插管，以及因为鼻窦炎发生率高要避免经鼻插管。

2. 囊性纤维化（cystic Fibrosis，CF）

1）病理生理学 CF的病因是7号染色体上的单基因突变，这个基因编码了囊性纤维化跨膜传导调节蛋白。该基因突变结果导致肺（支气管扩张、COPD、鼻窦炎）、胰腺（糖尿病）、肝（肝硬化）、消化道（胎粪性肠梗阻）和生殖器官（无精症）的上皮细胞出现氯离子转运缺陷。

2）诊断 汗液中氯离子浓度高于80 mEq/L同时具有典型的临床症状（咳嗽、慢性脓性痰、劳力性呼吸困难）或CF家族史可以确诊CF。

3）治疗 与支气管扩张症类似，以缓解症状（促进下气道分泌物排出和治疗肺部感染）和矫正器官功能障碍（胰酶置换）为目的。

4）麻醉管理 麻醉管理的原则与COPD及支气管扩张症患者相同。在不能确保已经控制支气管感染及充分引流气管内分泌物，达到最佳呼吸功能时，应推迟择期手术。肝功能较差或脂溶性维生素吸收不良时，应使用维生素K治疗。使用挥发性麻醉药物允许吸入高浓度氧，降低气道阻力并降低气道高反应性。湿化吸入气体、充分补液以及避免使用抗胆碱能药物可以降低分泌物黏度。需要经常对患者实施气管内吸痰。

3. 原发性纤毛运动障碍（primary ciliary dyskinesia）

原发性纤毛运动障碍是以先天性呼吸道纤毛细胞和生殖道精子尾部纤毛运动障碍（精子是成活的但不能运动）为特征的疾病。呼吸道纤毛运动障碍会造成慢性鼻窦炎、反复呼吸系统感染和支气管扩张。男性和女性的生殖功能受损。慢性鼻窦炎、支气管扩张症和内脏异位三联征被称为 Kartagener 综合征。术前准备以处理活动性肺部感染，鉴别是否有重要器官受累为主。鉴于鼻窦炎的发生率较高，应避免使用鼻咽通气道。

4. 闭塞性细支气管炎

闭塞性细支气管炎是一类通常由合胞体病毒感染造成的儿科疾病。可能伴有病毒性肺炎、胶原血管病（特别是风湿性关节炎）、二氧化氮吸入（“silo filler 病”），或骨髓移植后出现的移植物抗宿主病后遗症。

5. 气管狭窄

可以见于长时间气管插管后。

1）诊断 当成人气管腔减小至＜5 mm 时会出现气道狭窄的症状。即使在静息状态下仍然存在显著呼吸困难。呼气峰流速降低。可闻及喘鸣音。流量-容积曲线显示吸气和呼气曲线均变平坦。

2）麻醉管理 经常需要行一期吻合术切除狭窄的气道节段。首先经喉进行气管内插管，外科切开后，开放病变远端的正常气道末端，插入无菌套囊导管，并连接至麻醉回路。麻醉维持使用吸入麻醉药有助于确保最大吸入氧浓度。有些患者应用高频通气比较有效。吸入气体中加入氦气可以改善通过气管狭窄部位的气流。

Ⅵ. 限制性肺疾病

限制性肺疾病的特征是肺总容量减少、肺顺应性降低、呼气流速保持不变（**图 9-4**）。病因总结见**表 9-11**。

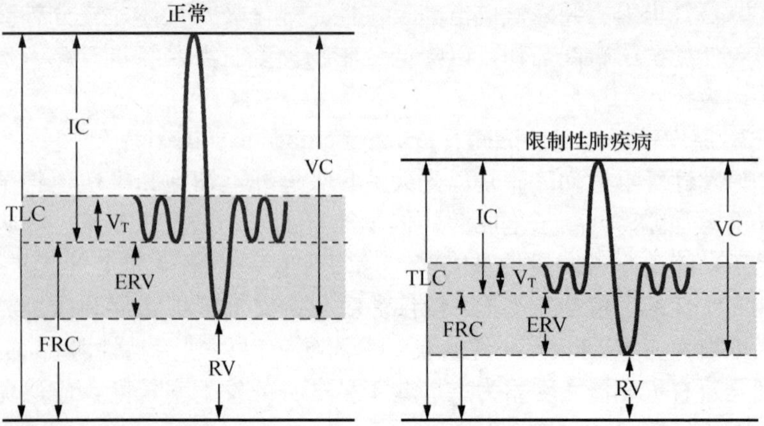

图 9-4 限制性肺疾病的肺容量与正常值相比较。ERV，补呼气量；IC，深吸气量；RV，残气量；TLC，肺总容量；VC，肺活量；V_T，潮气量。

表 9-11 限制性肺疾病的病因

急性内源性限制性肺疾病（肺水肿）	
急性呼吸窘迫综合征	误吸
神经源性病因	阿片类药物过量
高海拔	肺复张
上气道梗阻（负压）	充血性心力衰竭
慢性内源性限制性肺疾病	
结节病	过敏性肺炎
嗜酸性肉芽肿	肺泡蛋白沉着症
淋巴管平滑肌增生症	药物相关肺纤维化
慢性外源性限制性肺疾病	
肥胖	腹水
妊娠	肋椎骨结构畸形
脊柱后凸	强直性脊柱炎
胸骨畸形	连枷胸
神经肌肉疾病	脊髓横断
吉兰-巴雷综合征	重症肌无力
类重症肌无力综合征	肌营养不良
胸膜和纵隔异常	
胸腔积液	气胸
纵隔肿物	纵隔气肿

1. 急性内源性限制性肺疾病

急性内源性限制性肺疾病通常与血管内液体渗出到肺间质和肺泡内（肺水肿）有关。急性肺水肿可以是由毛细血管内压增高（静水压或心源性肺水肿）或毛细血管渗透性增加造成。弥漫性肺泡损伤是与急性呼吸窘迫综合征（acute respiratory distress syndrome，ARDS）相关的通透性增加肺水肿的典型表现。

1）吸入性肺炎　吸入的酸性胃液会在肺内迅速分布，破坏产生表面活性物质的细胞，破坏肺毛细血管内皮，导致肺不张和血管内液体渗漏进入肺内。临床表现与 ARDS 相似，都有动脉低氧血症、呼吸急促、支气管痉挛和急性肺动脉高压。胸片在吸入性肺炎发生的最初 6～12 小时内没有明显表现。

A. 治疗：包括气管插管、供氧、呼气末正压通气（PEEP），以及应用支气管扩张药物。没有证据显示预防性应用抗生素可以降低肺部感染的发生率或影响预后，皮质激素的应用也存在争议。

2）神经源性肺水肿　少数患者在急性脑损伤后会出现神经源性肺水肿，主要是由于中枢神经系统受损发出大量交感冲动导致全身血管收缩，肺循环血容量转移至肺循环。

A. 诊断：与近期神经系统损伤相关的肺水肿提示神经源性肺水肿。主要需要与吸入性肺炎鉴别诊断。

B. 治疗：以降低颅内压、供氧和机械通气支持治疗为主。

3）药物诱发性肺水肿　很多种药物都可出现药物诱发性肺水肿，尤其是海洛因和可卡因。肺水肿渗液中蛋白浓度高，说明肺水肿是通透性增加造成的。主要是支持治疗，包括气道保护的气管插管和机械通气。

4）高原肺水肿　其病因是缺氧性肺血管收缩，增加肺血管压力。治疗包括供氧和迅速转运至低海拔地区。吸入氧化亚氮可以改善氧合。

5）萎陷肺复张　萎陷肺复张也可以导致肺水肿。

6）负压性肺水肿　负压性肺水肿发生于拔管后喉痉挛、会厌炎、肿瘤、肥胖、呃逆或自主呼吸患者呼吸睡眠暂停造成的急性上呼吸道梗阻缓解后。发病时间通常在呼吸道梗阻解除后几分钟到 2～3 小时内。常见症状包括呼吸急促、咳嗽、不能维持氧饱和度在 95%以上，可能与肺误吸或肺栓塞混淆。

A. 发病机制：为对抗上呼吸道梗阻而用力吸气时造成的高胸膜内负压，并使组织间隙静水压降低，静脉回流和左心室后负荷增加。此外，这种负压可导致交感神经系统强烈激活、高血压、血容量向中央转移。上述因素通过增加跨毛细血管压力梯度导致急性肺水肿。

B. 治疗：包括维持上呼吸道开放和供氧。这类肺水肿通常是短暂和自限性的。

7）急性限制性肺疾病患者的麻醉管理

A. 术前：急性限制性肺疾病患者在优化心肺功能前应推迟择期手术。有大量胸腔积液时需要引流。持续性低氧血症需要机械通气和 PEEP。

B. 术中：这些患者病情危重。应该应用低潮气量（例如，6 ml/kg）通气，补偿性增加通气速率（每分钟 14～18 次）以维持呼气末平台压低于 30 cmH_2O。

2. 慢性内源性限制性肺疾病

慢性内源性限制性肺疾病的特征为肺纤维化和肺血管结构消失，出现肺动脉高压、肺心病、呼吸困难以及呼吸急促。

1）结节病 是全身性肉芽肿病，影响多个组织（肝、脾、心脏）尤其是胸腔内淋巴结和肺脏。高达 5%的患者会出现喉部结节病，并可能影响气管插管。高钙血症是不常见但具特征性的表现。

A. 纵隔镜检查：可以活检淋巴结组织诊断结节病。

B. 皮质激素：可以缓解结节病的表现并治疗高钙血症。

2）过敏性肺炎 是吸入含有真菌、孢子、动物或植物体的灰尘造成的特征性弥漫性间质肉芽肿性反应。反复发作可以导致肺纤维化。

3）嗜酸性肉芽肿（组织细胞增多症 X） 与肺纤维化相关。没有有效的治疗方法。

4）肺泡蛋白沉着症 是富脂蛋白质物质在肺泡内沉积，造成呼吸困难和低氧血症。严重病例的治疗需要经双腔支气管插管进行全肺灌洗。

5）淋巴管平滑肌增生症 是育龄女性气道、淋巴管和血管的平滑肌增生。临床表现为逐渐加重的呼吸困难、咯血、反复气胸和胸腔积液。大部分患者在症状出现 10 年内死亡。

6）慢性内源性限制性肺疾病的麻醉管理

A. 术前：患者表现为呼吸困难和咳嗽。有肺心病表现。肺活量小于 15 ml/kg 说明严重肺功能障碍。术前需要控制感染、清理分泌物并戒烟。

B. 术中：由于 FRC 较低，患者对窒息的耐受较差。也因为较低的 FRC，这些患者对吸入麻醉药的摄取较快。气道峰压应保持尽量较低水平以降低气压伤的风险。

3. 慢性外源性限制性肺疾病

慢性外源性限制性肺疾病通常与胸廓（胸壁）异常有关，影响肺扩张、压缩肺脏、减少肺容积。

1）肥胖 通过重量直接限制胸廓或通过巨大的腹部间接限制胸廓，在仰卧位时会妨碍膈肌运动。FRC 降低，出现通气-灌注失衡和低氧血症的可能性增加。

2）肋椎骨畸形 包括脊柱侧弯（脊柱侧凸伴脊柱旋转）和脊柱后凸（脊柱前弯）。严重畸形（脊柱侧凸角>100 度）可能导致慢性肺泡通气不足、低氧血症、继发性红细胞增多症、肺动脉高压和肺心病。由于中枢神经系统抑制药物的作用，严重脊柱后凸侧弯患者发生肺炎和肺通气不足的风险增加。

3）胸骨和肋软骨关节畸形 包括漏斗胸（胸骨下部凹陷）和鸡胸（上、中或下段胸骨外凸）。当胸骨畸形伴随出现肺限制性问题或心血管功能不全时需要外科手术矫正。

4）连枷胸 多根肋骨骨折，特别是发生在相互并行的多根肋骨垂直方向上的骨折会造成连枷胸，在吸气时胸壁不稳定的部分出现矛盾的向内运动而其他部分向外运动。结果造成渐进性低氧血症和肺泡通气不足。治疗方法是在固定胸壁或固定肋骨骨折前使用正压通气。

5）神经肌肉性疾病 神经肌肉性疾病会干扰中枢神经系统对呼吸肌的支配，造成限制性肺疾病。肺活量是神经肌肉疾病对通气功能影响的重要指标。

A. 膈神经麻痹：在没有罹患呼吸系统疾病时，大部分单侧膈神经麻痹的成年人没有症状。短暂的膈肌功能障碍可以出现在腹部手术后。可能出现肺不张和动脉低氧血症。激励式肺活量测定仪能够减轻这类异常。

B. 脊髓横断：四肢瘫痪患者的呼吸单独或主要由膈肌维持（断面应位于或低于 C_4 水平，否则膈肌也会瘫痪）。因为膈肌只在吸气时兴奋，所以咳嗽等需要呼气肌，包括腹部肌肉参与的动作全部缺如。四肢瘫痪患者在没有发生肺炎等并发症时，几乎从不出现呼吸衰竭。

C. 吉兰-巴雷综合征：在20%～25%的患者中可以造成呼吸衰竭，需要机械通气。

D. 神经肌肉传导异常：重症肌无力是影响神经肌肉传递并造成呼吸衰竭最常见的原因。肌无力综合征（Eaton-Lambert 综合征）可能会与重症肌无力相混淆。使用非去极化神经肌肉阻滞药物后，骨骼肌麻痹或无力的时间延长。

E. 肌肉萎缩症：患者容易出现肺部并发症和呼吸衰竭。吸气肌无力会造成慢性肺泡通气不足。呼气肌无力影响咳嗽，伴随出现的吞咽肌无力可能导致肺误吸。

6）胸膜和纵隔异常 可能由于机械改变影响肺的最佳扩张（**表9-12**）。

表 9-12 引起限制性呼吸功能障碍的胸膜和纵隔异常

胸膜纤维化（继发于血胸、脓胸、外科胸膜固定术）
胸腔积液
气胸［气胸（>15%）或出现症状时需要治疗］
张力性气胸
纵隔肿瘤
纵隔气肿
纵隔炎
支气管性囊肿

7）麻醉管理

A. 术前评估：存在纵隔肿瘤时，术前呼吸系统症状的严重程度和麻醉中可能出现的呼吸损害程度没有关系。CT 扫描和（或）表面麻醉下应用可弯曲纤维支气管镜检查对评估气道梗阻情况很有帮助。任何时候如果可能应考虑术前放疗。在麻醉下，肿瘤对气道、腔静脉、肺动脉或心房的压迫，可能造成致命的低氧血症、低血压甚或心搏骤停。

B. *术中*：限制性肺疾病不影响麻醉诱导或麻醉维持用药的选择。在有纵隔肿瘤的情况下，麻醉诱导和气管插管的方式有赖于术前对气道的评估。有症状的患者可能需要坐位诱导。上腔静脉综合征可能引起上气道水肿。应考虑有创动脉压监测。可能的情况下，推荐术中保持自主呼吸。手术出血通常由于中心静脉压升高而增加。

C. *术后*：部分切除或活检后肿瘤水肿可能加重气道梗阻，需要重新气管内插管。

Ⅶ. 肺部疾病患者的诊断性操作

1. 纤维支气管镜检

在检查气道和获取肺组织样本时，纤维支气管镜一般已取代硬质支气管镜。胸膜活检的主要禁忌证是凝血障碍。

2. 纵隔镜检查

在全身麻醉下经胸骨上窝小的横切口进行。并发症包括气胸、纵隔出血、静脉气栓和损伤喉返神经导致声音嘶哑和声带麻痹。纵隔镜也可以压迫右侧无名动脉，导致右上肢无脉，影响右颈动脉血流。

Ⅷ. 急性呼吸衰竭

呼吸衰竭是动脉氧供不足和（或）二氧化碳潴留。诊断标准总结如表 **9-13**。

表 9-13 急性呼吸衰竭的诊断

给氧条件下 PaO_2＜60 mmHg 且无心脏右向左分流
无代谢性碱中毒呼吸代偿时 $PaCO_2$＞50 mmHg
pHa 降低（可以区分急慢性呼吸衰竭，慢性呼吸衰竭时 pHa 通常为 7.35～7.45）
功能残气量及肺顺应性下降
通常出现肺血管阻力增加及肺动脉高压

Ⅸ. 急性/成人呼吸窘迫综合征（acute/adult respiratory distress syndrome，ARDS）

成人 ARDS 以急性肺部炎症（吸入性、败血症、创伤、大量输血）和动脉低氧血症为特征。大量富含蛋白质的组织间液进入肺泡是肺泡毛细血管膜渗透性增加的结果，并且也是中性粒细胞介导的肺损伤的证据。

1. 症状和体征

对氧疗无反应的低氧血症通常是最早出现的体征。影像学表现不能与心源性肺水肿相区分。肺动脉高压会造成右心功能衰竭。

2. 诊断

ARDS 的诊断根据是：急性、难以纠正的低氧血症，胸片上符合肺水肿的弥漫性渗出，肺毛细血管楔压小于 18 mmHg。PaO_2/FiO_2 比一般小于 200 mmHg。

3. 治疗

急性呼吸衰竭治疗的方向是开始支持氧合和通气的特异疗法。在急性呼吸衰竭管理中的三个主要目标是：①纠正低氧血症；②去除过多的二氧化碳；③维持上呼吸道通畅。其他的措施包括提供充足的营养以及预防胃肠道出血和血栓栓塞事件。

1）气管插管和机械通气

A. 调节吸入氧浓度维持 PaO_2 在 60～80 mmHg。

2）潮气量 调节至气道峰压不能超过 35～40 cmH_2O。通过评估肺动力学而不是动脉血气确定理想的潮气量。

A. PEEP：当需要长时间吸入高浓度氧气（FiO_2＞0.5），氧中毒风险增加时应该使用 PEEP。PEEP 可以在呼气末防止肺泡塌陷，因此增加肺容积（特别是 FRC），改善通气/灌注比，降低肺内右向左分流的幅度。在使用 PEEP 治疗的患者，肺动脉导管可用来监测血管内液体治疗是否充分、心肌收缩力以及组织氧合情况。

B. 反比通气：是以吸气时间超过呼气时间为特征，在吸气末间歇可以将肺泡压力维持在平台压。前瞻性研究没有证明对大部分患者有特殊益处。

3）液体和血流动力学管理 合理的目标是通过评估代谢性酸碱平衡和肾功能，维持血管内液体容量在保证器官灌注的最低水平。如果恢复血管内液体容量后不能维持器官灌注，如感染中毒性休克患者，则需要使用血管活性药物改善器官灌注压和维持正常的组织氧供。

4）皮质激素 在疾病早期使用皮质激素的价值还没有被证实。皮质激素在 ARDS 晚期治疗肺泡纤维化是有价值的，或作为严重 ARDS 不缓解时的补救治疗。

5）清除分泌物 包括气管内吸引、胸部物理治疗和体位引流法。使用纤维支气管镜去除造成肺不张的聚集的浓稠分泌物。

6）控制感染 根据痰培养和药敏试验使用特殊抗生素控制感染是很重要的，但不推荐预防性使用抗生素。

7）营养支持 对预防骨骼肌无力也很重要。

4. 机械通气支持（图 9-5）

1）机械通气模式

A. 容量控制通气：潮气量（tidal volume，TV）固定不变，充气压力可以变化。与压力控制通气相比较，即使气道峰压有小的变化，仍然可以维持潮气量。

a. 辅助控制通气（**assist-control ventilation，ACV**）：在控制模式下，患者即使没有吸气动作，也会接收到机器提供的预设数量的呼吸次数。在辅助模式下，如果患者有自主吸气动作，会制造很小的气道负压，就会激发一次预设潮气量的（辅助的）呼吸运动。

b. 同步间歇指令通气（**synchronized intermittent mandatory ventilation，SIMV**）：患者可以任何频率和潮气量进行自主呼吸，而呼吸机会提供预设的分钟通气量。与 ACV 相比，SIMV 理论上的优势在于持续使用呼吸肌、平均气道压和平均胸内压较低、预防呼吸性碱中毒并改善患者和呼吸机的通气同步性。

B. 压力控制通气：是向肺内提供气流直到达到预设的气道峰压。TV 是可变的，随肺顺应性和气道阻力而变化。

2）接受机械通气患者的管理 需要机械通气的危重患者会受益于持续输注的镇静药物，这些药物可以治疗焦虑和激动，有助于与呼吸机所提供呼吸之间的协调。

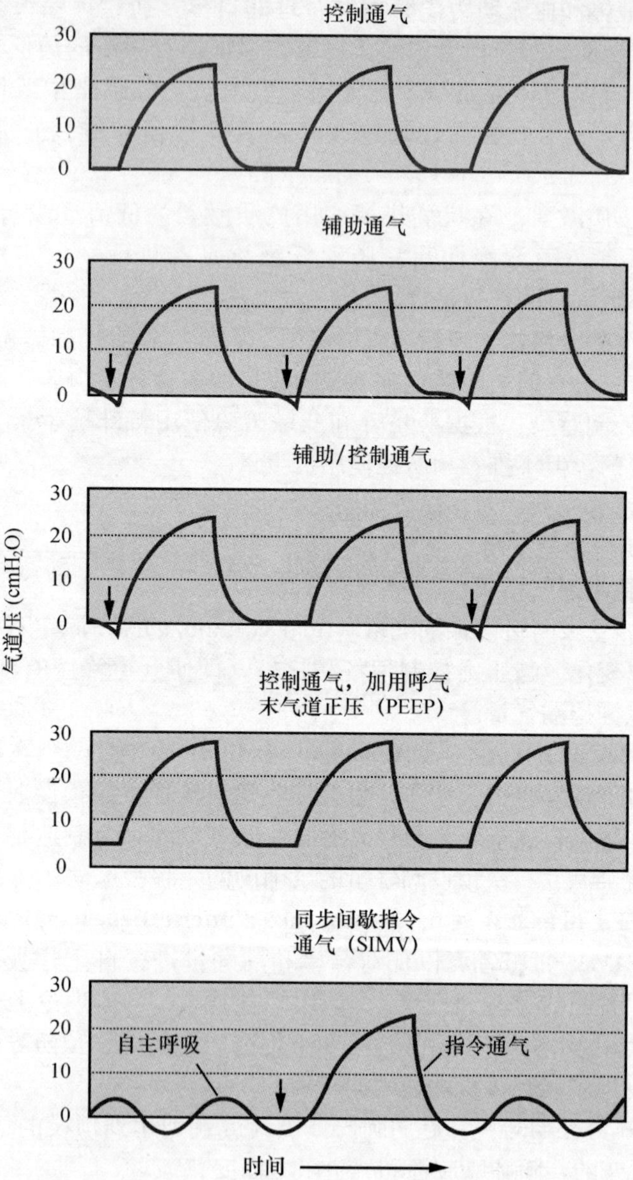

图 9-5 气管插管时不同通气模式下的潮气量和气道压。箭头表示患者自主呼吸触发机械辅助通气。

A. 镇静：苯二氮䓬类药物、丙泊酚和麻醉性镇痛药是经常用来在机械通气期间减轻患者焦虑、产生遗忘、提高舒适度和提供镇痛的药物。持续输注而不是间断注射，能够提供更稳定和理想的药物效应。

B. 麻痹：镇静不充分或使用镇静药物合并低血压时，可能需要使用非去极化神经肌肉阻滞药使骨骼肌松弛，以维持理想的机械通气。长时间药物作用下肌肉麻痹有可能导致危重患者伴发的多神经病加重。

3）机械通气的并发症

A. 感染：急性呼吸衰竭患者进行机械通气时，气管插管是医院内肺炎（呼吸机相关肺炎）最重要的独立易感因素。医源性鼻窦炎与经鼻插管有很密切的关系，治疗包括使用抗生素、经口插管替代经鼻插管、解充血药（decongestant）以及抬高头部帮助引流。

B. 肺泡过度膨胀：是由于大潮气量（10～12 ml/kg）和高气道压力（>50 cmH_2O）造成，可能引起肺泡破裂和出血。治疗急性呼吸衰竭和 ARDS 需要 5～8 ml/kg 的潮气量以及小于等于 30 cmH_2O 的气道压。这种通气方式需要接受高碳酸血症、呼吸性酸中毒以及 PaO_2 低于 60 mmHg。在颅内压升高、心律失常和肺动脉高压患者不推荐应用容许性高碳酸血症。

C. 气压伤：会表现为皮下气肿、纵隔气肿、肺间质气肿、心包积气、动脉气栓和张力性气胸。

D. 肺不张：是机械通气期间低氧血症的常见原因，对提高 FiO_2 无反应。

E. 重症性肌病：进行机械通气的患者有出现神经肌肉无力的风险，表现为在呼吸衰竭问题解决后仍持续存在神经肌肉无力，长时间应用肌松药还可使之加重。

4）治疗的监测

A. 脱离呼吸机：一些指南指示脱离呼吸机的指征包括：①肺活量大于 15 ml/kg；②吸入 100%纯氧时 PAO_2-PaO_2 小于 350 cmH_2O；③FiO_2 小于 0.5 时 PaO_2 大于 60 mmHg；④吸气负压大于−20 cmH_2O；⑤pHa 正常；⑥呼吸速率小于 20 次/分；⑦无效腔通气/潮气量比值（V_D/V_T）小于 0.6。呼吸急促和低潮气量通常表示患者不能耐受拔管。

B. 拔除气管内导管：当带有气管切开导管（tracheotomy tube，T-tube）准备撤离呼吸机的患者可以耐受 2 小时自主呼吸，或同步间歇指令通气频率为1～2次/分，而没有动脉血气、精神症状或心功能恶化时可以考虑拔除气管内导管。吸入氧浓度低于50%时，应维持PaO_2高于60 mmHg。$PaCO_2$应维持低于50 mmHg，pHa应高于7.30。

C. 供氧：拔除气管插管后通常需要供氧，并通过脉搏血氧监测SpO_2。

D. 氧交换和动脉氧合：可由PaO_2反映。计算PAO_2-PaO_2可以帮助辨别动脉低氧血症的不同机制（**表9-14**）。

表9-14 动脉低氧血症的机制

机 制	PaO_2	$PaCO_2$	PAO_2-PaO_2	对氧疗的反应
吸入氧浓度低（高海拔）	降低	正常到降低	正常	改善
通气不足（药物过量）	降低	升高	正常	改善
通气/灌注比失调（COPD、肺炎）	降低	正常到降低	升高	改善
右向左分流（肺水肿）	降低	正常到降低	升高	反应差或无反应
弥散障碍（肺纤维化）	降低	正常到降低	升高	改善

COPD，慢性阻塞性肺病；PAO_2-PaO_2，肺泡-动脉氧分压差。

E. 二氧化碳排出率：$PaCO_2$可以反映相对于代谢产生的二氧化碳，肺泡换气是否充分（**表9-15**）。V_D/V_T可以反映二氧化碳跨肺泡-毛细血管膜的转运效率，反映了肺内通气充足但血流灌注不足的范围大小。急性$PaCO_2$增高会引起脑血流增加和颅内压升高。$PaCO_2$极度升高至大于80 mmHg可以造成中枢神经系统抑制和惊厥。

表9-15 高碳酸血症的机制

机 制	$PaCO_2$	V_D/V_T	PAO_2-PaO_2
药物过量	增加	正常	正常
限制性肺疾病（脊柱后凸）	增加	正常到升高	正常到升高
慢性阻塞性肺疾病	增加	升高	升高
神经肌肉疾病	增加	正常到升高	正常到升高

PAO_2-PaO_2，肺泡-动脉氧分压差；V_D/V_T，无效腔通气/潮气量比值。

F. 混合静脉血氧分压（PvO_2）：（PvO_2）和动静脉氧差（CaO_2-CVO_2）反映相对于组织氧摄取而言，氧气传递系统（心输出量）的总体充分性。PvO_2低于35 mmHg或CaO_2-CvO_2高于6 ml/dl提示需要增加心输出量以改善组织氧合。

G. 动脉 pH 测定：可以发现酸血症或碱血症。代谢性酸中毒通常合并动脉低氧血症和组织氧供不足。呼吸或代谢紊乱造成的酸中毒与心律失常和肺动脉高压有关。

H. 肺内分流：肺内右向左分流发生在肺泡有灌注而无通气时。净效果是 PaO_2 降低，原因在于经过肺泡换气的血液与未经肺泡通气的低氧血液混合，造成血液中氧被稀释。正常的生理分流为心输出量的 2%～5%。

X. 肺栓塞（pulmonary embolism，PE）

1. 诊断

PE 的鉴别诊断较多（**表 9-16**），且临床表现通常没有特异性（**表 9-17**）。

表 9-16　肺栓塞的鉴别诊断

心肌梗死	胸膜炎
心包炎	胸部带状疱疹
充血性心力衰竭	焦虑/过度换气综合征
慢性阻塞性肺疾病	胸主动脉夹层
肺炎	肋骨骨折
气胸	

表 9-17　肺栓塞的症状和体征

体征/症状	发生率（%）
急性呼吸困难	75
呼吸急促（>20 次/分）	70
胸膜炎性胸痛	65
湿啰音	50
干咳	40
心动过速（>100 次/分）	30
肺动脉区第二心音亢进	25
咯血	15
发热（38～39℃）	10
霍曼斯（Homans）征	5

1）经胸腔超声心动图 可以帮助识别右室压力超负荷以及心肌梗死、主动脉夹层和心脏压塞，这些都可能表现与肺栓塞相似。超声心动图可能表现为急性右房、右室增大、肺动脉高压偶尔甚至可发现肺动脉内的栓子。

2）实验室检查 D-dimer 阳性结果提示有可能发生 PE。D-dimer 阴性则有力证明不存在肺栓塞（阴性预测值>99%）。肌钙蛋白水平可能因为急性右心室过度使用造成心肌细胞破坏而升高。

3）影像学 螺旋 CT 扫描可以诊断急性、慢性 PE，在很多医疗中心已经取代了通气-灌注扫描。肺动脉造影是诊断 PE 的金标准，通常在预试验无法得出结论的情况下使用。肺通气-灌注扫描和下肢静脉超声是其他辅助诊断深静脉血栓和（或）PE 的非有创性试验。

2. 急性 PE 的治疗

1）抗凝 对临床上高度可疑 PE 的患者应立即给予静脉注射普通肝素（5000～10 000 单位）然后持续静脉输注肝素。也可以替换为皮下注射低分子肝素。长期抗凝通常使用华法林，维持国际标准化比率在 2.0～3.0。

2）溶栓治疗 血流动力学不稳定或严重低氧血症时应考虑溶栓治疗。可能需要正性肌力药、肺血管扩张剂、气管插管和机械通气以及镇痛药物。

3）下腔静脉滤网置入 对于不能进行抗凝以及抗凝治疗时严重出血，或尽管进行抗凝仍复发 PE 的患者可以考虑下腔静脉滤网置入。

4）手术取栓 对于大面积 PE、药物治疗反应不佳且不能接受溶栓治疗的患者应考虑手术取栓。

3. 麻醉管理

手术治疗威胁生命的 PE 时，麻醉管理的目标为支持重要脏器功能、减少心肌抑制。监测有创动脉压和心脏充盈压是很有必要的。还需要强心支持。磷酸二酯酶抑制剂氨力农和米力农增加心肌收缩力的同时还能很好地扩张肺动脉。麻醉诱导和维持必须避免加重动脉低氧血症、全身低血压和肺动脉高压。外科医生通过主肺动脉切口进行吸引时，实施正压通气，有助于肺动脉远端栓子的移除。

Ⅺ. 脂肪栓塞

脂肪栓塞的症状通常出现在长骨特别是股骨和胫骨骨折 12～72 小时（神志清醒期）内。三联征包括低氧血症、精神错乱和皮肤瘀斑，特别是颈部、肩部和胸壁皮肤瘀斑，在股骨和胫骨骨折的患者出现上述三联征应怀疑出现脂肪栓塞。治疗包括急性呼吸窘迫综合征的治疗以及长骨骨折的固定。高危患者预防使用皮质激素可能有用，但皮质激素的疗效还没有被证实。

Ⅻ. 肺移植

1. 适应证（表 9-18）

表 9-18　肺移植的适应证

1. 慢性阻塞性肺疾病	5. 支气管扩张症
2. 肺囊性纤维化	6. 艾森曼格综合征
3. 特发性肺纤维化	7. 二次移植
4. 原发性肺动脉高压	

（Adapted from Singh H，Bossard RF：Perioperative anaesthetic considerations for patients undergoing lung transplantation. Can J Anaesth 1997；44：284-299.）

2. 麻醉管理

1）术前评估　吸烟者在移植手术前应戒烟 6～12 个月。应评估全肺切除前钳夹肺动脉后造成急性肺血管阻力增加时右心室维持足够每搏量的能力。还需要评估氧依赖、类固醇使用、血液学和生化分析、肺功能以及其他主要器官功能。

2）术中及术后管理（表 9-19）

表 9-19　肺移植的麻醉及术后管理

严格执行无菌操作
置入肺动脉导管
避免应用引起组胺释放的药物
插入双腔支气管导管

续表

单肺通气可能引起动脉低氧血症（如出现可使用 PEEP 治疗） 钳夹肺动脉可能引起肺动脉高压（输注前列环素、心肺转流） 可能发生支气管痉挛 维持术后通气支持：因咳嗽反射消失，患者易患肺炎 死亡的主要原因是支气管裂开或继发于感染或排斥的呼吸衰竭

3）肺移植的生理效应（表 9-20）

表 9-20 肺移植的生理效应

3～6 个月内肺功能显著改善 动脉血氧正常化 肺血管阻力和压力正常化 心输出量增加 提高运动耐量	肺去神经支配 • 咳嗽反射消失 • 吸入 β 激动剂引起支气管扩张 • 黏膜纤毛清除受损 • 二氧化碳对通气影响减弱

4）肺移植的并发症（表 9-21）

表 9-21 肺移植的并发症

肺水肿 支气管吻合口裂开 吻合口狭窄	感染 急性排斥反应（多数出现在 100 天内） 慢性排斥反应（闭塞性细支气管炎）

5）肺移植受体的麻醉 应关注：①移植肺的功能；②移植肺排斥或感染的可能；③免疫抑制治疗对其他器官的影响以及其他器官功能障碍对移植肺的影响；④原肺疾病；⑤手术操作计划及可能对肺脏的影响。

A. *术前评估*：如果怀疑排斥或感染，应推迟择期手术。应注意免疫抑制药物的副作用。很多患者会出现环孢素相关的高血压和肾衰竭。

a. ***慢性排斥***：FEV_1、肺活量、肺总容量降低，动脉血气出现肺泡-动脉氧梯度增加，但二氧化碳潴留少见。

b. ***术前药***：如果肺功能允许，可以使用术前药。移植术后早期，高碳酸血症很常见，对阿片类药物敏感性也增加。可能需要补充皮质激素。这些患者应该预防性应用抗生素，在置入血管内导管时要求严格的无菌技术。常见支气管高反应性和支气管收缩。对二氧化碳重复吸入的反应是正常的。

B. *术中评估*：因为咳嗽反射减弱及容易出现支气管收缩，肺部感染的风险增加，在任何可能的时候都推荐选择局部麻醉。需充分强调在这一高危人群中无菌技术的重要性。对于肺移植术后的患者，区域阻滞前预先给予液体负荷很危险，因为移植肺的淋巴回流中断，会造成间质液体增加。

a. ***经食道超声心动图***：有助于监测容量状态和心功能。

b. ***麻醉管理***：迅速恢复充足呼吸功能并尽早拔管是一项重要的目标。可很好地耐受挥发性麻醉药。免疫抑制药物可能与神经肌肉阻滞药相互作用，而且免疫抑制药物对肾功能造成的影响可能延长某些肌肉松弛药的作用时间。应该常规用药物拮抗非去极化神经肌肉阻滞药的作用，因为即使很少量的残留无力也会损害这些患者的通气功能。

C. *气管内插管*：放置气管内插管时，气囊的最佳位置是恰好越过声带，将损伤气管吻合口的危险性降到最低。如果外科手术操作需要双腔气管插管，则最好将导管的支气管部分置入原肺的支气管内，以避免接触气管吻合口。

10

神经系统疾病

(周 一译 刘国凯校)

第一部分：影响大脑的疾病

并存的神经系统疾病通常对麻醉药物、技术和监测的选择产生重要影响。脑保护和复苏的概念在这些患者中具有独特的重要性。

脑血流量、脑血容量和脑代谢

Ⅰ. 脑血流量

脑血流量（cerebral blood flow，CBF）是由脑代谢率（cerebral metabolic rate，CMR）、脑灌注压（cerebral perfusion pressure，CPP）［即脑平均动脉压（cerebral mean arterial pressure，CMAP）减去颅内压（intracranial pressure，ICP）］、动脉二氧化碳分压（$PaCO_2$）和动脉氧分压（PaO_2）、各种药物影响以及颅内病理共同决定。CPP 在一定范围内变化时，CBF 保持不变（自身调节）。CPP 在 50～150 mmHg 范围内变化，CBF 维持正常每分钟 50 ml/100 g 脑组织。

1. 脑代谢率［氧消耗率（$CMRO_2$）］

正常脑代谢率为每分钟消耗 3.0～3.8 ml O_2/100 g 脑组织。脑代谢率随温度降低和某些麻醉药的影响而降低，随温度升高以及癫痫发作而增加。

2. 脑血容量（cerebral blood volume，CBV）

CBV 影响颅内容量和压力（而不是 CBF 的直接影响）。麻醉药的血管扩张作用和高碳酸血症可以导致 CBF 和 CBV 平行增加。中度低血压可能降低 CBF，但是因为血管扩张作用反而增加 CBV。部分大脑动脉闭塞可能降低局部 CBF，但是因为代偿性血管扩张作用而增加闭塞远端 CBV。

3. 动脉二氧化碳分压（$PaCO_2$）

$PaCO_2$ 的变化引起脑血流量的相应变化，这种作用是通过脑血管扩张和收缩实现的（**图 10-1**）。$PaCO_2$ 每增加 1 mmHg，则 CBF 每分钟增加 1 ml/100 g 脑组织。当 $PaCO_2$ 急剧下降至 20 mmHg 时，CBF 降低将近 50%。麻醉药的血管收缩作用减弱 $PaCO_2$ 对 CBV 的影响。

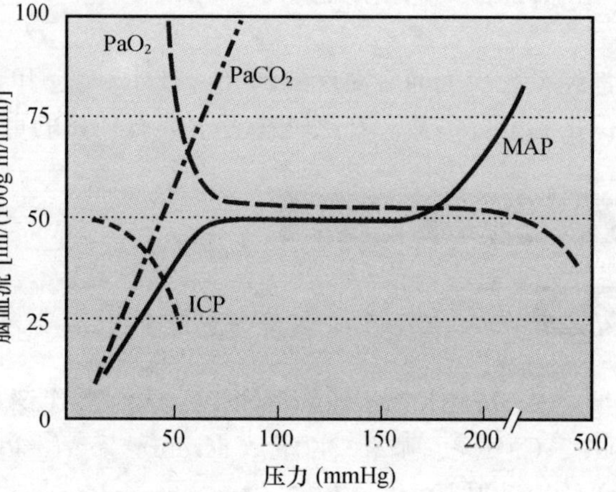

图 10-1 颅内压（ICP）、PaO_2、$PaCO_2$ 和平均动脉压（MAP）对脑血流量的影响

4. 动脉氧分压（PaO_2）

PaO_2 降低并不影响 CBF，直到达到 50 mmHg 的阈值（**图 10-1**）。低于 50 mmHg，脑血管急剧扩张并引起 CBF 增加。动脉低氧血症和高碳酸血症发挥协同作用（CBF 的增加超过任何单一因素产生的效应）。

5. 脑灌注压和大脑自动调节

虽然 CPP 变化，但大脑维持 CBF 稳定的能力称为自动调节（**图 10-1**）。自动调节是血管的主动反应作用（血压升高时动脉收缩，血压下降时动脉扩张）。血压正常的患者，CPP 自动调节的低限大约是 50 mmHg。低于这个压力，脑血管达到最大程度扩张，如果压力进一步降低，CBF 下降（血流量变为压力依赖性）。血压正常的患者，实现自动调节的 CPP 高限大约是 150 mmHg。高于这个压力，脑血管达到最大程度收缩，如果压力进一步升高，则 CBF 增加（压力决定流量）。慢性（而不是急性）高血压患者 CBF 自动调节曲线向右移（即自动调节的高限和低限都升高）。慢性高血压患者不能很好耐受全身血压下降（比如相对血压正常的人，高血压患者更可能出现脑卒中及脑缺血）。抗高血压治疗改善自动调节能力。其他可能导致自动调节能力丧失或受损的因素包括颅内肿瘤、头部外伤和使用吸入麻醉药。

6. 静脉血压

静脉血压对 CPP 或者 CBF 影响很小，但是对 CBV 影响很大。ICP 必须大于中心静脉压（CVP），血液才能持续流出颅腔。ICP 保持稳定时，CVP 增加导致 CBV 增加。颅内静脉压升高的其他原因包括静脉窦血栓形成、颈静脉受压（颈部过曲或旋转）以及上腔静脉综合征。

7. 麻醉药物

1）麻醉气体 $CMRO_2$ 的变化通常引起 CBF 的相应变化（CBF/$CMRO_2$ 偶联）。但挥发性麻醉药的浓度大于 0.6～1.0 个最小肺泡浓度（minimum alveolar concentration，MAC）时产生很强的脑血管扩张作用，引起 CBF 呈剂量依赖性增加，并伴随 $CMRO_2$ 下降。这会导致 CBF、CBV 和 ICP 增加。使用挥发性麻醉药时，动脉低碳酸血症或者补充药物的缩血管作用（硫喷妥钠、丙泊酚）使 CBV 的增加减少到最低程度。氧化亚氮对 CBF 影响很小，并且不影响 CBF 的自动调节作用。缝合硬脊膜后使用氧化亚氮可能导致张力性颅腔积气（在颅腔内弥散并膨胀成气泡滞留在颅腔内），这种颅腔积气可表现为开颅术后的麻醉苏醒延迟。

2）静脉麻醉药 氯胺酮可能扩张脑血管。在无高碳酸血症的情况下，巴比妥类、依托咪酯、丙泊酚和阿片类药物收缩脑血管并且降低 CBV 和 ICP。非去极化神经肌肉阻滞药并不明显改变 ICP，但是可以预防因体动或咳嗽引起的 ICP 急性升高。ICP 升高时，琥珀酰胆碱可进一步升高 ICP，这种作用与肌肉传入活动以及大脑兴奋增加有关，与可见到的肌颤无关。

Ⅱ. 颅内高压

ICP 即硬膜和颅腔内压力。正常颅内容量大约 1200～1500 ml，正常 ICP 通常是 5～15 mmHg。颅内任何一种成分（脑组织、脑脊液、血流）增加必须通过降低其他成分来抵消，从而避免 ICP 升高。正常情况下，这些变化能很好地代偿，但在某些情况下，颅内成分的微小改变可导致 ICP 的巨大变化（**图 10-2**）。体内平衡机制通过增高 MAP 来克服 ICP 的升高，当这种机制失效时，CPP 下降并最终导致大脑缺血。

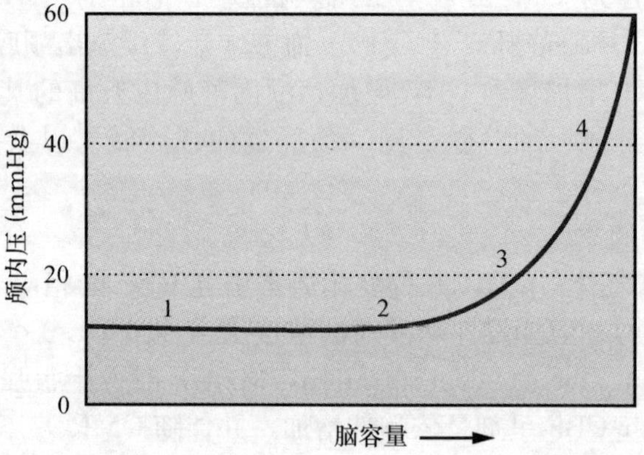

图 10-2 颅内弹量曲线描述了脑容量增加对颅内压（ICP）的影响。由于脑脊液从颅内转移至脊椎蛛网膜下腔，因此脑容量从 1 增加到 2 时 ICP 并不增加。患者处于曲线的上升部分点（3）不能代偿脑容量的增加。ICP 开始增加，并且很可能出现相关的临床症状。在此点（3）脑容量的额外增加（如麻醉药引起的脑血容量增加）可能促进 ICP 的突然上升（4）。

1. 脑脊液（cerebrospinal fluid，CSF）

由脉络丛细胞分泌以及经超滤作用产生，并经由血脑屏障进行水分、电解质和其他物质的交换，成人每日产生 CSF 500～600 ml。CSF 由硬脑膜边缘静脉窦内的细胞以及静脉窦吸收。颅腔被脑膜屏障分隔成不同腔隙，脑内某一区域内容物增加可以导致 ICP 的局部增加，以及那部分腔隙内容物向另一腔隙形成脑疝的可能。这种疝可能引起局部脑功能的损害。

2. 颅内压升高的体征和症状

包括头痛、恶心、呕吐和视神经乳头水肿，也可能观察到意识水平下降甚至昏迷。急性 ICP 增高不像慢性增高一样容易耐受。

3. 颅内压升高的诊断

根据症状和影像学证据（肿物、血肿、中线移位）以及直接测量 ICP。

4. 监测 ICP

压力传导器能够被置入硬膜下腔（即硬脑膜下螺栓）、大脑实质或脑室（脑室引流）。脑室引流也可用于分析 CSF 以及调控颅内压。腰椎 CSF 引流也可达到此目的，但在某些临床情况下（如肿瘤），腰椎 CSF 引流可能存在引起扁桃体疝的风险。

5. 降低 ICP 的方法（表 10-1）

表 10-1 降低 ICP 的措施

头位	• 高于心脏 30 度 • 避免过屈或旋转 • 避免头低位
过度通气	• 目标是 $PaCO_2$：30～35 mmHg • 6～12 小时后效应减弱
CSF 引流	• 脑室切开术（脑室颅内压监测） • 经腰椎引流（有脑疝风险） • 脑室腹腔、脑室心房和脑室胸腔分流
应用高渗药物	• 甘露醇（0.25～0.5 g/kg，15～30 分钟以上输入，1～2 小时达最大效应并持续 6 小时）；渗透性利尿药。如果血脑屏障破坏有脑水肿风险
袢利尿剂	• 呋塞米；对血容量增加的患者有效，如充血性心力衰竭
糖皮质激素	• 对闭合性脑损伤无效，可能增加血糖浓度，对脑缺血有害
巴比妥类和丙泊酚	• 对急性脑损伤非常有效

6. 颅内压升高的具体原因（表 10-2）

表 10-2 ICP 增高的原因

颅内肿瘤	• 与肿瘤大小相关 • 相关水肿 • CSF 流出梗阻（第三脑室肿瘤）
颅内血肿	• 类似颅内肿瘤 • 血液影响 CSF 重吸收
感染（脑膜炎及脑炎）	• 水肿 • CSF 重吸收受阻
中脑导水管狭窄（连接第三和第四脑室）	• 梗阻性脑积水的常见原因 • 脑室分流治疗
良性颅内压增高（假性脑瘤）	• 无确定性原因；ICP＞20 mmHg，CSF 成分正常及知觉正常。症状是头痛和双侧视力障碍 • 治疗是放出 20～40 ml 脑脊液，使用乙酰唑胺减少脑脊液形成以及分流手术（很少采用）
正常压力脑积水	• 三联征：痴呆、步态变化及尿失禁 • 脑脊液重吸收受损 • 腰穿示正常或低 CSF 压，而 CT 或 MRI 示脑室扩大 • 治疗是通过分流对脑脊液进行引流

Ⅲ. 颅内肿瘤

颅内肿瘤可分为原发性（来源于脑组织或其被膜）或转移性。幕上肿瘤多见于成年人，通常表现为头痛、癫痫发作或新发的神经障碍。幕下肿瘤多见于儿童，通常表现为梗阻性脑积水和共济失调。

1. 肿瘤类型

1）星形胶质细胞瘤

A. *分化良好（低级别）胶质瘤*：通常见于年轻人，表现为新发的癫痫。低级别胶质瘤采取手术或放射治疗通常能够使患者无症状长期生存。

B. *毛细胞型星形胶质细胞瘤*：见于儿童和年轻人。起源于小脑、大脑半球、下丘脑或视觉通路（视神经胶质瘤），表现为高对比度并界限分明的病变，病变周围水肿也最轻。如果局部情况允许手术切除，则预后较好。

C. 间变性星形胶质细胞瘤：低分化及影像学上显示为对比增强的病变（由于血脑屏障的破坏），通常演变为多形性胶质母细胞瘤。治疗采用手术切除、放疗或化疗。预后为中度，即介于低级别胶质瘤和胶质母细胞瘤之间。

D. 多形性胶质母细胞瘤（Ⅳ级胶质瘤）：由于中央坏死和周围水肿，经常表现为环形增强病变。治疗通常包括减瘤手术并联合放化疗，治疗的目的在于姑息而不是治愈。预期寿命通常在数周。

2）少突胶质细胞瘤 起源于中枢神经系统产生髓鞘的细胞。癫痫症状出现较早，往往比发现肿瘤早许多年。初步治疗包括切除。

3）室管膜瘤 起源于脑室和脊髓中央管内层细胞。症状包括梗阻性脑积水、头痛、恶心、呕吐和共济失调。治疗方法包括手术切除和放疗。

4）原始神经外胚层肿瘤 是一类多样化的肿瘤包括视网膜母细胞瘤、神经管母细胞瘤、松果体母细胞瘤和神经母细胞瘤。成神经管细胞瘤（最常见的小儿原发恶性脑瘤）的表现类似室管膜瘤。治疗方法是手术切除联合放疗。如果儿童的磁共振成像（MRI）未见肿瘤及脑脊液内也未发现肿瘤细胞，则预后良好。

5）脑膜瘤 起源于蛛网膜帽细胞（而不是硬脑膜），通常为良性肿瘤，生长缓慢并界限清楚。手术切除是主要治疗方法。通常预后良好。恶性脑膜瘤少见。

6）垂体瘤 常起源于垂体前叶细胞；并可能与甲状旁腺瘤和胰岛细胞瘤同时发生，是1型多发性内分泌腺瘤病（MEN）的一部分。功能性或非功能性肿瘤均可造成垂体功能减退。肿瘤可以侵入海绵窦或颈内动脉或压迫颅神经，引起一系列症状。

A. 功能性肿瘤（如分泌激素）：常见症状为肿瘤分泌的激素引起内分泌紊乱。诊断时肿瘤通常较小（直径<1 cm 即微腺瘤）。

B. 非功能性肿瘤：诊断时直径通常小于1 cm（大腺瘤），并且症状与肿瘤大小相关（头痛、视交叉受压引起的视觉改变）。

C. 垂体卒中：是一组症候群（突发头痛、视力改变、眼肌麻痹及精神状态改变），继发于肿瘤内出血、坏死或梗死。

D. 治疗：取决于肿瘤的类型。泌乳素瘤往往首先采用溴隐亭治疗。经蝶窦或开颅途径手术切除，通常可以治愈。

7）听神经瘤 通常是一种良性神经鞘瘤，涉及内耳道内第Ⅷ对颅神经前庭部分。出现双侧肿瘤可能是2型神经纤维瘤病。

A. 症状：包括听力丧失、耳鸣和失去平衡。较大的肿瘤可引起颅神经（通常是面神经即第Ⅶ对颅神经）和脑干压迫相关症状。

B. 治疗：采用手术切除（联合或不联合放疗）。术中通常应用肌电图监测颅神经或脑干听觉诱发电位监测脑干功能。

C. 预后：通常良好，但肿瘤复发的情况并不少见。

8）中枢神经系统淋巴瘤 是一种罕见的肿瘤，可以是大脑原发肿瘤，也被称为微胶质瘤，也可能是全身淋巴瘤转移而来。它可能和系统性红斑狼疮、干燥综合征、类风湿性关节炎、免疫抑制状态和EB病毒感染相关。

A. 症状：取决于肿瘤的部位。

B. 诊断：根据影像学和活检。在得到病理结果之前不应该进行激素治疗，因为在活检之前给予激素治疗可能引起激素相关的肿瘤溶解，这样可能使用于诊断的组织样本量不足。

C. 治疗：化疗（包括脑室内用药）和全脑放疗。

D. 预后：较差。

9）脑转移瘤 大部分来源于肺或乳腺。恶性黑色素瘤、肾上腺样瘤和结肠肿瘤也可能转移至大脑。如果颅内病灶超过一处，脑转移瘤的可能性比较大。

2. 肿瘤切除的麻醉管理（表10-3）

表10-3 脑肿瘤切除术的麻醉注意事项

围术期	• 确定是否存在ICP增加的征象（恶心、呕吐、意识障碍、瞳孔散大、瞳孔反应减弱、视乳头水肿、心动过缓、高血压、呼吸紊乱及CT或MRI显示中线移位） • 镇静可能掩盖神经症状或造成通气不足、高碳酸血症及ICP进一步升高
诱导	• 硫喷妥钠、依托咪酯及丙泊酚（快速失去意识而不增加ICP） • 非去极化肌松药（琥珀胆碱可导致ICP一过性升高） • 过度机械通气（避免高碳酸血症）

续表

喉镜置入、安放头架及切皮	• 喉镜置入时确保足够的麻醉深度（避免增加 CBF、CBV 及 ICP） • 静脉注射利多卡因（1.5 mg/kg），短效阿片类药物减轻反应
麻醉维持	• $PaCO_2$ 维持在 35 mmHg 左右 • 慎重使用 PEEP • 氧化亚氮的使用是有争议的，可能加重空气栓塞，关闭后造成张力性颅腔积气 • 血管扩张药可能增加 CBV 及 ICP，因此最好在打开硬脑膜之后使用
液体治疗	• 避免低渗溶液 • 目标是维持适量容量 • 用浓缩红细胞或胶体液纠正失血 • 谨慎使用含糖液（高血糖加重神经元损伤）
监测	• 动脉导管用于血压监测、测定血气、pH 值并可多次采血 • 二氧化碳波形图可以监测 $PaCO_2$ 及空气栓塞 • 持续监测 ICP 非常有用但不是常规 • 留置尿管 • 中心静脉导管用于坐位开颅术（吸出空气） • 经食管超声心动可以帮助诊断空气栓塞 • 肺动脉导管用于有监测心脏适应证的患者 • 周围神经刺激器可能错误地指示肌松不足
手术后	• 降低气管内导管的刺激反应（麻醉药及利多卡因 0.5～1.5 mg/kg，IV） • 苏醒延迟可能是由于麻醉药物、低温、残余神经肌肉阻滞、脑缺血、血肿及张力性颅腔积气

目标是维持正常脑组织足够的灌注和氧供，优化手术条件便于手术切除，确保病人从麻醉中迅速恢复便于进行神经功能评估，以及术中放置电生理监测。

1）坐位和静脉空气栓塞 因为坐位手术暴露充分以及大脑静脉和 CSF 引流改善，故坐位经常用于后颅窝探查。但这些益处会被全身血压下降、心输出量降低以及静脉空气栓塞的潜在危险所抵消。空气通常经过颅骨切缘进入静脉。死亡常继发于气栓堵塞引起的右心输出量骤降、急性肺心病或心肺损伤造成的动脉低氧血症。也可能发生反常空气栓塞（栓塞通过未闭卵圆孔或其他心肺分流进入体循环）。因此存在右向左心肺分流是坐姿手术的相对禁忌证。当发生静脉空气栓塞的可能性增加时，术前可放置右心房导管（吸出空气），但不是必需的。

A. 空气栓塞的检测（**表 10-4**）

表 10-4　静脉空气栓塞的检测

针对右心结构的多普勒探头	非常敏感 可以发现临床上微小的栓子 不能量化栓子
经食管超声心动	发现并且量化空气栓子 评估心功能
$PaCO_2$	突然下降可能意味着空气栓子造成肺泡无效腔增加或心脏损害
呼末氮浓度降低	先于 $PaCO_2$ 的改变或肺动脉压力增加
临床表现	低血压、心动过速、心律失常及发绀（晚期体征） 喘息反射（早期体征） 磨轮样杂音

B. 空气栓塞的治疗（**表 10-5**）

表 10-5　空气栓塞的治疗

外科医生应该用液体冲洗手术部位，使用封堵材料堵塞骨缘，并查找空气进入的其他来源

麻醉医生：

1. 从右心房导管吸出空气（多孔导管比单口导管更好）
2. 停止使用氧化亚氮，并纯氧通气
3. 使用 PEEP 或压迫颈静脉可能有效（增加手术部位的局部静脉压）
4. 提供血流动力学支持（拟交感神经药）
5. 左侧卧位几乎是不可能的，不应首先实行
6. 高压氧治疗对严重静脉空气栓塞或反常空气栓塞可能有效（必须在 8 小时之内进行）

Ⅳ. 植物人脑功能相关障碍

1. 昏迷

由影响中枢神经系统的药物、疾病或损伤造成的一种深度无意识状态。昏迷的原因包括结构性病变（肿瘤、卒中、脓肿、颅内出血）

或弥散性疾病（低体温、低血糖、肝性脑病或尿毒症脑病、癫痫发作后状态、脑炎、药物作用）。最常用的评估昏迷严重程度的方法是 Glasgow 昏迷评分（**表 10-6**）。

表 10-6 Glasgow 昏迷评分

反应	分数	反应	分数
睁眼			
自发睁眼	4	语言吩咐睁眼	3
疼痛刺激睁眼	2	无睁眼	1
运动反应			
按吩咐动作	6	对疼痛刺激定位反应	5
对疼痛刺激屈曲反应	4	异常屈曲	3
异常伸展	2	无反应	1
语言			
正常交流	5	言语错乱	4
不适当的单词	3	只能发音	2
无发音	1		

1）初步处理 开放气道及保证充分氧供，给予通气和维持循环。

2）昏迷的原因

A. 生命体征：生命体征可能提示病因，如低体温。

B. 呼吸模式：呼吸模式也可以帮助诊断。不规则的呼吸模式可能反映中枢神经系统某个特定位置的异常情况（**表 10-7**）。

表 10-7 异常呼吸模式

运动失调（陈-施呼吸）	呼吸不规律，频率和潮气量不断变化	延髓
长吸式呼吸	重复喘气并且吸气间歇延长	脑桥
潮式呼吸	周期性渐强-渐弱潮气量模式，伴呼吸暂停	大脑半球 充血性心力衰竭
中枢神经性低通气	低碳酸血症	脑血栓或栓塞
高通气后呼吸暂停	随 $PaCO_2$ 中度降低，清醒状态下呼吸暂停	额叶

C. 神经系统检查

a. 瞳孔反射：间脑或丘脑结构受压导致瞳孔缩小（2 mm），但是瞳孔尚有对光反应；中脑受压迫时瞳孔可表现为无反应、中等大小（5 mm）；固定的散大瞳孔（7 mm），通常提示动眼神经受压（脑疝、抗胆碱药或拟交感药物中毒）。针尖样瞳孔（1 mm）可能提示阿片类或有机磷农药中毒、局灶性脑桥病变或神经系统梅毒。

b. 眼外肌功能：通过评估动眼神经、滑车神经和外展神经（颅神经Ⅲ、Ⅳ和Ⅵ）功能来检测脑干功能。

a）被动头部旋转：（眼头反射）脑干功能正常的昏迷患者会出现完整的水平眼球共轭运动。

b）冷水冲洗：脑干功能完整，用冷水冲洗鼓膜（眼前庭反射或冷热量试验）会导致眼球向冷水冲洗侧强直的共轭运动。单侧动眼神经或中脑受损导致同侧不能内收但对侧内收正常。完全无反应可能预示脑桥损伤或弥漫性疾病。

c. 评价对疼痛刺激引起的运动反应：可以帮助定位昏迷的原因。间脑水平以上轻度至中度弥漫性脑功能障碍的患者对疼痛刺激产生有目的运动或不完全目的运动。单侧反应可能提示单侧病变（如卒中或肿瘤）。

a）去皮层反应（屈肘、肩部内收、膝盖和踝部伸直）：通常表明间脑功能障碍。

b）去大脑反应（伸肘、前臂内旋及腿部伸直）：通常提示更严重的脑功能障碍。脑桥和延髓病变的患者通常对疼痛刺激无反应。

d. 实验室检查和其他试验：实验室检查应该包括电解质和血糖，用来评估葡萄糖和钠的异常。肝、肾功能检查用于评估肝性脑病或尿毒症脑病。药物和毒物筛查用于鉴别外源性毒物。完整的血细胞计数和凝血检查可能提示颅内出血（如血小板减少症或凝血疾病）。CT 或 MRI 能够提示结构性原因（如肿瘤或卒中）。如果怀疑脑膜炎或蛛网膜下腔出血可以进行腰椎穿刺。

e. 麻醉管理：昏迷病人可能需要到手术室或针对昏迷的原因（如颅内血肿钻孔引流）或针对与昏迷状态相关的损伤进行治疗。目标是建立气道、保证足够的脑灌注和氧供以及优化手术条件。有指征进行 ICP 检测和动脉插管用于监测血压和采集血样。应当避免使用增加颅内压的麻醉药（氟烷及氯胺酮），其他强效吸入麻醉药应采用低浓度（小于 1 MAC），也可以给予收缩脑血管的静脉麻醉药。最好避免使用琥珀胆碱，因为它可能暂时增加 ICP。

2. 脑死亡

1）标准（表 10-8）

表 10-8 脑死亡诊断标准

排除昏迷的各种可逆性原因
无自发运动（脊髓反射可能完整）
颅神经反射和功能丧失
• 注射阿托品 0.04 mg/kg 后心率不超过 5 次/分（迷走神经核功能丧失）
• 呼吸暂停试验表明呼吸调控丧失。开始试验时 $PaCO_2$ 40±5 mmHg，动脉 pH 7.35～7.4，患者用 100%氧气通气超过 10 分钟，然后通气中断 10 分钟，再继续气管内吸入 100%氧气。分别在 5 分钟和 10 分钟行动脉血气检查（确定 $PaCO_2$＞60 mmHg）。如果没有呼吸，被认为是确诊试验
• 脑电图示平直等电位
• 证实脑内无血流

2）器官移植的麻醉管理（表 10-9）

表 10-9 脑死亡器官捐赠的麻醉处理

低血压（可能由药物、第三间隙丢失及尿崩症导致）	提供积极的液体复苏 避免容量过多（肺水肿、心力衰竭及肝淤血） 如果可能，应避免缩血管药物 正性肌力药（多巴酚丁胺及多巴胺）是一线药物
ECG 变化	监测电解质异常 监测 ICP 增加 评估心脏损伤情况（如果是外伤导致的死亡） 如果需要考虑给予抗心律失常药和起搏
低氧血症	目标是血氧和二氧化碳正常 避免过度 PEEP 治疗贫血和凝血疾病
尿崩症	脑死亡常见 避免给予低渗溶液 给予血管加压素（0.4～0.1 U/h，IV）或去氨加压素（0.3 μg/kg，IV）
体温调节	常见体温变化不定
100 定律	收缩压＞100 mmHg，尿量＞100 ml/h，PaO_2＞100 mmHg，血红蛋白＞100 g/L

ECG，心电图。

V. 脑血管疾病

卒中是由缺血（88%）或出血（12%）导致的突发性神经损害（**表 10-10**）。缺血性卒中采用受损大脑的面积和病因机制进行描述。出血性卒中分为脑内出血（15%）或蛛网膜下腔出血（85%）。

表 10-10　卒中亚型的特点

参　数	全身低灌注	栓　塞	血栓形成	蛛网膜下腔出血	脑内出血
危险因素	低血压 出血 心脏停搏	吸烟 缺血性心脏病 周围血管病 糖尿病 男性白种人	吸烟 缺血性心脏病 周围血管病 糖尿病 男性白种人	经常没有 高血压 凝血疾病 药物 外伤	高血压 凝血疾病 药物 外伤
起病	与危险因素平行	突然起病	经常在 TIA 之后	突然起病，经常在劳累时	逐渐起病
症状和体征	苍白 大量出汗 低血压	头痛	头痛	头痛 呕吐 一过性意识丧失	头痛 呕吐 意识水平下降 癫痫发作
影像学	CT（黑） MRI	CT（黑） MRI	CT（黑） MRI	CT（白） MRI	CT（白） MRI

TIA，短暂性脑缺血发作。

(Adapted from Caplan LR：Diagnosis and treatment of ischemic stroke. JAMA 1991；266：2413-2418.)

1. 脑血管解剖

颈内动脉和椎动脉相连形成 Willis 环，为大脑供血（**图 10-3**）。来源于颈动脉的血管形成前循环，供应额叶、顶叶和颞叶前部、基底神经节以及大部分内囊。来源于椎-基底动脉的血管形成后循环，主要供应脑干、枕叶、小脑、颞叶中部以及大部分丘脑。Willis 环远端的特定动脉阻塞可引起相应临床神经障碍（**表 10-11**）。

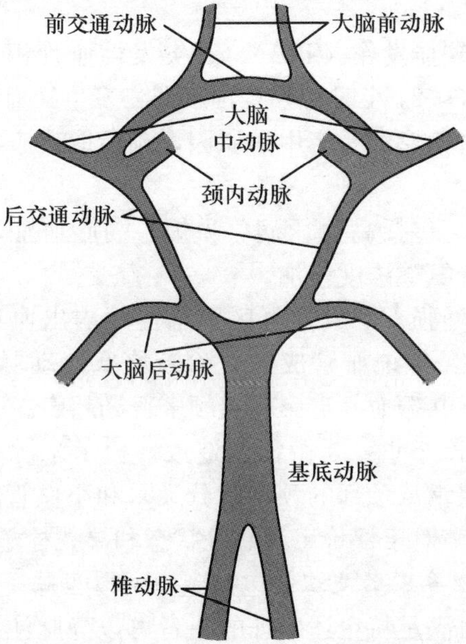

图 10-3 脑循环和 Willis 环。脑血流供应来自椎动脉（来源于锁骨下动脉）和颈内动脉（来源于颈总动脉）。

表 10-11 脑血管闭塞综合征的临床表现

阻塞的动脉	临床表现
大脑前动脉	对侧下肢无力
大脑中动脉	对侧偏瘫和感觉减退（颜面和上肢多于下肢） 失语症（优势大脑半球） 对侧视野缺损
大脑后动脉	对侧视野缺损 对侧偏瘫
穿通动脉	对侧偏瘫 对侧感觉
基底动脉	动眼神经受损和（或）共济失调，伴交叉感觉和运动受损
椎动脉	较低的颅神经受损和（或）共济失调，伴交叉感觉受损

（Adapted from Morgenstern LB，Kasner SE：Cerebrovascular disorders. Sci Am Med 2000：1-15.）

2. 急性卒中

1）一过性脑缺血发作（TIA） 是突发性血管相关的局灶性神经损害，缓解迅速（<24 小时）并且预示即将发生缺血性卒中。卒中是医疗急症。如果血栓形成是卒中的原因，预后取决于症状出现到溶栓治疗的时间。

2）危险因素 包括高血压病、吸烟、高脂血症、糖尿病、过度饮酒以及血浆半胱氨酸浓度增加。

3）诊断 非增强 CT 成像可区别急性颅内出血和缺血（缺血和出血治疗上不同）。传统血管成像对诊断堵塞性动脉疾病非常有用。其他检查包括核磁共振血管造影和经颅多普勒超声。

A. 急性缺血性卒中：是由栓塞造成，栓子来源于心脏、大动脉粥样血栓栓塞（通常从颈部的颈动脉分叉）和小血管闭塞性疾病（腔隙性脑梗死）。超声对于评价患者心脏状态和寻找栓子来源很有价值。

a. 急性缺血性卒中的处理：包括应用阿司匹林。如果在发病 3 小时内开始治疗，对满足特定适应证的患者可以静脉注射重组组织型纤溶酶原激活物（tPA）或向闭塞血管内输注溶栓药物（尿激酶或 tPA）。支持治疗包括气道管理、吸氧、通气以及控制血压、血糖和维持体温。

a）血压控制：高血压常见。快速降低血压会损害 CBF 和加重缺血性损伤。应维持血压小于 185/110 mmHg，必要时给予药物降压（静脉注射小剂量拉贝洛尔），以降低心肌做功和兴奋性。可考虑高容量血液稀释以增加 CBF，同时降低血液黏度，且不明显减少氧供。

b）高血糖：应维持正常血糖，适当时给予胰岛素，应尽量减少静脉葡萄糖。

c）温度控制：没有证据表明低体温对人体有益。也应该避免发热。

B. 急性出血性卒中：由脑出血或蛛网膜下腔出血引起。

a. 脑出血：引起死亡的可能性是缺血性卒中的四倍，根据临床症状不能完全区分出是缺血性或出血性卒中。非增强 CT 检查是必要的。发病内 4 小时静脉注射重组活化因子ⅦA，可减轻血肿并改善临床转归。脑室内出血可能使 CBF 引流不畅。任何脑积水的征象都应立即进行脑室引流。意识下降的患者推荐使用 ICP 监测。对于血压的处理是有争议的，因为担心的问题是 ICP 增加的患者本身 CPP 已经降低，如果降低血压可能进一步减少 CPP。并存原发高血压的患者血压控制目标是保持 MAP 小于 130 mmHg。

b. 蛛网膜下腔出血（Subarachnoid Hemorrhage，SAH）：自发性蛛网膜下腔出血的最常见原因是颅内动脉瘤破裂。动脉瘤破裂的危险因素是动脉瘤的大小（25 mm）、高血压、吸烟、滥用可卡因、女性和口服避孕药。

a）SAH 的诊断：根据临床症状（“我一生中最严重的头痛”等）和蛛网膜下腔出血的 CT 表现。突发畏光、颈部僵硬、意识水平下降以及局部神经系统改变也提示蛛网膜下腔出血。确诊后立即给予治疗可降低发病率和死亡率。对蛛网膜下腔出血严重性分级的两种常用方法是 Hunt&Hess 分类以及神经外科医师分级系统世界联盟（**表 10-12**）。这些分级系统有助于预测疾病严重程度和预后，并帮助评估各种治疗方法的疗效。

表 10-12　蛛网膜下腔出血的常见评分系统

Hunt 和 Hess 分类		
评分	神经表现	死亡率
0	未破裂的动脉瘤	0%～2%
1	动脉瘤破裂，伴轻微头痛并且无神经损害	2%～5%
2	中到重度头痛，除了颅神经麻痹无其他损害	5%～10%
3	嗜睡、精神错乱或轻度病灶运动神经受损	5%～10%
4	昏迷、明显偏瘫及早期去大脑昏迷	25%～30%
5	深昏迷及去大脑强直	40%～50%
世界神经外科医生联盟评分系统		
评分	GCS	主要局灶性病变
0		动脉瘤完整，未破裂
1	15	无
2	13～14	无
3	13～14	有
4	7～12	有或无
5	3～6	有或无

GCS，Glasgow 昏迷评分。

（Adapted from Lam AM：Cerebral aneurysms：Anesthetic considerations. In Cottrell JE，Smith DS（eds）：Anesthesia and Neurosurgery，4th ed. St. Louis，Mosby，2001.）

b）治疗：根据普通血管造影或磁共振血管造影对动脉瘤的定位，采用手术或血管内技术保留供应瘤体的粗大动脉，并切除或隔离动脉瘤囊。支持治疗包括抗惊厥、控制血压以及脑室引流。

c）血管痉挛：血管痉挛的发生率和严重程度与CT显示的蛛网膜出血量相关。血管痉挛一般出现在SAH后3～15天。如果出现血管痉挛首先采用“3H”疗法（高血压、高血容量及被动血液稀释）。尼莫地平（钙通道阻滞剂）可改善预后，方案是SAH后第一天开始给予尼莫地平并且持续21天。

d）麻醉管理：麻醉目标是减少引起动脉瘤破裂的风险、防止脑缺血以及便于外科显露（**表10-13**）。

表10-13　颅内动脉瘤手术的麻醉处理

诱导	避免血压升高 避免硬脑膜打开前ICP过度下降（增加透壁压） 避免过度通气 如果病人具有较高的ICP或血管痉挛，则避免血压下降（CPP降低）
监测	用动脉导管监测血压和多次采血样检测 测定CVP监测中心容量 有监测心脏适应证的患者可采用肺动脉导管和（或）经食管超声 EEG、体感或运动诱发电位用途有限
诱导	给予静脉硫喷妥钠、丙泊酚或依托咪酯 给予非去极化肌松药
插管	静脉给予短效β受体阻滞剂、利多卡因、丙泊酚、巴比妥类药或短效阿片药减轻插管反应
静脉通路	为防止动脉瘤破裂引起大出血，应做好大容量液体和血液复苏的准备
万一发生破裂的处理	积极的容量复苏 钳闭前施行控制性降压（如硝普钠），之后恢复正常血压或者轻微升高血压

续表

维持	吸入麻醉药复合静脉麻醉药 钳闭过程中保持肌肉松弛 ICP 升高监测：监测过度通气、CSF 引流、利尿剂及调整患者体位尽可能使暴露充分 避免静脉含糖溶液（高糖加重脑神经损伤） 如果钳夹主干血管必须超过 10 分钟，给予巴比妥类药可能有脑保护作用
苏醒	给予拉贝洛尔或艾司洛尔控制血压 气道操作过程中给予利多卡因 如果可能尽早拔管 苏醒延迟可能表明血管痉挛及手术并发症

EEG，脑电图；ICP，颅内压。

Ⅵ. 血管畸形

1. 动静脉畸形（arteriovenous Malformations，AVMs）

AVM 是多个动静脉直接连接在一起而不经过毛细血管网的异常血管。临床上 AVMs 破裂与急性或慢性高血压发作并不相关。虽然动静脉畸形大多是先天性的，但经常到成年时才表现为出血或新发癫痫［血液从正常脑组织转流向阻力低的 AVM（即窃血现象）以及由于以前的出血引起神经胶质增生］。

1）诊断 MRI 或血管造影能够诊断。

2）治疗 包括手术切除、高聚焦（γ 刀）放疗、造影引导下栓塞，或者这些方法的联合治疗。

3）预后 可以使用 Spetzler-Martin AVM 分级系统进行评估（**表 10-14**）。

2. 静脉血管瘤

静脉血管瘤是静脉形成的静脉丛，可表现为出血或新发癫痫。

3. 海绵状血管瘤

海绵状血管瘤是良性病变，由血管通道构成但并无大滋养动脉或大静脉连接，可表现为新发癫痫或偶发出血。治疗通常采用手术切除病变。

表 10-14 Spetzler-Martin 动静脉畸形评分系统

表现	评分
病灶大小	
小（<3 cm）	1
中等（3～6 cm）	2
大（>6 cm）	3
临近大脑是否存在重要功能区*	
无	0
有	1
静脉引流的类型	
浅静脉	0
深静脉或深浅静脉	1
基于 Spetzler-Martin AVM 评分系统的手术转归	
评分	**患者术后无神经损害的百分率**
1	100
2	95
3	84
4	73
5	69

*大脑重要功能区是指感觉、运动、语言或视觉区，以及下丘脑、丘脑、内囊、脑干、小脑脚和深核。

AVM，动静脉畸形。

（Adapted from Spetzler RF，Martin NA：A proposed grading system for arteriovenous malformations. J Neurosurg 65：476；1986.）

4. 毛细血管扩张症

毛细血管扩张症表现为低流量、扩张的毛细血管，可能是目前了解最不清楚的一种中枢神经系统血管病变。出血的风险低（除非病变在脑干）。这些病变通常无法治疗。

5. 动静脉瘘（arteriovenous fistulas，AVFs）

动静脉瘘是动脉和静脉之间形成的直接连接，可能是自发、创伤或以前海绵窦内颈动脉破裂引起的。通常表现为耳鸣。治疗是血管栓塞或手术结扎。由普通血管造影或磁共振血管造影即可诊断。

6. 麻醉管理

低流量血管畸形（如静脉血管瘤和海绵状血管瘤）的手术切除一

般与术中和术后并发症无关，而高流量血管病变（即动静脉畸形和动静脉瘘）切除与术中和术后并发症相关。注意事项包括处理高颅压和谨慎地控制血压（低血压可能会导致低灌注区缺血及高血压可能会增加破裂的危险）。麻醉诱导时保持平稳、血流动力学稳定至关重要。应使用非去极化肌松药。应采用抑制应激操作引起的血流动力学反应的技术（这些刺激包括置入喉镜、上头架和切皮）。应避免使用低渗和含糖液；轻度过度通气（$PaCO_2$ 30～35 mmHg）有助于手术显露。腰 CSF 引流也可能有助于降低颅内容量及改善术野显露。利尿剂如甘露醇和呋塞米或者高剂量巴比妥类药或丙泊酚，都可用于治疗脑水肿。

Ⅶ. Moyamoya 病

Moyamoya 病的特征是吻合性毛细血管网再次发展并出现进行性颅内血管狭窄。可能在头部外伤后出现或与其他疾病有关（如神经纤维瘤病、结节性硬化症和肌纤维发育不良）。颅内动脉瘤的发生率增加。症状可以是缺血性或出血性。

1. 诊断

主要根据普通血管造影或核磁共振血管造影。

2. 药物治疗

通常联合应用血管扩张药和抗凝剂。

3. 手术治疗

包括颞浅动脉直接与大脑中动脉吻合（也称为颅外-颅内搭桥）。

4. 预后

不良，只有 58%的患者达到正常神经功能。

5. 麻醉管理

术前应对原有的神经功能损害进行评估。应停用抗凝药或抗血小板药（如果可能），以避免术中出血。

麻醉诱导和维持的目标是维持血流动力学稳定（低血压导致异常血管分布区缺血及高血压可能引起出血）；避免引起脑或周围血管收缩的因素（低碳酸血症和去氧肾上腺素），因为这样可能减少滋养血管或容量血管的血流；麻醉恢复应迅速以便及时对神经功能进行评估。因为考虑到脑血管收缩效应，故应该避免过度通气。低血容量治疗应采用胶体液或非低渗晶体液。治疗低血压的药物可选用多巴胺和肾上腺素。应纠正贫血以预防已经受损脑区的进一步缺血。术后并发症包括卒中、癫痫和出血。

Ⅷ. 创伤性脑损伤

创伤性脑损伤是美国年轻成年人残疾和死亡的主要原因。

1. 诊断

通常根据 CT 诊断。Glasgow 昏迷量表评分是评估脑损伤严重程度（评分小于 8 分意味严重损伤）和随访患者神经功能状态的可靠方法（**表 10-6**）。头部损伤患者评分小于 8 分被定义为昏迷，其中大约50％死亡或处于植物状态。

2. 围术期处理

对急性头部创伤的患者必须考虑继发损伤的风险，即继发于脑缺血以及大脑以外其他器官系统的损伤。CBF 通常先下降然后逐渐增加。头部创伤患者预后不良的因素包括颅内压增加和收缩压小于 70 mmHg。尽管过度通气可有效控制颅内压，但也可能引起头部损伤患者脑缺血，所以通常建议避免过度通气。某些患者给予巴比妥有利于控制颅内高压。存在肺损伤可能不利于氧合和通气，对这些患者必须使用机械通气。神经源性肺水肿也可造成急性肺功能障碍。严重头部损伤患者可出现弥散性血管内凝血，有可能是因为脑凝血活酶释放到全身循环。

3. 麻醉管理

采取一些措施包括优化 CPP、尽量减少脑缺血的发生及避免使用增加 ICP 的药物和操作。尽可能保持 CPP 高于 70 mmHg，除非用于暂时控制 ICP，否则不应过度通气。应避免使用含糖液（除非特殊情况）。对于濒临死亡的病人，优先考虑建立安全有效的气道，其次才是麻醉药物的选择（因为有可能并不需要药物）。此外还应认识到可能存在隐蔽性颅外损伤（如骨折及气胸），因为这些损伤可能导致诸如失血过多以及呼吸、循环不稳定的问题。由于存在颅腔积气的风险和考虑存在非神经系统损伤（如气胸），故应避免使用氧化亚氮。如果出现急性脑水肿，对于可以纠正的原因如高碳酸血症、动脉低氧血症、高血压及静脉阻塞，都必须加以考虑并给予纠正。术中有创动脉血压监测有帮助，但因为时间限制（急症情况紧急），可能会限制中心静脉压或肺动脉导管监测的应用。术后经常需维持骨骼肌松弛以利于机械通气。

4. 血肿

根据部位，颅内血肿分为四个类型：硬膜外、蛛网膜下腔、硬膜下和脑实质。

1）硬膜外血肿 动脉出血破入颅骨和硬脑膜之间的腔隙。其原因通常是脑膜动脉的撕裂（可能与颅骨骨折有关）。患者通常表现为与损伤相关的意识丧失，然后意识会再次恢复。如果沟回疝和脑干受压，在颅脑损伤后几个小时患者可突然出现偏瘫、瞳孔散大及心动过缓。治疗措施是及时引流。

2）创伤性蛛网膜下腔血肿 类似动脉瘤破裂后蛛网膜下腔出血，同时也与脑血管痉挛有关。

3）硬膜下血肿 撕裂或破损的桥静脉出血渗入到硬脑膜和蛛网膜之间的腔隙。CSF 检查为清亮液体，原因是硬膜下出血一般无法进入蛛网膜下腔 CSF。CT 可确诊硬膜下血肿。头部创伤是最主要原因。患者可能因为创伤不大忽视这个原因。

A. 症状和体征：缓慢进展超过数天（与硬膜外血肿相比）。头痛是最常见的主诉。嗜睡和反应迟钝是特征性表现。最终会出现单侧神经系统体征，表现为偏瘫、偏盲和语言障碍。老年患者可能出现无法解释的进行性痴呆。

B. 治疗：情况稳定的患者可以采取药物保守治疗。如果出现昏迷预示预后较差，最可能的治疗是手术清除血肿。由于静脉出血是硬膜下出血的常见原因，清除血肿后，目标是维持正常 CO_2，这样允许更大的脑容量以便于对静脉出血部位进行填压。

4）脑实质血肿 是指正常脑组织中血液不正常的集聚。通常采取保守治疗。

Ⅸ. 大脑先天异常

1. Chiari 畸形

Chiari 畸形是包括小脑先天性移位在内的一组症候群。Chiari Ⅰ

型是小脑扁桃体下移超过颈髓；Chiari Ⅱ型包括小脑蚓部下移常合并脊髓脊膜膨出；Chiari Ⅲ型非常罕见，表现为小脑下移合并枕部脑膨出。

1）症状和体征 Chiari 畸形Ⅰ型表现枕部头痛，咳嗽或转头时加重，经常放射至肩部和上肢，伴随相应皮肤感觉迟钝。也可能出现视力障碍、间歇性眩晕、共济失调和脊髓空洞症的症状。Chiari 畸形Ⅱ型通常表现为婴儿期梗阻性脑积水，伴随脑干位置低以及脑神经功能障碍。

2）治疗 包括通过松解粘连和扩大枕骨大孔进行手术减压。麻醉管理必须考虑 ICP 增加的可能性以及术中失血明显（尤其是 Chiari 畸形Ⅱ型）。

2. 结节性硬化（Bourneville 病）

结节性硬化的特点是智力低下、癫痫和面部血管纤维瘤。结节性硬化病理学上可以看做是一组疾病，即几乎身体的每一个器官都发生错构瘤良性增生性病变和畸形［脑皮质肿瘤、巨细胞星形细胞瘤、心脏横纹肌瘤、血管平滑肌脂肪瘤、肾囊肿、口腔溃疡（结节性肿瘤、纤维瘤及乳头状瘤）］。预后取决于涉及的器官系统的严重程度（从无症状到威胁生命的并发症）。

1）麻醉管理 应考虑到可能存在的智力缺陷及应用抗癫痫药治疗癫痫的情况。术前确定是否存在上呼吸道异常。涉及心脏的手术时可能容易出现心律失常。肾功能受损病人在选择药物时，应注意尽量不用经肾脏清除的药物。

3. Von Hippel-Lindau 病

以视网膜血管瘤、血管网状细胞瘤以及中枢神经系统（通常是小脑）和内脏肿瘤为特征。von Hippel-Lindau 病患者的麻醉管理应考虑到发生嗜铬细胞瘤的风险增加。虽然硬膜外麻醉可用于剖宫产，但考虑到脊髓血管网状细胞瘤的可能性，故尽量减少应用脊髓麻醉。直接喉镜置入或手术刺激引起的血压过高，可能需要给予艾司洛尔、拉贝洛尔或硝普钠进行干预。

4. 神经纤维瘤病

由一种常染色体基因突变引起，并不限于种族或人种，临床表现多样（**表 10-15**）。所有患者共同的特点是疾病随时间进展。

表 10-15 神经纤维瘤的临床表现

咖啡色斑点（出生即存在，大小从 1 mm 到大于 15 mm 不等）
神经纤维瘤（皮肤、神经及血管）
颅内肿瘤（存在双侧听神经瘤和咖啡色斑即可确立诊断）
脊髓肿瘤
假性关节
脊柱后凸
身材矮小
癌症（神经纤维肉瘤、恶性神经鞘瘤、肾母细胞瘤、横纹肌肉瘤及白血病）
内分泌异常（罕见嗜铬细胞瘤）
学习障碍
癫痫
先天性心脏病（肺动脉狭窄）

1）治疗 包括对症药物治疗（如抗癫痫药）及适时手术。手术去除皮肤神经纤维瘤可能破坏外貌或造成功能损害的患者可暂缓手术。进展期脊柱侧弯最好的治疗是采取外科稳定手术。

2）麻醉管理 虽然非常罕见，但在术前评估中应考虑可能存在嗜铬细胞瘤。颅内压增高的症状可能提示颅内肿瘤正在膨胀性生长。正在膨胀性生长的喉头神经纤维瘤可能会影响气道通畅。选择区域麻醉应意识到神经纤维瘤未来可能会侵犯脊髓。然而硬膜外镇痛仍是分娩镇痛的有效方法。

Ⅹ. 大脑退行性疾病

1. 阿尔茨海默病

阿尔茨海默病是一种慢性神经退行性疾病，是 65 岁以上病人痴呆的最常见原因。典型病理特点是弥漫性淀粉样老年斑和神经原纤维缠结。早发的阿尔茨海默病通常在 60 岁以前起病，是常染色体显性遗传。晚发的阿尔茨海默病病通常 60 岁以后起病，基因遗传起相对次要的作用。在疾病的两种形式中，患者认知功能都逐步受损（记忆困难、失用、失语、失认）。生前诊断采取排除性诊断。治疗重点是控制症状。药物选择包括胆碱酯酶抑制剂（如他克林、多奈哌齐、利斯的明及加兰他敏）。预后差。

1）麻醉管理 首选短效镇静/催眠药及麻醉药，因为这些短效药物允许病人从麻醉中快速恢复到麻醉前的精神状态。由于使用了胆碱酯酶抑制剂，因此可能延长琥珀胆碱的作用以及对非去极化肌松药出现相对抵抗。

2. 帕金森病

帕金森病是一种原因不明的神经退化性疾病，特点是基底神经节中多巴胺能神经纤维的丢失；局部多巴胺也耗尽。多巴胺耗竭导致控制锥体外运动系统神经元的抑制作用降低和乙酰胆碱的兴奋性增强。

1）症状和体征 帕金森病主要症状的经典三联征包括骨骼肌震颤、僵硬及行动迟缓。最早期表现可能是行走时相关手臂不能摆动以及转动躯体时头部不能旋转。出现面部僵硬不动和震颤症状。通常也存在老年痴呆和抑郁。

2）药物治疗 增加基底神经节多巴胺或减少乙酰胆碱对神经元的影响。

A. *左旋多巴*：联合脱羧酶抑制剂（防止左旋多巴在外周转化为多巴胺和增加中枢神经系统左旋多巴含量）是标准的药物治疗方法。左旋多巴的副作用包括运动障碍（是最严重的副作用，80%的患者治疗1年后出现）和精神障碍（包括兴奋、幻觉、狂热和偏执）。接受治疗的患者可能出现明显的体位性低血压。

B. *金刚烷胺*：一种抗病毒药，可帮助控制帕金森病的症状。

C. *司来吉兰（B型单胺氧化酶抑制剂）*：通过抑制中枢神经系统多巴胺的代谢进而控制帕金森病的症状。司来吉兰与酪胺相关高血压危象无关。

3）手术治疗 仅用于存在药物禁忌证及用药物难以控制症状的病人。通过植入脑深部刺激装置对丘脑底核刺激可以减轻或有助于控制震颤。苍白球毁损术与左旋多巴诱发的运动障碍的显著改善相关。

4）麻醉管理 围术期应继续左旋多巴治疗，包括手术当天早上要服一次药。麻醉诱导前约20分钟可以口服左旋多巴，术中以及术后可以通过经口胃管或经鼻胃管重复给药，以尽量减少病情恶化（肌肉僵硬干扰通气）。

丁酰苯类（如氟哌利多及氟哌啶醇）拮抗基底神经节多巴胺的作用。使用阿芬太尼可引起急性肌张力障碍反应，可能是由于阿片类药物引起中枢多巴胺能的传递作用降低。使用氯胺酮存在一定问题，因为其可能激发过度的交感神经系统反应。

3. 蛋白球色素退变综合征（Hallervorden-Spatz 病）

蛋白球色素退变综合征是一种罕见的基底神经节的渐进性疾病，始于童年并且大约在 10 年内死亡。常见表现是痴呆、颈斜肌张力障碍以及脊柱侧弯。即使是在深度全身麻醉或药物引起的骨骼肌麻痹的情况下，骨骼肌挛缩和骨性改变仍使颞下颌关节和颈椎处于固定状态。伤害性刺激（如尝试清醒气管插管）可以加重肌张力障碍。不宜使用琥珀胆碱。麻醉苏醒过程中通常伴随肌张力障碍姿势的再次出现。

4. 亨廷顿病（Huntington's disease）

亨廷顿病是一种早发的中枢神经退行性疾病，特征是尾状核明显萎缩以及壳核和苍白球萎缩程度较轻。临床表现包括渐进性痴呆合并手足徐动。咽肌受累使这些患者易于出现肺部误吸。亨廷顿病的病程（从发病到死亡）平均 17 年，常死于自杀。

1）治疗 对症治疗。氟哌啶醇和其他丁酰苯可用来控制舞蹈病和情绪不稳。

2）麻醉管理 应考虑到误吸的风险。术前用丁酰苯类镇静（如氟哌啶或氟哌啶醇）可能有助于控制舞蹈病样运动。血浆胆碱酯酶活性下降，故琥珀胆碱作用时间延长。

5. 斜颈

表现为颈部肌肉痉挛性收缩，有可能演变成累及肢体和肩带肌肉。可能出现胸锁乳突肌肥厚。麻醉药物的选择不是问题，但肌肉松弛前颈部肌肉痉挛可能影响上呼吸道通畅。有报道给予麻醉药后突然出现斜颈，但静脉注射苯海拉明 25～50 mg 明显好转。

6. 传染性海绵状脑病（克罗伊茨费尔特-雅各布病、库鲁病及格-施-沙综合征）

传染性海绵状脑病属于中枢神经系统非炎症性疾病，由传染性慢感染蛋白质病原体（称为朊病毒）引起。朊病毒不同于病毒，其缺乏 RNA 和 DNA，不能产生可检测到的免疫反应。传染性海绵状脑病的诊断主要基于临床表现和神经病理学结果（弥漫性或局灶聚集的小圆形空泡，有可能融合）。海绵状脑病（疯牛病）是一种传染性海绵状脑病，发生在动物身上。

1）克罗伊茨费尔特-雅各布病（Creutzfeldt-Jakob disease，CJD）是最常见的传染性海绵状脑病。从感染到出现症状的时间间隔为数月到数年。该病是由一种异常蛋白的积累造成的，该蛋白被认为是中枢神经系统的一种神经递质。尽管确诊可能需要大脑活检，但很快发展为进行性痴呆并合并共济失调和肌阵挛，即可做出诊断。没有疫苗或治疗方法是有效的。

A. *常规的感染预防措施*：照顾 CJD 患者时推荐采用常规的感染预防措施，但没有必要采取其他预防措施。处理脑脊液需要特殊的预防措施（双层手套、防护眼镜及样本标有“传染性”），因为脑脊液是能传播给灵长类动物的唯一体液。手术器械应该丢弃或由次氯酸钠浸泡或高压灭菌消毒。已经发生过手术操作相关的人际传播（角膜移植、使用以前用过的电极进行立体定位操作、污染的神经外科器械和人类尸体硬脑膜移植）。

B. *麻醉管理*：包括采用通用的感染预防措施，一次性设备的使用，及可重复使用的任何设备（喉镜片）都应该用次氯酸钠消毒。参与麻醉的人员尽可能减少人数，并都应穿上防护工作服、手套和戴有透明防护帽的面罩以保护眼睛。

7. 多发性硬化

多发性硬化是一种影响中枢神经系统的自身免疫性疾病，基因易感者似乎容易罹患此病。它的特点是中枢神经系统炎症、脱髓鞘和轴突损害的多种病变表现。覆盖在轴突表面的髓鞘脱失后，接着即形成脱髓鞘斑块。周围神经不受影响。

1）临床表现 临床表现反映中枢神经系统和脊髓脱髓鞘的部位。临床表现包括步态障碍、肢体感觉异常和无力、尿失禁、阳痿及视神经炎（视力下降及瞳孔对光反射消失），骨骼肌上行痉挛性轻瘫和 Lhermitte 征（屈颈时似有电流的感觉，由背部下行向腿部传导）。体温增加可引起症状加重（因为脱髓鞘区域的神经传导进一步改变）。多发性硬化症的病程特点是在数年之中症状时而加重时而缓解，无法预测加重和缓解的时间间隔。

2）诊断 仅根据临床表现或根据临床表现并结合脑脊液免疫球蛋白寡克隆异常、反映神经传导减慢的诱发电位潜伏期延长（由于脱髓鞘）及头颅 MRI 显示的白质信号改变即可诊断。

3）治疗 目的是控制症状和延缓疾病进展，包括糖皮质激素、干扰素β及醋酸格拉替雷（一种模仿髓鞘碱性蛋白人工合成的随机合成多肽混合物）、米托蒽醌（一种免疫抑制剂）、硫唑嘌呤和低剂量甲氨蝶呤。

4）麻醉管理 应考虑到手术应激对疾病自然病程的影响（术后多发性硬化症的症状可能会加重）。体温的升高比药物更可能引起多发性硬化症的恶化（即使小到 1℃）。脊髓麻醉使术后多发性硬化加重，但是并无报道显示硬膜外麻醉或周围神经阻滞后这种疾病加重。使用琥珀胆碱可能引起肌肉中钾大量释放及出现高钾血症。长期接受糖皮质激素治疗的患者，围术期需补充激素。

8. 小儿麻痹后遗症

小儿麻痹后遗症包括疲劳、肌肉无力、关节疼痛、不耐受寒冷、吞咽困难以及睡眠和呼吸问题（阻塞性睡眠呼吸暂停），一定程度上反映了原先脊髓灰质炎病毒感染造成的神经损伤。麻醉注意事项包括对麻醉药的镇静作用非常敏感、麻醉苏醒延长、对非去极化肌肉松弛药敏感、术后严重寒战以及术后疼痛增加。因为小儿麻痹病人出现继发于呼吸肌无力及吞咽困难的并发症风险增加，故很多小儿麻痹病人不适合门诊手术。

Ⅺ. 癫痫

癫痫发作的原因是大脑几组神经元短暂、阵发性、同步放电。癫痫的定义是先天或获得性因素（如脑瘢痕）造成的癫痫反复发作。单纯癫痫发作无意识丧失，而复杂发作会有意识水平改变。部分癫痫发作起源于单侧大脑半球的有限数量神经元，而全身癫痫发作首先累及双侧大脑半球神经元的弥漫激活。部分癫痫发作起初累及身体一个部分（例如右臂），随后可能演变为累及双侧大脑半球的全身发作，这个过程称为杰克逊癫痫发作。

1. 药物治疗

首先用抗癫痫药物治疗，开始给予单一药物，必要时逐渐增加剂量直至癫痫症状得到控制。对控制部分癫痫发作的有效药物包括卡马西平、苯妥英和丙戊酸钠。能够控制全身癫痫发作的药物包括卡马西平、苯妥英钠、丙戊酸钠、巴比妥、加巴喷丁或拉莫三嗪。除加巴喷丁外，所有抗癫痫药物都经肝脏代谢，然后经肾脏排泄。加巴喷丁以原型经肾脏排出。卡马西平、苯妥英和巴比妥类药具有酶诱导作用，长期服用这些药物可以改变自身代谢率和其他药物的代谢。

2. 手术治疗

抗癫痫药物治疗无效的患者可考虑手术，包括大脑单一病理区的切除、纹状胼胝体切除和大脑半球切除术。对难治性癫痫较保守的手术方法是植入左迷走神经刺激器。选择左边是因为右侧迷走神经通常支配心脏，可能导致严重的心动过缓。迷走神经刺激作用的机制目前还不清楚。

3. 癫痫持续状态

癫痫持续状态是一种威胁生命的状态，表现为癫痫持续发作或者发作两次或两次以上，发作间期意识丧失。

癫痫持续状态的治疗目标是快速建立静脉通路，接着给予药物抑制癫痫活动，并联合一些支持治疗如建立气道、给予通气、循环支持及纠正低血糖。

4. 麻醉管理

考虑到抗癫痫药物对器官功能的影响、麻醉药对癫痫发作的作用以及抗癫痫药物引起的酶诱导作用导致药代动力学改变。美索比妥、阿芬太尼、氯胺酮、安氟醚、异氟醚和七氟醚可能引起癫痫样脑电波活动。各种抗癫痫药物（苯妥英及卡马西平）缩短非去极化肌肉松弛药的作用时间。托吡酯可能会导致原因不明的代谢性酸中毒。大多数吸入麻醉药（包括氧化亚氮）可产生癫痫发作样活动。硫巴比妥、阿片类药物和苯二氮䓬类药物是首选药物。关键是围术期维持现有抗癫痫药物治疗。

Ⅻ. 神经眼疾

1. Leber 视神经萎缩

Leber 视神经萎缩特点是视网膜退化和视神经萎缩，最终导致失明。这种罕见的疾病是线粒体遗传疾病，通常在青春期或成年早期出现中心视力缺失，经常与其他神经病理情况相关，包括多发性硬化和肌张力障碍。

2. 色素性视网膜炎

色素性视网膜炎是一组在基因和临床上具有异质性的遗传性视网膜病，特点是视网膜退化。

3. Kearns-Sayre 综合征

Kearns-Sayre 综合征特点是色素性视网膜炎合并进行性眼外肌麻痹，一般出现在 20 岁以前。心脏传导异常（从束支阻滞到完全性房室阻滞）常见。麻醉管理需对新发的第三度房室阻滞持高度警觉以及做好治疗前的准备。

4. 缺血性视神经病变

任何手术后第一周，患者抱怨视力丧失都应怀疑可能存在缺血性视神经病变。如果怀疑缺血性视神经病变，应请眼科急会诊。视神经缺血性损伤可导致中心和周围视力丧失。根据血液供应的不同，视神经从功能上可分为前部和后部。

1）前部缺血性视神经病变　与前部缺血性视神经病变相关的视力丧失的原因是睫状后短动脉小分支中间的分水岭灌注区发生梗塞。常见表现包括突发性、无痛、单眼视力受损，视力丧失严重程度不等，从轻度下降到失明。视觉功能恢复的预后较差。非动脉炎性前部缺血性视神经病变的病因通常是低血压和（或）贫血相关的视盘氧供减少。动脉炎性前部缺血性视神经病变不常见，其与睫状后短动脉炎症和血栓形成有关，并且可能对大剂量糖皮质激素治疗有效。

2）后部缺血性视神经病变　是围术期视力丧失的原因之一，比前部缺血性视神经病变更常见。其表现为视力急性丧失及视野缺损（与前部缺血性视神经病变相似）。术后缺血性视神经病变的病因似乎是多因素的（低血压、贫血、视网膜中央动脉先天性缺乏、视盘解剖改变、空气栓塞、静脉阻塞及感染）。有报道在长时间俯卧位脊柱手术、心脏手术、颈淋巴结清扫术以及髋关节置换术后出现后部缺血性视神经病变。相关的潜在非手术因素包括心搏骤停、恶性高血压的紧急治疗、钝挫伤和严重贫血。

5. 皮质性眼盲

皮质性眼盲在严重低血压或循环骤停后出现，原因可能是顶叶或枕叶分水岭区域低灌注和缺血，也可能是体外循环过程中空气或微粒栓子栓塞造成。

6. 视网膜动脉阻塞

视网膜动脉阻塞表现为无痛性单眼失明及视网膜动脉一个分支阻塞导致的部分视野缺损或视物模糊。视野缺损往往早期严重，但随时间好转。视网膜中央动脉阻塞常见原因是来自同侧颈动脉溃疡型动脉硬化斑块脱落的栓子造成的。

7. 眼静脉阻塞

术中由于患者体位的原因引起外力压迫眼眶，此时可能出现眼静脉阻塞。神经外科手术需要俯卧位和头垫时，必须小心确保患者眼眶未受外力压迫。

第二部分：脊髓疾病

Ⅰ. 急性创伤性脊髓损伤

1. 脊髓横断

急性脊髓横断最初产生软瘫，同时脊髓损伤水平以下的感觉缺失。脊髓通常不是解剖学横断，但是完全或几乎完全神经功能障碍出现在某一前哨皮节水平以下。对生理的影响取决于损伤的水平。颈髓损伤将出现严重的生理紊乱，尾髓损伤影响较小。脊髓损伤的效应统称为脊髓休克，包括损伤水平以下温度调节丧失、低血压及心动过缓。脊髓休克通常持续 1～3 周。

1）急性颈髓损伤

A. 诊断：大部分各种形式创伤的患者都应拍摄颈椎 X 光片（以防遗漏隐匿性颈椎损伤）。符合下列条件的患者颈椎损伤的可能性最小：①无颈椎中线压痛；②无局灶神经缺损症状；③感觉中枢正常；④无中毒；⑤无疼痛分散性损伤。这些患者无须常规影像检查。X线平片的灵敏度小于100%，因此必须结合其他临床症状和危险因素解读颈椎损伤的可能性。

B. *治疗*：立即制动以限制颈部屈伸（环胸设备最有效）。建议人工同轴固定，尽量减少颈椎前屈和气管插管时置入直接喉镜造成的后伸。

C. *麻醉管理*

a. ***直接喉镜和气管插管***：置入直接喉镜引起的颈椎活动可能集中于寰枕区。

a） 置入直接喉镜的关键原则是尽量减少颈部活动。大量的临床经验支持使用直接喉镜行经口气管插管，但前提条件是：①在此过程中固定患者头部（避免病人颈部过伸）和②患者气道评估提示无任何插管困难的可能性。

b） 由于颈部伸长引起血管纵向缩窄，故这样可导致脊髓血供减少的风险可能性更大。颈椎损伤时，维持灌注压对预防脊髓损伤比体位更重要。

c） 如果病人合作，可以采用局麻下清醒纤维气管镜替代直接喉镜进行插管，对于存在气道创伤（伴出血、分泌物和解剖畸形）的患者，也不排除采用纤维气管镜可视下插管。

d） 对困难气道（即颈部外伤合并面部骨折或其他严重的气道解剖异常），采用非手术方法很难保证气道安全，可考虑清醒气管切开术。

b. ***急性脊髓损伤的病理生理学***：颈髓或高位胸髓损伤的病人，在急性体位改变、失血或气道正压时血压易于剧烈下降。麻醉管理的目标是达到最合适血容量（液体及血），以尽量减少血压的变化，并给予通气支持及维持体温。在脊髓横断后的最初几个小时，琥珀胆碱不大可能引起钾离子过度释放。

Ⅱ. 慢性脊髓损伤

1. 病理生理学

表 10-16 总结了脊髓损伤的早期和晚期后遗症。急性脊髓横断后

几个星期，脊髓反射逐渐恢复。慢性期的特点是交感神经系统过度兴奋和非随意骨骼肌痉挛。

表 10-16 脊髓损伤患者早期和晚期并发症

并发症	发生率（%）	并发症	发生率（%）
损伤后 2 年		**损伤后 30 年**	
泌尿道感染	59	压疮	17
骨骼肌痉挛	38	骨骼肌或关节疼痛	16
寒战和发热	19	胃肠功能障碍	14
压疮	16	心血管功能障碍	14
自主反射亢进	8	泌尿道感染	14
骨骼肌收缩	6	感染性疾病或癌症	11
异位骨化	3	视力或听力障碍	10
肺炎	3	尿潴留	8
肾功能不全	2	男性生殖障碍	7
手术后伤口感染	2	肾结石	6

1）治疗 巴氯芬可用于治疗痉挛。替代疗法包括地西泮和其他苯二氮䓬类药物，外科治疗包括背根切断术或髓核切除、植入脊髓刺激器或植入脊髓蛛网膜下腔巴氯芬泵。

2）麻醉管理 重点是预防自主神经反射亢进。使用非去极化肌肉松弛剂，因为琥珀胆碱可能引起高钾血症（特别是在脊髓横断后最初的 6 个月）。

2. 自主神经反射亢进

自主神经反射亢进多于脊髓休克后出现，往往由脊髓横断水平以下皮肤刺激（手术切开）或内脏刺激（膀胱膨胀）诱发。T_{10} 以下损伤发生的可能性较小。

1）机制 脊髓横断水平以下的刺激激发进入脊髓的传入冲动（**图 10-4**）。

2）症状和体征 包括高血压和反射性心动过缓，并伴随脊髓横断水平以上皮肤血管舒张。病人可能主诉头痛、视物模糊及鼻塞。可能出现大脑、视网膜或蛛网膜下腔出血，以及术中出血量增加。其他影响可能是意识丧失、癫痫发作、心律失常以及急性左心衰导致的肺水肿。

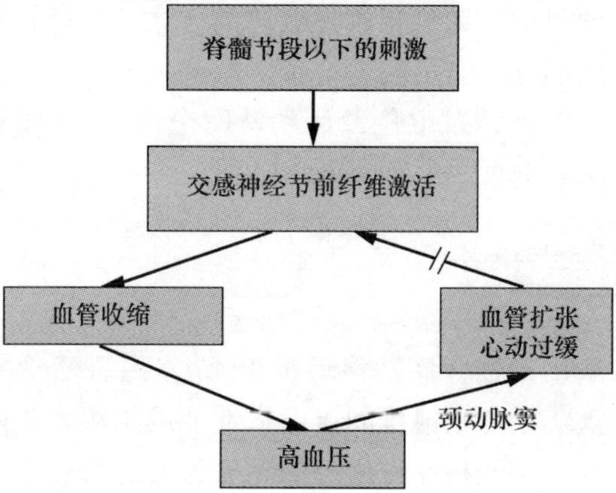

图 10-4 自主神经反射亢进的临床表现与疾病进展的关系。由于产生血管舒张的传入冲动无法到达脊髓孤立部分，因此低于脊髓横断水平的血管收缩，从而引起高血压。

3）麻醉管理 重点是预防自主神经亢进。虽然硬膜外或脊髓麻醉可降低这种风险，但是硬膜外麻醉效果可能不如脊髓麻醉（因为硬膜外麻醉骶区麻醉不完善）。无论选择何种麻醉方法，应备好短效血管扩张药（如硝普钠）以处理突发高血压。当麻醉药物作用开始减退时，可能首先出现自主神经亢进。

Ⅲ. 脊髓肿瘤

脊髓肿瘤可以是髓内肿瘤（胶质瘤及室管膜瘤）、髓外硬膜内（神经纤维瘤及脑膜瘤）或髓外硬膜外（转移性肺癌、乳腺癌和前列腺癌）。其他脊髓肿块包括脓肿和血肿，许多临床症状和体征与肿瘤相似。

1. 症状

包括疼痛（通常咳嗽或用力时加剧）、运动症状、括约肌功能障碍及脊椎压痛。

2. 诊断

脊髓影像学（MRI 及 CT）。

3. 麻醉管理

保证脊髓充足的氧合和灌注（避免低血压、贫血及低氧血症）。

累及颈髓的肿瘤可能会影响开放呼吸道的方法。气道管理类似于急性脊髓损伤。安全切除肿瘤可能术中需采用电生理方法对神经功能进行监测（肌电图、体感诱发电位及运动诱发电位）。脊髓肿瘤患者存在高钾血症的风险，故使用琥珀胆碱需谨慎。

Ⅳ. 椎间盘疾病

在慢性疾病中，腰背痛是年龄小于 45 岁患者活动受限最常见的原因。椎间盘疾病是外伤或椎间盘退行性变的结果，伴随髓核突出压迫神经根或脊髓。神经根受压引起的疼痛通常分布在单一皮节区。脊髓受压会导致受累区及以下感觉、运动和自主神经症状。CT 或 MRI 可确诊并定位。

1. 颈椎间盘病

通常发生在 C_5～C_6 或 C_6～C_7 椎间隙。初步治疗通常采取保守治疗，包括休息、止痛及硬膜外注射类固醇。如果保守治疗症状没有减轻，手术减压是必要的。

2. 腰椎间盘病

最常见的部位是 L_4～L_5 和 L_5～S_1 椎间隙。这两个部位椎间盘突出都会出现腰痛，并向大腿和小腿后侧和侧面放射（坐骨神经痛），咳嗽或坐骨神经牵拉可加重症状（直腿抬高）。

1）治疗 持续进行日常活动（在疼痛允许的范围内）比卧床休息或背部锻炼恢复得更为迅速。经保守治疗后当神经系统症状仍持续存在，可以考虑椎板切除或腰椎间盘切除术。另一种治疗是硬膜外注射类固醇（如曲安奈德及甲泼尼龙）（虽然这种治疗并不能产生明显的功能恢复，也不能降低手术的可能）。

Ⅴ. 脊柱先天异常和退行性变

1. 隐性脊柱裂

隐性脊柱裂（腰骶椎单一椎板不完整而没有其他异常）是一种先天性缺陷，大约 20％的人存在。往往在检查另一种疾病的过程中偶然发现。隐性椎管闭合不全（隐性脊柱裂的一个变种），常合并脊髓栓系（脊髓终止于 L_2～L_3椎间隙以下）。高达 50%脊髓栓系的患者有皮肤异常表现（毛发丛生、色素沉着区、皮肤脂肪瘤及皮肤凹陷）。脊髓栓系的患者采用脊髓麻醉可能会增加脊髓损伤的风险。

2. 椎关节强硬

椎关节强硬是一种骨赘形成和椎间盘退化的非先天性疾病。可见的症状为横向骨赘导致的椎管狭窄（椎管狭窄症）和脊髓压迫或椎间孔内骨刺造成神经根压迫。

1）症状 颈椎关节强硬患者症状包括颈部疼痛和肩臂根性痛，并伴随感觉缺失和骨骼肌肉萎缩。腰椎关节强硬导致下肢根性疼痛和肌肉萎缩。括约肌功能障碍并不常见（无论椎关节强硬发生在什么部位）。

3. 脊椎滑脱

脊椎滑脱是一个椎体相对另一个椎体向前半脱位，最常见于腰骶交界处。根性症状通常涉及向前半脱位椎骨的椎弓根下的神经根。如果腰痛是唯一的症状，则首选止痛药、消炎药和物理治疗。若出现脊髓病变、神经根病变或神经性跛行，可考虑手术。

Ⅵ. 脊髓先天异常和退行性变

1. 脊髓空洞症

脊髓空洞症也称为瘘管（syrinx），是一种脊髓内的囊性空洞疾病。这种疾病可能是先天性、继发于脊髓损伤或伴发于各种肿瘤（如胶质瘤）。头端延伸入脑干称为延髓空洞症。囊肿可能与脑脊液腔联通（交通）或不与脑脊液腔联通（非交通）。

1）症状和体征 包括上肢痛温觉受损。脊髓进行性空洞化导致下运动神经元破坏。延髓空洞症的特点是上腭、舌头和声带麻痹以及面部感觉消失。MRI 是首选的诊断方法。目前无有效的治疗方法。

2）麻醉管理 对骨骼肌肌肉萎缩的下运动神经元疾病，使用琥珀胆碱后出现高钾血症的可能性增加。温度调节可能受到损害。对于延髓空洞症，任何保护性气道反射降低或缺乏都可能会影响术后拔管时间。

2. 肌萎缩性侧索硬化症（amyotrophic lateral sclerosis，ALS）

ALS 是一种退行性疾病，累及脊髓前角灰质下运动神经元和皮质脊髓束（如初级下行上运动神经元）。

1）症状和体征 最初是骨骼肌萎缩、无力和颤动，通常起自手内肌。病情发展最终症状包括舌、咽、喉肌和胸肌在内的大部分骨骼肌萎缩。其他表现包括自主神经系统功能障碍（体位性低血压及静息性心动过速）。目前无有效治疗方法，通常临床症状出现后 6 年内死亡（往往死于呼吸衰竭）。

2）麻醉注意事项 包括通气过度抑制的可能性、琥珀胆碱引起高钾血症的风险、非去极化肌肉松弛剂作用延长以及延髓麻痹导致的误吸倾向。

3. 遗传性共济失调

遗传性共济失调是一种常染色体隐性遗传疾病，特点是脊髓小脑束和锥体束退变。其他表现是心肌病、脊柱后凸合并肺功能受损、共济失调、发音困难、眼球震颤，骨骼肌无力和痉挛以及糖尿病。遗传性共济失调患者通常在成年早期死亡（往往因为心力衰竭）。

1）麻醉管理 与 ALS 相似。对肌松药的反应似乎正常。

第三部分：自主神经和周围神经系统疾病

Ⅰ. 自主神经系统疾病

1. 希-德综合征（Shy-Drager sydrome）

希-德综合征属于一组三种异质性疾病的表现之一，即多系统萎缩（纹状体变性、橄榄桥脑小脑萎缩及希-德综合征）。

1）症状和体征 与自主神经系统功能障碍相关（体位性低血压、晕厥、尿潴留、肠道功能障碍、性无能、压力感受器反射产生的心率增加或对低血压反应引起的血管收缩作用失灵）。

2）治疗 对症治疗，包括弹性袜、高钠饮食以增加血管内液量及给予 α 肾上腺素受体激动剂（米多君或育亨宾）。

3）麻醉管理 大多数病人可耐受全身和局部麻醉而无过多风险。管理原则是迅速纠正低血容量和低血压，必要时使用直接作用的血管加压药（患者对间接作用药物反应过度），给予阿托品或格隆溴铵处理心动过缓，以及调整麻醉药剂量（以适应患者降低的代偿性反应）。

2. 直立不耐受综合征

直立不耐受综合征是一种初级自主神经系统衰竭的慢性特发性疾病，特点是与血压改变无关的偶发性或体位性心动过速。症状通常包括心悸、震颤、轻度头晕、疲劳和晕厥。管理包括维持循环血量以及长期使用 α_1 肾上腺素受体激动剂（如米多君）。

3. 头颈部血管球瘤

头颈部血管球瘤是胚胎期起源于神经嵴细胞的副神经节瘤，沿颈动脉、主动脉、舌咽神经和中耳分布。累及中耳的症状包括单侧搏动性耳鸣、传导性听力丧失、耳闷、鼓膜后面蓝红色斑，而面瘫、发音困难、听力丧失和疼痛是脑神经受侵的征象。

1）颈静脉球体瘤　能分泌多种激素物质，如去甲肾上腺素、胆囊收缩素、血清素、激肽释放酶、组胺或缓激肽，非常类似嗜铬细胞瘤或类癌综合征。

2）治疗　最常用放射治疗。如果存在骨质破坏，则建议手术。

3）麻醉管理　术前测定血清去甲肾上腺素和儿茶酚胺代谢产物（即3-甲氧基腺素及香草扁桃酸）浓度（可以发现患者可能存在嗜铬细胞瘤样反应）。酚苄明或哌唑嗪可用于术前降低血压以及去甲肾上腺素浓度增加的患者扩容。给予有创血流动力学监测。血清 5-羟色胺浓度增加的患者（特别是症状类似类癌综合征的患者），术前应给予奥曲肽（往往皮下注射）。

4. 颈动脉窦综合征

颈动脉窦综合征是颈动脉压力感受器对机械刺激的过度反应［严重心动过缓和（或）低血压］。治疗包括药物、植入需求型人工心脏起搏器、颈动脉窦消融或注射无水乙醇消融舌咽神经术。

1）麻醉管理　由于存在低血压、心动过缓和心律失常，从而使麻醉管理复杂化。切除前在颈动脉窦周围注射局麻药常可改善血流动力学的稳定性，但也可能干扰判断是否切除完整。选择给予药物（如阿托品、异丙肾上腺素和肾上腺素）或植入心脏起搏器可能更加有效。

Ⅱ. 周围神经系统疾病

1. 特发性面神经麻痹（贝尔麻痹）

特点是面神经支配的所有肌肉无力或麻痹，起病迅速。病因可能是病毒性炎症（也许是单纯疱疹病毒）。

通常大约12周以上自动恢复。

1）治疗 泼尼松（每日口服1mg/kg，持续5～10天）可明显缓解疼痛和减少经历面神经完全失去支配的患者人数。如果患者不能眨眼，应覆盖患者的眼睛以防干燥。持续或严重特发性面神经麻痹或继发创伤的面瘫可能需要手术减压。

2. 三叉神经痛（痛性抽搐）

特点是突发的短暂而剧烈的单侧面部疼痛，由局部感觉刺激引发。根据临床症状和体征即可诊断。

1）治疗 抗癫痫药有效。抗惊厥药卡马西平是治疗的首选药物，但巴氯芬和拉莫三嗪也有效。药物治疗无效的患者建议手术治疗（三叉神经纤维的选择性射频损毁、三叉神经感觉神经根切断及三叉神经根显微外科减压术）。

3. 舌咽神经痛

特点是由吞咽、咀嚼、咳嗽或说话引发的喉、颈部、舌头和耳朵的剧烈疼痛。与舌咽神经痛相关的心脏症状（严重心动过缓及低血压）可能容易与病态窦房结综合征或颈动脉窦综合征混淆。

1）治疗 心血管症状的治疗包括给予阿托品、异丙肾上腺素及植入人工心脏外起搏器（或这些方法的联合）。与此综合征相关的疼痛可长期服用抗惊厥药物（如卡马西平和苯妥英）。多次舌咽神经阻滞可能永久缓解疼痛，如果这种神经痛严重影响患者生活，并经药物治疗无效后，可考虑行颅内神经切断术。

2）麻醉管理 目标是术前达到最大容量状态，并做好术中安装心脏起搏的准备（如果必要）。使用利多卡因进行口咽部表面麻醉可以预防直接喉镜刺激引起的心动过缓和低血压。备好抗胆碱能药物以便及时处理迷走神经反应。切断舌咽神经和迷走神经的两个上位神经根后可能出现高血压、心动过速和室性早搏。

4. 腓骨肌萎缩症

腓骨肌萎缩症是最常见的遗传性慢性周围运动和感觉神经病变，特点是远端骨骼肌无力、萎缩和腱反射消失。典型的病变局限于下肢下三分之一，导致足部畸形（弓形足和马蹄内翻畸形）和腓骨肌萎缩（“鹳腿”表现）。

1）治疗 仅限于支持治疗，包括夹板、腱转移术以及各种关节融合。

2）麻醉管理 应充分考虑对神经肌肉阻断药的反应和术后呼吸肌疲劳导致的呼吸衰竭等问题对麻醉处理的影响。考虑到神经肌肉疾病患者使用琥珀胆碱后引起钾离子释放增加，因此应避免使用琥珀酰胆碱。

5. 臂丛神经病变（特发性臂丛神经炎、Parsonage-Turner 综合征及肩腰带综合征）

特点是上肢重度疼痛急性发作和臂丛神经分支支配的骨骼肌局部麻痹。骨骼肌萎缩比较常见（特别是支配肩胛带和手臂的肌肉）。臂丛神经病变的诊断的最好配合电生理检查结果。尽管恢复期比较长，但基本可完全恢复。

6. 吉兰-巴雷综合征（急性特发性多神经炎）

特点是突然发生骨骼肌无力或瘫痪，典型表现为先累及下肢并且在几天内向头侧发展至上肢、躯干骨骼肌和面部肌肉。病程中最严重的症状是咽肌无力导致的吞咽困难以及肋间肌麻痹引起的通气受损。自主神经系统功能障碍表现为血压大幅波动、突然大量出汗、周围血管收缩、静息心动过速和心脏传导异常。几周内可能完全自发恢复或者几月内恢复（遗留某些永久瘫痪）。

1）诊断（表 10-17）

表 10-17 吉兰-巴雷综合征的诊断标准

诊断必需条件
进行性双侧下肢和上肢无力
反射消失
强烈支持诊断的条件
症状进展超过 2～4 周
症状对称
感觉症状或体征轻微（明确的感觉症状使诊断可疑）
颅神经受累（特别是双侧面瘫）
进展停止后 2～4 周自动恢复
自主神经系统障碍
发病时无发热
脑脊液中蛋白浓度升高

2）治疗 主要是对症和支持治疗。不考虑将糖皮质激素作为有效治疗手段。血浆置换或输注丙种球蛋白对一些患者可能有益。

3）麻醉管理 代偿性心血管反应可能消失，因此在体位变化、失血或正压通气时可引起严重低血压。伤害性刺激（直接喉镜置入）可引起全身血压过度升高。患者可能对间接作用的升压药过度敏感。应避免使用琥珀胆碱。术后可能需要继续通气支持。

7. 神经病变

神经卡压病变发生的解剖部位是周围神经通过的狭窄通道（正中神经在手腕腕管及尺神经在肘部肘管），这些部位有可能出现神经受压作用。局灶性神经纤维脱髓鞘引起受损部位的神经冲动传导减慢或阻断。肌电图是神经传导检查的辅助工具，可以显示是否存在去神经冲动和支配肌肉纤维的神经再生作用。

1）腕管综合征 是最常见的神经卡压病变，原因是位于腕横韧带和腕骨之间的正中神经受压。

A. 治疗：首先用夹板固定手腕。糖皮质激素注入腕管可缓解症状，但很少能治愈。彻底治疗是手术切开腕横韧带对正中神经进行减压。

2）肘管卡压综合征 是尺神经通过髁沟进入肘管后受压造成的。手术治疗肘管卡压综合征（通过减压和神经移位）可能有助于缓解症状，但也可能使症状恶化（也许与神经的血液供应受影响有关）。

3）与周围神经病变相关的疾病

A. 糖尿病：多达7.5％非胰岛素依赖型糖尿病的患者在确诊糖尿病时已存在临床神经病变。主要表现是下肢刺痛、麻木、灼烧感和疼痛；骨骼肌无力以及远端感觉丧失。糖尿病患者的周围神经更容易由于压迫或拉伸损伤造成缺血（如术中及术后体位变化）。

B. 酒精滥用：慢性酒精中毒性多发性神经病几乎总是与营养和维生素缺乏相关。典型症状起始于下肢，合并足部疼痛和麻木。恢复均衡饮食、戒酒及多种维生素治疗可缓慢改善神经病变。

C. 维生素 B_{12} 缺乏：维生素 B_{12} 缺乏引起的神经病变与酒精滥用患者典型的神经病变类似。已知氧化亚氮可灭活某些维生素 B_{12} 依赖的酶，引起神经功能改变的相关症状。

D. 尿毒症：慢性肾衰竭患者常出现四肢远端感觉和运动神经病

变。下肢症状往往比上肢症状更显著。肾移植后几天内经常出现神经传导速率改善。血液透析对改善多发性神经病变似乎不是同样有效。

E. 癌症：多种恶性肿瘤患者（尤其是肺癌、卵巢癌和乳腺癌）可出现周围感觉和运动神经病变。肺癌患者可出现肌无力（Eaton-Lambert）综合征。肺尖肿瘤侵犯臂丛神经下干（Pancoast 综合征）引起手臂疼痛、感觉异常以及手臂无力。

F. 胶原血管病（系统性红斑狼疮、结节性多动脉炎、类风湿性关节炎及硬皮病）：常合并周围神经病变。

G. 结节病：是一种病因未明的疾病，多器官系统出现非干酪性肉芽肿，最常见的是肺、淋巴系统、骨骼、肝和神经系统。由于周围神经存在肉芽肿损害，因此多发性神经病变是结节病患者的常见表现。

H. 雷夫叙姆病（植烷酸贮积症）：是一种多系统疾病，表现为多发性神经病变、鱼鳞癣、耳聋、视网膜色素变性、心肌病和小脑共济失调。病因是代谢缺陷，表现为不能氧化植酸，从而引起脂肪酸堆积浓度过高。

11

肝脏和胆道疾病

（王 莹译 赵 红校）

肝脏和胆道疾病可以分为实质性肝疾病（肝炎和肝硬化）以及伴或不伴有肝外胆道梗阻的胆汁淤积。

Ⅰ. 急性肝炎

急性肝炎通常由病毒引起，也可由药物及毒素引起。急性病毒性肝炎一般由以下 5 种病毒引起：甲型肝炎病毒（HAV）、乙型肝炎病毒（HBV）、丙型肝炎病毒（HCV）、丁型肝炎病毒（HDV）及戊型肝炎病毒（HEV）。

1. 病毒性肝炎

所有类型的病毒性肝炎都很类似，无法通过临床特点和常规的实验室检查进行明确区分。

1）分类（表 11-1）

表 11-1 病毒性肝炎的特点

指标	甲型肝炎	乙型肝炎	丙型肝炎	丁型肝炎
传播方式	粪-口传播 污水中被污染的贝类	经皮传播 性传播	经皮传播	经皮传播
潜伏期	20～37 天	60～110 天	35～70 天	60～110 天
血清抗原抗体检测结果	IgM 出现在早期，恢复期出现 IgG	疾病早期出现 HBsAg 和抗 HBc 抗体（核心抗体），病毒携带者可检测出 HBsAg 和抗 HBc 抗体持续阳性	6 周至 9 个月内可检测出抗 HCV 抗体	抗 HDV 抗体出现较晚，持续时间短

续表

指标	甲型肝炎	乙型肝炎	丙型肝炎	丁型肝炎
免疫力	45%产生抗体	5%～15%产生抗体	不明	对乙肝有免疫力即可受到保护
病程	不会发展为慢性肝炎	成人 1%～5%，儿童 80%～90%可发展为慢性肝炎	发展为慢性肝炎的可能性高达75%	与乙型肝炎可重叠感染
预防措施	混合γ-球蛋白 甲肝疫苗	乙肝免疫球蛋白 乙肝疫苗	？干扰素	不明
死亡率	小于0.2%	0.3%～1.5%	不明	急性黄疸型肝炎：2%～20%

HBc，乙肝病毒核心抗原；HBsAg，乙肝病毒表面抗原。

(Adapted from Keefe EB：Acute hepatitis. Sci Am Med 1999；1-9.)

2）诊断 病毒性肝炎的诊断主要依靠临床症状和体征、实验室检查、血清学检测，偶尔需要肝穿刺活检（**表 11-2**）。

表 11-2 急性病毒性肝炎症状、体征的发生率

症状/体征	发生率（%）	症状/体征	发生率（%）
尿色暗黄	94	呕吐	71
疲劳感	91	头痛	70
食欲不振	90	腹部不适	65
恶心	87	大便颜色变浅	52
发热	76	皮肤瘙痒	42

(Adapted from Keefe EB：Acute hepatitis. Sci Am Med 1999；1-9.)

A. 症状和体征（**表 11-2**）：病毒性肝炎可以是逐渐发病，也可以是突然发病，通常表现为尿色暗黄、乏力、食欲不振和恶心。其他症状包括低热、上腹痛或全腹痛以及肌肉痛或关节痛。当黄疸出现后，很多病情初期的症状可以减轻。可能会出现肝、脾大。如果病情严重，可出现急性肝衰竭的症状如精神障碍、扑翼样震颤、周围性水肿及腹水。

B. 实验室检查

a. 普通检查： 在黄疸出现前 7～14 天，血清转氨酶［谷草转氨酶

(AST)，谷丙转氨酶（ALT)］升高，黄疸出现后，其数值即开始下降，转氨酶升高的程度与肝炎的严重程度并非必然相关。贫血和淋巴细胞增多是典型表现。血清胆红素浓度很少超过 20 mg/dl。除非出现胆汁淤积，否则碱性磷酸酶不会升高。急性重症肝炎可能导致低白蛋白血症和（或）凝血酶原时间延长。

b. 血清学指标（表 11-3)

表 11-3　肝炎的血清学指标

肝炎类型	血清学指标	注　解
甲型病毒性肝炎	抗 HAV IgM	出现早，大约持续存在 120 天
	抗 HAV IgG	120 天后取代 IgM 出现
乙型病毒性肝炎	HBsAg	7～14 天出现，持续存在数月
	HBsAb	60～240 天出现，HBsAg 消失
	HBcAb	出现早，持续 6～12 个月
丙型病毒性肝炎	抗 HCV 抗体	急性和慢性感染时产生
	HCV RNA	提示病毒正在繁殖
丁型病毒性肝炎（和乙型病毒性肝炎可重复感染）	抗 HDV 抗体 HBsAg 和抗 HBcAg IgM	
戊型病毒性肝炎	抗 HEV 抗体	

HBcAb，乙肝病毒核心抗体；HBsAb 乙肝病毒表面抗体；HBsAg，乙肝病毒表面抗原。

c. 肝穿刺活检：典型表现为肝细胞点状坏死和广泛肝实质炎症。

3）临床病程　通常在出现尿色加深和黄疸之前，肝炎症状可持续 7～14 天。血清胆红素可持续升高 10～14 天，在之后的 14～28 天内开始下降。转氨酶通常在黄疸高峰出现之前开始下降，随即快速下降。甲型肝炎病毒和戊型肝炎病毒不会引起慢性肝炎，2%～7%的患者感染乙型肝炎病毒后会发展成慢性肝炎，感染丙型肝炎病毒后则有 60%～75%的患者会发展为慢性肝炎。慢性乙型和慢性丙型肝炎有发生肝硬化和原发性肝癌的风险。

4）治疗　急性病毒性肝炎需对症治疗，限制体力活动，合理的营养支持，必要时静脉输液。建议禁酒。暴发性肝衰竭可考虑肝移植。

5）预防 预防病毒性肝炎包括避免与病毒接触，使用 γ-球蛋白进行被动免疫及接种特定疫苗进行主动免疫。在已知接触甲型肝炎病毒后尽快肌内注射混合 γ-球蛋白，可显著降低甲型肝炎的发生率。经皮或经黏膜接触乙型肝炎病毒后，应在 24 小时内接种乙型肝炎免疫球蛋白和乙型肝炎疫苗。

A. 甲型肝炎疫苗：可以提供 10 年或更久的保护作用。至甲肝流行区的旅行者、新生儿重症监护病房工作人员、食品处理员、在日托中心的儿童以及军事人员应该接种甲肝疫苗。

B. 乙型肝炎疫苗：建议为乙型肝炎病毒感染高风险人群接种乙型肝炎疫苗，包括经常接触血液制品的卫生保健人员、同性恋者、静脉毒瘾者、接受某些血液制品的人员以及乙肝病毒表面抗原阳性母亲生下的婴儿。

2. 其他可以引起肝炎的病毒

1）巨细胞病毒 是一种普遍存在的疱疹病毒，可引起一种类似于传染性单核细胞增多症的疾病，但不出现腺病和咽扁桃体受累。

2）EB 病毒 通常引起伴有恶心和呕吐的轻型肝炎，这些症状常是传染性单核细胞增多症的典型表现之一。

3. 药物性肝炎

很多药物（镇痛药、吸入性麻醉药、抗生素、降压药、抗惊厥药、镇静剂）可以引起肝炎，与急性病毒性肝炎在组织学上无法区别。这些药物反应大多数是具有特异性、罕见、不可预测且呈非剂量依赖性。

1）对乙酰氨基酚过量 在多数人群中可以引起严重的肝细胞坏死。在对乙酰氨基酚过量 8 小时内口服 N-乙酰半胱氨酸可以显著降低发生药物肝毒性的风险。

2）吸入性麻醉药 可以引起手术后轻度、自限性的肝功能障碍，可能反映了麻醉药物引起的肝脏氧供需改变。任何麻醉药都可通过降低肝血流从而妨碍肝细胞氧合。实际上，使用异氟醚、地氟醚及七氟醚后，α-谷胱甘肽-S-转移酶含量（一种敏感的肝细胞损害标记物）会暂时性增加。

A. 免疫介导的肝脏毒性：在使用挥发性麻醉药物（大多数是氟烷）后，会出现一种罕见但可危及生命的肝功能障碍，其机制可能涉及在基因易感人群中由免疫介导的肝毒性。IgG 抗体直接作用于肝脏细胞表面的微粒体蛋白新抗原，这种新抗原是肝微粒体蛋白质被氟烷的反应性氧化三氟乙酰化共价修饰形成的。

B. *安氟醚、异氟醚和地氟醚*：会形成三氟乙酰化代谢产物，与氟烷有交叉敏感性，但使用这些麻醉药物后肝炎的发病率要明显低于氟烷，因为这些麻醉药物的代谢程度较低。

C. *七氟醚*：不会代谢为三氟乙酰化代谢物，因此不会产生免疫介导的肝毒性。

D. *术后肝功能障碍的鉴别诊断*：当发生术后肝功能障碍（黄疸），应对病史资料、临床症状和体征、肝功能测定结果进行分析，以及寻找造成肝功能障碍的肝外原因。根据血清胆红素、转氨酶及碱性磷酸酶的测定结果，肝功能障碍的原因可被分为肝前性、肝内性（肝细胞性）及肝后性（胆汁淤积性）（**表 11-4**）。术后肝功能障碍的原因通常是多因素的。

表 11-4　根据肝功能检查区分肝功能障碍的原因

肝功能障碍	胆红素	转氨酶	碱性磷酸酶	原　因
肝前性	非结合胆红素升高	正常	正常	溶血、血肿吸收、输血引起的胆红素过量
肝内性（肝细胞性）	结合胆红素升高	明显升高	正常至轻度升高	病毒 药物 败血症 低氧血症 肝硬化
肝后性（淤胆性）	结合胆红素升高	正常至轻度升高	明显升高	胆道结石 败血症

a. 回顾使用过的所有药物。

b. 寻找败血症的来源。

c. 评估外源性胆红素的可升高程度。

d. 排除隐匿性血肿的可能性。

e. 排除溶血的可能性。

f. 回顾围术期病例记录中是否有低血压、动脉低氧血症、通气量不足及血容量不足的证据。

g. 考虑是否存在肝外疾病（充血性心力衰竭、呼吸衰竭、肺栓塞、肾功能不全）。

h. 考虑是否存在良性的术后肝内胆汁淤积。

i. 考虑是否存在免疫介导的肝脏毒性。

Ⅱ. 慢性肝炎

慢性肝炎包括多种疾病，其特征为长期升高（大于 6 个月）的肝生化指标及活检中的炎症表现。

1. 症状和体征

慢性肝炎的症状和体征具有多样性，可表现为无症状，也可表现为暴发性肝衰竭。慢性肝炎最常见的表现有疲劳、不适感及腹痛。

2. 实验室检查

转氨酶升高，血清胆红素浓度通常是正常的。血清 γ-球蛋白升高，血清白蛋白减少，凝血酶原时间延长。

3. 自身免疫性肝炎

特征是高丙种球蛋白血症、血清转氨酶升高及出现抗核抗体。

4. 慢性乙型肝炎

在世界上约有 5%的人口患有慢性乙型肝炎，在美国大约有 0.5%的人口为乙型肝炎病毒携带者。慢性乙型肝炎的治疗目标是根除乙型肝炎病毒感染及防止其发展成为肝硬化或肝癌。目前可行的治疗，如拉米夫定和阿德福韦，可抑制乙型肝炎病毒复制，并可使慢性乙型肝炎在临床、生化及组织学等方面得以好转。如果发生肝衰竭，可行肝移植术，但几乎所有受体都会感染乙型肝炎病毒。移植术后预防性使用拉米夫定和乙肝免疫球蛋白可将再感染率降至 10%左右。

5. 慢性丙型肝炎

高达 75%的患者在感染丙型肝炎病毒后会发展为慢性丙型肝炎，在美国约有 1.8%的人口为丙型肝炎病毒携带者。

1）诊断 诊断依据为持续或间断血清转氨酶升高并出现丙型肝炎病毒抗体。慢性丙型肝炎的自然病程可跨越数十年，经 10～20 年隐匿发展最终成为肝硬化或肝癌。

2）治疗 干扰素可降低血清 ALT 或使其降至正常，且在近 40％的慢性丙型肝炎患者可通过肝活检发现炎症减轻，但对干扰素治疗的持续反应并不常见。慢性丙型肝炎出现肝衰竭是肝移植最常见的适应证。

6. 慢性肝炎的少见病因（表 11-5）

表 11-5 慢性肝炎的少见病因

药物性慢性肝炎（例如甲基多巴、曲唑酮、异烟肼）
威尔森病（Wilson's disease）（通过肝活检和肝铜浓度诊断）
α_1-抗胰蛋白酶缺乏
原发性胆汁性肝硬化
原发性硬化性胆管炎

Ⅲ. 肝硬化

肝硬化是由多种慢性、进行性的肝脏疾病发展而来的，多数是因为长期大量饮酒或乙型或丙型肝炎病毒感染所致的慢性病毒性肝炎。

1. 诊断

经皮肝活检可确诊肝硬化，CT、MRI、肝脏多普勒超声检查可发现肝硬化相关表现（脾大、腹水、肝脏表面粗糙）。上消化道内镜检查可发现食管胃底静脉曲张。

2. 症状和体征（表 11-6）

表 11-6 肝硬化的症状和体征

疲劳感和不适感
非诊断性的体征：肝掌、蜘蛛痣、男性乳房发育、睾丸萎缩、脾大、腹水
肝血流减少
肝大
血清白蛋白浓度降低
凝血酶原时间延长
血清转氨酶和碱性磷酸酶升高

3. 肝硬化的分型

1）酒精性肝硬化 是由长期大量饮酒造成的，诊断酒精性肝硬化的依据为 AST/ALT 的比值至少为 2∶1。

2）坏死后肝硬化 特征为肝脏缩小，伴有再生节结。最常见的病因有慢性病毒性肝炎、自身免疫性肝炎和不明原因的肝炎。

3）原发性胆汁性肝硬化 多发于 30～50 岁的女性，抗线粒体抗体的出现说明该病的发病机制为免疫相关。该病通常和自身免疫性疾病相关，如类风湿关节炎、CREST 综合征、甲状腺炎、恶性贫血、干燥综合征和肾小管酸中毒。

4）血色素沉着症 是一种常染色体隐性遗传病，铁广泛沉着于包括肝脏在内的身体各组织。75％的患者在没有症状时已出现肝大。大多数患者最终会出现门静脉高压。血色素沉着症患者有 15％～20％会发生原发性肝癌。

5）威尔森病（Wilson's Disease）（肝豆状核变性） 是一种常染色体隐性遗传病，是由于结合铜的编码基因缺陷所致。因此，不能正常地向胆汁排泄铜，导致全身铜堆积，发生神经功能障碍（震颤、步态障碍、构音障碍）和肝功能障碍（疲劳、黄疸、腹水、脾大、胃食管静脉曲张）。相关的溶血性贫血和凯-弗环（Kayser-Fleischer ring）（即在角膜外缘出现的棕色薄层半月形色素沉着）为诊断提供了另一线索。

6）α_1-抗胰蛋白酶缺乏 是一种会引起罕见进行性肝硬化的综合征，在成人患者，还会出现肺气肿。这种肝脏疾病并非由于 α_1-抗胰蛋白酶缺乏，而是由于异常 α_1-抗胰蛋白酶在肝脏中的堆积。

7）非酒精性脂肪性肝炎（脂肪肝） 是由于脂肪在肝脏中堆积导致肝硬化，该病在女性中多见，并与肥胖、高脂血症和糖尿病相关。

4. 肝硬化的并发症（表 11-7）

表 11-7 肝硬化的并发症

门静脉高压	肝大，伴或不伴有腹水
胃食管静脉曲张	通常在内镜下行套扎、结扎或硬化治疗
腹水	使用醛固酮拮抗剂利尿和（或）穿刺抽液
高动力性循环	原因包括：血管舒张物质如胰高血糖素、血管内容量增加、由于贫血出现的血液黏稠度降低，以及动静脉分流尤其在肺内分流
心肌病	充血性心力衰竭

续表

贫血	酒精对叶酸有拮抗作用
凝血障碍	凝血因子合成减少
肝肾综合征	死亡率为 95%
营养不良	
自发性细菌性腹膜炎	发热、白细胞升高、腹痛、肠鸣音减少
动脉低氧血症	腹水造成膈肌运动受限，门静脉高压造成肺内右向左分流，慢性阻塞性肺病，肺炎
低血糖	
免疫力下降	饮酒可抑制免疫机制
肝性脑病	精神错乱、扑翼样震颤、肝病性口臭，治疗方法有限制蛋白质摄入、乳果糖、肝移植

5. 麻醉处理

大约有 5%～10%的肝硬化患者在生命的最后 2 年需要接受外科手术治疗。在酗酒的患者中，术前出现腹水、败血症和慢性阻塞性肺疾病与术后发病率和死亡率升高有关。

1）术前准备 在术前，对准备行重大手术的肝硬化患者依照标准进行评估，该标准与外科手术风险和术后转归相关（**表 11-8**）。术前确定可以改善的并存疾病（co-existing disease）（心肺功能、凝血状态、肾功能、血管内容量、电解质平衡、营养状况），以降低严重肝脏疾病患者行择期手术的发病率和死亡率。

表 11-8 肝病患者围术期风险评估

指 标	低 危	中 危	高 危
胆红素（mg/dl）	<2	2～3	>3
白蛋白（g/dl）	>3.5	3.0～3.5	<3
凝血酶原时间（延长秒数）	1～4	4～6	6
肝性脑病	无	中度	严重
营养状况	好	一般	差
腹水	无	中度	明显

（Adapted from Strunin I：Preoperative assessment of the patient with liver dysfunction. Br J Anaesth 1978；50：25-34.）

A. 胃肠外维生素 K：如果凝血酶原时间延长，可给予胃肠外维生素 K。

B. 血小板减少：治疗血小板减少。

C. 葡萄糖溶液：围术期可予葡萄糖溶液。

D. 合理的补液和尿量：术前应维持合理的补液和尿量。

E. 酒精中毒：患者需减少麻醉药物用量，且更容易发生误吸，出血量增加可能与酒精所致的血小板功能障碍有关。

2）术中管理 对于肝脏疾病患者，最理想的麻醉药物和麻醉技术并不明确。慢性肝脏疾病的一个不变的特征是由于门静脉高压所致的肝血流减少（肝血流和肝细胞氧合更依赖于肝动脉血流），有必要限制吸入麻醉药物的剂量，以减少发生平均动脉压持续性降低的可能性。如果凝血状态允许，区域麻醉对于晚期肝病患者是非常有益的。

A. 肌松药：肝脏对于肌松药的清除可能发生改变。尽管严重肝病可降低血浆胆碱酯酶的活性及延长琥珀胆碱和米库氯铵的作用时间，但仍可选择使用这两种药物。伴随肝硬化出现分布容积增加，可通过增加初始剂量达到所需的血浆浓度。肝功能障碍并不改变阿曲库铵和顺式阿曲库铵的消除半衰期。

B. 监测：对动脉血气和尿量的监测是必需的，液体管理必须仔细逐步增加剂量（可监测中心静脉压和肺动脉楔压）。术中维持合理的尿量可减少术后发生急性肾衰竭的风险。

3）术后管理 无论选择何种麻醉药物，慢性肝病患者在手术后仍可能出现肝功能障碍/黄疸。胆汁淤积和败血症也可引起术后黄疸。酒精戒断的表现通常出现在停止饮酒后的 24～72 小时，可以构成术后需要紧急处理的急症。

Ⅳ. 高胆红素血症（表 11-9）

非结合性高胆红素血症可以出现在胆红素生成增多、肝摄取胆红素减少，或结合胆红素减少时。结合性高胆红素血症出现在胆红素的微管运输减少、急性或慢性肝功能障碍，或胆管梗阻时。

表 11-9 高胆红素血症的不常见病因

Gilbert 综合征	遗传性（人群中约有 7%～12%发病）。非结合性高胆红素血症。胆红素很少超过 5 mg/dl，但当禁食或生病时，可升高 2～3 倍
Crigler-Najjar 综合征	葡萄糖醛酸转移酶减少或缺乏，非结合性高胆红素血症。引起围产期黄疸
Dubin-Johnson 综合征	结合性高胆红素血症，预后较好
良性术后肝内胆汁淤积	结合性高胆红素血症，发生于长时间的外科手术后，尤其多见于术中输血、并发低血压、低氧血症时
进行性家族性肝内胆汁淤积	病因不明的遗传性胆汁淤积性黄疸。婴儿期发病，可伴有严重的皮肤瘙痒。肝移植是唯一的治疗途径

Ⅴ. 急性肝衰竭

急性肝衰竭是一种以黄疸、低蛋白血症、凝血障碍、营养不良、易感染及肾功能障碍为特征临床表现的急性肝病。暴发性肝衰竭是指原先没有肝病的患者，在发病 2～8 周内暴发急性肝衰竭并伴有肝性脑病（**表 11-10**）。

表 11-10 急性肝衰竭的病因

病毒性肝炎	肝缺血
药物性肝炎，例如对乙酰氨基酚过量	妊娠期急性脂肪肝
中毒性肝炎，例如由四氯化碳引起的	Reye 综合征

1. 症状和体征

典型表现是，在原本健康的个体出现乏力、恶心等非特异性症状，随之出现黄疸、精神状态改变，甚至昏迷。疾病发展迅速。精神状态的改变和凝血酶原时间延长是急性肝衰竭的标志。

1）妊娠期急性脂肪肝　特征为肝细胞中的脂肪堆积。几乎近半数的患者患有妊娠期高血压和（或）患有 HELLP 综合征（溶血、肝酶升高，以及先兆子痫相关的血小板减少）的实验室证据。

2. 治疗

对于急性肝衰竭没有特异性的治疗。对乙酰氨基酚及蕈中毒应尽早使用解毒剂，可能需要应用葡萄糖。发生脑水肿应予积极干预治疗，防止发生脑疝。当所有的治疗方法都无效时，唯一的治疗手段是肝移植。

3. 麻醉管理（表 11-11）

表 11-11　急性肝衰竭患者的麻醉处理

只有挽救生命的外科手术才有指征进行
应在术前纠正凝血障碍
在麻醉时使用小剂量吸入麻醉药，或单独使用氧化亚氮也许已经足够
选择肌松药时应考虑药物的代谢与清除
低血糖是使用葡萄糖溶液的指征
输血速度应放慢，避免枸橼酸中毒
明智的液体管理必须维持足够的尿量（必要时使用甘露醇）
根据心血管状况行有创监测
严格执行无菌操作
使用乳果糖预防肝性脑病

4. 肝移植

当患者患有严重的急性肝衰竭或是终末期肝病伴有肝硬化时，肝移植是唯一的治疗途径。目前，肝移植术后受体的 1 年存活率约为 85%，5 年存活率约为 70%。

1）麻醉管理　准备肝移植的患者可能存在严重的多器官功能障碍，许多生理功能紊乱只有在成功的肝移植术后才能得以纠正。对于携带有乙型肝炎病毒（HBV）或丙型肝炎病毒（HCV）的肝移植受体，医护人员应谨慎考虑。

A. 麻醉诱导：因腹水的出现使肺容积变小和胃排空延迟，麻醉诱导会受到影响。麻醉维持可使用阿片类药物和（或）吸入麻醉药联合不经肝代谢清除的肌松药（阿曲库铵、顺式阿曲库铵）。应避免使用氧化亚氮，可防止肠管膨胀，利于外科手术暴露。

B. 液体加温装置和快速输液系统：常规采用液体加温装置和快速输液系统，可使加温后的液体或血制品以超过 1 L/min 的速度输入患者体内。

C. 有创监测：体循环血压和心脏充盈压的有创监测和使用多条大口径静脉导管进行补液是麻醉管理的重要部分。

D. 肝移植的手术分期

a. 无肝前期（或肝分离期）：包括游离肝周血管结构（肝动脉、门静脉和肝上、下腔静脉），分离胆总管和取出自体肝。因出血、静脉血淤积和静脉回流受阻造成的心血管不稳定十分常见。

b. 无肝期：当夹闭肝动脉和门静脉阻断自体肝的血流时，便进入了无肝期。通常使用静脉-静脉转流旁路系统维持心排出量和帮助静脉回流，可能出现代谢性酸中毒、药物代谢减慢和枸橼酸中毒。

c. 再灌注期或新肝期：当主要血管结构再吻合后即进入再灌注期或新肝期。开放血管可能造成明显的血流动力学不稳定、心律失常、严重心动过缓、低血压和高钾性心搏骤停。一旦移植肝功能恢复，血流动力学和代谢稳定性将逐渐恢复，尿量也会增加。

5. 肝移植术后患者的麻醉处理

主要考虑与长期免疫抑制治疗相关的潜在不良反应（高血压、贫血、血小板减少）和药物相互作用。没有证据表明肝移植受体使用吸入麻醉药会增加发生肝炎的风险。

Ⅵ. 胆道疾病

在美国，胆石症和胆道炎症疾病是重要的健康问题，超过三千万美国人受到此类疾病的困扰。

1. 胆石症和胆囊炎

胆囊和胆道结石可表现为无症状（无症状疾病）、急性发作或慢性间断性发作。

1）急性胆囊炎 常常由胆囊结石引起胆管阻塞，造成胆囊急性炎症。急性胆囊炎患者有95％罹患胆石症。

A. 症状和体征：急性胆囊炎的症状和体征包括恶心、呕吐、发热、腹痛和右上腹压痛。患者还可出现尿色加深和巩膜黄染。

B. 诊断：对于可疑患有胆结石和急性胆囊炎的患者，超声检查是主要的诊断方法。

C. 鉴别诊断（表 11-12）。

表 11-12 急性胆囊炎的鉴别诊断

胰腺炎	酒精性肝炎
穿透性十二指肠溃疡	肾盂肾炎
阑尾炎	右下叶肺炎
急性病毒性肝炎	急性心肌梗死

D. *治疗*：临床诊断为急性胆囊炎的患者可采用静脉输液和阿片类药物进行治疗。发热且伴有白细胞升高的患者可给予抗生素。由于术后疼痛减轻、肺部并发症减少及术后恢复更快等原因，腹腔镜胆囊切除术几乎已完全取代开腹胆囊切除术。同时或随后可行内镜逆行胰胆管造影术（endoscopic retrograde cholangiopancreatography，ERCP）取出胆总管结石。偶尔需行胆总管探查和取石术。

E. *并发症*：如果症状持续数天不缓解，可能发生局部穿孔和脓肿形成。胆石性肠梗阻是由于小肠发生梗阻，通常是由回盲瓣处的较大结石造成的。

F. *麻醉管理*：腹腔镜胆囊切除术的麻醉处理和其他腹腔镜手术类似。腹腔注气（人工气腹）可影响通气和静脉回流。头高位有利于腹腔内容物离开手术部位并可改善通气。推荐进行机械通气，因为机械通气可以防止肺不张、在腹内压增加时保证充足的通气，并抵消二氧化碳全身吸收的效应。选择带套囊的导管进行气管插管，可极大地减少发生误吸的风险。术中用鼻胃管或口胃管行胃肠减压，可减少建立人工气腹进针时造成的内脏穿孔。在识别是否发生二氧化碳栓塞时，监测二氧化碳波形图十分重要。在腹腔镜胆囊切除术中，并没有证据表明氧化亚氮会明显扩张肠管或妨碍外科手术。在手术期间阿片类药物的使用是有争议的，因为阿片类药物可引起 Oddi 括约肌痉挛。

2）慢性胆囊炎 慢性胆囊炎通常有据可寻。超声检查是主要的诊断方法。治疗方法通常为选择性胆囊切除术。

A. *其他疗法*：包括口服熊去氧胆酸溶石治疗法和体外冲击波碎石术。

3）胆总管结石病

胆总管结石病是在胆总管处发现结石。典型表现为结石生长在胆总管形成的肝胰管壶腹（Vater 壶腹）处。

A. 症状和体征：可包括胆管炎的表现（发热、寒战、黄疸、右上腹痛）或仅表现为黄疸，腹痛史则提示可能存在胆囊炎。

B. 诊断：超声检查可显示扩张的胆总管。

C. 鉴别诊断：结石造成的急性胆总管梗阻应与输尿管结石、胰腺炎、急性心肌梗死或病毒性肝炎进行鉴别。

D. 治疗：胆总管结石病患者初期治疗方法为内镜下括约肌切开术。ERCP 可用于鉴别胆总管梗阻的原因及取石或安放支架。

12

胃肠系统疾病

（王 莹译　赵 红校）

Ⅰ. 食管疾病

吞咽困难是所有食管疾病的典型症状（由钡餐造影和上消化道内镜检查发现）。

1. 弥漫性食管痉挛

常发生于老年患者，酷似心绞痛发作，硝酸甘油治疗可能有效。硝苯地平和异山梨醇可降低食管下括约肌（lower esophageal sphincter，LES）张力，也可缓解食管痉挛造成的疼痛。

2. 胃食管反流病

1）生理和病理生理学　食管反流的病理基础是LES的静息压力降低（平均为13 mmHg，而正常人为29 mmHg）。只有当LES和胃的压力梯度消失时才发生反流。反流可引起慢性咳嗽、支气管收缩、咽炎、喉炎、晨起声嘶、支气管炎或肺炎。持续性吞咽困难说明已发展为食管狭窄。

2）作用于食管下括约肌的药物效应（表12-1）。

表12-1　作用于食管下括约肌药物的效应

张力增加	张力降低	无影响
甲氧氯普胺（胃复安）	阿托品	普萘洛尔（心得安）
多潘立酮（吗叮啉）	格隆溴铵（胃长宁）	氧烯洛尔（心得平）
丙氯拉嗪	多巴胺	西咪替丁
赛克力嗪	硝普钠	雷尼替丁
依酚氯铵	神经节阻滞剂	阿曲库铵

续表

张力增加	张力降低	无影响
新斯的明	硫喷妥钠	氧化亚氮
琥珀酰胆碱	三环类抗抑郁药	
泮库溴铵	β肾上腺素受体激动剂	
美托洛尔	氟烷	
α肾上腺素受体激动剂	安氟醚	
抑酸药	？氧化亚氮	
	丙泊酚	
	阿片类药物	

3）反流的发生率 超过三分之一的健康成人至少每30天曾经有一次烧心的症状。麻醉期间误吸的发生率为每10000例全身麻醉0.7～4.7例。

4）麻醉处理（表12-2）。

表12-2 食管反流患者的麻醉处理

抗胆碱能药物	可降低LES紧张性，但增加无症状误吸的发生率
琥珀酰胆碱	增加LES压力，但跨LES压不变
预防性术前用药：抗组胺药物	西咪替丁、雷尼替丁、法莫替丁、尼扎替丁均可降低胃酸分泌和增加胃pH值
术前使用质子泵抑制剂	奥美拉唑（手术前一天晚上使用）、雷贝拉唑和兰索拉唑（手术当天早上使用）
枸橼酸钠	口服非颗粒型抑酸药
甲氧氯普胺（胃复安）	促进胃排空的胃动力药物
压迫环状软骨	诱导时使用，可预防误吸
气管插管	在麻醉患者保护气道，防止误吸

3. 食管裂孔疝

食管裂孔疝是指部分胃通过膈食管裂孔进入胸腔形成疝，大约30％的滑动疝可通过上消化道放射学检查发现。大多数食管裂孔疝的患者没有反流性食管炎的症状，说明保持LES完整的重要性。

4. 食管憩室

食管憩室是指食管壁局部膨出形成的盲袋。Zenker 憩室出现在咽下壁的后方（Killian 三角），先前积存在 Zenker 憩室的食物回流，易使患者发生误吸，甚至是在最近未进食的情况下。食管中段憩室是由于陈旧附着物的牵拉作用或是食管动力异常的推进作用。膈上憩室与贲门失弛缓症有关。

5. 食管贲门黏膜撕裂综合征（Mallory-Weiss 综合征）

撕裂的原因常有呕吐、干呕或剧烈咳嗽。患者会出现上消化道出血，常可自行缓解。

Ⅱ. 消化性溃疡

上腹部烧灼样疼痛在饥饿时加重，进餐后可缓解是消化性溃疡（peptic ulcer disease，PUD）的典型症状。良性胃溃疡是 PUD 的一种，发生率为良性十二指肠溃疡的 1/3。

1. 病理生理学

胃黏液-碳酸氢盐层是可以防御氢离子等多种物质的一道物理化学性屏障。表面上皮细胞通过多种作用构成第二道防线，包括分泌黏液、维持细胞内 pH 值及产生碳酸氢盐的上皮细胞离子转运蛋白和细胞内的紧密连接。前列腺素在维持胃上皮防御和修复功能中起重要作用。

2. 引起损伤的原因

1）胃酸和胃蛋白酶原 是引起胃黏膜损伤的两大主要胃分泌产物。

2）幽门螺杆菌 是形成十二指肠溃疡的主要发病机制，尽管早期幽门螺杆菌感染可引起胃酸分泌减低。幽门螺杆菌可直接或间接通过促炎因子（IL-8、INF 和 IL-1）作用于 G 细胞、D 细胞和壁细胞，促进胃酸分泌。幽门螺杆菌还可降低十二指肠黏膜碳酸氢盐的分泌。

3. 消化性溃疡的并发症

1）出血 是 PUD 相关性死亡的主要原因，在使用 H_2 受体拮抗剂后，该并发症的发生率并未降低。

2）穿孔 大约 10%的患者并发穿孔，急诊溃疡手术的死亡率与术前休克、并存疾病及穿孔超过48小时相关。

3）幽门梗阻 十二指肠溃疡患者可并发急性或慢性幽门梗阻，行外科手术时应按照饱胃患者对待。反复发生的呕吐、脱水和低氯血症可能提示幽门梗阻，治疗应予鼻胃管吸引、补液、静脉使用抑酸药，必要时行外科手术。

4. 应激性胃炎

伴有休克、败血症、出血、需输血超过6个单位或多器官损伤的重大创伤多数会发生急性应激性胃炎。应激性胃炎的主要并发症是出血。

5. 消化性溃疡的治疗

1）药物治疗（表12-3）。

表12-3 消化性溃疡的治疗方案

抑酸药	缓解症状
H_2 受体拮抗剂	西咪替丁、雷尼替丁、法莫替丁、尼扎替丁，与细胞色素P-450结合而影响其他药物的代谢，很少影响骨髓功能
质子泵抑制剂（proton-pump inhibitors，PPIs）	奥美拉唑、埃索美拉唑、兰索拉唑、雷贝拉唑、泮托拉唑；起效快，持续时间长
前列腺素类似物	米索前列醇，增强黏膜碳酸氢盐分泌，增加黏膜血流量，降低黏膜细胞更新
胃黏膜保护剂	硫糖铝阻止胃酸、胃蛋白酶的侵蚀，形成物化性屏障，铋剂通过覆盖溃疡、防止进一步破坏、促进前列腺素合成发挥治疗作用
其他药物	抗胆碱能药物（弱抑酸作用）
根除幽门螺杆菌的治疗	联合应用阿莫西林、甲硝唑、四环素、克拉霉素和铋剂：典型的三联治疗方案包括一种PPI和两种抗生素

2）外科手术治疗 主要限于十分复杂的溃疡病。手术治疗消化性溃疡最常用的三种方法包括：迷走神经干切断术及引流、迷走神经干切断术及胃窦切除术、近侧胃迷走神经切断术。

Ⅲ. Zollinger-Ellison 综合征

Zollinger-Ellison 综合征包括胃十二指肠和肠道溃疡，伴大量胃酸分泌和胰腺非 B 胰岛细胞瘤。PUD 患者发生 Zollinger-Ellison 综合征的概率从 0.1%至 1%不等。

1. 病理生理学

过量的胃泌素会刺激胃酸分泌，且对胃上皮细胞有营养作用。通过刺激壁细胞及壁细胞增生可以显著增加胃酸分泌，而大量胃酸会导致消化性溃疡、糜烂性食管炎和腹泻。

2. 临床表现

高达 90%的患者会出现腹痛和消化性溃疡，半数患者会出现腹泻和胃食管反流。存在Ⅰ型多发性内分泌腺瘤（multiple endocrine neoplasia，MENⅠ）时可伴有胃泌素瘤，MENⅠ是主要累及三个器官的疾病：甲状旁腺（80%～90%）、胰腺（40%～80%）和垂体（30%～60%）。Zollinger-Ellison 综合征伴 MEN I 患者的另一特征是比单纯胃泌素瘤患者发生胃类癌的概率要高。

3. 诊断

诊断依靠临床表现和空腹胃泌素水平升高。很多因素可导致空腹胃泌素水平升高（**表 12-4**）。

表 12-4 引起空腹血清胃泌素升高的原因

低胃酸或胃酸缺乏（士恶性贫血）	幽门螺杆菌
	残留胃窦
	胃出口梗阻
G 细胞增生	小肠大面积梗阻
肾功能不全	白癜风、糖尿病
类风湿性关节炎	使用抑酸药物治疗的患者
嗜铬细胞瘤	糖尿病

4. 治疗

从使用质子泵抑制剂开始。手术切除胃泌素瘤的指征为没有

MEN Ⅰ综合征的证据及肿瘤无转移。胃泌素瘤切除术的麻醉处理应注意胃酸分泌过多及反流、血容量减少和因腹泻造成的电解质紊乱（低钾血症、代谢性碱中毒）。应考虑相关的内分泌功能紊乱（MEN Ⅰ综合征）。术前需要评估凝血和肝功能检查，因为脂肪吸收的改变可影响凝血因子。静脉使用雷尼替丁可防止术中胃酸分泌过多。

Ⅳ. 胃切除术后综合征

1. 倾倒综合征（恶心、上腹部不适、心悸、反应性低血糖，严重时可发生头晕或晕厥）

可在餐后立即发生（早期），或进食后 1～3 小时发生（晚期）。奥曲肽治疗可能有效。

2. 碱性反流性胃炎

临床三联征有餐后上腹痛、胆汁反流入胃和胃炎的相关组织学证据。经证实唯一有效的治疗方法是避免肠道与胃黏膜接触（Roux-en-Y 胃空肠吻合术）。

Ⅴ. 肠易激综合征

肠易激综合征的患者常主诉全肠道不适，多局限在左下腹。通常伴有大便次数增多且带有黏液。许多患者有血管舒缩不稳定的症状，包括心动过速、过度通气、疲劳、出汗和头痛。没有明确的发病因素及结构和生化方面的异常。

Ⅵ. 炎症性肠病

炎症性肠病是继类风湿性关节炎后第二常见的慢性炎性病。

1. 炎症性肠病的分型

1）溃疡性结肠炎 是一种累及直肠及部分或全部结肠的黏膜病。主要症状包括腹泻、直肠出血、里急后重、排黏液便及痉挛性腹痛。中至重度病变还会出现食欲不振、恶心、呕吐、发热和体重下降。

A. 并发症：包括灾难性疾病、出血、中毒性巨结肠、穿孔、腹膜炎和肠梗阻。

2）克罗恩病（Crohn's disease，CD） 通常表现为急性或慢性肠炎。CD分为两种类型：穿孔-瘘形成型和梗阻型，两种类型的治疗和预后并不相同。常见表现有右下腹痛、腹泻，酷似阑尾炎。可能发生梗阻、狭窄和形成瘘。空肠受累可导致营养吸收障碍、脂肪泻和营养不良。可能发生结肠炎和中毒性巨结肠。相关性胃炎可导致恶心、呕吐和上腹痛。肛周克罗恩病更易出现肠外表现（**表 12-5**）。

表 12-5 炎症性肠病（inflammatory bowel disease，IBD）的肠外表现

皮肤病	10%～15%的 IBD 患者会发生结节性红斑，坏疽性脓皮病的发生率为 1%～12%
风湿病	15%～20%的 IBD 患者出现外周关节炎
眼部病变	1%～10%的患者发生结膜炎、前葡萄膜炎/虹膜炎和表层巩膜炎
肝胆病变	大约 50%的 IBD 患者有肝病变；肝大；由慢性病、营养不良和糖皮质激素治疗引起的脂肪肝；胆汁酸吸收不良引起的胆石症；原发性硬化性胆管炎导致胆汁性肝硬化和肝衰竭
泌尿系统病变	10%～20%发生结石；输尿管梗阻
其他	血小板增多引起的血栓栓塞性疾病（肺栓塞、心血管意外和动脉栓塞）；纤维蛋白肽 A、Ⅴ因子、Ⅷ因子和纤维蛋白原水平升高；凝血活酶生成加快；由于肠道丢失或分解代谢增加引起的抗凝血酶Ⅲ缺乏；游离蛋白 S 缺乏；心内膜炎；心肌炎；胸膜心包炎和间质性肺病和继发性/反应性淀粉样变性

2. 炎症性肠病的治疗

1）外科治疗（表 12-6）

表 12-6 外科适应证：炎症性肠病

溃疡性结肠炎
大出血、穿孔、中毒性巨结肠
梗阻、顽固性和暴发性疾病、癌症
克罗恩病
狭窄、梗阻、出血、脓肿、瘘、顽固性和暴发性疾病、癌症和无反应性肛周病

2）药物治疗（表 12-7）

表 12-7　炎症性肠病的药物治疗

柳氮磺胺吡啶	抗菌抗炎（5-乙酰基水杨酸），可有效缓解 UC 和 CD，持续缓解 UC。新药包括安萨科（美沙拉秦，Asacol）和颇得斯安（美沙拉秦肠溶片）
口服、局部或胃肠外糖皮质激素	可用于 UC 和 CD 缓解症状，不用于维持治疗
抗生素	用于 UC 患者在结肠切除术后治疗慢性隐窝炎（甲硝唑或环丙沙星）
免疫调节药	硫唑嘌呤、6-巯基嘌呤（抑制细胞增殖）、环孢素（抑制 T 细胞介导的反应）

CD，克罗恩病；UC，溃疡性结肠炎。

Ⅶ. 伪膜性肠炎

伪膜性肠炎通常与抗生素（尤其是克林霉素和林可霉素）治疗、肠梗阻、尿毒症、充血性心力衰竭和肠缺血相关。临床表现包括发热、水样腹泻、脱水、低血压、心律失常、肌无力、肠梗阻和代谢性酸中毒。

Ⅷ. 类癌

1. 类癌

可发生于几乎所有的胃肠道组织，但最常见于支气管、空肠回肠或结肠/直肠。类癌可分泌多种胺类和神经肽类激素（**表 12-8**），当释放至足够数量时，可引起明显的全身症状（类癌综合征）。大多数类癌是在疑似阑尾炎的手术过程中偶然发现的（**表 12-9**）。

表 12-8　不同部位类癌产生的物质

	前　肠	中　肠	后　肠
5-羟色胺（5-HTP）	低	高	很少
其他物质	ACTH、5HTP、GRF	速激肽（P 物质、神经肽 K、K 物质），很少产生 5-HTP、ACTH	很少产生 5-HTP、ACTH，包含大量肽类
类癌综合征	不典型	典型	罕见

ACTH，促肾上腺皮质激素；GRF，生长激素释放因子；5-HTP，5-羟色胺。

表 12-9 类癌的部位和表现

类癌的部位	表现
小肠	腹痛（51%），肠梗阻（31%），肿块（17%），胃肠出血（11%）
直肠	出血（39%），便秘（17%），腹泻（17%）
支气管	无症状（31%）
胸腺	前纵隔肿块
卵巢和睾丸	体检或超声检查发现肿块
转移	肝转移，常表现为肝大

2. 类癌综合征

大约20%的患者会发生类癌综合征，最常见的两个症状是皮肤潮红和腹泻。皮肤潮红可能与瘙痒、流泪、腹泻和颜面水肿有关，压力、酒精、运动，某种食物例如奶酪，或药物如儿茶酚胺、五肽胃泌素、5-羟色胺再摄取抑制剂类药物可加重之。心脏损害的表现是由心内膜纤维化引起的，主要发生在右心。类癌三联征为心脏损害、皮肤潮红和腹泻。也可发生哮喘样喘鸣。类癌危象可致命，其特征是剧烈的皮肤潮红、腹泻、腹痛和循环不稳定。类癌危象的诱发因素包括压力、穿刺活检和某些药物（**表 12-10**）。

表 12-10 可影响类癌危象的相关药物

可刺激介质释放
琥珀酰胆碱、美维库铵、阿曲库铵、筒箭毒碱
肾上腺素、去甲肾上腺素、多巴胺、异丙肾上腺素和硫喷妥钠
不释放介质的药物
丙泊酚、依托咪酯、维库溴铵、顺式阿曲库铵、罗库溴铵、舒芬太尼、阿芬太尼、芬太尼和瑞芬太尼；所有吸入性麻醉药；地氟醚因其代谢率低，更适合有肝转移的患者

1）诊断 主要依靠测量尿和血浆中的5-羟色胺或尿中的代谢产物。

2）麻醉管理 在麻醉前24～48小时，每6～8小时皮下注射(subcutaneously，SC) 150～250 μg奥曲肽并持续使用至术中，可减弱大多数血流动力学不良反应。足量奥曲肽治疗的患者使用硬膜外麻醉是安全的，尽管硬膜外麻醉和蛛网膜下腔麻醉会因阻断交感神经而加剧低血压。5-羟色胺受体拮抗剂昂丹司琼是用于止吐的有效和合理的选择。需要行有创动脉血压监测。

3）类癌的药物治疗 包括避免加重皮肤潮红的各种情况、膳食中添加烟酰胺、治疗心力衰竭和哮喘、控制腹泻（洛哌丁胺或地芬诺酯）。5-HT_3 受体拮抗剂（昂丹司琼、托烷司琼、阿洛司琼）可控制腹泻和恶心。联合应用组胺 H_1 和 H_2 受体阻滞剂（苯海拉明和西咪替丁或雷尼替丁）可以控制前肠类癌患者的皮肤潮红。生长抑素类似物奥曲肽和兰瑞肽在绝大多数患者中都可控制症状，对类癌危象也十分有效。

4）其他治疗 肝动脉栓塞或联合化疗（化疗栓塞）可用于控制类癌综合征的症状，非转移性类癌唯一可行的治疗手段是外科手术。

Ⅸ. 急性胰腺炎

急性胰腺炎是由胰腺自身消化引起的炎症反应。急性炎症过后正常胰腺功能可恢复。

1. 病因

急性胰腺炎的主要病因是胆石症和酗酒。急性胰腺炎在患有获得性免疫缺陷综合征、甲状旁腺亢进和高钙血症患者中十分常见。

2. 症状和体征（表 12-11）

表 12-11 急性胰腺炎的症状和体征

中上腹痛，可放射至背部，向前倾可缓解	发热
恶心和呕吐	休克
腹胀和肠梗阻	手足抽搐（随低钙血症发生）
因胸腔积液或腹水造成的呼吸困难	迟钝或精神异常（如果戒酒）

3. 诊断

急性胰腺炎的标志是血清淀粉酶升高。CT 可发现急性胰腺炎的形态学变化。鉴别诊断包括十二指肠溃疡穿孔、急性胆囊炎、肠系膜缺血和肠梗阻。

4. 预后

Ranson 评分可用于评估死亡率（**表 12-12**）。

表 12-12　急性胰腺炎的 Ranson 评分

指标	
年龄＞55 岁	白细胞计数＞16×10^9/L
血尿素氮＞16 mmol/L	谷草转氨酶＞250 U/L
PO_2＜8 Kpa（60 mmHg）	容量不足＞6 L
血糖＞200 mg/dl，既往无糖尿病史	乳酸脱氢酶＞350 IU/L
纠正后钙＜8 mg/dl	血细胞比容下降＞10
代谢性酸中毒碱缺乏＞4 mmol/L	（注意：血清淀粉酶并非评估指标）
死亡率	
得分 0～2：＜5%	得分 3～4：20%
得分 5～6：40%	得分 7～8：100%

5. 并发症

包括休克、低氧血症、急性呼吸窘迫综合征（20%）、肾衰竭（25%）、消化道出血、弥散性血管内凝血造成的凝血障碍及胰腺感染（死亡率＞50%）。

6. 治疗

包括积极补液（晶体液可达 10 L）、禁食使肠道休息、使用阿片类药物缓解重度疼痛、预防性使用抗生素，在症状发生后 24～72 小时内在内镜下解除结石梗阻，可降低发生胆管炎的风险，病程延长可使用胃肠外营养。

Ⅹ. 慢性胰腺炎

慢性胰腺炎是慢性炎症，可导致胰腺的不可逆损害。

1. 病因

慢性胰腺炎最常见的病因是长期酗酒。特发性慢性胰腺炎是本病第二常见的类型。慢性胰腺炎有时与囊性纤维化、甲状旁腺功能亢进（高钙血症）有关，或是一种常染色体显性遗传病。

2. 症状和体征

慢性胰腺炎常表现为上腹痛，可放射至背部，常在餐后发生。至少 90%的胰腺受损后会发生脂肪泻，并最终出现糖尿病。

3. 诊断

慢性胰腺炎的诊断依据是长期酗酒史和发生胰腺钙化。血清淀粉酶一般正常。超声检查可发现增大的胰腺和含液的假性囊肿。CT 检查可见胰管扩张和胰腺大小的改变。内镜下逆行胰胆管造影（endoscopic retrograde cholangiopancreatography，ERCP）是早期发现慢性胰腺炎引起胰管改变的最敏感的影像学检查。

4. 治疗

包括针对疼痛、吸收不良和糖尿病的治疗。对于疼痛治疗效果不佳的患者，可行体内引流术（胰管空肠吻合术）或内镜下支架置入术。补充酶制剂（脂肪酶）可帮助消化脂肪。

Ⅺ. 吸收不良和消化不良

营养吸收不良可表现为脂肪吸收障碍（脂肪泻）、低蛋白血症（由于病变的肠黏膜使蛋白漏出）、脂溶性维生素（维生素 A、D、E、K）缺乏、低钙血症和低镁血症。

1. 麸胶敏感性肠病（原先称作乳糜泻或非热带性口炎性腹泻）

是一种小肠吸收不良（脂肪泻）性疾病，伴有体重降低、腹痛和易疲劳。治疗方法是饮食中不要含有麸质（小麦、黑麦、大麦）。

2. 小肠切除

术后残存的小肠表面积降至临界水平以下，可导致吸收不良，出现腹泻、脂肪泻、微量元素缺乏和电解质紊乱（低钠血症、低钾血症）。当多次少量进餐不起效时，需要给予全胃肠外营养。

Ⅻ. 消化道出血（表 12-13）

表 12-13　上、下消化道出血的原因

原　因	发生率（%）
上消化道出血	
消化性溃疡	

续表

原　因	发生率（%）
十二指肠溃疡	36
胃溃疡	24
黏膜糜烂性病变	
胃炎	6
食管炎	6
食管静脉曲张	6
贲门黏膜撕裂（Mallory-Weiss 撕裂）	3
恶性肿瘤	2
下消化道出血	
结肠憩室	42
结直肠恶性肿瘤	9
缺血性结肠炎	9
原因未明的结肠炎	5
痔疮	5

（Adapted from Young HS：Gastrointestinal bleeding. Sci Am Med 1998；1-10.）

1. 上消化道出血

急性上消化道出血的患者当出血量超过全身血量 25%（成人 1500 ml）时，会出现低血压和心动过速。多数患者出现急性低血容量表现（体位性低血压的特点为收缩压下降 10～20 mmHg 和反应性心率增快）时，血细胞比容（hematocrit，Hct）通常小于 30%。在急性出血早期，Hct 可能是正常的，是由于血浆容量达到平衡的时间不足。

1）黑便 通常提示出血的部位在盲肠以上。氮负荷被小肠吸收后，血尿素氮（blood urea nitrogen，BUN）通常高于 40 mg/dl。

2）治疗 上消化道出血的患者，当可见活动性出血时，可在内镜下止血（热疗、注射肾上腺素或硬化剂）。内科支持治疗后仍继续出血，而内镜下止血不成功的患者可选择外科治疗非静脉曲张性上消化道出血（溃疡缝合、弥漫性出血性胃炎行胃切除术）。

2. 下消化道出血

典型表现为突然出现鲜红色血便伴血块。

1）BUN 升高不明显。

2）乙状结肠镜检查 患者血流动力学稳定时，乙状结肠镜检查可排除直肠肛门病变。如果持续快速出血，可尝试血管造影和栓塞治疗。下消化道出血需外科手术治疗。

3. 隐匿性消化道出血

表现为不明原因的缺铁性贫血和间断的大便隐血阳性。消化性溃疡和结肠肿瘤是隐匿性消化道出血最常见的病因。

XIII. 憩室病和憩室炎

结肠憩室是结肠黏膜和黏膜下经过固有肌层突出肠壁形成疝，多发生于长期低纤维饮食的人群。一个或一个以上憩室发生炎症为憩室炎，通常发生在乙状结肠和降结肠。

1. 症状和体征

包括发热、下腹疼痛和压痛。可出现恶心、呕吐、便秘、腹泻、排尿困难、心动过速和白细胞计数升高伴核左移。右半结肠憩室炎和阑尾炎很难鉴别。严重的憩室炎可能发生化脓性腹膜炎。腹部 CT 是早期诊断可疑憩室炎最有效的手段。

2. 治疗

包括口服广谱抗菌药物 7～10 天，其中应包括对厌氧菌的治疗。还需要补液、肠道休息、广谱抗生素和镇痛药治疗。经治疗 48 小时内仍未见好转的患者需行外科手术治疗（病变结肠切除术）。

XIV. 阑尾炎

阑尾炎常因粪石梗阻阑尾腔，腔内压力过高造成细菌入侵阑尾壁和血管。二三十岁成人高发本病。

1. 临床表现

包括轻度、转移性腹痛，多为绞痛。如果炎症扩散，疼痛程度加剧并局限于右下腹部。食欲不振很常见，50%～60%患者会发生恶心和呕吐。体温多正常或轻微升高（体温升高明显意味着穿孔）。鉴别诊断见**表 12-14**。

表 12-14　阑尾炎的鉴别诊断

肠系膜淋巴结炎	输尿管结石	盆腔炎
格拉夫卵泡破裂	急性胆囊炎	黄体囊肿
急性胰腺炎	急性胃肠炎	绞窄性肠梗阻
溃疡穿孔	急性憩室炎	无器质性病变

2. 治疗

早期行外科治疗和阑尾切除术。

XV. 腹膜炎

腹膜炎是细菌经血源性传播造成的自发性腹膜炎症，或继发于腹腔内感染的腹膜炎症。

表 12-15　腹膜炎的病因

肠穿孔
创伤、医源性、内镜穿孔、缺血、吻合口漏、导管穿孔、吞食异物、炎症性肠病、血管栓塞、嵌顿疝、肠扭转、肠套叠
其他器官漏
胰腺炎、胆囊炎、输卵管炎、活检后胆漏、膀胱破裂
腹腔破裂
腹膜透析、腹腔化疗、术后外源性异物、穿透-瘘模式、创伤

1. 临床特征

急性腹痛和触痛，常伴发热、弥漫性腹部压痛和反跳痛，腹壁紧张、肠鸣音消失，常出现心动过速、低血压和脱水。实验室检查常发现白细胞增多和酸中毒。腹水检查可见中性粒细胞增多、蛋白质和乳酸脱氢酶水平升高。

2. 治疗

补液、纠正电解质紊乱、使用抗生素及外科治疗潜在病变。

XVI. 急性结肠假性梗阻

急性结肠假性梗阻是指在无机械梗阻的情况下出现结肠大面积扩张的一种临床综合征。常发生于患有内科或外科疾病的住院病人。目前的假说认为，脾曲远端结肠的神经输入失衡，即交感神经刺激过度，而副交感神经输入不足，导致远端结肠的痉挛性收缩和功能性梗阻。经保守治疗（补液、活动、灌肠、鼻胃管吸引）超过 48 小时但治疗无效的患者，则应积极行减压性结肠镜检查和（或）静脉用胆碱酯酶抑制剂新斯的明，3～5 分钟予 2.0～2.5 mg，可使 80％～90％的患者立即得到结肠减压。

13

营养性疾病和先天性代谢缺陷

（张 洁译　姜陆洋校）

营养失调或先天代谢缺陷会显著影响麻醉管理。

Ⅰ. 肥胖

肥胖（体重达到或超过理想体重的 120%）与多种内外科疾病相关，该人群发病率及死亡率较普通人群均增高（**表 13-1** 和**表 13-2**）。当体质指数（BMI）大于 28 时，卒中、缺血性心脏病以及糖尿病的发病风险增高，约是普通人群的 3～4 倍。

表 13-1　与肥胖相关的内外科疾病

器官系统	不良效应	器官系统	不良效应
呼吸系统	阻塞性睡眠呼吸暂停 肥胖低通气综合征 限制性肺疾病	内分泌系统	糖尿病 库欣综合征 甲状腺功能减退
心血管系统	高血压病 心脏扩大 充血性心力衰竭 缺血性心脏病 脑血管疾病 外周血管疾病 肺动脉高压 深静脉血栓形成 肺栓塞 高胆固醇血症 高三酰甘油血症 猝死	消化系统 骨骼肌肉系统 恶性疾病	食管裂孔疝 腹股沟疝 胆结石 肝脂肪浸润 承重关节的骨性关节炎 背痛 乳腺 前列腺 宫颈 子宫 结直肠

（Adapted from Adams JP，Murphy PG：Obesity in anaesthesia and intensive care. Br J Anaesth 2000；85：91-108.）

表 13-2 体质指数（BMI）的计算

BMI＝体重（kg）/身高^2（m）
例如：一个 150 kg，身高 1.8 m 的男性，体质指数 BMI 为 47（超过理想体重 1 倍）。同样高度，体重 80 kg 的男性 BMI 为 25

1. 病因学

肥胖是一种复杂的、多因素疾病（脂肪贮存机制、遗传性、心理性）。简单来说，当能量净摄入大于能量的净消耗，并持续超过一定时间时，就会发生肥胖。

1）脂肪贮存 过剩的热量会转化成三酰甘油，贮存在脂肪细胞中。向心性或男性化的脂肪分布（更常见于男性）以腹型肥胖为特征。腹部脂肪沉积较外周性或女性化的脂肪分布（髋部、臀部及大腿）具有更强的代谢活性，与升高的代谢性并发症（血脂异常、糖耐量减低或糖尿病、缺血性心脏病、充血性心力衰竭以及卒中）发病率相关。

2）体重变化对代谢的影响 体重的小幅度减低可使能量消耗持续减少，因此为保持较低体重，要求能量摄入显著减少。所以，一个曾经肥胖的人较同样体重，但未曾肥胖过的人卡路里摄入需要减少 15%，才能维持正常体重。

2. 与肥胖相关的生理异常（表 13-1）

1）阻塞性睡眠呼吸暂停 在中年人群的发病率约 2%～4%，在肥胖患者中发病率为 5%（**表 13-3**）。

表 13-3 阻塞性睡眠呼吸暂停

表现	• 反复发作的睡眠呼吸暂停（持续≥10 秒，睡眠中出现≥5 次/小时）或呼吸浅慢（气流量减低 50%或明显影响动脉氧饱和度下降 4%） • 打鼾 • 白天嗜睡（注意力及记忆力障碍，机动车事故） • 生理改变：动脉低氧血症、红细胞增多症、动脉高碳酸血症、高血压病、肺动脉高压
危险因素	• 男性 • 中年 • 肥胖（BMI>30） • 饮酒（夜间饮酒） • 药物助眠

A. *发病机制*：当咽部气道塌陷时即会发生呼吸暂停。机体对增加的吸气做功以及动脉低氧血症和高碳酸血症的反应，触发觉醒，恢复上呼吸道结构。在睡眠过程中重复上述循环。

B. *危险因素*（表 13-3）

C. *治疗*：经鼻面罩气道正压是临床上治疗严重的阻塞性睡眠呼吸暂停的首要选择。轻度的睡眠呼吸暂停，不能耐受气道正压的患者夜间可使用口内矫正装置，这种装置可以通过保持舌体前位或使下颌前凸从而打开气道。夜间对有严重的动脉低氧饱和度的患者可以考虑氧疗。外科手术治疗阻塞性睡眠呼吸暂停包括气管造口术（病情严重但不能耐受气道正压的患者），腭部手术（激光辅助的悬雍垂-腭-咽成形术）以及上颌面部手术，加强睡眠中上呼吸道的开放（下颏舌骨肌前移术）。

D. *麻醉管理*（表 13-4）

表 13-4　阻塞性睡眠呼吸暂停患者的麻醉管理

患者对于中枢神经系统抑制药物非常敏感
可能发生困难插管（困难气道）
使用短效吸入及静脉麻醉药物
使用短效的神经肌肉接头阻滞药物
区域阻滞可能是有用的
患者完全清醒后再进行气管拔管
患者在术后早期及晚期发生低氧血症的风险均增加
术后早期及晚期（术后 2～5 天）疼痛治疗需要考虑到患者对于阿片类药物呼吸抑制的高敏感性（包括椎管内阿片类药）
考虑使用非甾体抗炎药物

a. ***特殊手术***：任何舌根周围的手术在术前均要实施气管造口术。术后，行广泛矫正术的患者应该进入监护病房，病房内要有氧气供应、合适的镇痛药物以及脉搏氧饱和度监测。

a）悬雍垂-腭-咽成形术：手术体位为仰卧位，头部轻度抬高增加静脉回流。术后早期，由于麻醉药物的残余作用或上呼吸道水肿，有可能使上呼吸道梗阻恶化。急性上呼吸道梗阻可能在拔除气管插管后很快发生。通常推荐使用非甾体抗炎药物用于术后镇痛。术后 24～48

小时内需要监测通气功能。

b. 肥胖低通气综合征（非呼吸运作的呼吸暂停）：是长期阻塞性睡眠呼吸暂停的结果。肥胖低通气综合征的极端情况即皮克威克综合征（Pickwickian syndrome）（肥胖、白天过度嗜睡、动脉低氧血症、红细胞增多、高碳酸血症、呼吸性酸中毒、肺动脉高压、右心功能衰竭）。

c. 肺功能

a）肺容量：由于胸腔以及腹部重量增加阻碍膈肌运动，功能余气量减少，特别是仰卧位时，导致肥胖患者可能存在限制性通气障碍。全身麻醉可能加重这些改变并且减低肥胖患者耐受呼吸暂停的能力（如：直接喉镜检视），虽然有预充氧步骤，亦会造成麻醉诱导后动脉氧饱和度下降。

b）气体交换：肥胖患者的动脉二氧化碳分压 $PaCO_2$ 以及机体对二氧化碳的反应性均在正常范围内。

c）肺顺应性及肺阻力：肥胖会使呼吸系统顺应性及肺阻力减低，造成浅快呼吸，呼吸做功增加，特别是仰卧位时。

d）呼吸做功：增加分钟通气量可以维持正常的血碳酸水平，造成呼吸做功氧耗增加。

d. 心血管系统

a）高血压病：肥胖患者中高血压病发病率 50%～60%（细胞外液量增加、心输出量增加、高胰岛素血症）。肺动脉高压很常见，可能反映出慢性动脉低氧血症或肺血量增加对机体的影响（或二者皆是）。

b）缺血性心脏病：肥胖可能是发生缺血性心脏病的独立危险因素，尤其在向心型肥胖的人群中更常见。

c）充血性心力衰竭（图 13-1）：高血压病引起向心性左室肥厚以及左室顺应性渐进性减低，并可能合并血容量过多，增加充血性心力衰竭的发病风险。肥胖相关的心肌病与血容量过多以及心输出量增加有关。

e. 胃排空：肥胖患者误吸风险增加的观念可能是不正确的。没有反流症状的肥胖患者和非肥胖人群相比，无论平卧位或坐位时，二者的胃-食管压力阶差都是相同的。肥胖人群的胃容量增加，但其胃排空速度可能更快，即使如此，肥胖患者的残余胃容量依旧大于非肥胖人群。

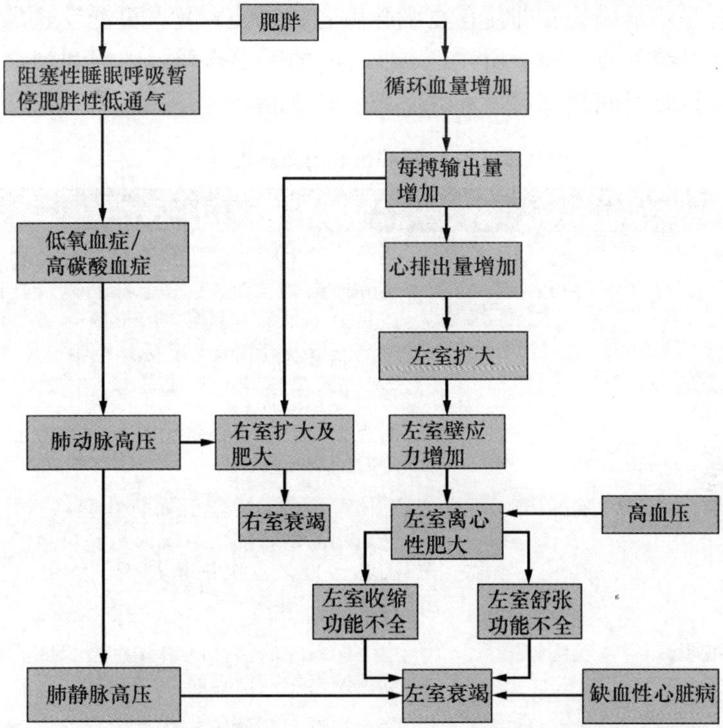

图 13-1 肥胖引发的心肌病及其相关的充血性心力衰竭［右室（RV），左室（LV）］、高血压病以及缺血性心脏病（Adapted from Adams JP，Murphy PG：Obesity in anesthesia and intensive care. Br J Anaesth 2000；85：91-108.）

f. 糖尿病： 糖耐量曲线通常不正常，由于脂肪组织增多，外周组织的胰岛素抵抗作用，使得肥胖人群糖尿病的发病率是非肥胖人群的数倍。

g. 肝胆疾病： 肥胖患者中，肝功能监测异常以及肝脂肪浸润很常见。发生胆囊结石和胆管疾病的风险增加三倍。

h. 血栓栓塞性疾病： 肥胖的手术患者发生深静脉血栓的风险大约是非肥胖人群的 2 倍（红细胞增多症，腹压增加，血流不畅）。

i. 药代动力学： 肥胖患者的药物代谢有所改变（血容量及心输出量增加，身体总水量减少，蛋白结合的变化）（**表 13-5**）。病态肥胖患者全麻后的缓慢恢复反映了储存在脂肪中的吸入麻醉药延迟释放，这种观念是不准确的。即使存在肥胖患者的缓慢恢复，可能反映的是中枢神经系统效应。综上所述，4 小时内的手术麻醉，肥胖和削瘦人群的麻醉恢复时间是有可比性的。

表 13-5 肥胖患者的药物用量

药 物	剂 量	注 释
丙泊酚	理想体重 维持：实际体重	系统清除率以及稳定状态下的分布容积与实际体重明显相关。多余脂肪以及其他灌注良好的器官对药物的亲和力很高。肝脏的高摄取及高结合与实际体重明显相关
硫喷妥钠	实际体重	分布容积增加，血容量、心输出量以及肌肉组织的增加，导致绝对用药量增加。作用时间增长
咪达唑仑	实际体重	随体重增加，中枢分布容积呈线性增长。绝对用药量增加。由于为达到合适的血浆药物浓度，首次剂量加大，故镇静作用延迟
琥珀酰胆碱	实际体重	血浆胆碱酯酶活性随着体重增长成比例增加。绝对用药量增加
维库溴铵	理想体重	如果根据实际体重给予药物，由于分布容积增加以及肝清除受损，导致恢复可能延迟
罗库溴铵	理想体重	起效更快，作用时间更长。药效学及药代动力学在肥胖患者中并不发生改变
阿曲库铵， 顺式阿曲库铵	实际体重	绝对清除率、分布容积以及消除半衰期并不改变。相同的每千克体重用药量不造成恢复延迟，是由于其消除过程不依赖器官功能
芬太尼 舒芬太尼	实际体重 实际体重 维持：理想体重	增加的分布容积以及消除半衰期，是与肥胖程度正相关的。药物在肥胖和瘦削的组织上分布是相同的。药量需要考虑实际体重
瑞芬太尼	理想体重	肥胖患者校准后的每千克实际体重的系统清除率及分布容积显著降低。药代动力学与非肥胖人群无明显差异。年龄及瘦体质等因素在用药量方面需加以考虑

3. 麻醉管理

1）麻醉诱导 有可能存在面罩通气障碍及插管困难（由于面部及双颊肥胖，颈部粗短，舌体肥大，过多的腭咽部软组织，张口度受限，颈椎及下颌活动障碍或巨大乳房）。肥胖患者通常是在诱导期发生肺部误吸的高危人群，但是误吸的发生是与困难气管插管相关的。直接喉镜检视及气管插管过程中可能发生动脉氧合的快速下降。

2）麻醉维持 为麻醉安全起见，肥胖症手术可能需要特殊设计的手术床。神经损伤很常见，特别是超级肥胖患者或是合并糖尿病的肥胖患者。腹腔镜手术的气腹过程引起的生理改变，在肥胖患者身上更加明显（静脉回流减少，心输出量减少，高碳酸血症，心肌需氧量增加）。

A. 监测：肥胖可能导致静脉穿刺或是有创监测的困难度增加。对于合并严重心肺疾病的病理性肥胖患者应该使用有创动脉监测。同样，对于那些由于上肢呈严重圆锥形或是没有合适袖带的无创血压监测困难的肥胖患者，也应行有创血压监测。

B. 药物代谢动力学：肥胖患者在使用地氟醚或七氟醚后的苏醒过程较使用异氟醚及丙泊酚更快。对可疑存在麻醉药物相关呼吸抑制的患者，右美托咪啶可能是更好的选择。

C. 椎管内麻醉：由于骨性标志不清晰，在肥胖患者中的实施椎管内麻醉可能存在困难，其椎管内麻醉需要的局麻药量可能较非肥胖患者低 20%。

D. 通气管理：通常使用大潮气量控制通气以减少肥胖患者的功能残气量进而减低对机体的影响。呼气末正压可能改善肥胖患者的通气/血流比及动脉氧合状况，但是其对心输出量及氧输送方面的副作用可能削弱上述益处。

E. 气管拔管：当肥胖患者完全从麻醉药物的抑制作用中恢复时，才考虑气管拔管。肥胖患者理想的苏醒体位是头高位或坐位。当患者既往有阻塞性睡眠呼吸暂停或肥胖低通气综合征病史时，必须实施严密的术后监护，保证患者上呼吸道的开放及可接受的氧合及通气状况。

F. 术后镇痛：需要考虑阿片类药物对于肥胖患者的呼吸抑制作用，肌内注射阿片类药物不可靠，因为药物吸收有不可预期性。常使用病人自控镇痛或椎管内阿片类药物镇痛。

G. 术后并发症：包括伤口感染，低通气，深静脉血栓及肺栓塞。

4. 治疗

体重减轻 5～20 kg，即有利于血压及血脂的降低以及糖尿病的控制。

1）生活方式改变 包括运动及减少卡路里摄入。

2）药物治疗 西布曲明是一种食欲抑制剂，其作用机制为抑制羟色胺及去甲肾上腺素的重摄取。奥利司他是一种脂酶抑制剂，作用于胃肠道，并且不被组织吸收。

3）外科手术治疗 包括胃间隔术（胃箍、胃成形术）以及人为造成小肠吸收不良的手术（胆胰分流术、胃绕道手术）。成人的减肥手术会造成显著并持续的体重减低以及肥胖相关合并症（高血压病、糖尿病）的减少。手术的并发症包括吻合口漏或狭窄、肺栓塞、败血症、胃下垂以及出血。蛋白质营养不良是减肥手术最严重的代谢并发症。脂肪及脂溶性维生素吸收障碍通常在胆胰分流术后的患者中出现。目前对青少年实施减肥手术仍存在争议。

5. 肥胖与产科（表 13-6）

表 13-6 肥胖及妊娠造成的心肺功能变化

参 数	妊 娠	肥 胖	二者合并存在
心率	↑	↑↑	↑↑
每搏量	↑↑	↑	↑
心输出量	↑↑	↑↑	↑↑↑
心指数	↑或↔	↔	↔或↓
血细胞比容	↓↓	↑	↓
血容量	↑↑	↑	↑
外周血管阻力	↓↓	↑	↔或↓
平均动脉压	↑	↑↑	↑↑
仰卧位低血压	出现	出现	↑↑
左室形态	肥厚	肥厚并扩张	肥厚并扩张
交感兴奋性	↑	↑↑	↑↑↑
收缩功能	↔	↔或↓	↔或↓
舒张功能	↔	↓	↓
中心静脉压	↔	↑	↑↑
肺动脉楔压	↔	↑↑	↑↑
肺动脉高压	不出现	可能出现	可能出现

续表

参数	妊娠	肥胖	二者合并存在
子痫前期	↔	无	↑↑
黄体酮水平	↑	↔	↑
CO_2 的敏感性	↑	↓	↑
潮气量	↑	↓	↑
呼吸频率	↑	↔或↑	↑
分钟通气量	↑	↓或↔	↑
最大吸气量	↑	↓	↑
补吸气容积	↑	↓	↑
补呼气容积	↓	↓↓	↓
残气量	↓	↓或↔	↑
功能残气量	↓↓	↓↓↓	↓↓
肺活量	↔	↓	↓
FEV_1	↔	↓或↔	↔
FEV_1/肺活量	↔	↔	↔
肺总量	↓	↓↓	↓
顺应性	↔	↓↓	↓
呼吸功	↑	↑↑	↑
肺阻力	↓	↑	↓
V/O 比例	↑	↑	↑↑
肺一氧化碳弥散量	↑或↔	↔	↔
PaO_2	↓	↓↓	↓
$PaCO_2$	↓	↑	↓

↑，升高；↓，减低；↔，无变化（箭头多少代表变化程度）；FEV_1，1秒最大呼气量；V/Q，通气/血流比值；$PaCO_2$，二氧化碳分压；PaO_2，氧分压。

现已报道与肥胖相关的产妇妊娠期间并发症包括高血压病（慢性高血压病及子痫前期），糖尿病（妊娠前及妊娠中），呼吸功能障碍（哮喘及睡眠呼吸暂停），血栓栓塞性疾病，剖宫产率增加，感染，原发的尿路感染，伤口感染及子宫内膜炎。产时并发症，如分娩期胎儿呼吸窘迫、胎粪吸入、产程延迟、胎位异常、肩难产及产钳使用率增高等在肥胖孕妇中更常见。产科人群实施全身麻醉的气管插管失败率约 1/280，而普通人群仅为 1/2230。

1）麻醉管理 硬膜外置管分娩镇痛更具优势，分娩术中各种操作均可依靠其来进行有效镇痛。孕期激素相关的改变可能增加孕妇的神经阻滞程度。腰麻过程中的问题包括穿刺困难、潜在的高位脊髓麻醉风险、胸部运动神经的深度阻滞导致的循环、呼吸抑制，或持续阻滞失败。肥胖孕妇发生产后并发症的概率增加（如低氧血症、肺不张、肺炎、深静脉血栓、肺栓塞、肺水肿、产后心肌病、产后子宫内膜炎、伤口感染及裂开）。

Ⅱ. 进食障碍（表 13-7）

表 13-7 进食障碍诊断标准

神经性厌食症
体质指数<17.5
对于体重增加的恐惧
对体型及体重的错误认知
闭经
神经性贪食症
反复暴食（每周超过 2 次，维持 3 个月以上）
反复自我催吐，过度运动或禁食
对于体型或体重的过度关注
暴食障碍
反复暴食（每周超过 2 天，维持 6 个月以上）
进食迅速
暴食至病态饱胀感停止
不饥饿时进食
独自进食
暴食后常感自责
无自我催吐及过度运动

（Adapted from Becker AE，Grinspoon SK，Klibanski A，et al：Eating disorders. N Engl J Med 1999；340：1092-1098）

1. 神经性厌食症

特征为进食量的显著减少，体力活动过多及体重减低超过正常体重的 25%，但患者仍认定自身肥胖的一种疾病。

1）症状及体征（表 13-8）

表 13-8 神经性厌食症的体征及症状

难以解释的体重下降	心动过缓
心脏体积减小及收缩力减低	骨质疏松
心肌病	胃排空延迟
猝死（室性心律失常）	认知功能受损
闭经	低钾血症（自我催吐，滥用泻药）
体温降低	肝脂肪浸润
直立性低血压（自主神经系统功能改变）	

2）治疗 由于患者对自身状况的否认，导致治疗存在困难。选择性羟色胺再摄取抑制剂（如氟西汀）可能有某些价值。

3）麻醉管理 基于饥饿引发的已知的病生理效应进行麻醉管理（低钾血症、低血容量、胃排空延迟、心律失常）。

2. 神经性贪食症

以反复发作的暴食行为（进食行为失控）、自我清除（呕吐）及饮食限制为特征。

1）症状及体征 包括皮肤干燥、脱水征象、唾液腺的肥大以及休息时心动过缓。最常见实验室检查异常为血浆淀粉酶浓度的增高（推测由腮腺产生）。继发于呕吐产生代谢性碱中毒通常和血浆碳酸盐浓度升高、低氯血症以及偶发的低钾血症同时出现。牙科并发症可能包括牙周病。

2）治疗 通常采用认知行为疗法。药物治疗中，三环类抗抑郁药及选择性羟色胺重摄取抑制剂（如氟西汀）可能有帮助。反复自我催吐导致低钾血症时，有必要补钾治疗。

3. 暴食障碍

类似于神经性贪食症，但是与神经性贪食症不同的是，这些患者不进行自我催吐，饮食限制的时间更短。病理性肥胖患者特别是持续体重增加或体重反复变化的患者，应该要怀疑有无暴食障碍。

Ⅲ. 营养不良及维生素缺乏

1. 营养不良

营养不良是一种特殊的医学综合征，肠内及全肠外营养（静脉营养）的能量支持治疗对其是有效的。

营养不良患者的特征改变为血浆白蛋白水平低于 3 g/dl 以及转铁蛋白水平低于 200 mg/dl。危重患者通常都经历了由于高代谢状态引起的能量负平衡，比如创伤、发热、败血症以及伤口愈合造成的能量需求增加。

1）治疗 对于体重减低超过 20%的患者，推荐在择期手术前接受营养治疗。

A. 肠内营养：当胃肠道有功能时，可以通过鼻胃管或胃造瘘管进行肠内营养。肠内营养的并发症并不常见，可能包括高血糖导致的渗透性利尿以及低血容量（可以考虑外源性胰岛素的使用）。

B. 全肠外营养：当胃肠道无功能时，需要考虑进行全肠外营养。当每日的卡路里需求量超过 2000 卡或持续的营养支持时，需要常规的锁骨下静脉置管以保证每日约 40 ml/kg 的高渗肠外营养液的输注（渗透压大约 1900 mOsm/L）。全肠外营养潜在并发症很多（**表 13-9**）。

表 13-9 全肠外营养/外周肠外营养的其他并发症

低钾血症 低磷血症 肠道菌群异位 肾功能障碍 非酮症高渗性糖尿病昏迷	低镁血症 静脉血栓形成 骨质减少 高氯性代谢性酸中毒	低钙血症 感染/败血症 肝酶升高 液体过剩 再喂养综合征*

*溶血性贫血、呼吸窘迫、手足搐搦、感觉异常以及心律失常。神经性厌食症或酒精中毒患者在快速再喂养过程中出现低磷、低钾、低镁血症。

2. 维生素缺乏（表 13-10）

表 13-10 维生素缺乏

维生素	实验室检测	缺乏原因	缺乏体征
硫胺素（B_1）（脚气病）	尿硫胺素	硫胺素摄入减少造成的慢性酒精中毒	体循环阻力降低、心输出量增加、多神经病（脱髓鞘变、感觉缺失、感觉异常），对出血、体位改变以及正压通气的反应性降低
核黄素（B_2）	尿核黄素	通常是由于摄入不足，由牛奶或其他乳制品光降解产生	洋红舌、口角炎、皮肤脂溢及嘴唇干裂

续表

维生素	实验室检测	缺乏原因	缺乏体征
泛酸（B_3）	尿泛酸	肝脏、酵母、蛋黄及蔬菜中含有	非特异性，包括胃肠功能紊乱、抑郁、肌肉痉挛、感觉异常、共济失调以及低血糖
烟酸（B_5）（糙皮病）	尿烟酸代谢物	烟酸是由色氨酸合成的；类癌肿瘤细胞需要色氨酸来合成羟色胺，因此类癌患者更容易出现烟酸缺乏	精神错乱、易激惹、外周神经病，胃酸缺乏、腹泻、水疱性皮炎、口腔炎、舌炎、尿道炎以及唾液分泌过多
吡哆醇（B_6）	血浆 B_6	酒精中毒，使用异烟肼	皮肤脂溢、舌炎、抽搐、神经病、抑郁、精神错乱以及小细胞性贫血
叶酸（B_9）	血清叶酸	酒精中毒，使用柳氮磺胺吡啶、乙胺嘧啶以及氨苯蝶啶	巨幼细胞性贫血、萎缩性舌炎、抑郁、同型半胱氨酸水平↑
钴胺素（B_{12}）	血清 B_{12}	胃萎缩（恶性贫血），回肠末端疾病，严格素食	巨幼细胞性贫血、震动觉和位置觉缺失、步态异常、痴呆、阳痿、大小便失禁、同型半胱氨酸水平↑、甲基丙二酸水平↑
生物素	血清生物素	肝脏，酱油，豆类，酵母以及蛋黄中含有；蛋白中含有抗生物素蛋白，可以和此维生素紧密结合，减低生物利用度	精神改变（抑郁、幻觉）、感觉异常、厌食、恶心；皮肤脱屑、皮肤脂溢、眼鼻口周围及四肢出现红斑疹
抗坏血酸（C）（坏血病）	血清抗坏血酸	吸烟，酒精中毒	毛细血管脆性增加、瘀点、瘀斑、关节及骨骼肌出血、伤口愈合不良、分解状态、牙齿松动、牙槽缘坏疽、低钾及低铁
A	血浆维生素 A	饮食缺乏多叶蔬菜或动物肝脏的摄入或吸收不良	夜视力丧失、结膜干燥、角膜破坏及贫血

续表

维生素	实验室检测	缺乏原因	缺乏体征
D（佝偻病）	血浆 25-二羟化维生素 D	维生素 D 水平下降导致钙吸收减少，继发性引起甲状旁腺素分泌增加，导致血钙降低，导致了破骨活动增强，骨质吸收	胸椎后凸可能造成低通气、血钙水平正常、低血磷、血浆碱性磷酸酶水平升高
E	血浆 α-生育酚	只有当脂肪吸收障碍或遗传性维生素 E 转运或代谢异常时发病	外周神经病、脊髓小脑共济失调、骨骼肌萎缩、视网膜病变
K	凝血酶原时间	由肠道细菌合成，这些细菌可能由于长时间使用抗生素而死亡。此外脂肪吸收障碍也可引起缺乏	出血

Ⅳ. 先天代谢缺陷（表 13-11）

表 13-11　先天代谢缺陷

卟啉症	碳水化合物代谢障碍
痛风	氨基酸代谢障碍
假性痛风	黏多糖累积症
高脂血症	神经节苷脂沉积症

1. 血卟啉症

血卟啉症是一组代谢缺陷，以卟啉类化合物及其前体的过度生成为特征（卟啉类化合物对很多基本生理功能，包括氧输送及贮存等都很重要）。卟啉类化合物的生成途径是由一系列酶催化的。这些酶缺陷会造成上游代谢产物的蓄积，产生卟啉症（**图 13-2**）。亚铁血红素是最重要的卟啉类物质（血红蛋白及细胞色素 P-450），是由一种可诱导的氨基酮戊酸合成酶（ALA）催化产生。

1）分类（表 13-12；图 13-2）　急性发作的卟啉症与麻醉管理相关，因为只有急性发作的卟啉病可能由于对特定药物的反应造成威胁生命的后果（**表 13-13**）。

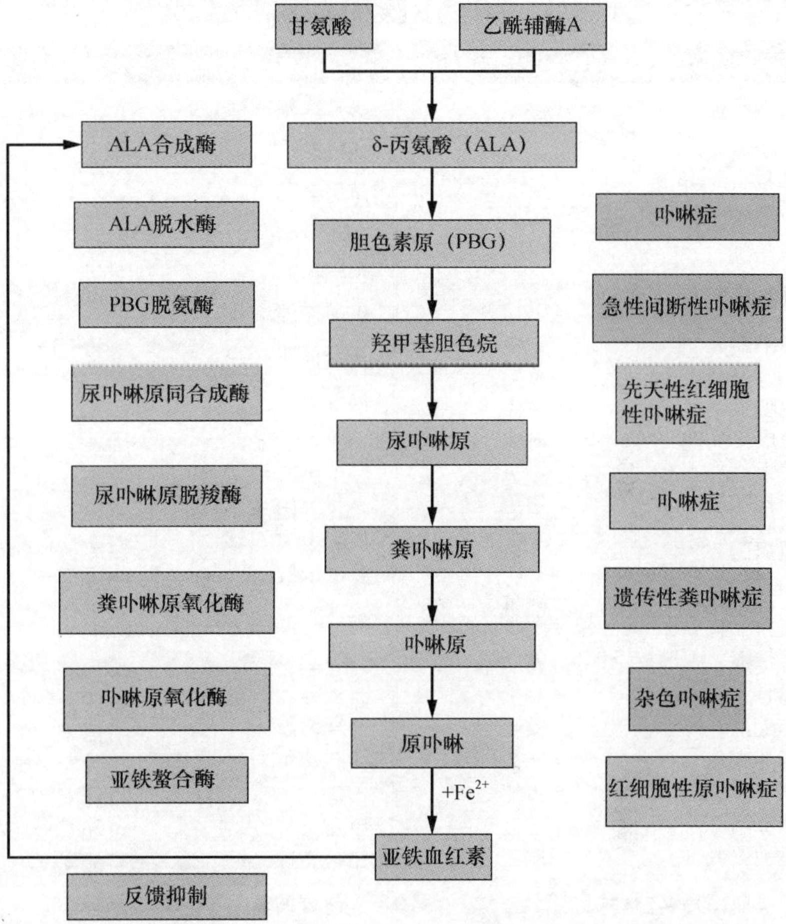

图 13-2 血红素合成途径。在负反馈环路上的酶被标记，与这些酶缺陷有关的卟啉症类型在右侧标出。卟啉症急性发作的类型以方格圈注。CoA，辅酶 A。(Adapted from James MFM, Hift RJ: Porphyrias. Br J Anaesth 2000; 85: 143-153.)

表 13-12 卟啉症分类

急　性	非急性
急性间歇性卟啉症	迟发性皮肤卟啉症
混合性卟啉症	红细胞生成性卟啉症
遗传性类卟啉症	红细胞生成性尿卟啉症
铅卟啉症	红细胞生成性原卟啉症

(Adapted from James MFM, Hift RJ: Porphyrias. Br J Anaesth 2000; 85: 143-153.)

表 13-13 卟啉症急性发作时推荐的麻醉用药

药 物	建 议
吸入麻醉药	
氧化亚氮	安全
异氟醚	可能安全*
七氟醚	可能安全*
地氟醚	可能安全*
静脉麻醉药	
丙泊酚	安全
氯胺酮	可能安全*
硫喷妥钠	避免
硫戊比妥钠	避免
美索比妥	避免
依托咪酯	避免
镇痛药	
对乙酰氨基酚	安全
阿司匹林	安全
可待因	安全
吗啡	安全
芬太尼	安全
舒芬太尼	安全
酮咯酸	可能避免†
非那西汀	可能避免†
喷他佐新	避免
神经肌肉接头阻滞药	
琥珀酰胆碱	安全
潘库溴铵	安全
阿曲库铵	可能安全*
顺式阿曲库铵	可能安全*
维库溴铵	可能安全*
罗库溴铵	可能安全*
米维库铵	可能安全*
阿片类拮抗剂	
纳洛酮	安全
抗胆碱药	
阿托品	安全
格隆溴铵	安全
抗胆碱酯酶药	
新斯的明	安全
局麻药	
利多卡因	安全
丁卡因	安全
布比卡因	安全
甲哌卡因	安全
罗哌卡因	尚无资料
镇静止吐药	
氟哌利多	安全
咪达唑仑	可能安全*
劳拉西泮	可能安全*
西咪替丁	可能安全*
雷尼替丁	可能安全*
甲氧氯普胺	可能安全*
昂丹司琼	可能安全*
心血管药物	
肾上腺素	安全
α受体激动剂	安全
β受体激动剂	安全
β受体拮抗剂	安全
地尔硫䓬	可能安全*
硝普钠	可能安全*
硝苯地平	可能避免†

*表示虽然并不能完全断定其安全，但是应用此药不太可能引起卟啉症急性发作。

†权衡利弊后再使用。

（Adapted from James MFM，Hift RJ：Porphyrias. Br J Anaesth 2000；85：143-153.）

2）急性血卟啉病 血色素减低是急性发作的最常触发事件。血色素减低会使得 ALA 合成酶活性上升以及刺激卟啉原的合成（**图 13-2**）。酶诱导药物是急性卟啉病发作的最重要的触发因素。

A. 症状和体征： 急性发作以严重腹痛、自主神经系统紊乱（心动过速或高血压）、电解质异常、脱水、骨骼肌无力、惊厥以及其他神经精神病表现等为特征，这些神经精神病表现可能是轻度的障碍也可能是暴发性的，威胁生命的。发作间期完全并持续的症状缓解。很多存在基因缺陷的患者从未出现症状。患者很可能是在住院时围术期偶然使用触发药物首次出现症状。所有急性卟啉病发作时，ALA 合成酶水平均升高。

B. 触发药物（表 13-13）

C. 卟啉症种类

a. 急性间歇性卟啉症： 可引起最严重的症状（高血压、肾功能损害），并且最可能是致命的。

b. 混合型卟啉病： 是以神经毒性以及皮肤光敏性（暴露在阳光中，由于卟啉原转变为卟啉类化合物造成的大疱性皮肤剥脱）为特征的卟啉病。

c. 遗传性粪卟啉症： 其急性发作较急性间歇性卟啉症或混合性卟啉病少。以神经毒性以及皮肤高敏感为其特征，但是病变程度并不严重。

d. 迟发性皮肤卟啉症： 此型的 ALA 合成酶活性并不重要，可能触发其他类型卟啉症的药物并不触发此类卟啉症。35 岁以上男性患者最常出现的症状和体征是光过敏现象。虽然麻醉用药的选择需要考虑到患者可能合并存在的肝脏疾病，但是麻醉危险并不高。

e. 红细胞生成性尿卟啉症： 与卟啉在肝脏的合成不同，卟啉在红细胞内的合成，依据血细胞比容和组织氧合的不同状态而改变。通常出现溶血性贫血、骨髓增生以及脾大等表现。反复感染很常见，光过敏现象很严重。患者的尿液置于阳光下会呈现红色。一般不出现神经毒性及腹痛。

f. 红细胞生成性原卟啉症： 是一种更轻微的红细胞生成性卟啉症，特征表现为光过敏。使用巴比妥类药物对该疾病并无影响。患者基本可生存至成年。

D. 麻醉管理： 大部分卟啉症患者只要加以适当预防，如使用短效药物减少药物在体内的蓄积，降低酶诱导作用，避免反复或长时间的使用等，还是可以安全麻醉的。使用多种潜在的酶诱导药物可能比使用单种更危险。

a. 术前评估： 包括详细的家族史，皮肤检查以及是否存在外周或自主神经病。如果怀疑急性发作，水、电解质方面的异常需要评估并及时处理。如果预期到患者要长时间禁食，要考虑糖盐液体的输注（能量限制与急性卟啉症的发生有关）。

b. 区域阻滞麻醉： 卟啉症患者并不是区域阻滞的绝对禁忌证，但是在实施麻醉前，有必要评估患者的神经系统功能，以减少术前已存在的神经病进一步恶化被错误地归咎于区域阻滞。区域阻滞造成的自主神经系统阻滞可能使患者心血管系统的不稳定显露出来（自主神经病、低血压或二者皆有）。没有证据显示局麻药会造成卟啉症的急性发作或是引起卟啉症患者的神经损伤。

c. 全身麻醉： 总用药量及使用时间可能对易感患者触发卟啉危象的危险性有影响（**表 13-13**）。

d. 心肺转流术： 临床经验显示，卟啉症患者行心肺转流术时，卟啉危象的发病率并不增加。

e. 卟啉危象的治疗： 包括去除任何已知的触发因素，适当补液及能量支持，纠正电解质失衡，镇静，控制疼痛、恶心及呕吐治疗，使用β肾上腺素能阻滞剂以控制心动过速及高血压，抗癫痫药物控制惊厥。静脉注射高铁血红素是治疗急性卟啉症发作唯一特异性的治疗手段（按 3～4 mg/kg 静脉输注 20 分钟以上）。生长激素抑制剂能降低 ALA 合成酶的生成速度，联合血浆置换对减少疼痛可能有效，并促进病情缓解。

2. 痛风

痛风是由于尿酸代谢异常所致疾病，特征为高尿酸血症及尿酸盐在关节的沉积引起的反复发作的急性关节炎。痛风患者高血压病、缺血性心脏病以及糖尿病的发病率高于正常人。

1）治疗 包括降低血浆中尿酸水平（丙磺舒、别嘌呤醇），使用秋水仙碱缓解关节疼痛，秋水仙碱的可能作用机制是抑制白细胞的游走运动及吞噬能力。

2）麻醉管理 重点集中在预先补液促进肾脏对于尿酸的排泄。碳酸氢钠碱化尿液也可以增加尿酸的排泄。还需要考虑痛风患者伴发的高血压病、缺血性心脏病及糖尿病。

3. Lesch-Nyhan 综合征

是一种嘌呤代谢方面的遗传障碍，只发生于男性，以精神发育迟滞、肌肉痉挛及自残行为，口周容貌的损害为特征。损伤组织后期的瘢痕化可能给直接喉镜检视及气管插管造成困难。

4. 碳水化合物代谢障碍

碳水化合物代谢障碍通常是由于遗传性酶缺陷造成的。

1）糖原储积症 1a 型（von Gierke 病） 是由于葡萄糖-6-磷酸酶的缺乏或缺陷造成的。特征为低血糖、代谢性酸中毒、骨质疏松、精神发育迟滞、生长迟缓、惊厥、肝肿大以及血小板功能障碍。患儿通常 2 岁前夭折。麻醉管理包括外源性葡萄糖补充，避免含有乳酸液体的输注，监测动脉 pH。

2）糖原储积症 1b 型 是 6-磷酸葡萄糖的转运缺陷造成糖原在肝脏、肾脏以及肠黏膜的堆积，继发低血糖及乳酸酸中毒。临床体征和症状与 1a 型类似。

5. 氨基酸代谢障碍

目前有超过 70 种已知的氨基酸代谢障碍，但是大部分都很罕见。典型特征包括精神发育迟滞、惊厥以及氨基酸尿（**表 13-14**）。可能会出现代谢性酸中毒、高血氨、肝衰竭以及血栓栓塞。麻醉管理重点在保持血管内容量及维持酸碱平衡方面。

表 13-14 氨基酸代谢障碍

名 称	精神发育迟滞	惊厥	代谢性酸中毒	高氨基酸血症	肝衰竭	血栓栓塞病	其 他
苯丙酮尿症	有	有	无	无	无	无	脆性皮肤
高胱氨酸尿症	有/无	有	无	无	无	有	
高缬氨酸血症	有	有	有	无	无	无	低血糖
瓜氨酸血症	有	有	无	有	有	无	
支链氨基酸尿症（枫糖尿病）	有	有	有	无		有	低血糖 围术期神经功能恶化

续表

名 称	精神发育迟滞	惊厥	代谢性酸中毒	高氨基酸血症	肝衰竭	血栓栓塞病	其 他
甲基丙二酰 CoA 变位酶缺陷			有	有			术中酸中毒避免使用氧化亚氮
异亮氨酸血症	有	有	有	有	有	无	低血容量
甲硫氨酸血症	有	无	无	无	无	无	体温不稳
组氨酸尿症	有	有/无	无	无	无	无	红细胞脆性增加
中位氨基酸尿症（Hartnup 病）	有/无		有	无	无	无	皮炎
精氨酸血症	有		无	有	有	无	

1）苯丙酮尿症 是一种由于氨基酸异常代谢引发的典型疾病。临床特征包括精神发育迟滞及惊厥。患者更易患维生素 B_{12} 缺乏。患者可能对麻醉药物更敏感。

2）高胱氨酸尿症 特征包括晶状体脱位、骨质疏松、脊柱后侧凸、脆性浅色毛发、颧部红润及精神发育迟滞。血栓栓塞病（高半胱氨酸激活的 Hageman 因子以及血小板黏附性增高）可能是致命的。减低围术期血栓栓塞发病风险的措施包括使用吡哆醇（减少血小板黏附）、补液、输注右旋糖酐以及术后早期活动。

3）枫糖尿病（代谢性缺陷导致尿液气味类似枫树汁） 主要表现为发育迟缓以及精神运动发育延迟。感染或禁食常会造成急性代谢失偿。术中应给予含糖液的输注。动脉血 pH 监测对于发现代谢性酸中毒很有帮助，某些情况下可能必须静脉使用碳酸氢钠。

4）甲基丙二酰 CoA 变位酶缺陷 是一种先天代谢障碍，造成甲基丙二酸血症。围术期增加蛋白分解代谢的因素（禁食，胃肠道出血，应激反应，组织坏死分解）使患者更易发生酸中毒。此类病患者可以进食清流质至择期手术麻醉前 2 小时。麻醉管理重点是尽可能避免低血容量及蛋白分解代谢。

14

肾脏疾病

（刘益鸣译　姜陆洋校）

肾脏参与人体诸多重要的生理功能，包括对水、电解质和酸碱平衡的调节，神经体液调节以及合成、调节、分泌激素。

Ⅰ. 肾功能的临床评估

通过反映肾小球滤过率（glomerular filtration rate，GFR）和肾小管功能的实验室检查来评估肾功能（**表 14-1**）。

表 14-1　评价肾功能的实验室检查

实验室检查	正常值
肾小球滤过率	
血清尿素氮	10～20 mg/dl
血清肌酐	0.7～1.5 mg/dl
肌酐清除率	110～150 ml/min
蛋白尿（白蛋白）	＜150 mg/d
肾小管功能和（或）完整性	
尿比重	1.003～1.030
尿渗透压	38～1400 mOsm/L
尿钠排泄	＜40 mEq/L
葡萄糖尿	
酶尿	
N-乙酰-β-氨基葡萄糖苷酶	
α-谷胱甘肽-S-转移酶	
影响结果分析的因素	
脱水	
多种蛋白摄入	
胃肠道出血	
分解代谢	
老年	
骨骼肌的消耗	
定时尿量测量的准确性	

1. 肾小球滤过率

GFR 的变化预示着红细胞生成活力的改变。当 GFR<15 ml/(min・1.73 m^2)[正常:≥90 ml/(min・1.73 m^2)]即可出现尿毒症的临床表现。

2. 血浆尿素氮(blood urea nitrogen,BUN)

其浓度水平与 GFR、膳食蛋白质摄入、并存疾病、血管内液体容量及蛋白质消耗增加(例如:发热)等相关。若 BUN>50 mg/dl 通常提示 GFR 下降。

3. 肌酐

肌酐水平可用来评估 GFR。正常血清肌酐(女性:0.6~1.0 mg/dl;男性:0.8~1.3 mg/dl)。在急性肾功能改变时,血清肌酐值的改变相对滞后。

4. 肌酐清除率

与 GFR 相关,也是检测 GFR 最可信的方法。测定肌酐清除率并不需要年龄的校正或机体维持在稳定状态。手术前,若患者肌酐清除率在 10~25 ml/min 之间,应考虑由于肾脏排泄功能降低,导致依赖肾脏排泄的药物出现作用时间延长或副反应增加的风险。

5. 肾小管的功能和完整性

1)尿浓缩功能 在生理剂量的抗利尿激素(ADH)作用下,肾脏不能产生适当的浓缩尿,表明出现肾小管功能不全。未使用利尿剂或无糖尿时,尿比重大于 1.018,表明肾小管浓缩尿液的功能正常。

2)蛋白尿 暂时性蛋白尿可能与发热、充血性心力衰竭、癫痫发作、胰腺炎、运动有关,潜在刺激或疾病的消除后蛋白尿消失。直立性蛋白尿是良性的,近 5%的青少年在直立位时出现蛋白尿,而卧位时则不出现。持续性蛋白尿提示有明确的肾脏疾病。

3)尿钠排泄 当尿钠浓度>40 mEq/L 时,反映肾小管保钠能力降低或药物性利尿。正常尿渗透压<350 mEq/L。药物引起的利尿通常导致尿钠排泄增加。

4)尿常规检查 可发现蛋白质、葡萄糖、乙酰乙酸盐、血液、粒细胞等。测定尿液 pH 值和溶质浓度(特定比重),尿沉渣镜检还可发现细胞、管型、病原微生物和结晶等。

Ⅱ. 急性肾功能衰竭/不全（acute kidney failure，ARF）

ARF 是指肾功能在几小时至几天内恶化，主要表现为肾不能有效排泄氮质废物，不能维持水、电解质和酸碱平衡。ARF 可以表现为少尿（尿量＜400 ml/d）或无少尿（尿量＞400 ml/d）。需透析治疗的严重急性肾衰竭的死亡率仍然很高。ARF 与其他诸多系统性疾病、急性临床状况、药物治疗及介入治疗有关（**表 14-2**）。

表 14-2 急性肾衰竭的病因

肾前性氮质血症（肾血流量减少）	
绝对性减少	急性出血
胃肠液丢失	外伤
手术	烧伤
低心排血量综合征	肾动脉狭窄
相对性减少	败血症
肝衰竭	变态反应
肾性氮质血症（内源性）	
急性肾小球肾炎（病例的 5%）	间质性肾炎（药物、败血症）（病例的 10%）
急性肾小管坏死（病例的 85%）	
肾毒性药物［抗生素（病例的 35%），麻醉药？］	缺血（病例的 50%）
	溶剂（四氯化碳、乙二醇）
造影对比剂	肌红蛋白尿
肾后性（梗阻性）	
上尿路梗阻（输尿管）	下尿路梗阻（膀胱出口）

（Adapted from Klahr S，Miller SB：Acute oliguria. N Engl J Med 1998；338：671-675；and Thadhani R，Pascual M，Bonventre JV：Acute renal failure. N Engl J Med 1996；334：1148-1169.）

1. 肾前性氮质血症

敏感病人因缺血导致急性肾小管坏死。肾前性氮质血症可因下列因素（低血容量、充血性心力衰竭）的纠正而迅速逆转。老年患者常伴有低血容量（液体摄入减少）和肾血管性疾病，因此更易发生肾前性氮质血症。排尿指数可用于鉴别肾前性氮质血症和肾实质性 ARF

(表 14-3)。

表 14-3 肾前性或肾性原因导致少尿患者的特征性尿液指标

指　标	肾前性原因	肾性原因
尿钠浓缩(mEq/L)	<20	>40
滤过钠分数(%)	<1	>1
尿渗透压(mOsm/L)	>400	250～300
尿肌酐/血肌酐	>40	<20
尿/血渗透压	>1.5	<1.1

(Adapted from Klahr S, Miller SB: Acute oliguria. N Engl J Med 1998; 338: 671-675.)

2. 肾性氮质血症

原发性肾疾病导致的 ARF 可通过肾受损的部位(肾小管、肾间质、肾小球、肾血管)区分。最常引起肾小管损伤的是缺血和肾毒性物质(氨基糖苷类抗生素、造影对比剂)。对于有败血症或 AIDS 的危重患者,其 ARF 通常是由缺血和毒性物质共同引起。急性间质性肾炎导致的 ARF 通常是由药物的变态反应引起。

3. 肾后性氮质血症

尿路流出道梗阻(前列腺增生、前列腺癌或宫颈癌)可导致 ARF。肾功能恢复的可能性与梗阻持续的时间呈负相关。肾脏超声是最佳的诊断性检查。

4. 导致 ARF 的危险因素

导致 ARF 的危险因素包括并存的肾脏疾病、高龄、充血性心力衰竭、有症状的心血管疾病和重大的手术(心肺转流术、腹主动脉瘤切除术)。外伤引起的败血症和多器官系统功能障碍有造成 ARF 的危险。医源性因素包括液体容量不足、败血症的延迟治疗、应用了肾毒性药物或造影剂等。

5. 急性肾功能衰竭相关的并发症(表 14-4)

1) ARF 的诊断 通常是基于血清肌酐的升高。尿常规检查有助于鉴别 ARF 是肾前性、肾性或肾后性。尿钠低于 20 mEq/L 在区分肾前性氮质血症与急性肾小管坏死的敏感性和特异性分别为 90%和 82%(**表 14-3**)。

表 14-4　急性肾衰竭的并发症

神经系统	意识模糊 扑翼样震颤 嗜睡 癫痫发作	胃肠系统（GI）	食欲减退 恶心和呕吐 肠梗阻 胃肠道出血
心血管系统	高血压 充血性心力衰竭 肺水肿 心律失常 心包炎 贫血	感染	呼吸道 尿路

2）ARF 的治疗　旨在延缓肾脏的进一步损伤，纠正水、电解质和酸碱平衡的紊乱。尽可能找出并消除或逆转潜在的危险因素。相比液体种类的选择而言，及时而充分地纠正低血容量和低血压显得更为重要。血管升压药会增加肾血管张力和加剧 ARF，因此使用时应谨慎。通过多巴胺来治疗或阻止 ARF 并无相关文献支持。同时也不提倡试图使用利尿剂将少尿性 ARF 转变为非少尿性 ARF 的做法。甘露醇用于治疗移植术后急性肾小管坏死（acute tubular necrosis，ATN）效果较好，或联合强碱性利尿药来防止严重挤压伤导致的 ATN。N-乙酰半胱氨酸可以降低暴露于造影对比剂的高危患者罹患 ARF 的风险。激活蛋白 C 和激素替代疗法可以降低重症败血症患者的死亡率。透析（或血液滤过）仍然是严重 ARF 的主要疗法。

3）医院获得性 ARF 的预后　预后很差，目前的死亡率超过 20%，一旦患者需要透析治疗则死亡率超过 50%。发生过 ARF 的患者中只有 15%能完全恢复肾功能。

4）肾功能损害患者的药物剂量　通过肾脏排泄的药物消除率与 GRF 相关。如果患者少尿，肌酐清除率大约为 5 ml/min。

A. 负荷剂量指导：如果细胞外液量正常，可用正常负荷剂量。如果细胞外液浓缩，应减少负荷量。如果细胞外液过多，则用更大的负荷剂量。

B. 重复剂量：通常将增加给药间隔时间与减少剂量联合（例如，止痛药；**表 14-5**）。

表 14-5 常用镇痛药的肾脏作用

药 物	调整方式	GFR> 50 ml/min	GFR 10～ 50 ml/min	GFR< 10 ml/min
对乙酰氨基酚	↑给药间隔时间	Q4 h	Q6 h	Q8 h
阿司匹林	↑给药间隔时间	Q4 h	Q6～8 h	不用
阿/瑞/舒芬太尼	保持剂量不变	100%	100%	100%
可待因	减少剂量	100%	75%	50%
芬太尼	减少剂量	100%	75%	50%
酮咯酸*	减少剂量	100%	50%	50%
哌替啶	减少剂量	100%	75%	50%
美沙酮	减少剂量	100%	100%	50%～75%
吗啡	减少剂量	100%	75%	50%

* 这种药物能使肾功能恶化，应避免使用。

（Adapted from Schrier RW：Manual of Nephrology，6th ed. Philadelphia，Lippincott Williams & Wilkins，2005，p268.）

C. 血液透析：丢失的药物通常在透析结束后予以补充，以避免重新给药。

5）麻醉管理 原则是维持适当的平均体循环血压和心输出量，避免进一步的肾损害，如：低血压、低血容量、缺氧和肾毒性物质。有创血流动力学监测非常重要，可用于需要频繁的血气分析和电解质测定的患者。对于接受肾脏替代治疗的患者，若情况稳定应尽早进行术后透析/血液透析治疗。

Ⅲ. 慢性肾功能衰竭（chronic renal failure，CRF）

CRF 是由许多疾病导致肾功能进展性、不可逆性恶化而造成（**表 14-6**）。糖尿病伴高血压是导致终末期肾脏疾病（end-stage renal disease，ESRD）的主要因素。关于 CRF 的分期见**表 14-7**。

表 14-6 慢性肾衰竭的病因

肾小球病	镇痛药性肾病
原发性肾小球疾病	伴肾盂肾炎的反流性肾病
局灶性肾小球硬化症	骨髓瘤肾
膜性肾病	肉样瘤病
IgA 肾病	遗传性疾病
膜性增生性肾小球肾炎	多囊性肾病
系统性疾病导致的肾小球病	Alport 综合征
糖尿病	（肾）髓质囊性病
淀粉样变	高血压
传染后肾小球肾炎	肾血管疾病
系统性红斑狼疮	梗阻性尿路病
韦氏肉芽肿病	人免疫缺陷病毒
小管间质性疾病	

（Adapted from Tolkoff-Rubin NE，Pascual M：Chronic renal failure. Sci Am Med 1998；1-12.）

表 14-7 慢性肾衰竭的分期

分期	有功能的肾单位（占总数的百分比）	肾小球滤过率（ml/min）	症状	实验室异常
正常	100	125	无	无
肾储备能力下降期	40	50～80	无	无
肾功能不全期	10～40	12～50	夜尿	血尿素氮增加 血肌酐增加
肾衰竭期	10	<12	尿毒症	血尿素氮增加 血肌酐增加 贫血 高钾血症 出血时间延长

1. 发病机制

肾内血流动力学改变（肾小球高压，高滤过和通透性改变，肾小球硬化）将促使肾脏疾病进展。

1）高血压 是主要危险因素。与其他降压药相比，血管紧张素转换酶抑制剂（ACEI）和（或）血管紧张素受体阻滞剂（ARB）更具有肾脏保护作用（减少蛋白尿和延缓肾小球硬化）。

2）饮食因素 新指南推荐肾功能不全的患者应适当限制蛋白质摄入。

3）严格控制血糖 可延迟蛋白尿发生，延缓肾病、神经病变和视网膜病变的进展。

2. 症状和体征

CRF 可表现为全身不适和食欲减退。容量超负荷（外周性水肿、呼吸困难、充血性心力衰竭）、电解质或酸碱平衡紊乱是 CRF 的晚期体征。其他症状包括认知力损害、周围神经病变、不孕不育和易感染等（**表 14-8**）。

表 14-8 慢性肾功能衰竭的临床表现

电解质紊乱	血小板功能障碍
高钾血症	神经系统改变
高镁血症	脑病
低钙血症	心血管系统改变
代谢性酸中毒	高血压
无法预知的血管内液体容量状态	充血性心力衰竭
贫血	降压药引起的交感神经系统兴奋性降低
心输出量增加	肾性佝偻病
氧解离曲线右移	瘙痒症
尿毒症引起的凝血障碍	

3. 诊断

通过容量超负荷的症状和体征及并发的心脏疾病可作出诊断，同时可通过实验室检查证实。

4. 伴随的临床表现

1）尿毒症 症状和体征同时并存（厌食、恶心、呕吐、瘙痒、贫血、疲劳、凝血紊乱）反映肾脏进行性无法发挥其排泄、分泌及调节功能。尿素氮水平是一个反映尿毒症严重程度和病人对治疗反应（饮食蛋白限制）有意义的临床指标。血清肌酐浓度与尿毒症的相关性较差。

2）肾性骨病 是慢性肾衰竭的并发症。肾小球滤过率降低，磷浓度增加和血清钙含量减少，刺激甲状旁腺素（PTH）分泌，造成骨重吸收和钙释放。肾性骨病的治疗方法包括限制食物中磷的摄入，口服钙剂和维生素 D。

3）贫血 是因肾脏产生促红细胞生成素（EPO）减少造成。予以重组人红细胞生成素（红细胞生成素）治疗，可减少输血，改善绝大多数患者的症状。尽量避免输血，因为 HLA 抗原致敏可使肾移植成功率下降。

4）尿毒症性出血 慢性肾衰竭患者存在不断增加的出血倾向，尽管实验室凝血检查正常（血小板计数、凝血酶原时间、血浆凝血活酶时间）。可给予冷沉淀提供凝血因子Ⅷ-血管性血友病因子（vWF）复合物（有传播病毒性疾病的风险），或 1-脱氨基-8-右旋-精氨酸加压素（DDAVP，去氨加压素）治疗（**表 14-9**）。

表 14-9 尿毒症导致出血的治疗

药 物	剂 量	起效时间	达峰时间	持续时间
冷沉淀	10 单位 IV 大于 30 min	<1 h	4～12 h	12～18 h
DDAVP（去氨基精加压素）	0.3 μg/kg IV 或 SC	<1 h	2～4 h	6～8 h
结合性雌激素	0.6 mg/(kg · d) IV，持续 5 天	6 h	5～7 天	14 天

SC，皮下。

(Adapted from Tolkoff-Rubin NE, Pascual M: Chronic renal failure. Sci Am Med 1998; 1-12.)

5. CRF 的治疗

积极治疗原发疾病（糖尿病或高血压），药物治疗延缓 CRF 的发展，若到肾病终末期可行肾脏替代治疗。

1）高血压 可予以 ACEI 或 ARB 治疗。对于大多数患者，ACEI 是首选药物，用量可随着耐受性的产生逐步增加到中量直至大量。对于 2 型糖尿病伴有 CRF 和蛋白尿的患者，ARB 是较好的选择。β 受体阻滞剂和钙通道阻滞剂也可用于调控血压。

2）糖尿病 治疗目标是使糖化血红蛋白低于 7%。血糖恢复正常提示糖尿病肾病特有损伤的逆转和蛋白尿的减少。蛋白质摄入量 0.6 g/(kg・d) 可以延缓糖尿病患者肾病的进展，但不应限制厌食症患者的营养摄入。

3）贫血 促红细胞生成素对于由慢性肾脏疾病任何时期引起的贫血均有效。血红蛋白（Hb）比血细胞比容更适用于贫血程度的评估。贫血的定义（不考虑年龄）：男性，Hb＜13.0 g/dl、女性，Hb＜12.0 g/dl。

4）肾脏替代治疗 肾小球滤过率接近 30 ml/(min・1.73 m^2) 时应考虑肾脏替代治疗。

A. *血液透析*：通常 GFR 为 15 ml/(min・1.73 m^2) 时可行血液透析治疗。目标包括：充分透析，充足营养，保留血管通路，补充激素不足，缩短住院时间，延长生命和提高生活质量（**表 14-10**）。

表 14-10 血液透析不完全的表现

临床表现
食欲减退、恶心、呕吐
周围神经病变
营养不良
感觉中枢抑制
心包炎
腹水
治疗期间体重不增或减轻
水钠潴留和高血压
实验室结果
血液透析期间血尿素氮降低＜65%
白蛋白＜4 g/dl
透析前血尿素水平＜50 mg/dl（营养不良的表现）
透析前血肌酐水平＜5 mg/dl（营养不良的表现）
持续性贫血（Hct＜30%），尽管已用促红细胞生成素治疗

（Adapted from Ifudu O：Care of patients undergoing hemodialysis. N Engl J Med 1998；339：1054-1062.）

a. 血液透析相关并发症

a）低血压：透析过程中发生低血压，主要是对透析膜上的聚丙烯腈产生高敏反应所致（服用 ACEI 的患者最常见）。

b）液体容量、维生素和电解质平衡：透析患者体内钾的总量下降，且对高血钾的耐受性降低。透析可带走水溶性维生素，应予以补充。在治疗期间，体重每两天增加 3%～4%比较合适。

c）心血管疾病：透析死亡的患者中，一半是由动脉粥样硬化加速和尿毒症时氧运输障碍引起的心血管疾病导致的。准备行透析的患者伴有高血压，最常见的原因是水钠潴留。原发性高血压患者在接受透析治疗时应加用降压药。透析不充分时可能会产生心包炎。

d）出血：由血小板功能改变引起，通过透析可部分改善。

e）感染：趋化吞噬功能受损，患者对感染的敏感性增加。所有接受血液透析的患者应接种肺炎球菌疫苗，若合适还应接种乙肝疫苗。治疗获得性免疫缺陷综合征（AIDS）患者的药物剂量在行血液透析使不需要进行调整；AIDS 患者没有必要隔离或采用专用的血液透析机。

b. 围术期血液透析：择期手术前患者应进行充分的血液透析，使尿毒症出血、肺水肿以及动脉氧合受损的可能性最小化。术后镇痛应避免使用哌替啶，因为它的代谢产物会在肾衰竭患者体内蓄积，导致癫痫。

B. 腹膜透析：操作简便，可用于伴有严重血管性疾病或充血性心力衰竭的患者（缓和的液体交换，无血管通路的要求）。腹膜炎是其最常见的严重并发症。

C. 血液透析：患者的药物清除率会影响给药间隔时间的调整，同时应补充由透析清除的药物剂量。

Ⅳ. 慢性肾脏疾病/肾功能不全患者的麻醉管理（表 14-11）

1. 术前评估

包括液体容量状况、血糖控制和贫血程度的评估。正在接受地高辛治疗的患者，应注意地高辛的毒性反应。术前继续维持高血压药物治疗。血液透析患者在行择期手术前 24 小时内应接受透析治疗。术前应考虑应用去氨加压素（DDAVP）。

2. 术中管理

1）麻醉诱导 诱导时发生低血压很常见，尤其多见于接受 ACEI 治疗的患者。药物与血浆蛋白的结合减少，将导致受体结合部位游离状态药物的浓度升高（**表 14-11**）。患者中琥珀胆碱引起的血钾升高程度并不会因为慢性肾衰竭而增加，但若术前血钾已升高者应引起注意。

表 14-11 麻醉中使用的主要依赖肾清除的药物

药物分类	肾脏排泄终止活性	肾脏排泄终止部分活性
诱导药	—	巴比妥类
肌松药	加拉明、筒箭毒碱	泮库溴铵、维库溴铵
胆碱酯酶抑制剂	—	新斯的明、滕喜隆
心血管活性药	地高辛、强心剂	阿托品、格隆溴铵、米力农、肼屈嗪
抗菌药	氨基糖苷类，万古霉素，头孢菌素，青霉素	磺胺类药物

（Adapted from Malhotra V，Sudheendra V，Diwan S：Anesthesia and the renal and genitourinary systems. In Miller RD，Fleischer LA，Johns RA，et al（eds）：Miller's Anesthesia，6th ed. Philadelphia，Elsevier Churchill Livingstone，2005.）

2）麻醉维持 尚无证据表明，七氟醚会增加肾脏疾病患者肾功能不全的风险。选择非去极化肌松药时，应考虑这些药物的清除机制。维库溴铵和罗库溴铵的清除速度很慢，而血浆中美维库铵、阿曲库铵和顺式阿曲库铵的清除并不依赖于肾功能。无尿患者不应输注乳酸林格液（钾：4 mEq/L）或其他含钾液体。对于无尿（透析）患者，可用 5%葡萄糖溶液（5～10 ml/kg IV）来补充不显性丢失的水分。中心静脉压监测可用来指导液体的输注。尽量避免动脉置管，以免损伤将来可能用于透析治疗的血管通路。区域麻醉适用于长期血液透析患者放置血管分流装置。

3）术后管理 "无肾"患者术后表现出肌无力症状时，应考虑肌松拮抗是否完全。其他应注意的有：阿片类药物的敏感性，高血钾引起的心律失常和贫血患者的氧供问题。

V. 肾移植

1. 麻醉管理

1）全身麻醉 吸入麻醉药不影响肾移植术后的肾功能。麻醉目标是维持心输出量和组织的氧供，以促进肾灌注。正常高值的血压能维持足够的尿量。由于较少依赖于肾清除，阿曲库铵、顺式阿曲库铵和美维库铵可视为理想的肌松药，尽管移植的肾脏清除肌松药与正常的肾无异。中心静脉压监测可用于指导液体的输注。利尿剂可促进移植的肾脏产生尿液。有报道称随着血管钳的开放，保存液中的钾和酸性代谢产物可导致心搏骤停。新肾血管床可增加 300 ml 容量，为此常导致低血压，可通过补液纠正。

2）区域麻醉 外周交感神经系统的阻滞可使血压的调控复杂化。

3）术后并发症

A. 急性排斥反应（影响肾脏的脉管系统）：可迅速发生，在肾脏血供建立的同时即可发生循环血容量不足。唯一的治疗方法就是取出移植肾；弥散性血管内凝血、术后移植肾的血肿可导致血管和输尿管的梗阻。

B. 延迟性排斥反应：症状包括发热、局部触痛和尿量减少。可给予大剂量糖皮质激素和抗淋巴细胞免疫球蛋白治疗。

C. 急性肾小管坏死：移植肾发生急性肾小管坏死主要继发于由血液透析引起的长时间缺血。

D. 环孢素毒性反应：可导致急性肾衰竭。超声检查和针吸组织检查可用于鉴别引起肾功能障碍的原因。

E. 机会性感染：主要归因于肾移植术后长期的免疫抑制治疗。

F. 癌症：移植受体发生癌症的概率是正常人群的 30～100 倍。

2. 关于肾移植患者的麻醉

接受肾移植手术的患者多为老年人，常合并心血管疾病和糖尿病。免疫抑制剂的副作用（高血压、癫痫发作阈值降低、贫血、血小板减少）必须予以重视。肾小球滤过率和肾血流量可能会比正常人低，经肾脏排泄的药物的活性可能会延长。有潜在肾毒性或依赖肾清除的药物应避免使用。只有对患者的血管内液体容量状态仔细评估后才可使用利尿剂。

Ⅵ. 肾脏的原发疾病

1. 肾小球肾炎

急性肾小球肾炎通常是由抗原抗体复合物沉积在肾小球上引起的。抗原的来源可能是外源性（链球菌感染）或内源性（胶原疾病）。肾小球疾病的临床表现包括血尿、蛋白尿、高血压、水肿以及血浆肌酐浓度升高和尿中出现红细胞管型。

2. 肾病综合征

定义为每日尿蛋白超过 3.5 g，伴水钠潴留、高血脂以及血栓栓塞或感染性并发症。糖尿病肾病是肾病蛋白尿的最常见原因。

1）体征和症状（表 14-12）

表 14-12 肾病综合征的特点

高血压	血容量不足
蛋白尿、血尿	血栓栓塞
钠潴留	高脂血症
水肿	感染性并发症

2）肾病综合征的并发症（表 14-13）

表 14-13 肾病综合征的并发症

血栓栓塞	肾静脉血栓形成 深静脉血栓形成
感染	肺炎球菌性腹膜炎
血浆蛋白结合下降	维生素和激素水平下降
水肿	全身性；予以袢利尿剂和噻嗪类缓慢治疗

3）肾病综合征的治疗（表 14-14）

表 14-14　肾病综合征的治疗

降压治疗*	需要时输注白蛋白
ACEI 或 ARB（抗蛋白尿）†	抗凝治疗
饮食控制‡	抑制素治疗
限制钠盐摄入	肺炎球菌疫苗
利尿治疗	

* 当平均动脉压低于 90 mmHg 时，降压药的种类不影响蛋白尿的减少。

† ACEI 和 ARB 减少蛋白尿的效应不同于他们降血压的效应。

‡有学者建议控制蛋白质摄入来减少蛋白尿，但这种疗法的安全性尚未得到论证，尤其是蛋白尿很重的患者。

3. 肺出血肾炎综合征

肺出血肾炎综合征是肺出血和肾炎的结合，好发于年轻男性。预后差，尚无有效治疗方法，常在诊断后的 1 年内进展至肾功能衰竭。

4. 间质性肾炎

间质性肾炎可能是对药物过敏性反应的结果，包括磺胺、别嘌呤醇、苯妥英和利尿剂。其他较常见的原因包括自身免疫性疾病（系统性红斑狼疮）和浸润性疾病（肉样瘤病）。患者表现为尿浓缩能力下降、蛋白尿和高血压。

5. 遗传性肾炎（Alport 综合征）

遗传性肾炎常伴随听力丧失和视觉异常。无有效药物治疗。

6. 多囊肾病

多囊肾病是一种常染色体显性遗传病，通常进展缓慢，直到中年发生肾功能衰竭。常有轻度高血压和蛋白尿。绝大多数患者需要血液透析或肾移植治疗。

7. 范科尼综合征（Fanconi syndrome）

范科尼综合征是遗传或后天获得性近端肾小管功能障碍导致的，伴有高氨基酸尿、糖尿和高磷酸盐尿。症状包括多尿、多饮、代谢性酸中毒（由碳酸氢根离子丢失造成）、肌无力（低钾血症引起）。磷酸盐丢失造成的侏儒症和骨软化症在这些患者中尤为多见。

8. 肾结石（表 14-15）

表 14-15 肾结石的成分和特征

结石的种类	发生率（%）	放射线下的表现	病 因
草酸钙	65	不透明	原发性甲状旁腺功能亢进，特发性高钙尿症，高草酸尿，高尿酸尿
磷酸镁铵（鸟粪石）	20	不透明	碱性尿（由慢性细菌感染引起）
磷酸钙	7.5	不透明	肾小管性酸中毒
尿酸	5	半透明	酸性尿、痛风、高尿酸尿
胱氨酸	1.5	不透明	胱氨酸尿

肾结石通过输尿管时可产生剧烈的腰痛，常放射至腹股沟，伴恶心、呕吐，与外科急腹症相似。常有血尿，输尿管梗阻时可出现肾衰竭的症状和体征。

1）结石的类型

A. *草酸钙结石*：在这些患者中必须考虑引起高钙血症的原因（甲状旁腺功能亢进、肉样瘤病、癌症）。

B. *磷酸镁铵结石*：尿路感染了能分解尿素产生氨的病原体导致的结石。

C. *尿酸结石*：人体尿液持续酸性（pH6.0）可减少尿酸的溶解度。大约 50%尿酸结石的患者伴有痛风。

2）治疗 取决于鉴别结石的成分和纠正诱发因素，如甲状旁腺功能亢进、尿路感染或痛风。体外冲击波碎石术是一种无创性治疗方法。

9. 肾性高血压

肾脏疾病是继发性高血压最常见的病因。血压突发性显著升高或 30 岁前就已存在高血压，应怀疑是否有肾血管疾病。腹部肾脏听诊时可能会听到杂音。由肾血管性疾病引起的高血压，对降压药物的治疗效果不理想。可通过肾动脉内膜切除术或肾切除术治疗肾血管性高血压。

10. 尿酸性肾病

尿酸结晶沉淀在肾集合管或输尿管，可产生急性少尿性肾功能衰竭。这种情况尤其多见于骨髓增生障碍患者进行化疗药物治疗时。

11. 肝肾综合征

见于肝硬化失代偿期患者发生急性少尿。体征包括重度黄疸、腹水、低蛋白血症和低凝血酶原。治疗是针对血管内液体容量的替换。在一些患者中，循环毒素可能会引起肾血管极度收缩和急性肾衰竭。然而，血液透析并不能明确地消除可疑的肝脏毒素。

12. 良性前列腺增生（benign prostatic hyperplasia，BPH）

BPH 是前列腺的良性增大。经尿道前列腺切除术（transurethral resection of the prostate，TURP）和开放的前列腺切除术为有症状的良性前列腺增生的传统疗法。药物治疗包括应用非那雄胺（抑制 5α-还原酶）使前列腺缩小和 α-肾上腺素能拮抗剂（特拉唑嗪、多沙唑嗪、坦索罗辛），降低前列腺平滑肌张力，改善排尿功能。

1）TURP 综合征（表 14-16） 特点是灌注液吸收引起的血管内液体容量的变化和血浆溶质效应。TURP 综合征引起的神经系统和低血容量的改变，主要与低渗透压相关。

表 14-16 经尿道前列腺切除术综合征的症状和体征

系统	症状和体征	原因
心血管	高血压、反射性心动过缓、肺水肿、心血管性虚脱、低血压、心电图改变（宽 QRS 波、ST 段抬高、室性心律失常）	液体迅速吸收（反射性心动过缓可继发于高血压或颅内压升高）；第三间隙继发于低血钠和低渗透压；心血管性虚脱，低钠血症
呼吸	气促、氧饱和度下降、潮式呼吸	肺水肿
神经	恶心、烦躁、视觉障碍、意识模糊、嗜睡、癫痫发作、昏迷、死亡	低钠血症和低渗透压引起脑水肿和颅内压增高、高甘氨酸血症（抑制性神经递质，增加 NMDA 受体活性）、高氨血症
血液	广泛性血管内溶血	低钠血症和低渗透压
肾脏	肾衰竭	低血压，高草酸尿（甘氨酸的代谢产物）
代谢	酸中毒	甘氨酸脱氨基后生成乙醛酸和氨

NMDA，N-甲基-D-天（门）冬氨酸。

A. 血管内液体容量超负荷：血管内液体容量迅速增加是由灌注液的吸收引起的（吸收率可达 200 ml/min），可引起高血压和反射性心动过缓。左心功能差的患者可发生肺水肿。评价血管内液体容量最广泛使用的指标是低血钠。

B. 血管内液体容量丢失：低钠血症和高血压使水沿着渗透压和静水压梯度从血管进入肺部，可导致肺水肿和低血容量性休克。

C. 低钠血症：由血管内吸收无钠灌注液引起，可导致意识不清、躁动、视物模糊、肺水肿、心血管性虚脱和癫痫发作。

D. 低渗透压：在 TURP 中低渗透压是导致中枢神经系统功能障碍最重要的生理功能紊乱。急性低渗透压引起的脑水肿，可造成颅内压升高，伴心动过缓和高血压。利尿剂可加重低钠血症和低渗透压。若血浆渗透压接近正常，则不需要进行干预。若进行治疗，应监测血浆渗透压和用高渗盐水纠正，直至症状基本缓解，然后再继续缓慢纠正（血清钠浓度每小时增加 1.5 mEq/L）。

E. 代谢性酸中毒（轻度）：由吸收了刺激性灌注液引起。

F. 高氨血症：是全身吸收甘氨酸及其氧化脱氨产物乙醛酸和氨的结果。

G. 高甘氨酸血症：甘氨酸是引起视力障碍最主要的原因，包括暂时性失明，在 TURP 综合征中，反映了甘氨酸作为视网膜抑制性神经递质的作用。当血清甘氨酸水平接近正常后，视觉将在 24 小时内恢复正常。当然，安心是最好的治疗。甘氨酸也可产生肾脏的毒性作用。

15

水、电解质、酸碱平衡紊乱

（刘益鸣译　姜陆洋校）

围术期水和电解质的含量、分布改变，以及酸碱平衡失调将会导致多器官系统功能障碍。当存在水、电解质（钠、钾、钙、镁）和酸碱失衡时，可损害中枢神经系统、心脏和神经肌肉功能。此外，许多围术期事件可以引起或加剧水、电解质和酸碱平衡紊乱（**表 15-1**）。

表 15-1　围术期水、电解质、酸碱平衡紊乱的病因

疾病状态	**手术**
内分泌疾病	经尿道前列腺切除术
肾病	组织创伤引起体内水的转移
胃肠疾病	胃肠道部分切除
药物治疗	**麻醉管理**
利尿剂	静脉液体补充
糖皮质激素	肺泡通气量
胃肠减压	低体温

Ⅰ. 水和电解质稳态的异常

根据水与细胞膜的相对位置，体液可分为细胞内液（intracellular fluid，ICF）和细胞外液（extracellular fluid，ECF）（**图 15-1**），在不同的体液中电解质的分布和含量差别显著。细胞的电生理兴奋依赖于细胞内外的钠、钾和钙的浓度。离子的分布不均（细胞内高钾，细胞外高钠）造成细胞膜上的电化学差异。正常肾脏排泄的尿液渗透压主要取决于血清渗透压。下丘脑前部的渗透压感应器可调节水平衡，产生口渴和分泌血管加压素（抗利尿激素）。血清渗透压增高可引起血管加压素释放，作用于肾集合管，使水钠潴留。血管加压素在体液平衡失调的纠正中起到重要的作用（**表 15-2**）。

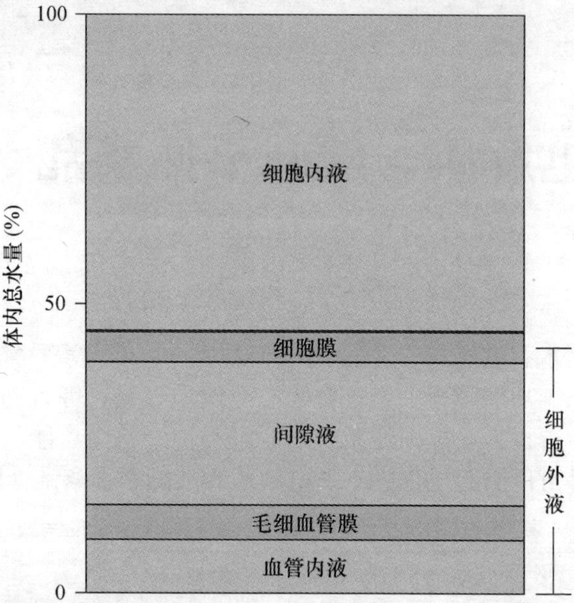

图 15-1 根据体液与细胞膜的相对位置，体液（约占体重的 60%）分为细胞内液和细胞外液。细胞外液可分为血管内液和间隙液，细胞内液约占体液总量的 55%，间隙液约为 37%，剩下的血管内液约为 8%。

表 15-2 影响抗利尿激素分泌的因素和药物

刺激抗利尿激素分泌	抑制抗利尿激素释放	刺激抗利尿激素释放和（或）增强抗利尿激素对肾脏作用的药物
细胞外液减少	细胞外液增加	阿米替林
高钠血症	低钠血症	巴比妥类
低血压	高血压	卡马西平
恶心和呕吐		氯磺丙脲
充血性心力衰竭		氯贝丁酯
肝硬化		吗啡
甲减		尼古丁
血管紧张素Ⅱ		酚噻嗪
儿茶酚胺		选择性 5-羟色胺再摄取抑制剂
组胺		
缓激肽		

1. 钠的代谢紊乱

1）低钠血症：当水潴留或摄入的水超过肾脏排泄能力时发生。血清钠浓度<136 mEq/L。

A. 低钠血症的症状和体征：取决于低钠血症发生的速度。血清钠浓度大于 125 mEq/L 时很少有症状（**表 15-3**）。

表 15-3 低钠血症的症状和体征

症 状	体 征
食欲减退	感觉异常
恶心	定向障碍/焦虑
嗜睡	潮式呼吸
表情淡漠	低体温
肌肉痉挛	病理反射
	假性延髓麻痹
	癫痫发作
	昏迷
	死亡

B. 诊断：低钠血症通常与低渗透压并存，除了以下两种情况：葡萄糖、甘露醇、甘氨酸等能使水从细胞内转移到细胞外，使血清钠浓度降低，但全身钠和水的总量不变；在严重高脂血症或异型蛋白增多的情况下，血钠的检测结果会错误性的偏低（假性低钠血症）。一旦这两种情况被排除，对低钠血症的诊断，应先评估细胞外液而后再考虑临床表现（**图 15-2**）。

C. 治疗：包括停止摄入水和使用袢利尿剂促进水的排泄。只有症状明显时才考虑输注盐溶液。有症状的慢性低钠血症，应予以缓慢纠正，避免发生渗透性脱髓鞘的危险。纠正有症状的慢性低钠血症的指南建议，开始纠正 10 mEq/L 血清钠，以后每小时纠正 1～1.5 mEq/L（每日最高可增加 12 mEq/L）。

D. 麻醉管理：手术前应尽可能纠正低钠血症。若是急诊手术，适当的治疗应贯穿整个手术和术后一段时期。

a. 血管升压药和（或）强心剂：可用于治疗低血压，应在麻醉诱导前开始使用。高血容量低血钠患者，尤其伴有心力衰竭者，应放置有创血流动力学监测。

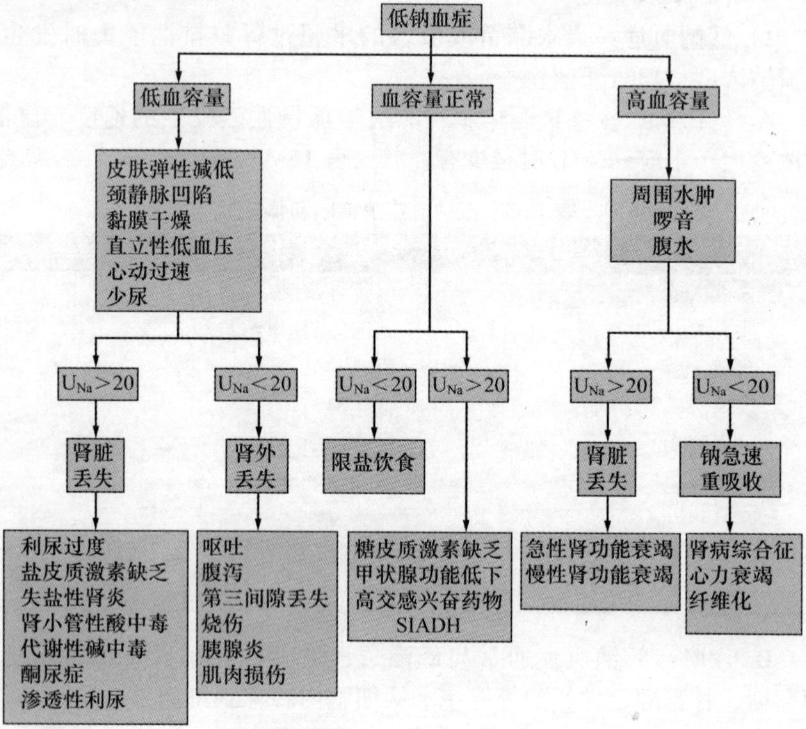

图 15-2 低钠血症的诊断步骤。尿液样本中尿钠浓度（U_{Na}）（mEq/L）。SIADH，抗利尿激素分泌异常综合征。（Adapted from Schrier RW：Manual of Nephrology，6th ed. Philadelphia，Lippincott Williams & Wilkins，2006.）

b. TURP 综合征：TURP 时使用的灌注液（甘氨酸、山梨醇或甘露醇）可被迅速吸收，造成容量超负荷、低钠血症和低渗透压。在以下情况时更易发生：长时间手术（>1 小时），灌注液悬挂于术野上方 40 cm 以上，或膀胱内压力大于 15 cmH_2O。TURP 综合征可表现为心血管系统和神经系统的症状和体征。治疗方法包括：终止手术，使用利尿剂缓解心血管系统症状，若有严重的神经系统症状，或血清钠浓度低于 120 mEq/L 时，可用高渗盐水治疗。

2）高钠血症 定义为血清钠浓度>145 mEq/L。常伴有细胞外液的高渗透压，以及细胞脱水和皱缩。

A. 高钠血症的症状和体征（表 15-4）

表 15-4　高钠血症的症状和体征

症状	
多尿	多饮
立位晕厥	烦躁
易怒	嗜睡
体征	
肌肉颤搐	反射亢进
震颤	共济失调
肌强直	局灶性和全面性癫痫发作
死亡	

B. 诊断（图 15-3）

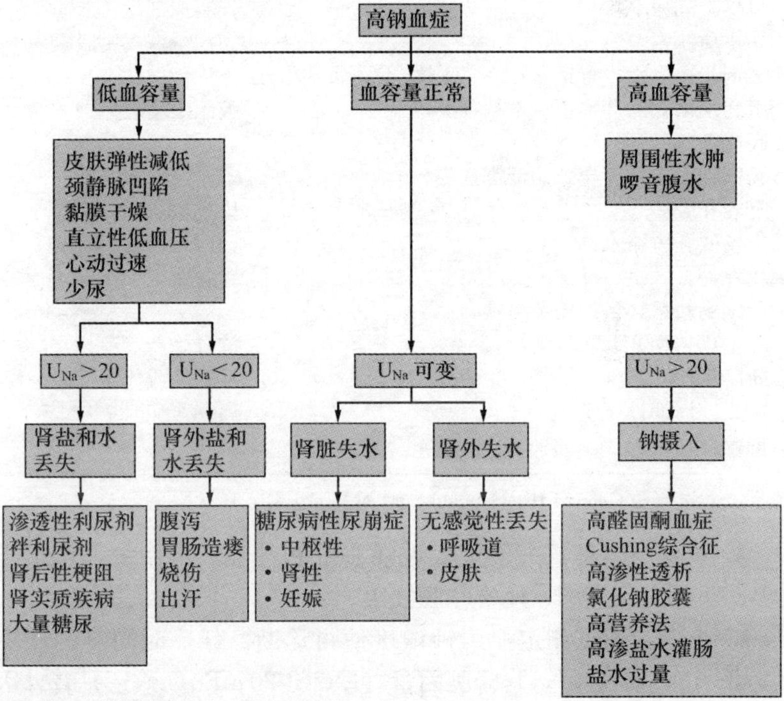

图 15-3　高钠血症的诊断步骤。U_{Na}，尿液样本中尿钠浓度（mEq/L）。（Adapted from Schrier RW：Manual of Nephrology，6th ed. Philadelphia，Lippincott Williams & Wilkins，2006.）

C. 治疗：正常血容量的高钠血症患者需口服补液或 5%葡萄糖溶液静脉注射治疗。急性高钠血症的治疗应持续几个小时。然而，为避免发生脑水肿，慢性高钠血症的纠正应更缓慢，可持续 2～3 天。高血容量高钠血症患者，可用利尿剂治疗。

D. 麻醉管理：手术应尽可能推迟至高钠血症纠正以后。麻醉诱导和维持将加重血容量不足，应及时输液，使用升压药和（或）强心药来纠正低血压。

2. 钾的代谢紊乱

1）低钾血症 定义为血清钾浓度<3.5 mEq/L（**表 15-5**）。

表 15-5 低钾血症病因

肾性钾丢失增加导致的低钾血症	
噻嗪类利尿剂	袢利尿剂
盐皮质激素	大剂量糖皮质激素
大剂量抗生素（青霉素、萘夫西林、氨苄西林）	外科创伤
引起镁消耗的药物（氨基糖苷类）	醛固酮增多症
高血糖	
胃肠道钾丢失过多导致的低钾血症	
呕吐和腹泻	佐林格-埃利森综合征
空肠回肠旁路术	（营养）吸收不良
化疗	胃肠减压
钾跨细胞转移导致的低钾血症	
β-肾上腺素受体激动剂	抗分娩药（利托君）
胰岛素	呼吸性或代谢性碱中毒
家族性周期性瘫痪	高钙血症
低镁血症	

（Adapted from Gennari JF：Hypokalemia. N Engl J Med 1998；339：451-458.）

A. 症状和体征：一般仅表现在心脏和神经肌肉系统，包括心律失常、肌无力、痉挛、瘫痪和肠梗阻。

B. 诊断：通过测定血清钾浓度便可诊断。任一时间点的尿液钾浓度可用于鉴别病因，是肾脏因素（尿钾>20 mEq/L）还是肾外因素（尿钾<20 mEq/L）。

C. 治疗：取决于钾缺乏的程度和原发病因。如果低血钾很严重，或伴有威胁生命的症状，可从静脉补钾，补充的量取决于体内钾的总量有无下降。通常情况下，20 mEq 钾应输注 30～45 分钟，根据需要可重复补充。如此迅速的补充应进行心电图监测。

D. *麻醉管理*：手术前低钾血症的治疗取决于发生时间的长短和严重程度。这些患者围术期发生心律失常的风险仍不清楚。存在心律失常危险因素患者，如充血性心力衰竭或服用地高辛的患者，应谨慎地纠正明显的低钾血症。同时应避免血钾的进一步下降（例如，使用胰岛素、葡萄糖、β-肾上腺素受体激动剂、碳酸氢盐和利尿剂；过度通气和呼吸性碱中毒）。

2）高钾血症 定义为血清钾浓度>5.5 mEq/L（**表 15-6**）。

表 15-6 高钾血症的病因

体内钾总量增加	
急性少尿型肾衰竭	慢性肾脏疾病
醛固酮减少症	影响钾排泄的药物
氨苯蝶啶	螺内酯
非甾体类抗炎药	抑制肾素-血管紧张素-醛固酮系统的药物
改变钾的细胞转移	
琥珀胆碱	呼吸性和代谢性酸中毒
化疗导致的细胞溶解	医源性推注
假性高钾血症	
血液标本发生溶血	血小板增多症/白细胞增多症

A. *症状和体征*：取决于血钾增高的速度。慢性高钾血症患者通常没有症状，透析依赖患者能耐受血钾浓度较大范围的波动。血钾急性或明显增高的患者可表现为心脏和神经肌肉系统的改变，包括无力、麻痹、恶心、呕吐、心动过缓/心搏停止。

B. *诊断*：首先要排除血钾升高是继发于血液样本发生溶血、血小板增多症和白细胞增多等引起的伪象。若高钾血症与全身钾总量升高有关，则可能存在肾排泄减少或肾外钾产生增加。尿钾排泄率可用于鉴别诊断。

C. *治疗*：若高钾血症出现危及生命的心律失常或心电图（ECG）出现改变时，应立即予以治疗。治疗方法包括静脉注射氯化钙或葡萄糖酸钙以稳定细胞膜；胰岛素（加或不加葡萄糖）使钾进入细胞内；碳酸氢钠和过度通气，可产生碱化以促进钾向细胞内转移。袢利尿剂、聚苯乙烯磺酸钠（Kayexalate）无论是口服或灌肠均能促进钾排泄。透析能排除肾功能不全患者体内的钾。

D. 麻醉管理：择期手术患者的血钾通常应低于 5.5 mEq/L。琥珀胆碱可增加血钾约 0.5 mEq/L，最好避免使用。呼吸性和代谢性酸中毒可加剧高血钾及其影响，应坚决避免。输注不含钾的溶液（避免使用乳酸林格钠和乙氯维诺）。

3. 钙的代谢紊乱

1）低钙血症 定义为钙离子浓度降低。钙与白蛋白的结合受 pH 值的影响，酸碱失衡可以改变其比例和钙离子的浓度，但不改变体内钙的总量。碱化可降低钙离子浓度，因此使用碳酸氢盐和过度通气后可明显减少钙离子浓度。

A. 症状和体征：取决于钙离子减少的速度和程度。包括感觉异常，易怒，癫痫发作，低血压，心肌抑制。若发生喉痉挛可危及生命。

B. 诊断：低钙血症的最常见原因包括甲状旁腺激素分泌减少、效应器官的甲状旁腺激素抵抗、维生素 D 代谢紊乱。这些在临床上常见于甲状腺或甲状旁腺术后并发症、镁缺乏、肾功能衰竭等。

C. 治疗：急性低钙血症可通过静脉补钙，纠正代谢性或呼吸性碱中毒来治疗。若并存低镁血症时，低钙血症的治疗效果不理想，除非同时补充镁。亚急性和无症状的低钙血症可口服补充钙剂和维生素 D 治疗。

D. 麻醉管理：有症状的低钙血症在手术前应予以治疗。避免由过度通气或碳酸氢盐引起的碱中毒。当大量输注含枸橼酸盐的血液，或因低体温、肝脏疾病、肾衰竭导致枸橼酸盐代谢障碍时，可使钙离子水平下降。甲状腺或甲状旁腺术后可出现钙离子突然下降，引起喉痉挛。

2）高钙血症 病因包括：钙的胃肠道吸收增加（乳碱综合征，维生素 D 中毒，肉芽肿病如肉样瘤病）、肾功能不全时钙排泄下降和骨钙的吸收增加（原发或继发性甲状旁腺功能亢进、恶性肿瘤、甲状腺功能亢进和长期躯体制动）。

A. 症状和体征：包括意识模糊、肌张力减退、深部腱反射抑制、嗜睡、腹痛、恶心和呕吐，尤其在血清钙上升相对较迅速时。慢性高钙血症往往伴有多尿、骨痂增生和肾结石。

B. 诊断：包括甲状旁腺功能亢进或癌症的一系列诊断。

C. 治疗：补充液体容量，使用利尿剂促进尿钙和钠的排泄。降钙素、二膦酸盐或普卡霉素可用于治疗破骨细胞骨吸收的紊乱。危及生命的高钙血症需透析治疗。手术摘除甲状旁腺可用于治疗原发性或继发性甲状旁腺功能亢进。

D. 麻醉管理：包括诱导前的水化和使用袢利尿剂促进尿钙排泄（避免使用噻嗪类利尿剂，其可增加肾小管对钙的重吸收）。

4. 镁的代谢紊乱

1）低镁血症 高达10%的住院患者可发生低镁血症，尤其是接受胃肠外营养和透析治疗的重症监护患者。

A. 症状和体征：与低钙血症相似，包括：心律失常、肌无力、肌颤搐、手足搐搦、情感淡漠和癫痫发作。

B. 诊断：通过测量尿镁排泄率可鉴别低镁血症是由胃肠道吸收减少引起，还是由肾排泄增加造成。

C. 治疗：如果出现心律失常或癫痫发作，可静脉单次推注镁（2克硫酸镁相当于8 mEq镁），可重复给药直至症状消失。

D. 麻醉管理：应当预见室性心律失常的发生和给予必要的处理。运用周围神经刺激器来指导肌松药的使用，因为低镁血症既可导致肌无力，又可引起肌肉兴奋。

2）高镁血症（血清镁浓度＞2.5 mEq/L） 比低镁血症少见，而且常是医源性——使用硫酸镁治疗先兆子痫时发生的并发症。

A. 症状和体征：当血清镁达到4～5 mEq/L时可出现症状和体征，包括嗜睡、恶心、呕吐和颜面潮红。当超过6 mEq/L时，可出现腱反射消失和低血压。当超过10 mEq/L时，出现麻痹、呼吸暂停和（或）心搏骤停。

B. 诊断：包括判断肾功能（肌酐清除率）和发现摄入过量镁的来源。高镁血症较少见的原因包括甲状腺功能减退、甲状旁腺功能亢进、Addison病和锂剂治疗。

C. 治疗：急性临床症状可通过静脉注射钙剂治疗。也可行透析治疗。

D. 麻醉管理：包括避免酸中毒和脱水，维持适当尿量，并且应认识到肌松剂作用将会延长。

5. 酸碱平衡紊乱

通过测量动脉血的 pH 值，酸碱平衡通常调节在 7.35～7.45 范围内，以确保细胞酶功能的在最佳状态。动脉血 pH 值小于 7.35 称为酸中毒或酸血症，大于 7.45 称为碱中毒或碱血症。HCO_3^-/H_2CO_3 系统是调节人体 pH 值最主要的缓冲系统。虽然呼吸系统（通过 CO_2 调节）可参与酸碱平衡紊乱的调节，但肾具有更强大的调节能力（通过碳酸氢盐调节）使 pH 值趋于正常。

1）亨-哈方程式 描述了在这个缓冲系统中肺与肾脏的关系：

$$pH = 6.1 + \log(\text{血 } HCO_3^- / 0.03 \times PaCO_2)$$

将正常 HCO_3^- 与 H_2CO_3 维持在约为 20∶1 的最佳比例。

2）判断酸碱失衡的类型 通过下列步骤来判断酸碱失衡的类型（**图 15-4、15-5 和 15-6**）

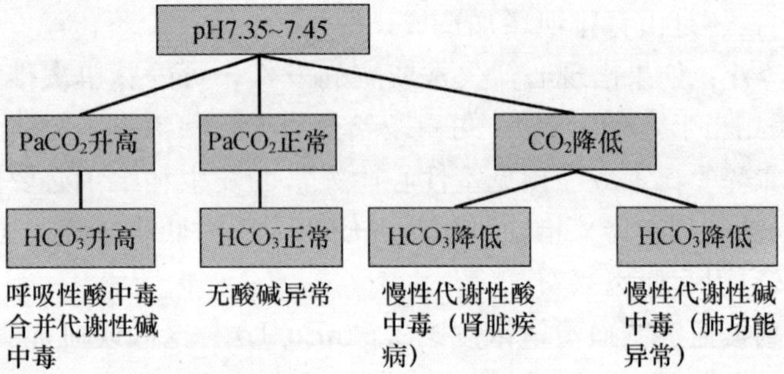

图 15-4 通过 $PaCO_2$ 和 HCO_3^- 水平，解释动脉 pH 值的诊断路径。

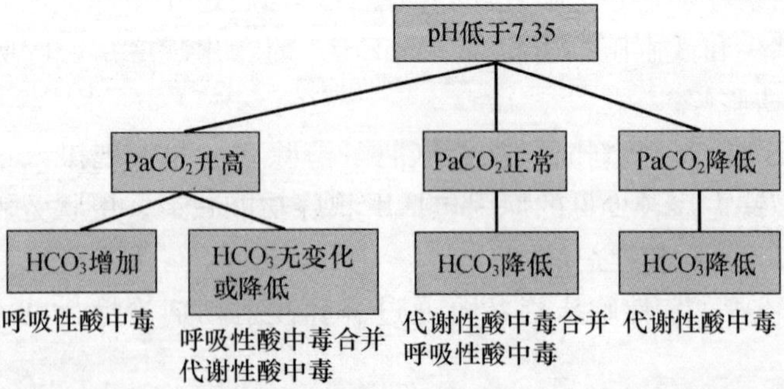

图 15-5 通过 $PaCO_2$ 和 HCO_3^- 水平，解释动脉 pH 值<7.35 的诊断路径。

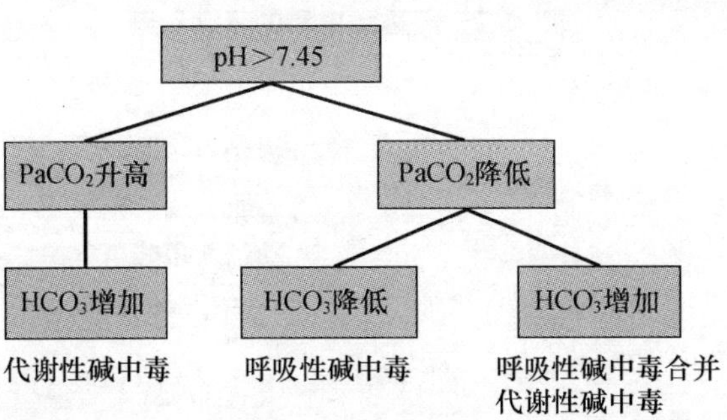

图 15-6 通过 $PaCO_2$ 和 HCO_3^- 水平，解释动脉 pH 值>7.45 的诊断路径。

A. 判断 pH 值是上升还是下降。上升提示碱中毒，下降表明酸中毒。

B. 判断 $PaCO_2$（正常值 40 mmHg）和 HCO_3^-（正常值 24 mEq/L）变化。

C. 若 $PaCO_2$ 和 HCO_3^- 向同一个方向变化（如同时上升或下降），表明原发性酸碱失衡伴继发代偿性酸碱失衡使 HCO_3^-/H_2CO_3 趋近于 20∶1。

D. 若 HCO_3^- 与 $PaCO_2$ 向相反方向变化，表明存在混合型酸碱失衡。

E. 通过测量 HCO_3^-/H_2CO_3 与正常值比较来判断原发性酸碱失衡的类型。

F. 在判定酸碱失衡的 3 个参数中（pH 值、HCO_3^- 或 $PaCO_2$），当得到两个参数其中一个的数值时，便可通过方程和列线图得到第三个参数的预期变化。如果实际改变与预期变化不同，则存在混合型酸碱失衡。

G. 最后，计算阴离子间隙，以确定是否存在潜在的代谢性酸中毒。

3）症状和体征 严重的酸中毒（pH<7.2）引起的主要不良后果，其发生不取决于酸中毒的来源是呼吸性、代谢性还是混合性（**表 15-7**）。严重的碱中毒（pH>7.60）造成的损伤主要是由动脉收缩后脑和冠状动脉血流不足引起的（**表 15-8**）。

表 15-7 严重酸中毒的不良后果

神经系统	
反应迟钝	昏迷
心血管系统	心肌收缩力损害
心输出量减少	动脉血压降低
对折返性心律失常的敏感性增加	心室颤动的阈值降低
对儿茶酚胺的反应降低	
通气	
过度通气	呼吸困难
呼吸肌疲劳	
代谢作用	
高钾血症	胰岛素抵抗
无氧酵解受抑制	

(Adapted from Adrogué HJ, Madias NE: Management of life-threatening acid-base disorders. N Engl J Med 1998; 338: 26-34.)

表 15-8 碱中毒的不良后果

神经系统	
脑血流减少	癫痫发作
嗜睡	谵妄
手足抽搐	
心血管系统	
小动脉收缩	冠脉血流减少
心绞痛阈值降低	易患难治性心律失常
通气	
通气不足	高碳酸症
动脉低血氧	
代谢作用	
低钾血症	低钙血症
低镁血症	低磷血症
刺激无氧酵解	

(Adapted from Adrogué JH, Madias NE: Management of life-threatening acid-base disorders. N Engl J Med 1998; 338: 107-11.)

A. 呼吸性酸中毒：肺泡通气减少导致 $PaCO_2$ 上升，使动脉 pH 值<7.35（**表 15-9**）。

表 15-9 呼吸性酸中毒的病因

药物导致的呼吸抑制	通气受限（肋骨骨折/连枷胸）
允许性高碳酸血症	神经肌肉功能障碍
上呼吸道梗阻	恶性高热
哮喘持续状态	高营养溶液

a. 治疗：纠正因通气不足导致的平衡紊乱。

b. 低钾血症和低氯血症：常见于代谢性碱中毒，可与呼吸性酸中毒并存，可能需要治疗。

B. 呼吸性碱中毒：肺泡过度通气增加导致 $PaCO_2$ 下降，使动脉 pH 值>7.45（**表 15-10**）。

表 15-10 呼吸性碱中毒的病因

医源性（机械性过度通气）	肝病
大气压降低	妊娠
动脉血氧不足	水杨酸盐过量
中枢神经受损	

a. 治疗：纠正肺泡过度通气导致的平衡紊乱。

b. 低钾血症和低氯血症：可与呼吸性碱中毒并存，也同样可能需要治疗。

C. 代谢性酸中毒：酸性代谢产物能降低血液 pH 值，增加呼吸中枢对低二氧化碳的敏感性。呼吸代偿机制不能完全代偿酸性产物的增加。“正常阴离子间隙”酸中毒是指仅有氯离子浓度增加，或高氯性代谢性酸中毒。细胞外间隙的固定酸增加时会发生“高阴离子间隙”。乳酸酸中毒、酮症酸中毒、肾衰竭和许多毒性物质产生的酸中毒就是高阴离子间隙导致的酸中毒。

a. 症状和体征：取决于代谢紊乱的病因和酸中毒发展的速度。

b. 诊断：通过分析动脉血的 pH 值、$PaCO_2$、HCO_3^- 浓度和阴离子间隙来诊断。代谢性酸中毒的常见病因见**表 15-11**。

表 15-11 代谢性酸中毒的病因

乳酸性酸中毒	阿司匹林中毒
糖尿病酮症酸中毒	骨骼肌活动增加
肾衰竭	氰化物中毒
肝衰竭	一氧化碳中毒
甲醇和乙二醇中毒	

a）肾源性代谢性酸中毒：见于肾脏不能补充因缓冲内源性酸性产物而丢失的 HCO_3^- 时（远端肾小管性酸中毒），或是尿液丢失大量 HCO_3^-（近端肾小管性酸中毒或服用乙酰唑胺）。

b）肾外源性代谢性酸中毒：包括胃肠道碳酸氢盐的丢失，酮症酸中毒和乳酸酸中毒。

c. *治疗*：代谢性酸中毒的治疗包括病因治疗，有些患者的急性期治疗可以使用碳酸氢钠（例如 pH 值<7.1 或 HCO_3^- <10 mEq/L）。pH 值被迅速纠正至正常（或碱中毒）会导致血红蛋白与氧亲和力增加，减少组织氧供。2005 年美国心脏病协会推荐的心肺复苏和心血管急救指南不建议在心搏骤停和心肺复苏时常规使用 $NaHCO_3$，除非有危及生命的高钾血症或在心搏骤停前证实存在代谢性酸中毒。

d. *麻醉管理*：择期手术应推迟至酸中毒被纠正以后。可考虑使用有创血流动力学监测。整个围术期应进行多次检测酸碱平衡的参数。

D. *代谢性碱中毒*：pH 值升高，血浆中 HCO_3^- 浓度增加，$PaCO_2$ 代偿性升高。引起代谢性碱中毒的常见病因见**表 15-12**。

表 15-12 代谢性碱中毒的病因

低血容量	碳酸氢盐治疗
呕吐	醛固酮增多症
胃肠减压	失氯性腹泻
利尿治疗	

a. *治疗*：很少需要用酸中和，往往补充容量就能达到治疗效果。

b. *麻醉管理*：主要是适当的液体容量补充，同时根据需要补足氯、钾和镁。

16

内分泌疾病

（王 倩译 姜陆洋校）

Ⅰ. 糖尿病

糖尿病是由于胰岛素分泌不足和（或）组织对胰岛素敏感性下降，引起循环中葡萄糖水平升高并最终出现微血管、大血管并发症的疾病。1a 型糖尿病因自身免疫反应损伤胰岛 B 细胞，循环中胰岛素水平很低甚至测不到。1b 型糖尿病是一种罕见的非自身免疫性胰岛素绝对缺乏的疾病。2 型糖尿病为非自身免疫介导疾病。2 型糖尿病的病因是相对于胰岛素受体而言，胰岛素分泌不足或者胰岛素受体后细胞内信号传导通路障碍。

1. 症状和体征

1）1 型糖尿病　占糖尿病总数的 5％～10％，发病年龄小于 40 岁，由 T 细胞介导的自身免疫反应造成胰岛 B 细胞损伤。基因易感的个体可能由于病毒（如腺病毒）、饮食蛋白和药物/化学物质触发自身免疫反应。经过较长的临床前阶段（9～13 年），临床表现的出现（高血糖症、疲乏、体重减轻、多尿、多饮、视物不清、容量不足）通常十分突然且严重。1 型糖尿病的诊断依据是随机血糖大于 200 mg/dl，且糖化血红蛋白（HbA1c）水平大于 7％。酮症酸中毒的出现说明胰岛素严重缺乏以及脂肪分解过度。

2）2 型糖尿病　占糖尿病总数的 90％，通常出现于中老年人（由于肥胖，最近青年和儿童病人逐渐增多）。2 型糖尿病的病因是胰岛 B 细胞相对不足和胰岛素抵抗。2 型糖尿病的三个重要缺陷是：①肝糖原释放增加；②基础胰岛素和刺激后胰岛素分泌受损；③外周组织对葡萄糖的利用不足（胰岛素抵抗）。胰岛素抵抗具有遗传性，获得性特征（肥胖、静态生活方式）具有协同作用。

3）代谢综合征 代谢综合征或胰岛素抵抗综合征（**表 16-1**）是胰岛素抵抗和其他临床特性（高血压、脂代谢紊乱、高凝状态、肥胖、早发动脉粥样硬化以及心血管疾病）的联合。

表 16-1 代谢综合征

至少以下三项：
空腹血糖≥110 mg/dl
向心性肥胖［腰围>40（男性），35（女性）］
血清三酰甘油≥150 mg/dl
血清高密度脂蛋白胆固醇<40 mg/dl（男性），<50 mg/dl（女性）
血压≥130/85 mmHg

（Adapted from Expert Panel on Detection，Evaluation，and Treatment of High Blood Cholesterol in Adults：Executive Summary of The Third Report of The National Cholesterol Education Program（NCEP）Expert Panel on Detection，Evaluation，and Treatment of High Blood Cholesterol in Adults（Adult Treatment Panel Ⅲ）. JAMA 2001；285：2486-2497.）

2. 诊断（表 16-2）

表 16-2 糖尿病诊断标准

糖尿病的症状（多尿、多饮、不能解释的体重降低）和血浆随机血糖≥200 mg/dl
或
空腹（无能量摄入≥8 h）血糖≥126 mg/dl
或
口服糖耐量试验 2 h 血糖>200 mg/dl

空腹血糖的正常值为 70～100 mg/dl。尚未达到糖尿病诊断标准的高血糖症分为空腹血糖受损和糖耐量异常。HbA1c 表示血红蛋白被糖基化的百分比，反映之前 60～90 天内平均血浆葡萄糖水平，正常值为 4%～6%。当 HbA1c≥6.5%时微血管和大血管病变的风险增加。

3. 治疗

1）2 型糖尿病的治疗

A. 饮食控制：2 型糖尿病病人需进食低热量（800～1500 kcal）

或极低热量（<800 kcal）饮食，限制高胆固醇脂质和多余糖分的摄取。目标是减少身体脂肪，减少胰岛素抵抗，控制血糖、血脂和脂蛋白水平在正常范围。

B. 口服降糖药（共四类）：糖尿病早期口服降糖药可单独或联合用药以控制血糖（空腹血糖 90～130 mg/dl，餐后血糖最大值<180 mg/dl，HbA1c<7%）。

a. 促分泌药物（磺脲类、氯茴苯酸类）：增加胰岛 B 细胞分泌胰岛素，同时增强组织对葡萄糖的利用（**表 16-3**）。最常见的副作用是低血糖。

表 16-3 磺脲类

药 物	起始剂量 (mg/d)	每日剂量范围 (mg/d)	间隔时间 (h)	用药次数/d
第二代				
格列苯脲	1.25～2.5	1.25～20	18～24	1～2
格列吡嗪	2.5～5.0	2.5～40	12～18	1～2
格列美脲	1～2	4～8	24	1

b. 双胍类（二甲双胍）：抑制肝糖原的释放。二甲双胍常与磺脲类联合用药。

c. 噻唑烷二酮类或格列酮类（罗格列酮、匹格列酮）：增加胰岛素敏感性。

d. α-葡萄糖苷酶抑制剂（阿卡波糖、米格列醇）：延缓胃肠道对葡萄糖的吸收。

C. 2 型糖尿病的胰岛素治疗：2 型糖尿病的治疗原则，包括口服降糖药的使用原则，总结为**图 16-1**。单独使用一种口服降糖药的治疗方法通常最终失效，因此联合用药非常必要。如果联合用药也无效，需要加用睡前注射中效胰岛素，如口服药加上单次剂量的胰岛素疗法也失败，2 型糖尿病病人需要完全接受胰岛素治疗。常用的控制血糖方法为每日注射 2 次中效胰岛素和普通胰岛素。治疗目标是控制 HbA1c<7%、低密度脂蛋白<100 mg/dl、高密度脂蛋白>40 mg/dl（男）/50 mg/dl（女）、三酰甘油<200 mg/dl、血压<130/80 mmHg。

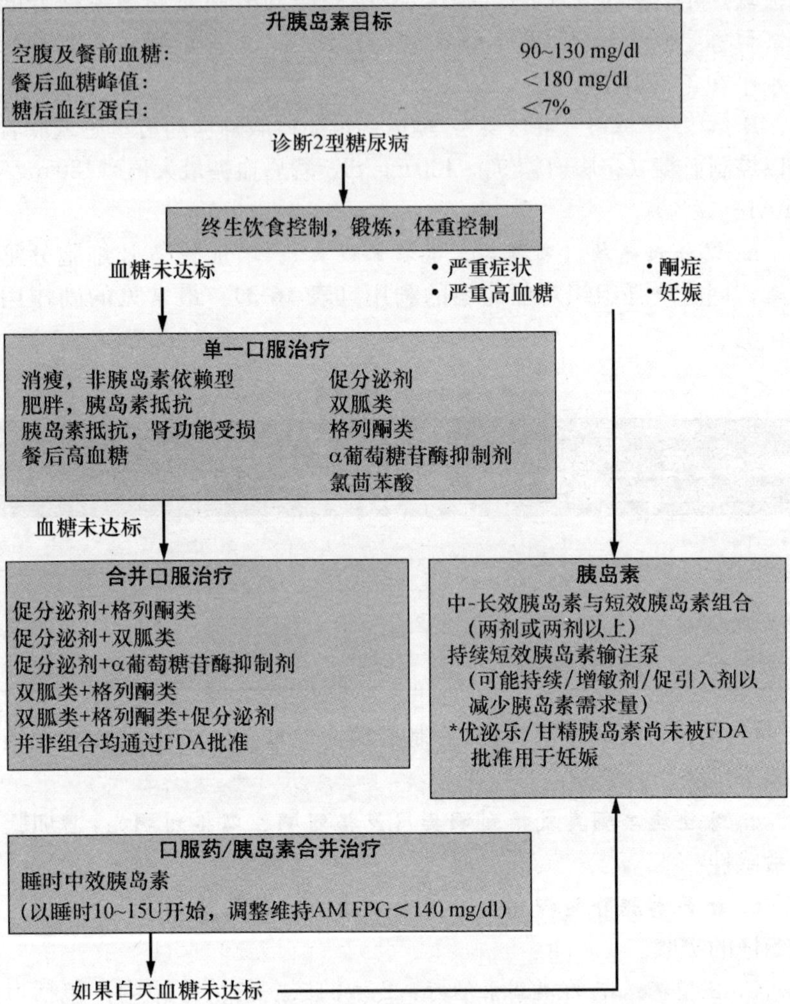

图 16-1 2 型糖尿病的治疗方法

（Adapted from Inzucchi S [ed]: The Diabetes Mellitus Manual: A Primary Companion to Ellenberg and Rifkin's Sixth Edition. New York, McGraw-Hill, 2005, p 193.）

2）胰岛素的种类（表 16-4） 胰岛素每日 2～3 次注射是 1 型糖尿病必需的疗法（同时也是很多 2 型糖尿病病人所必需的）。

表 16-4 胰岛素

胰岛素	起效时间	达峰时间	持续时间
短效			
人普通胰岛素	30 min	2～4 h	5～8 h
赖脯胰岛素（Humalog）	10～15 min	1～2 h	3～6 h
门冬胰岛素（Novolog）	10～15 min	1～2 h	3～6 h
中效			
人 NPH	1～2 h	6～10 h	10～20 h
Lente	1～2 h	6～10 h	10～20 h
长效			
Ultralente	4～6 h	8～20 h	24～48 h
甘精胰岛素（Lantus）	1～2 h	无峰值	约 24 h

A. 基础胰岛素：为中效胰岛素（NPH，中效低精蛋白锌胰岛素；Lente，缓效胰岛素；Lispro protamine，赖脯人胰岛素；Aspart Protamine，精蛋白胰岛素），每日给药 2 次。

B. 长效胰岛素（Ultralente，超长效胰岛素；Glargine，长效甘精胰岛素）：每日给药 1 次。

C. 短效胰岛素（普通胰岛素）或速效胰岛素（Lispro，赖脯人胰岛素；Aspart 速效人胰岛素）：用于控制餐时血糖（餐时胰岛素）。

3）胰岛素治疗

A. 常规疗法：包括每日 2 次中效和短效或超短效胰岛素预混制剂［Humulin70/30 胰岛素（70％NPH，30％普通胰岛素），Novolog70/30（70％门冬胰岛素和 30％鱼精蛋白悬浮门冬胰岛素注射）或 Humalog75/25（75％鱼精蛋白赖脯人胰岛素和 25％赖脯人胰岛素）］（**图 16-2**）。

B. 强化胰岛素疗法：需要每日 3 次或 4 次胰岛素注射或持续输注。每日 3 次注射包括早餐前 NPH 和短效（普通）或超短效（lispro，aspart）胰岛素，晚餐前短效或超短效胰岛素，睡前 NPH 胰岛素（**图 16-3**）。每日 4 次注射包括睡前单次注射 NPH、lente 或甘精胰岛素注射剂（Lantus），早餐、中餐、晚餐前注射短效或超短效胰岛素（**图 16-4** 和**图 16-5**）。

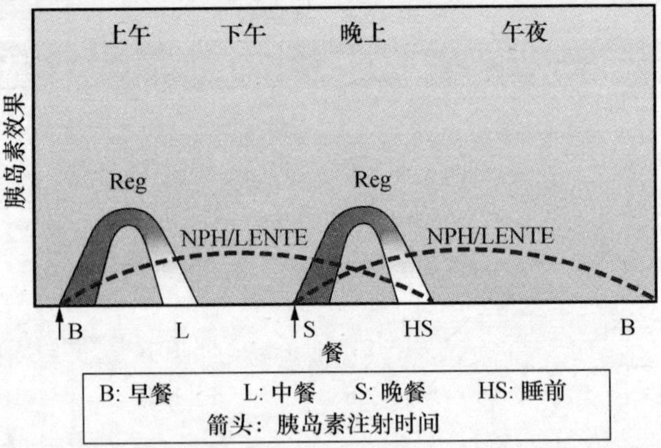

图 16-2 普通胰岛素加每日 2 次 NPH 的胰岛素效应。Reg，普通胰岛素。(Adapted from Hirsch IB, Farkas-Hirsch R, Skyler JS: Intensive insulin therapy for treatment of type I diabetes. Diabetes Care 1990; 13.)

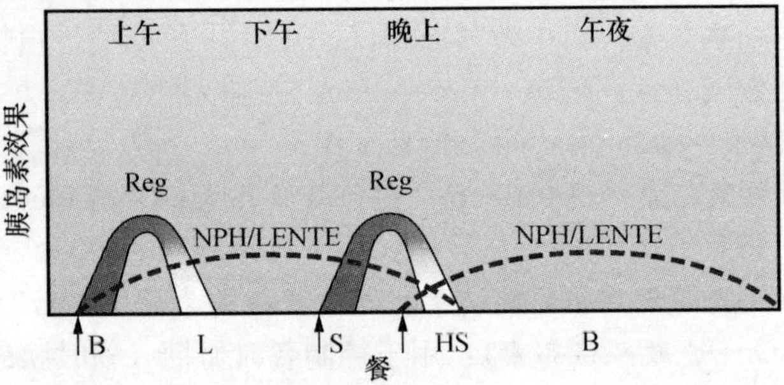

图 16-3 每日三次注射方式的胰岛素效应（上午 NPH 和普通胰岛素，晚餐前普通胰岛素，睡前 NPH）。Reg，普通胰岛素。

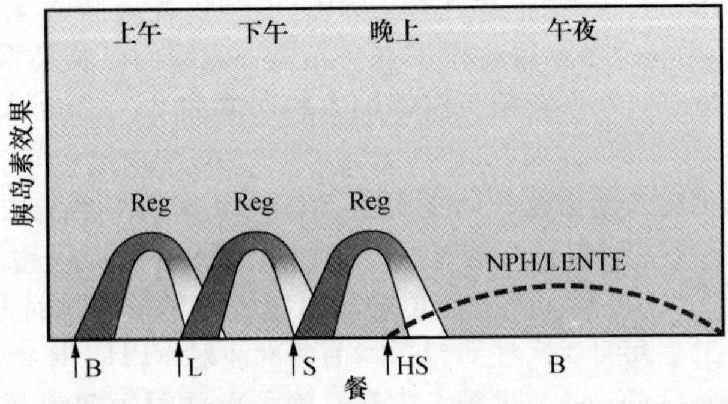

图 16-4 每餐前注射短效胰岛素、睡前注射 NPH 每日 4 次注射的胰岛素效应。Reg，普通胰岛素。

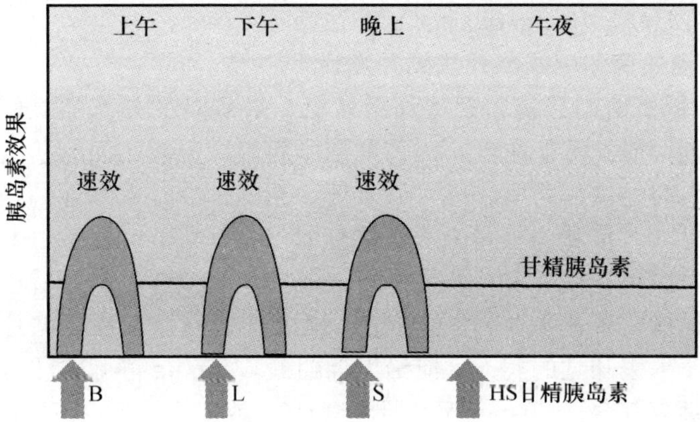

图 16-5 多次注射方式：三餐前超短效胰岛素（赖脯/门冬胰岛素）加基础胰岛素（甘精胰岛素）的胰岛素效应。B，早餐；HS，睡前；L，午餐；S，晚餐。

a. 持续皮下注射使用普通或超短效胰岛素，通常输注速度为0.5～2.0 U/h（**图 16-6**）。胰岛素每日基础剂量等于体重（kg）×0.3，分为 24 份即为每小时的输注量。基础剂量在 24 小时周期内不断变化，开始睡眠时需要剂量小，而在 3：00～9：00 AM 需要剂量大，白天其他时间需要剂量为中等。

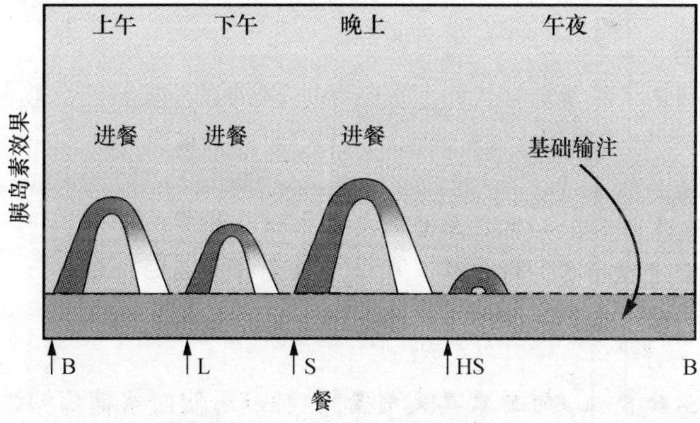

图 16-6 餐前和加餐前短效/超短效胰岛素持续皮下注射的胰岛素效应。

C. 理想的血糖控制目标：1 型糖尿病的血糖控制目标包括：餐前血糖 70～120 mg/dl；餐后小于 150 mg/dl；睡前 100～130 mg/dl；

3：00 AM 大于 70 mg/dl。

4. 糖尿病和糖尿病疗法的并发症

1）低血糖 是胰岛素治疗最常见、最危险的并发症。使用β受体阻滞剂可能加重低血糖，因为抑制脂肪组织分解，而脂肪组织是低血糖状态时的供能物质。成人低血糖诊断的标准是血浆葡萄糖浓度小于 50 mg/dl。症状包括肾上腺素能症状（多汗、心动过速、心悸、坐立不安、面色苍白）和中枢神经系统症状（疲乏、意识混乱、头痛、嗜睡、惊厥、昏迷）。治疗方法是口服糖类如方糖、葡萄糖片或软饮料［对于失去知觉的病人，应给以葡萄糖 0.5 g/kg 静脉输注（IV）或胰高血糖素 0.5～1.0 mg IV、肌注（IM）或皮下注射（SC）］。

2）糖尿病酮症酸中毒（DKA） 多见于 1 型糖尿病病人，病人出现感染或其他急性疾病、忘记使用胰岛素或糖尿病发病初期时易于发生 DKA（**表 16-5**）。

表 16-5 DKA 诊断依据

血糖（mg/dl）	≥300	SOsm（mOsm/L）	＜320
pH	≤7.3	酮体	＋＋～＋＋＋
HCO_3^-（mEq/L）	≤18		

DKA，糖尿病酮症酸中毒；SOsm，血清渗透压。

A. 特点

a. 酮体生成增加和代谢性酸中毒是 DKA 的主要特征。酸中毒同时伴有阴离子间隙增加［$Na^+ -(Cl^- + HCO_3^-)$ 正常值：8～14 mEq/L］。

b. 高血糖症

c. 渗透性利尿和低血容量

d. 全身性缺水、钾、磷，即使实验室检查指标正常

e. 低钠血症

B. 治疗

a. 生理盐水（可能需要大剂量）：补液可使血浆葡萄糖浓度降低 30%～50%。

b. 胰岛素：静脉负荷剂量普通胰岛素 0.1 U/kg，然后以 0.1 U/(kg・h) 速度直至达到正常的酸碱平衡状态。如果在酸碱平衡恢复正常前血糖得到纠正可能反而需要补充葡萄糖。

c. 补充电解质

d. 碳酸氢钠：pH 小于 7.1 需给予碳酸氢钠。

3）高血糖性高渗综合征（表 16-6） 表现包括包括高血糖、高渗、脱水，通常见于伴发急性疾病（感染、心肌梗死、脑血管意外、胰腺炎、肠梗阻、内分泌疾病、肾衰竭、烧伤）的老年 2 型糖尿病患者。

表 16-6 高血糖性高渗综合征

血糖（mg/dl）	≥600	HCO_3^-（mEq/L）	≥15
pH	≥7.3	SOsm（mOsm/L）	≥350

SOsm，血清渗透压。

A. 症状和体征：包括多尿、多饮、低血容量、低血压、心动过速、组织低灌注、迟钝（由高渗引起）以及非酮症代谢性酸中毒。

B. 治疗

a. 生理盐水：如果血浆渗透压超过 320 mOsm/L，需要补充大量 0.45%生理盐水（1000～1500 ml）直至渗透压降至 320 mOsm/L 以下，此后需要大量补充 0.9%生理盐水。

b. 胰岛素：静脉给予负荷剂量常规胰岛素 15U，然后以 0.1U/(kg • h) 的速度输注。当血糖降至 250～300 mg/dl 时，输注速度降为 2～3 U/h。

c. 补充电解质

4）微血管并发症

A. 糖尿病肾病：1 型糖尿病病人 30%～40%出现终末期肾病，2 型糖尿病病人 5%～10%发展到终末期肾病。

a. 临床进程：糖尿病发病后约 15 年内肾功能保持正常。蛋白尿是最早出现的实验室检查异常，蛋白尿出现后 5 年内将出现血肌酐和尿素氮升高。通常在 3～5 年内发展到肾功能衰竭。

b. 治疗：降压治疗［低盐饮食、小剂量利尿剂、多种降压药物中任意一种，包括 β_1 受体阻滞剂、ACEI、血管紧张素Ⅱ受体阻滞剂、钙通道阻滞剂和（或）α_1 受体阻滞剂］可以延缓肾病发展进程。如果已经发展到终末期肾病，有四种治疗选择：血液透析、腹膜透析、持续不卧床腹膜透析、肾移植或肾/胰腺联合移植。

B. 外周神经病变：糖尿病病史大于 25 年的病人中超过 50%出现外周神经病变。远端对称弥漫性感觉运动多神经病变最为常见，首先多出现在脚趾或足部，逐渐向近端发展，呈“手套袜套”样分布。严重者出现足部溃疡、反复感染、足部骨折（Charcot 关节）甚至截肢。外周神经病变的治疗包括严格控制血糖，非甾体抗炎药、抗抑郁药和抗惊厥药以缓解疼痛。

C. *视网膜病变*：由于出血、渗出以及异常血管和纤维组织的生成导致视网膜病变。视力受损的程度不一，从轻微的色觉改变到全盲。严格控制血糖和血压可以延缓视网膜病变发展的进程。

5）大血管病变

A. *心血管疾病*：是糖尿病病人主要的并发症也是最主要的死因。脂代谢异常对动脉粥样硬化病变的出现和发展具有重要作用。所有糖尿病病人都应考虑使用他汀类（3-羟基-3-甲基戊二酰辅酶 A 还原酶抑制剂）治疗。糖尿病病人预防冠心病的措施包括积极控制血脂、血糖和高血压，同时使用阿司匹林预防血栓。有症状的冠心病病人治疗药物包括 β_1 受体阻滞剂、ACEI、硝酸酯类、钙通道阻滞剂、他汀类、贝特类、抗血小板药物，可能还需溶栓药物、支架置入，严重情况下需冠状动脉搭桥手术治疗。

6）糖尿病自主神经系统病变（diabetic autonomic neuropathy，DAN） 可以影响自主神经系统的任何部分，取决于糖尿病的病程以及代谢控制的程度。心血管自主神经病变的特点是心率和中枢/外周性血管动力异常。DAN 病人抗调节激素反应受损，低血糖时不能出现警告性体征。

5. 麻醉注意事项

高血糖减少冠脉侧支血流，降低冠脉舒张能力，损害冠脉微循环并且引起内皮功能障碍，使心肌缺血的风险增加。急性高血糖可导致脱水，影响伤口愈合，增加感染风险，加重中枢神经系统/脊髓缺血性损伤，血黏滞度增加引起血栓形成。围术期严格控制血糖浓度是最基本的目标。

1）术前评估 包括评价可能存在的心脏、肾脏疾病，控制高血压，调整胰岛素用量控制血糖，以及检查可能影响气管插管的关节的活动性（特别是颈部）。

A. *术前胰岛素治疗*

a. 手术前夜胰岛素用量为平时睡前胰岛素三分之二量，手术当日胰岛素用量为平时 NPH 一半量。手术当日早晨的常规胰岛素应当停用。

b. 术前应当静脉输注 5%葡萄糖和 0.45%生理盐水（$D_5$1/2NS），输注速度为 100 ml/h。

c. 胰岛素泵： 夜间速度应当降低 30%。手术当日早晨胰岛素泵维持基础速度，同时静脉给予胰岛素注射，或者给予病人皮下注射甘精胰岛素同时停泵 60～90 分钟。

d. 如果病人每天使用长效甘精胰岛素和赖脯胰岛素或门冬胰岛素控制血糖，手术前夜应当使用三分之二量甘精胰岛素加上全量赖脯胰岛素或门冬胰岛素，手术当日早晨停用全部胰岛素。

e. 口服降糖药： 术前 24～48 小时应当停用。

f. 对于大型手术，如果血清血糖高于 270 mg/dl，应当推迟手术，快速控制血糖。如果血清血糖高于 400 mg/dl，则需另外择期手术，重新调节代谢状态。

2）术中管理 目标是尽量避免高血糖（血清血糖 120～180 mg/dl）和低血糖。术中持续静脉输注胰岛素，不应使用皮下注射的方式。术中血糖浓度应当至少每小时监测一次。静脉输注 $D_5$1/2NS 以提供碳水化合物，抑制肝糖原分解和蛋白质糖异生。

3）术后管理 包括积极胰岛素治疗。严格控制血糖（80～110 mg/dl）与更好的预后相关，可能由于中性粒细胞和巨噬细胞的功能更完善，黏膜/皮肤屏障功能良好，红细胞生成增加，胆汁淤积减少，呼吸肌功能改善，神经轴索变性减少。

Ⅱ. 胰岛细胞瘤

胰岛细胞瘤是胰岛 B 细胞来源的分泌胰岛素的肿瘤，临床表现为空腹低血糖。麻醉的最大挑战是在胰岛细胞瘤切除时保持血糖浓度正常。可能出现严重低血糖，特别是在对肿瘤进行操作时，而成功切除肿瘤后有可能出现显著高血糖，这一阶段必须频繁测定血糖浓度（每 15 分钟）。

Ⅲ. 甲状腺疾病

1. 解剖和生理

甲状腺激素甲状腺氨酸（T_4）和三碘甲状腺氨酸（T_3）促进所有

代谢过程，包括合成和分解。它们影响组织的生长和成熟，增强组织功能，刺激蛋白合成，增强碳水化合物和脂肪代谢。甲状腺激素增加心肌收缩力，降低系统血管阻力，增加血管内容量。

2. 诊断

1）甲状腺功能亢进（简称“甲亢”）和甲状腺功能减退（简称“甲减”） 90%甲状腺功能亢进病人游离 T_4（FT_4）升高，85%甲状腺功能减退病人 FT_4 降低。促甲状腺素（TSH）浓度是从细胞水平反映甲状腺激素活性的最好的单个实验室指标。TSH 降低，FT_3、FT_4 水平正常可做出亚临床甲亢的诊断。而 TSH 升高，FT_3、FT_4 正常可以做出亚临床甲减的诊断。有时需要放射性碘摄取试验确定甲亢诊断。其他的检查包括针对甲状腺抗原的各种抗体检测。

2）甲状腺结节 使用 ^{123}I 或锝-99 m 进行甲状腺核素扫描可以评价结节的性质为“温”或正常，“热”或功能亢进，“冷”或功能低下。超声对于判断病灶为囊性、实性或混合性的准确率达到 90%～95%。

3. 甲状腺功能亢进

1）甲状腺功能亢进的症状和体征（表 16-7）

表 16-7 甲状腺功能亢进和甲状腺功能减退的症状和体征

甲状腺功能亢进	甲状腺功能减退
高代谢	低代谢
焦虑，坐立不安，运动功能亢进	疲劳，精神萎靡，冷淡
皮肤温暖，潮湿	皮肤干燥、增厚、苍白、发冷
多汗	出汗减少
面红	舌头增大、声音嘶哑
多汗，指甲易断	头发干燥
上睑挛缩	胫前水肿
不耐热	怕冷
近端肌无力	深腱反射延迟
睡眠障碍	月经过多
震颤	高胆固醇血症，高三酰甘油血症
体重减轻，腹泻	体重增加
心动过速，心律失常，心悸	便秘
心输出量增加，心脏扩大	室性心律失常
T_3、T_4 正常或升高，TSH 降低	心肌收缩力减弱
	T_3、T_4 降低，TSH 升高

2）Grave 病 特点是典型的甲状腺功能亢进、突眼、皮肤损害三联征。该病是一种全身性自身免疫性疾病，出现甲状腺刺激抗体［长效甲状腺刺激物（LATS）］，在甲状腺内与 TSH 受体结合。Grave 眼病包括上睑挛缩、眼裂增宽、肌肉无力、眼球突出、眼内压升高。激素、睑缘缝合术、外放射治疗或手术减压可能对这些病例有效。

A. 诊断标准：Grave 病的诊断标准是甲状腺激素水平升高，放射性碘摄取率增加。TSH 水平通常降低，甲状腺刺激抗体增加。

3）毒性多结节性甲状腺肿 通常来源于长时间的单纯甲状腺肿，导致甲状腺肿大，出现气道梗阻的症状和体征。高代谢症状通常不如 Grave 病严重，而且没有相关的眼病和皮肤损害。确诊方法是甲状腺扫描，偶尔需要甲状腺活检。

4）实性毒性甲状腺结节（毒性腺瘤） 诊断试验与多结节甲状腺肿相同。

5）甲状腺功能亢进的治疗 应用抗甲状腺药物丙硫氧嘧啶（PTU）或甲巯咪唑（他巴唑），干扰甲状腺激素合成和 T_3、T_4 在外周组织的转化。高浓度碘抑制甲状腺对激素的释放，通常用于甲状腺功能亢进病人术前准备，治疗出现或即将出现的甲状腺危象，或治疗患有严重甲状腺性心脏病的病人。β 受体阻滞剂可能缓解症状和体征（焦虑、多汗、不耐热、震颤、心动过速）。难以治疗的 Grave 病、毒性多结节性甲状腺肿或毒性腺瘤病人建议采用放射性 ^{131}I 治疗或手术切除。手术（甲状腺次全切除，甲状腺全切）可以迅速控制疾病，而且术后甲状腺功能减退的发生率低于放射性碘治疗。

6）麻醉注意事项 手术前应当将甲状腺功能调整到正常水平（可能需要治疗 6～8 周）。急诊情况下，通常需要静脉使用 β 受体阻滞剂、碘泊酸盐、氢化可的松或地塞米松和 PTU。麻醉医生必须为应对甲状腺危象做好准备。对照研究显示麻醉要求方面没有过多的需求。

A. 甲状腺危象：和恶性高热可能出现相似的症状和体征（高温、心动过速、高代谢）。治疗包括快速缓解甲状腺毒症，液体复苏，降温以对抗发热，药物控制心率以及使用糖皮质激素。抗甲状腺药物（PTU 200～400 mg 每 8 小时）可能需要通过鼻胃管、口服或直肠给药。如果出现休克，需静脉给予缩血管药物（去氧肾上腺素）。

4. 甲状腺功能减退

1）症状和体征（表 16-7）

2）诊断 原发性甲状腺功能减退诊断依据为甲状腺激素水平降低，TSH 水平升高。

3）治疗 通常使用 L-甲状腺素（左旋甲状腺素钠）。其他的激素替代包括甲状腺提纯 USP，L-三碘甲状腺氨酸（碘甲腺氨酸钠），三碘合剂——T_4 与 T_3 以 4∶1 比例的混合物。

4）麻醉注意事项 亚临床甲状腺功能减退的病人通常不存在麻醉问题。轻到中度疾病病人应当在围术期每日服用 L-甲状腺素（100～200 μg/d）。对于重度甲减病人，术中出现严重血流动力学不稳定、术后出现黏液水肿性昏迷的可能性很大。如果急诊手术可以推迟 24～48 小时，需要静脉甲状腺替代治疗（L-甲状腺素 300～500 μg 或 L-三碘甲状腺氨酸 25～30 μg IV）。其他麻醉需考虑的问题总结见**表 16-8**。

表 16-8 甲状腺功能减退病人的麻醉注意事项

- 给予地塞米松或氢化可的松；甲状腺功能减退伴有肾上腺功能减退
- 磷酸二酯酶抑制剂（米力农）可能是最有效的强心剂，因为该药不作用于β受体，而该受体的数量和敏感性下降
- 避免或减少术前镇静剂的使用
- 是否使用有创监测取决于病人心功能状态
- 静脉给予含糖液避免出现低血糖
- 控制呼吸防止低通气

5. 黏液水肿性昏迷

为一种少见的甲状腺功能减退的类型，特点是谵妄或意识丧失、低通气、低体温（80％病人）、心动过缓、低血压和严重的稀释性低钠血症。治疗包括补充 L-甲状腺素或 L-三碘甲状腺氨酸、静脉补充葡萄糖-生理盐水溶液、调节体温、通气支持，如果可能存在肾上腺功能不全需给予氢化可的松。

6. 正常甲状腺病态综合征

为非甲状腺疾病的危重病人出现甲状腺功能检查结果异常（T_3、T_4 水平降低，TSH 正常）。不需针对甲状腺功能的治疗。

7. 呆小症

呆小症是胎儿期、婴幼儿期严重甲状腺功能减退导致生长发育障碍和智力低下。诊断必须在婴儿出生后数周内完成并开始治疗，以防止出现严重的器官功能损害。

8. 甲状腺肿

甲状腺肿是由于甲状腺素分泌减少导致滤泡上皮细胞代偿性增生和肥大。病因可能是碘摄入不足、饮食（如木薯）或药物（如保泰松、锂剂）性甲状腺肿，或激素生物合成途径缺陷。

9. 甲状腺肿瘤

手术切除良性结节或甲状腺癌几乎很少给麻醉医生带来问题。然而，在处理手术切除巨大甲状腺占位的病人时，气道受压可能是主要的挑战。可能需要清醒气管插管。病人自主呼吸消失时可能出现肿瘤压迫导致气道梗阻。CT 扫描和（或）超声心动检查可能进一步确定甲状腺占位的轮廓。

10. 甲状腺手术的并发症

包括喉返神经损伤和由于损伤甲状旁腺血供导致的甲状旁腺功能减退（焦虑性口周麻木、指尖发麻、肌肉痉挛、Chvostek 征阳性、Trousseau 征阳性均为低钙血症的表现）。也可能出现由于血肿形成压迫气道导致的呼吸困难。

Ⅳ. 嗜铬细胞瘤

嗜铬细胞瘤是分泌儿茶酚胺的肿瘤，可以是单独发生或作为多发性内分泌肿瘤综合征的一部分（**表 16-9**）。von Recklinghausen 病、结节性硬化症以及 Sturge-Weber 综合征的病人出现嗜铬细胞瘤的风险增加。

表 16-9 多发性内分泌腺瘤病（MEN）

症状	特点
MEN 2a 型（Sipple 综合征）	甲状腺髓样癌 甲状旁腺腺瘤 嗜铬细胞瘤

续表

症　状	特　点
MEN 2b 型	甲状腺髓样癌 黏膜腺瘤 Marfan 外貌 嗜铬细胞瘤
von Hippel-Lindau 综合征	中枢神经系统成血管细胞瘤 嗜铬细胞瘤

1. 症状和体征

高血压、头痛、多汗、苍白和心悸是典型的症状和体征。高血压危象类似于给予儿茶酚胺后的急性反应。可导致心肌病、心肌肥厚、心电图异常和心律失常。嗜铬细胞瘤的表现可以和甲状腺毒症、恶性高血压、糖尿病、恶性类癌综合征、革兰阴性菌败血症非常相似。由于儿茶酚胺刺激糖原分解，抑制胰岛素释放，多数病人出现高血糖症，但是很少转变为真正的糖尿病。

2. 诊断

有赖于儿茶酚胺过度分泌的表现。高危病人（家族性嗜铬细胞瘤或出现典型症状）的最敏感监测是血浆游离甲基去甲福林浓度大于 400 pg/ml 和（或）甲氧基肾上腺素大于 220 pg/ml。异丙肾上腺素浓度小于 112 pg/ml，同时甲氧基肾上腺素小于 61 pg/ml 可除外嗜铬细胞瘤。尿中游离儿茶酚胺及其代谢物（如甲基去甲福林、甲氧基肾上腺素、垂草扁桃酸）水平监测简单易行，能够满足嗜铬细胞瘤低危病人的筛查。5%～10%的病人这些检测的结果是模棱两可的，需进一步进行可乐定抑制试验（无嗜铬细胞瘤的病人血浆儿茶酚胺水平将降低，而嗜铬细胞瘤的病人不出现上述变化）。糖原刺激试验阳性是最安全、最具有特异性刺激作用的试验（1～3 分钟内引起肿瘤儿茶酚胺释放至少超过基础值 3 倍，或>2000 pg/ml），但是仅限用于舒张压低于 100 mmHg 的病人。肿瘤的位置可以通过所分泌儿茶酚胺的类型预测（**表 16-10**）。CT 和磁共振成像（MRI）是最理想的无创肾上腺解剖成像检查。^{131}I-MIBG 闪烁扫描法通过观察分泌儿茶酚胺的肿瘤对 ^{131}I-MIBG 的摄取情况为肿瘤定位。

表 16-10 儿茶酚胺生成方式和肿瘤部位

	肾上腺	肾上腺外	肾上腺+肾上腺外
去甲肾上腺素	61%	31%	8%
肾上腺素	100%	—	—
去甲肾上腺素+肾上腺素	95%	—	5%

(Adapted from Kaser H: Clinical and diagnostic findings in patients with chromaffin tumors: Pheochromocytomas, pheochromoblastomas. Recent Results Cancer Res 1990; 118: 97-105.)

3. 治疗

尽可能将肿瘤切除。甲基酪氨酸（抑制儿茶酚胺合成的限速步骤）可能将儿茶酚胺的生成减少 50%～80%。通常的剂量范围是 250 mg，每日两次到每日 3～4 g。特别适用于恶性和无法手术的肿瘤。副作用包括锥体外系反应和结晶尿。

4. 麻醉注意事项（表 16-11）

表 16-11 嗜铬细胞瘤的麻醉注意事项

术前	• α受体阻滞剂：酚苄明、哌唑嗪、α-甲基对酪氨酸 • β受体阻滞剂治疗心动过速（普萘洛尔、美托洛尔、阿替洛尔） • 钙通道阻滞剂、ACEI
术中	• 避免紧张、应激、疼痛、寒战、缺氧和二氧化碳蓄积（刺激儿茶酚胺释放） • 诱导、插管、切皮、腹腔探查、对肿瘤进行操作时将引起儿茶酚胺释放 • 监测：有创动脉压、CVP 或 PA、尿量 • 适当补液对于预防肿瘤切除后低血压非常重要 • 可使用所有麻醉药 • 避免使用的药物：吗啡和阿曲库铵（组胺释放可诱发儿茶酚胺释放）、阿托品、哌库溴铵、琥珀酰胆碱（可能刺激交感神经系统）、氟烷（增加心肌对儿茶酚胺诱导的心律失常的敏感性）、氟哌利多、氯丙嗪、甲氧氯普胺和麻黄碱（高血压反应） • 术中高血压：使用硝普钠或酚妥拉明 • 可以使用的抗心律失常药物：利多卡因、艾司洛尔、胺碘酮 • 术中血液回收
肿瘤切除后	• 因儿茶酚胺减少引起的低血压：补充液体，减低麻醉深度；如果上述措施无效需给予血管活性药物 • 因胰岛素水平升高导致的低血糖：监测血糖，静脉给予含糖液 • 如果双侧肾上腺切除需给予糖皮质激素治疗

续表

术后	• 高血压可能持续数天；考虑为原发性高血压或肿瘤残留 • 低血压是最常见的死因 • 低血糖可能持续存在 • ICU 监测观察至少 24 小时

CVP，中心静脉压；ICU，重症监护室；PA，肺动脉。

1）术前管理 多数嗜铬细胞瘤主要分泌肾上腺素。治疗目标是控制血压，缓解症状，消除心电图 ST-T 改变，消除心律失常。

A. α 受体阻滞剂（苯氧苄胺，一种非竞争性 α_1 受体阻滞剂，或哌唑嗪，一种竞争性 α_1 受体阻滞剂）：用于降低血压，增加血管内容量，预防突发性高血压，使肾上腺素能受体恢复敏感，减少心肌损伤。由于 α 受体阻滞剂对 α 受体作用时间长，推荐在手术前苯氧苄胺停药 24～48 小时，或术前只给予早晨药量一半到三分之二量，以避免术中肿瘤切除后出现血管无反应。对肿瘤进行操作时经常出现高血压。

B. β 受体阻滞剂（普萘洛尔、阿替洛尔、美托洛尔）：用于心动过速（如心率>120 次/分）或由于苯氧苄胺引起 α_2 受体阻滞导致的心律失常。艾司洛尔作用起效迅速，半衰期短，可以在手术开始前静脉给药。切记给予 α 受体阻滞剂前一定不要给予非选择性 β 受体阻滞剂，因为 β_2 受体阻滞使血管扩张导致 α 受体激动，将引起血管收缩和高血压危象。

C. α-甲基酪氨酸：术前 α-甲基酪氨酸和苯氧苄胺联合用药对术中血流动力学管理有利。

D. 钙通道阻滞剂（硝苯地平、地尔硫䓬、维拉帕米）和 ACEI（卡托普利）：同样用于控制术前高血压。顽固病例的有效治疗方法是联合使用 α 受体阻滞剂和钙通道阻滞剂。

Ⅴ. 肾上腺功能障碍

肾上腺皮质合成三种激素：糖皮质激素（生命必需的皮质醇）、盐皮质激素（醛固酮）和雄激素。这些激素主要作用是血压调节、糖异生、钠钾离子调节、抑制炎症反应和体液平衡。肾上腺髓质合成去甲肾上腺素和肾上腺素。是否会发生肾上腺髓质功能不全目前尚不清楚。

1. 皮质醇增多症（Cushing 综合征）

皮质醇增多症可分为促肾上腺皮质激素（ACTH）依赖 Cushing 综合征（高浓度 ACTH 刺激肾上腺皮质生成过多的皮质醇）和非 ACTH 依赖 Cushing 综合征［由于异常肾上腺皮质组织生成过多的皮质醇导致的综合征，抑制促肾上腺皮质激素释放激素（CRH）和 ACTH 的分泌］。Cushing 病的定义是由于垂体腺瘤分泌过多 ACTH 导致的 Cushing 综合征。

1）诊断 症状和体征包括体重增加、满月脸、面部微血管扩张，高血压，糖耐量异常，绝经前女性出现月经稀发或停经，男性性欲减退，自发性瘀斑，骨骼肌重量减少和肌无力。确诊依据是 24 小时尿皮质醇高于正常。确定病人的皮质醇增多症是否为 ACTH 依赖需要放免法测定血浆 ACTH 浓度。大剂量地塞米松抑制试验可以鉴别 Cushing 病和异位 ACTH 分泌综合征（表现为完全抵抗）。

2）治疗 Cushing 病治疗是经蝶骨微腺瘤切除术将垂体腺瘤切除。某些病人需垂体放疗和双侧肾上腺切除。外科手术切除肾上腺用于治疗肾上腺腺瘤或肾上腺癌。

3）麻醉注意事项。

A. 术前评估：血压、电解质平衡、血糖尤其重要。手术中摆体位时要考虑病人是否存在骨质疏松。

B. 术中：依托咪酯可能暂时性抑制肾上腺皮质醇的合成和释放。由于病人存在骨骼肌无力推荐使用机械通气。持续输注氢化可的松（100 mg/d IV）应从术中开始，以避免肿瘤切除后肾上腺功能不全。微腺瘤切除术后可能出现暂时性尿崩症和脑膜炎。

2. 原发性醛固酮增多症（Conn 综合征）

原发性醛固酮增多症是由于出现有功能的、不依赖生理刺激的肿瘤（醛固酮瘤）引起醛固酮分泌过多。

1）症状和体征 高血压（头痛、钠潴留、细胞外液容量增加）或低钾血症（多尿、夜尿增多、骨骼肌痉挛、骨骼肌无力、代谢性酸中毒）。同时可能出现低镁血症和糖耐量异常。

2）诊断 全身性高血压病人出现自发性低钾血症高度提示醛固

酮增多症。生理盐水输注后血浆醛固酮浓度小于 9.5 ng/dl 可以排除醛固酮增多症。

3）治疗 补充钾盐，给予竞争性醛固酮受体拮抗剂，例如螺内酯。分泌醛固酮的肿瘤确定的治疗方法是手术切除。如果是多发醛固酮分泌性肿瘤可能需双侧肾上腺切除。

4）麻醉注意事项

A. *术前*：目标是改善低钾血症和治疗高血压。

B. *术中*：低钾血症可能改变机体对非去极化肌松药的反应。双侧肾上腺切除可能需要补充外源性皮质醇。如果考虑可能存在暂时性肾上腺皮质功能减退，可根据经验给予持续输注氢化可的松每 24 小时 100 mg。

3. 醛固酮减少症

高钾血症不伴有肾功能不全提示可能存在醛固酮减少症。低肾素性醛固酮减少症通常出现于 45 岁以上、慢性肾功能衰竭和（或）糖尿病病人。吲哚美辛导致的前列腺素不足是引起该综合征的可逆的病因。醛固酮减少症的治疗包括增加盐摄入和每日给予氟氢可的松。

4. 肾上腺功能不全（adrenal insufficiency，AI）

1）症状和体征 原发性肾上腺功能不全（Addison 病），肾上腺不能产生足够的糖皮质激素、盐皮质激素和雄激素。最常见的病因是自身免疫疾病。Addison 病的特点是疲乏、无力、食欲减退、恶心、呕吐、皮肤黏膜色素沉着、慢性低血压导致的心虚、低血容量、低钠血症和高钾血症。继发性肾上腺功能不全由垂体 CRH 或 ACTH 生成不足引起。与 Addison 病不同，继发性肾上腺功能不全只有糖皮质激素生成不足。最常见的病因是医源性（垂体手术、垂体放疗、使用外源性糖皮质激素）。

2）诊断 危重病人皮质醇水平低于 20 μg/dl 即为 AI。AI 的定义包括血浆皮质醇低于 20 μg/dl，ACTH 刺激试验皮质醇浓度低于 20 μg/dl。绝对 AI 的特点是皮质醇基础值低，ACTH 刺激试验阳性。相对 AI 的特点是皮质醇基础值稍高但 ACTH 刺激试验阳性。

3）治疗 最常见的 AI 原因是外源性激素（**表 16-12**）。对于有长期激素用药史的病人，停药后可能需要 6～12 个月肾上腺功能才能恢复。ACTH 刺激试验阳性病人、Cushing 综合征和 AI 病人或由于之前使用糖皮质激素治疗、存在 AI 风险的病人术前应给予糖皮质激素。

已知或怀疑患有肾上腺抑制或 AI 的病人应当继续基础治疗同时围术期药物需加量。补充药量根据手术不同而不同（见**表 16-12**）。

表 16-12　激素（氢化可的松）的补充

浅表手术，牙科，活检	不需补充
小型手术 疝修补，结肠镜	25 mg IV
中型手术 胆囊切除，结肠	50～75 mg IV，使用 1～2 天
大型手术 心脏，肝脏，Whipple	100～150 mg IV，使用 1～2 天
重症监护室 败血症、休克	50～100 mg q6～8 h 使用 2 天到 1 周

4）麻醉注意事项　治疗包括糖皮质激素替代和纠正水钠不足。糖皮质激素替代包括静脉给予氢化可的松、甲泼尼龙或地塞米松。容量不足可能比较严重（2～3 L），5%糖盐溶液是可选用的液体。可能需要缩血管药物如多巴胺提供血流动力学支持。代谢性酸中毒和高钾血症通常可以通过补液和激素得到纠正。当引起血流动力学不稳定的其他因素都已经得到纠正或排除（低血容量、麻醉药过量、心肺疾病、外科机械原因）后仍然存在血流动力学不稳定时需考虑急性 AI 的可能性。依托咪酯暂时性抑制正常病人的皮质醇合成，应当避免使用。未治疗的 AI 病人急诊手术需要行有创监测。

5）重症监护室管理　高危、危重 AI 病人出现低血压、休克、败血症的概率大约为 30%～40%。所有怀疑存在 AI 的病人都应当检测血清皮质醇浓度和 ACTH 刺激试验，特别是应激水平不确定的情况下。

Ⅵ. 甲状旁腺功能异常

1. 甲状旁腺功能亢进

指甲状旁腺素分泌增加。血清钙浓度可能增加、减少或不变。甲状旁腺功能亢进分为原发性、继发性和异位性。

1）原发性甲状旁腺功能亢进　由于甲状旁腺良性腺瘤、腺癌或甲状旁腺增生导致甲状旁腺素分泌过多引起原发性甲状旁腺功能亢进。腺瘤或增生引起甲状旁腺功能亢进是多发性内分泌腺瘤病 1 型最常见的症状。

A. 诊断：高钙血症（血清钙浓度＞5.5 mEq/L，离子钙浓度＞2.5 mEq/L）是原发性甲状旁腺功能亢进的标志。血清甲状旁腺素浓度并不是确诊原发性甲状旁腺功能亢进的完全可靠指标。

B. 症状和体征（表 16-13）

表 16-13 甲状旁腺功能亢进导致高钙血症的症状和体征

器官系统	症状体征	
神经肌肉	骨骼肌无力	
肾	多尿、多饮	肾小球滤过率降低
	肾结石	
造血	贫血	
心脏	PR 间期延长	QT 间期缩短
	全身性高血压	
胃肠道	呕吐	腹痛
	消化道溃疡	胰腺炎
骨骼	骨骼去矿物质化	椎体压缩
	病理性骨折	
神经	嗜睡	痛觉减退
	精神症状	
眼	钙化（带状角膜病）	结膜炎

C. 治疗

a. 药物治疗： 输注生理盐水（150 ml/h）和袢利尿剂（呋塞米 40～80 mg IV，每 2～4 小时）。静脉给予二磷酸盐如依替磷酸钠治疗致命性的高钙血症。血液透析可以降低血钙浓度，降钙素有同样的作用，但是作用时间短暂。普卡霉素抑制甲状旁腺素引发的溶骨作用，能够迅速降低血钙浓度。毒性反应（血小板减少、肝毒性、肾毒性）限制它的使用。

b. 手术： 未确定的治疗方法，术后 3～4 天内血钙浓度即可恢复正常。术后并发症包括低钙性手足搐搦、低镁血症和急性关节炎。

c. 麻醉注意事项： 没有证据显示任何麻醉药物或技术是原发性甲

状旁腺功能亢进病人手术治疗该病所必需的。

2）继发性甲状旁腺功能亢进 是由于某些疾病（如慢性肾衰竭）引起低钙血症，甲状旁腺代偿性分泌更多的甲状旁腺素。继发性甲状旁腺功能亢进几乎不出现高钙血症，治疗应针对原发病。

3）异位性甲状旁腺功能亢进 由甲状旁腺外组织分泌甲状旁腺素（或具有类似内分泌效应的物质）引起。肺、乳腺、胰腺、肾癌或淋巴细胞增生性疾病最常引起异位甲状旁腺素分泌。

2. 甲状旁腺功能减退

见于甲状旁腺素无分泌或分泌不足，或外周组织对甲状旁腺素产生抵抗（**表 16-14**）。假性甲状旁腺功能减退是一种先天性疾病，甲状旁腺素释放正常但是肾脏不能对该激素产生反应。病人表现为智力低下、基底节钙化、肥胖、身材矮小、掌骨、跖骨短小。

表 16-14 甲状腺功能减退的病因

甲状旁腺素减少或消失	
甲状腺切除术时误将甲状旁腺切除	因增生切除甲状旁腺
特发性（DiGeorge 综合征）	
外周组织对甲状旁腺素抵抗	
先天性	假性甲状旁腺功能减退
获得性	低镁血症
慢性肾衰	吸收不良
抗惊厥治疗（苯妥英）	未知原因
成骨性骨转移	急性胰腺炎

1）诊断 血清钙浓度低于 4.5 mEq/L，离子钙低于 2.0 mEq/L 提示甲状旁腺功能减退。

2）症状和体征 症状和体征取决于低钙血症的进展速度。

A. 急性低钙血症表现：口周麻木、坐立不安、神经肌肉易激惹，Chvostek 征和 Trousseau 征阳性。Chvostek 征阳性是用手指敲击下颌角处面神经走行区域时出现面部肌肉抽搐。Trousseau 征阳性是使用止血带使肢体缺血 3 分钟出现腕足痉挛表现。吸气性喉鸣表明喉内肌结构神经肌肉兴奋性增高。

B. 慢性低钙血症：出现疲乏、骨骼肌痉挛，心电图可能出现 QT 间期延长。神经改变包括嗜睡、大脑活动障碍、人格改变。慢性低钙血症引起白内障、皮下组织和基底节钙化、颅骨增厚。慢性肾衰竭是最常见的引起低钙血症的病因。

3）治疗 急性低钙血症的治疗是静脉输注钙剂（10％葡萄糖酸钙 10 ml IV）直到神经肌肉兴奋性增高表现消失。无症状的甲状旁腺功能减退治疗方法是口服钙剂和维生素 D。

4）麻醉注意事项 目标是防止血清钙浓度进一步降低（避免过度通气，快速输血）和治疗低钙血症引起的副作用。

Ⅶ. 垂体功能异常

垂体位于脑的腹面蝶鞍内，由垂体前叶和后叶组成。垂体前叶在下丘脑的控制下分泌六种激素（**表 16-15**）。

表 16-15 下丘脑和相关垂体激素

下丘脑激素	作用	垂体激素或靶器官	作用
促肾上腺皮质激素释放激素	刺激	促肾上腺皮质激素	刺激皮质醇和雄激素的分泌
促甲状腺素释放激素	刺激	促甲状腺素	刺激甲状腺素和三碘甲状腺氨酸的分泌
促性腺激素释放激素	刺激	卵泡刺激素 黄体生成素	刺激雌二醇的分泌*，刺激孕酮的分泌*，刺激排卵*，刺激睾酮的分泌†，刺激精子生成†
促生长激素释放激素	刺激	生长激素	刺激胰岛素样生长因子的释放
多巴胺	抑制	泌乳素	刺激乳汁分泌*
生长抑素	抑制	生长激素	
血管加压素（抗利尿激素）	刺激	肾	刺激水的重吸收
缩宫素	刺激	子宫	刺激子宫收缩
		乳腺	刺激乳汁排出*

* 对女性的作用。

† 对男性的作用。

（Adapted from Vance ML：Hypopituitarism. N Engl J Med 1994；330：1651-1662.）

1. 肢端肥大症

肢端肥大症是由成年人生长激素分泌过多所致，通常由于垂体前叶腺瘤引起。口服葡萄糖 75～100 mg 1～2 小时后血浆生长激素浓度无降低或生长激素浓度超过 3 ng/ml 是肢端肥大症的诊断依据。X 光片或 CT 显示蝶鞍增大是垂体前叶腺瘤的典型表现。

1）症状和体征（表 16-16）

表 16-16 肢端肥大症的表现

蝶鞍旁	结缔组织过度生长（喉返神经麻痹）
蝶鞍扩大	外周神经病变（腕管综合征）
头痛	内脏肥大
视野缺损	糖耐量异常
鼻漏	骨性关节炎
生长激素分泌过多	骨质疏松
骨骼过度生长（下颌前凸）	多汗症
软组织过度生长（嘴唇、舌头、会厌、声带）	骨骼肌无力

2）治疗 经蝶骨外科手术切除垂体腺瘤是最佳治疗方法。如果腺瘤增大已经超出蝶鞍范围，手术或放疗不再适用，可以选择使用抑制性药物治疗（溴隐亭）。

3）麻醉注意事项 肢端肥大症的病人麻醉处理时需要考虑病人上呼吸道（面部解剖变形、舌和会厌增大、声门变窄、鼻甲肥大）可能存在困难插管，预测是否需要小号的气管导管。当从桡动脉放置动脉导管时，必须考虑病人可能存在腕关节处对侧血供不足。如果病人同时伴有糖尿病或糖耐量异常，需对血糖浓度进行监测。

2. 尿崩症

神经垂体（神经源性尿崩症）受损，使血管加压素［抗利尿激素(ADH)］缺乏或肾小管对 ADH 无反应（肾性尿崩症）。神经源性和肾性尿崩症的区分是基于对去氨加压素的反应，给药后神经源性尿崩症将出现尿液浓缩，而肾性尿崩症无此反应。

1）治疗 如果口服摄入不能补充多尿引起的液体丢失，需静脉补充电解质溶液。氯磺丙脲能够增加 ADH 对肾小管的作用，对于治疗神经源性尿崩症有一定作用。肾性尿崩症的治疗方法是每 2～4 天肌内注射 ADH 或经鼻给予 DDAVP。

2）麻醉注意事项 包括围术期监测尿量和血电解质浓度。

3. 抗利尿激素分泌异常综合征（syndrome of inappropriate secretion of antidiuretic hormone，SIADH）

见于多种疾病过程中（颅内肿瘤、甲状腺功能减退、卟啉症、肺癌）。

1）诊断 尿钠浓度和尿渗透压异常升高同时伴有低钠血症和血浆渗透压降低高度提示 ADH 异常分泌。血钠浓度迅速降低，特别是低于 110 mEq/L，将导致脑水肿和惊厥。

2）治疗 限制经口液体摄入（每天约 500 ml），通过给予地美环素拮抗 ADH 对肾小管的作用，静脉输注氯化钠溶液。由于低钠血症出现急性神经系统症状的病人，推荐静脉补充高张盐水使血浆钠浓度上升速度维持在 0.5 mEq/L。过快纠正慢性低钠血症可能引起中枢脑桥脱髓鞘病变。

17

血液疾病

（王 倩译　姜陆洋校）

红细胞异常疾病

疾病状态可能与浓度异常（贫血，红细胞增多）或血红蛋白（hemoglobin，Hb）结构异常有关。这些紊乱最重要的临床表现是携氧能力的变化以及组织氧供是否充足。

Ⅰ. 贫血

1. 生理

成人贫血的定义是女性 Hb 浓度小于 11.5 g/dl（血细胞比容 36%），男性 Hb 浓度小于 12.5 g/dl（血细胞比容 40%）。贫血的副作用是由于动脉氧含量（CaO_2）降低导致组织氧供减少。贫血的代偿机制包括：①血红蛋白氧离曲线右移（增加氧从血红蛋白到组织的释放，见**图 17-1**）；②增加心输出量；③增加促红细胞生成素的释放，刺激红细胞（RBC）的生成。

2. 症状

包括疲乏和劳动耐力下降。

3. 麻醉注意事项

通常情况下，择期手术和麻醉可以接受的最低 Hb 为 10 g/dl。是否需要输血并不取决于 Hb 的绝对数值，而是取决于贫血风险（取决于年龄、并存疾病）与输血风险（感染性疾病、输血反应、免疫抑制）的利弊权衡。慢性贫血的病人，Hb 降至 7 g/dl 以下，心输出量并不增加。慢性贫血的病人准备麻醉，必须注意避免可能影响组织氧

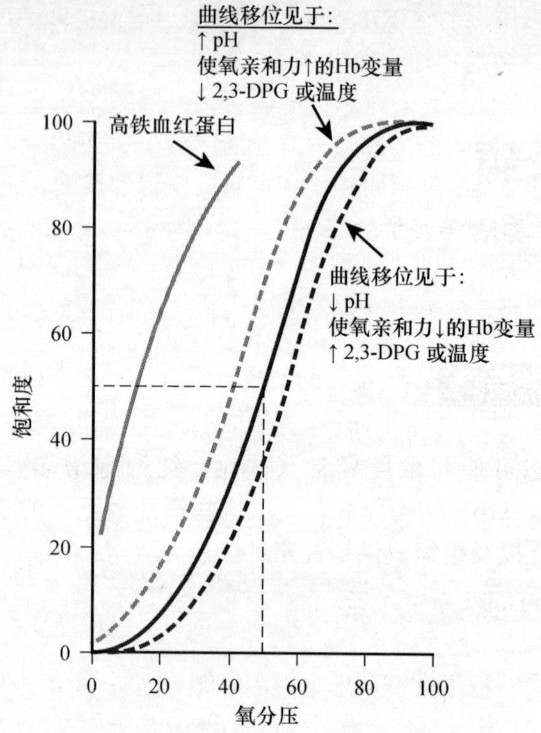

图 17-1 正常氧离曲线以及导致氧离曲线移位的因素。2，3-DPG，2，3-二磷酸葡萄糖；Hb，血红蛋白。

供的各种因素，如心输出量减少、呼吸性碱中毒、低体温。可以考虑采用正常血容量血液稀释和术中血液回收。

Ⅱ. 影响红细胞结构的疾病

静息状态下，成熟红细胞呈有弹性的双凹圆盘状，没有细胞核或线粒体，细胞内能量需求由葡萄糖代谢供给。由于没有细胞核或蛋白代谢途径，因此细胞的寿命有限，约 100～120 天。

1. 遗传性球形红细胞症（hereditary spherocytosis，HS）的临床表现

HS 通常是常染色体显性遗传病。这些红细胞的渗透脆性异常，循环半衰期缩短。溶血性贫血的程度可轻可重。有时可能出现溶血危象

（溶血、黄疸、罕见的造血功能停滞）。麻醉中主要关注的问题是贫血。

2. 遗传性椭圆红细胞增多症

常染色体显性遗传，导致一种膜蛋白、膜收缩蛋白或血型糖蛋白异常，使红细胞变形能力降低。杂合子个体几乎不出现溶血，但纯合子个体或复合杂合子个体可能出现严重的溶血和贫血。

3. 棘红细胞增多症

是由于先天性缺乏 β-脂蛋白（血 β-脂蛋白缺乏症）导致膜结构受损，同时伴有严重的肝硬化或胰腺炎。红细胞膜表面呈棘状。溶血和贫血是最初的表现。

4. 阵发性睡眠性血红蛋白尿

是单克隆造血干细胞功能障碍或膜蛋白（糖化磷脂酰肌醇）减少。病人通常出现溶血性贫血，同时由于异常补体活化激活凝血过程，发生静脉血栓的风险增加。

Ⅲ. 影响红细胞代谢的疾病

红细胞膜的稳定性以及细胞内 Hb 的可溶性取决于 4 条葡萄糖支持的代谢途径（**图 17-2**）。麻醉关注的问题包括避免诱发溶血的因素同时处理慢性贫血。

1. 糖酵解途径（非氧化或乏氧途径）

糖酵解途径生成三磷酸腺苷，对于维持细胞膜功能以及保持细胞形状和柔韧性具有重要作用。无氧糖酵解障碍使红细胞脆性增加，寿命缩短，同时导致溶血性贫血。糖酵解障碍没有典型的形态学改变，溶血的严重程度也不尽相同。

2. 磷酸葡萄糖途径

磷酸葡萄糖途径对抗环境中的氧化剂，防止细胞变性。若缺乏两种关键酶中的任意一种，葡萄糖-6-磷酸脱氢酶（G6PD）或谷胱甘肽还原酶，将导致细胞膜损伤以及溶血。

1）葡萄糖-6-磷酸脱氢酶（G6PD）缺乏 是一种最常见的由疾病引起的基因突变，基因位点位于 X 染色体。临床特点是：①慢性溶血性贫血，②急性阵发性溶血性贫血，或③无明显溶血表现。加重贫血的因素包括感染、药物（亚甲基蓝）以及进食蚕豆。

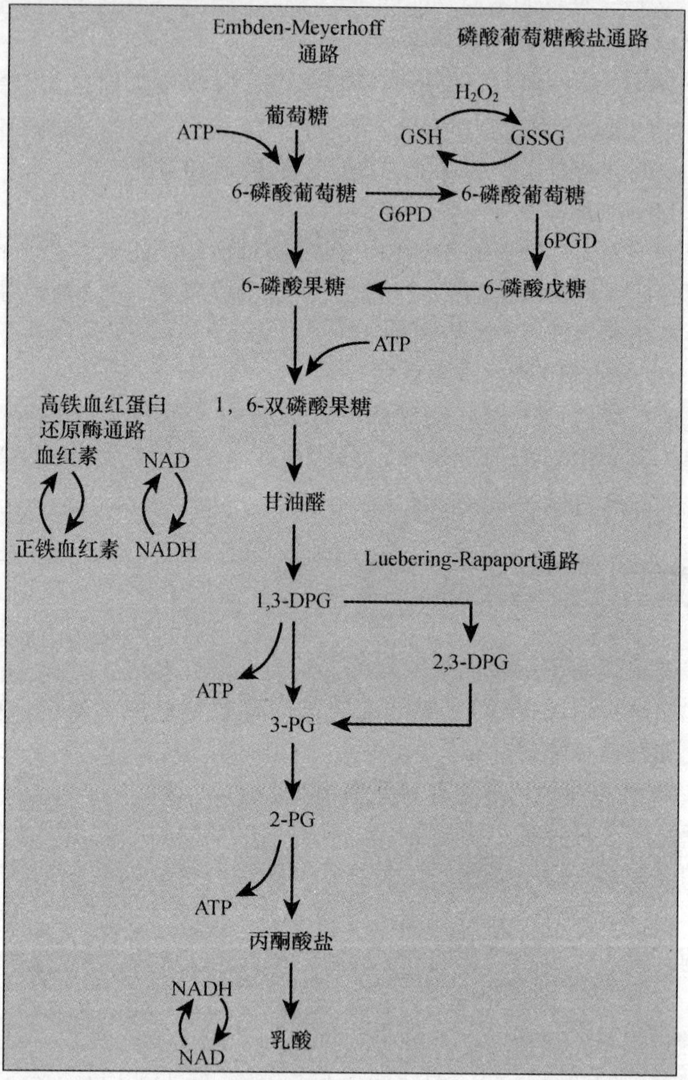

图 17-2 影响红细胞代谢的四个最常见疾病。6PGD，6-磷酸葡萄糖脱氢酶；ATP，三磷酸腺苷；DPG，二磷酸甘油；G6PD，葡萄糖-6-磷酸脱氢酶；GSH，谷胱甘肽还原酶；GSSG，氧化型谷胱甘肽；NAD，烟酰胺腺嘌呤二核苷酸；NADH，还原型烟酰胺腺嘌呤二核苷酸；PG，磷酸甘油酸。

2）丙酮酸激酶缺乏（最常见的引起溶血性贫血的红细胞酶缺陷） 丙酮酸激酶缺乏比 G6PD 更容易引起慢性溶血性贫血。脾切除可降低红细胞破坏率。严重程度轻重不一，轻度患者表现为轻度溶血而不伴有贫血，重度的患者一出生就患有威胁生命、需要输血的溶血性贫血。其他临床体征包括慢性黄疸、色素胆石以及脾大。

3. 高铁血红蛋白还原酶途径

该途径作用是维持血红素铁在二价态。高铁血红蛋白还原酶的突变导致 Hb 对氧化物不稳定，转变为高铁血红蛋白（不具携氧功能）。Ⅰ型酶缺乏病人循环红细胞中聚积少量高铁血红蛋白，Ⅱ型病人出现严重发绀和智力低下。

4. Luebering-Rapaport 途径

该途径生成 2，3-DPG（也称为 2，3-二磷酸甘油）。一种简单的酶，二磷酸甘油酸变位酶，同时参与 2，3-DPG 的合成和将 2，3-DPG 转化为 3-磷酸甘油，重新回到糖酵解途径的过程。严重的磷酸盐缺乏会导致 2，3-DPG 生成减少。

Ⅳ. 血红蛋白分子

每个血红素亚基可以结合一个氧分子。呼吸运动（如吸入氧气和呼出氧气）包含了 Hb 分子结构的特定改变。氧分子与血红素的一个亚基结合后可以增强其他亚基与氧分子的亲和力。Hb 结构的遗传缺陷将干扰这一呼吸运动。有些缺陷限制了血红蛋白分子亲和力状态（或低或高），其他的缺陷或者将血红素铁离子的二价亚铁转变为三价高铁，或者降低 Hb 分子的溶解性。HbS（镰形红细胞病）导致异常 Hb 的溶解性和沉降率降低。

1. 血红蛋白异常导致溶血的疾病

1）镰形血红蛋白 S（Sickle S Hemoglobin） 不携氧状态下 Hb S 出现结构改变，暴露分子的一个疏水区域。这些区域聚集、扭曲和破坏红细胞膜，导致红细胞畸形，寿命缩短。镰形红细胞贫血（纯合子血红蛋白形态疾病）的临床表现是发病时间早，出现严重的溶血性贫血和因血管堵塞导致的疾病（包括骨髓、脾、肾、中枢神经系统）。其他临床表现包括疼痛［（骨关节痛、周期性脾梗死（功能性无脾）、肾髓质梗死（慢性肾功能衰竭）、急性胸部综合征（新的肺浸润，至少出现下列一项：胸痛、高热超过 38.5℃、呼吸急促、喘息或咳嗽）］和神经并发症（卒中）。

A. 麻醉注意事项：围术期并发症的危险因素包括年龄、住院的频率和（或）阵发性发作时输血的频率、是否出现器官损伤。与保证术前血细胞比容大于 30%相比，术前输血以降低 Hb S 与正常 Hb 之比并没有显著的优势。麻醉技术本身不增加风险。麻醉过程中避免脱水、酸中毒、低温等因素可以降低围术期红细胞镰状化的风险。急性胸部综合征可能在术后 2～3 天出现典型表现。

2）镰形血红蛋白 C　不如 HbS 常见，病因是因为钾-氯共转运系统活性异常增强，导致红细胞脱水同时伴有轻到中度溶血性贫血。同时存在 Hb S 和 Hb C（Hb SC）导致细胞易于镰状化，并发症与 Hb SS 病接近。输血可能降低该亚型细胞镰状化并发症的发生率。

3）镰形血红蛋白-β-地中海贫血　临床表现主要取决于是否与 HbA 数量减少相关（镰形红细胞-β-地中海贫血）或者完全没有 HbA（镰形红细胞-β_0-地中海贫血）。后者病人出现急性血管栓塞性疾病、急性胸部综合征和其他的镰形细胞并发症的发生率接近 Hb SS 病人。麻醉要点与纯合子镰形血红蛋白 S 病人相同。

2. 不稳定血红蛋白

结构异常可能导致 Hb 分子不稳定，溶解性降低或更易于被氧化。典型的不稳定突变损伤珠蛋白折叠或珠蛋白-血红素结合使血红蛋白聚合在珠蛋白里面。一旦从珠蛋白内释放，血红素将无特异性地与珠蛋白肽链的其他区域结合，形成含有珠蛋白链以及肽链片段和血红蛋白的海因小体（Heinz 小体）。海因小体降低红细胞变形能力，受损红细胞易被脾巨噬细胞吞噬。麻醉要点包括严重溶血时给予输血以及避免使用类氧化剂作用的药物。

Ⅴ. 血红蛋白异常导致造血减少或无效造血：大细胞性/巨幼细胞贫血

由于维生素缺乏、化疗、白血病前期使成熟红细胞破坏引起大细胞性贫血和骨髓形态出现巨幼红细胞。

1. 叶酸和维生素 B_{12} 缺乏

叶酸和维生素 B_{12} 缺乏是引起成人大细胞性贫血的主要原因。骨髓祖细胞体积明显超过正常，并且不能正常进行细胞分裂。骨髓出现巨幼红细胞，并将大红细胞释放入循环。

2. 其他原因

包括酒精中毒、热带或非热带口炎性腹泻（吸收障碍），以及慢性氧化亚氮暴露。

3. 大细胞贫血

由于叶酸或维生素 B_{12} 缺乏引起，Hb 水平可能降至 8～10 g/dl，平均红细胞体积为 110～140 fL（正常＝90 fL），网织红细胞计数正常，乳酸脱氢酶和胆红素水平升高。维生素 B_{12} 缺乏可能同时伴有双侧外周神经病变（脊髓后外侧变性）、记忆力减退和抑郁。

4. 麻醉管理

目标是维持组织的氧供。如果病人伴有外周神经病变，应当采用区域麻醉技术。即使短时间暴露于氧化亚氮也可能引起巨幼细胞改变。

Ⅵ. 造血减少或无效造血导致的血红蛋白异常：小细胞贫血

1. 缺铁性贫血

慢性失血是非妊娠的成人出现缺铁性贫血的原因。只有婴儿和幼儿会由于铁摄入过少出现贫血。妊娠期妇女由于红细胞数量增加以及胎儿对铁的需求易于出现缺铁性贫血。

1）诊断 诊断依据是轻度小细胞、低色素性贫血（Hb 9～12 g/dl），血清铁浓度降低。

2）治疗方法 补充亚铁盐（口服硫酸亚铁）。补充铁剂治疗后 3 周内 Hb 浓度上升 2 g/dl 或者 Hb 浓度在 6 周内恢复正常证明治疗有效。可以使用重组人促红细胞生成素治疗药物引起的贫血或在择期手术术前提高病人的 Hb 浓度。

2. 珠蛋白链生成障碍：地中海贫血

96％～97％的成人血红蛋白由两条 α 珠蛋白链、两条 β 珠蛋白链组成（Hb A），Hb F 和 A_2 所占比例很小。遗传性珠蛋白链合成障碍，即地中海贫血，是引起小细胞性贫血的主要原因之一。

1）轻型地中海贫血 由α-珠蛋白（α-地中海贫血特征性）或β-珠蛋白（β-地中海贫血特征性）基因突变引起。贫血通常较轻（Hb 10～14 g/dl），很少引起其他病症。

2）中度地中海贫血 病人多出现严重贫血以及显著的小细胞、低血红蛋白。病人出现肝、脾肿大、心脏增大和由于骨髓增生引起的骨骼形态改变。该病病人可以是轻度的β-地中海贫血纯合子、α-和β-地中海贫血杂合子或β-地中海贫血同时伴有高水平的Hb F。

3）重度地中海贫血 病人儿童时期出现严重的、威胁生命的贫血，需要长期输血治疗。铁过量引起的并发症（肝硬化、右心衰竭以及内分泌疾病）通常需要螯合治疗。最严重的类型，病人出现三种缺陷，严重限制其携氧能力：①无效造血，②溶血性贫血，③小细胞、低色素。严重地中海贫血的其他特点包括骨髓细胞增生引起的特点（额部隆起、颌骨增生过快，生长发育受限，骨质疏松）以及髓外造血（肝大）。骨髓移植是一种治疗方法。

Ⅶ. 血红蛋白与氧亲和力增加：Chesaperke（切萨皮克）、J-Capetown、Kemsey 和 Cretell 血红蛋白

这些Hb与氧结合更为紧密，在正常的血氧含量时向组织释放的氧减少。血液回到肺时仍然处于携氧状态。轻度组织缺氧导致促红细胞生成素分泌增加和红细胞增多症。轻度红细胞增多症患者无须治疗。血细胞比容极高（＞50％～60％）的病人血液黏滞度增加进一步影响氧供，可能需要交换输血，术前和术中需避免出现血液浓缩。然而，血液稀释和失血可能造成组织氧供的严重不足，即使对于正常血红蛋白病人而言尚处于正常范围内血细胞比容，也可能对此类病人造成氧供不足。

Ⅷ. 血红蛋白携氧能力降低

1. 高铁血红蛋白血症

当血红蛋白中的亚铁离子（Fe^{2+}）被氧化为铁离子（Fe^{3+}）时形

成高铁血红蛋白（MHb）。正常红细胞中 MHb 含量为 1%或者更少。MHb 与氧分子具有高亲和力，向组织释放的氧很少。当 MHb 达到血红蛋白总量的 30%～50%时，将出现缺氧的症状，MHb 超过 50% 病人将出现昏迷和死亡。

高铁血红蛋白血症的原因：①出现易于形成 MHb 的基因突变；②基因突变使高铁血红蛋白还原酶系统受损；③中毒导致正常的血红蛋白离子氧化，超过了正常清除机制的清除能力。MHb 呈蓝褐色，与氧气接触也不能变红，因此不论患者氧分压如何患者都呈发绀外貌。

1）MHb 病人通常无症状，而他们的 MHb 水平很少超过血红蛋白总数的 30%。

2）突变导致高铁血红蛋白还原酶受损引起的高铁血红蛋白血症 MHb 浓度很少超过 25%。

3）暴露于化学物质可能引起获得性高铁血红蛋白血症，实际上，这是唯一一种可能出现威胁生命的 MHb 聚积的情况。

4）**急救方法** 静脉给予亚甲基蓝 1～2 mg/kg，注射时间 3～5 分钟。亚甲基蓝通过烟酰胺腺嘌呤二核苷酸磷酸还原酶系统起作用，同时需要 G6PD 活性。如果病人患有 G6PD 缺乏且病情较重可能需要交换输血。

5）**麻醉管理** 包括避免使用氧化剂，监测血液 pH 值，偶尔需监测 MHb 水平（高铁血红蛋白血症浓度超过 30%的高危病人）。

Ⅸ. 红细胞生成障碍疾病

1. 增生低下

1）**全身再生障碍性贫血（Fanconi 贫血）** 是一种常染色体隐性遗传病，通常在出生后二十年内出现严重的全血细胞减少，常进展为急性白血病。

2）**药物相关和射线相关骨髓损伤性贫血** 是化疗和放疗可以预见的并发症。如果没有继发感染，通常能够完全恢复。长时间暴露于低剂量的外放射或服用放射性同位素以及某些药物可引起再生障碍性贫血（**表 17-1**）。

表 17-1 造成骨髓损伤的药物种类

抗生素（氯霉素、青霉素、头孢菌素类、磺胺类、两性霉素 B、链霉素）
抗抑郁药（锂剂、三环类药物）
抗癫痫药（苯妥英钠、卡马西平、丙戊酸、苯巴比妥）
抗炎药（保泰松、非甾体、水杨酸类、氯金酸钠）
抗心律失常药（利多卡因、奎尼丁、普鲁卡因胺）
抗甲状腺药（丙硫尿嘧啶）
利尿剂（噻嗪类、乙胺嘧啶、呋塞米）
降压药（卡托普利）
抗痛风药（别嘌呤醇、秋水仙碱）
抗疟疾药（米帕林、氯喹）
降糖药（甲苯磺丁尿）
血小板抑制剂（噻氯匹定）
镇静剂（丙氯拉嗪、甲丙氨酯）

3）感染相关骨髓损伤性贫血 骨髓损伤可能由于感染源直接浸润骨髓本身（粟粒性肺结核）或由于干细胞生长免疫抑制。再生障碍性贫血见于病毒感染后（肝炎、EB 病毒、人类免疫缺陷病毒、风疹、细小病毒）。

4）由血液病或其他浸润骨髓的恶性肿瘤导致的贫血 见于任何类型的白血病、实体肿瘤骨髓转移（乳腺、肺、前列腺）以及其他骨髓组分的单克隆增生（骨髓发育不良综合征、骨髓增生性障碍）。与之相对，骨髓红系单克隆增生或红细胞增多症可能导致红细胞增多症，将在下文讲述。

5）病人手术时可能伴有贫血和血栓性血小板减少，需要输血。免疫抑制可能影响抗生素的选择和使用。

2. 红细胞增多症

持续性缺氧导致红细胞数量和血细胞比容增加。当血细胞比容＞50％，血液黏滞度可以增加到使重要脏器如脑的血供严重减少的程度。

1）生理 红细胞增多症可以是相对的（血浆容量减少而红细胞数量不变）或绝对的（红细胞数量增加）。临床症状和体征多变，但是当血细胞比容达到 55%～60%甚至更高时，将出现头痛、易疲劳、器官灌注减少以及动静脉血栓。

2）原发性红细胞增多症或真性红细胞增多症（polycythemia vera，PV），是一种单克隆干细胞疾病，几乎全部由 JAK-2 基因突变引起。血小板和白细胞也可能增加。PV 的诊断标准是血细胞比容或红细胞数量增加，动脉氧含量正常，无其他原因的脾大。血栓形成（特别是大脑血栓形成）可能是就诊的首发症状。治疗包括规律放血使血细胞比容维持在男性 45%、女性 38%～40%。可能有效的治疗是给予羟基脲。

A. *麻醉管理*：PV 病人是围术期血栓形成和出血的高危病人。与 PV 相关的出血出现的原因是血液高黏滞度引起 vW 因子改变，导致获得性 von Willebrand（vW）病。

3）由缺氧引起的继发性红细胞增多症 可出现于生活在高海拔地区人群、由于组织慢性缺氧引起严重的心肺疾病（如发绀型先天性心脏病、低心输出量状态）的病人、遗传性 Hb 缺陷病人如 Hb 高亲和力和 2，3-DPG 缺乏或功能障碍（氧的输送障碍导致组织缺氧）的病人。麻醉注意事项包括氧疗，如有指征可在围术期放血以及考虑到病人在围术期有出现高凝或出血倾向的可能。

4）由促红细胞生成素产生增加引起的继发性红细胞增多症 肾脏疾病（肾积水、多囊肾、良性或恶性肾脏肿瘤）和分泌促红细胞生成素的肿瘤与继发性红细胞增多症有关。非肾脏肿瘤（子宫肌瘤、肝癌、小脑血管瘤）有时分泌促红细胞生成素。治疗方法是处理原发疾病，必要时静脉放血。

止血功能障碍

止血功能障碍包括获得性或遗传性（**表 17-2**）。凝血途径的激活分为两个阶段。

1. 初始阶段

血液与分泌组织因子（tissue factor，TF）的结构接触，通常因血管损伤导致内皮下细胞暴露。TF 与血液循环中的凝血因子Ⅶa 结合，催化Ⅹ因子活化为Ⅹa，而Ⅹa 可生成凝血酶。

表 17-2 凝血功能障碍分类

遗传性	
血友病 A	血友病 B
Von Willebrand 病	Ⅴ因子缺乏
Ⅷ因子缺乏	遗传性出血性毛细血管扩张
蛋白 C 缺乏	抗凝血酶Ⅲ缺乏
获得性	
弥散性血管内凝血	稀释性血小板减少
术中凝血功能障碍	手术类型（体外循环、脑外伤、矫形手术、泌尿手术、产科分娩）
大量输血	
药物诱发出血	药物诱发血小板功能障碍
特发性血小板减少性紫癜	血栓性血小板减少性紫癜
导管相关性血小板减少	维生素 K 缺乏
围术期抗凝	

2. 级联反应阶段

凝血酶激活血小板和因子Ⅴ、Ⅷ，形成 FⅧa-Ⅸa 复合体。该复合体打开凝血途径的开关，从 TF-Ⅶa 活化反应到Ⅹa（内源性）途径。该途径产生Ⅹa 更为高效，凝血酶大量生成。

常见的实验室凝血功能检查［凝血酶原时间（PT）和部分活化凝血酶原时间（PTT）］只能反映初始阶段动力学特点。这些检查对于发现严重的凝血因子缺乏非常敏感——例如，血友病——以及指导华法林/肝素治疗；但是对于预测术中出血情况并非必需。

Ⅰ. 影响凝血初始阶段凝血因子的出血性疾病

1. Ⅶ因子缺乏

Ⅶ因子缺乏是一种罕见的常染色体隐性遗传病，临床严重程度各异。只有纯合子病人因Ⅶ因子水平足够低（<15%）引起有症状的出血。实验室检查特点是 PT 延长而 PTT 正常。

1）麻醉注意事项 治疗措施取决于Ⅶ因子缺乏的严重程度。轻到中度缺乏的病人可以通过输注新鲜冰冻血浆（FFP）治疗。Ⅶ因子水平低于 1%的病人需要给予浓缩Ⅶ因子，例如 Proplex T（Ⅸ因子复合物，含有高浓度的Ⅶ因子）。如果病人出现活动性出血，需给予活化的重组Ⅶ因子，初始剂量为 20～30 μg/kg，随后使用剂量根据 PT 结果调整。

2. 先天性Ⅹ、Ⅴ、凝血酶原（Ⅱ）因子缺乏

为常染色体隐性遗传病。严重缺乏者比较罕见。上述任何一种因子严重缺乏的病人都将出现 PT、PTT 同时延长。由于Ⅴ因子和血小板功能在形成血块过程中的关系，先天性Ⅴ因子缺乏可能伴有出血时间延长。

1）麻醉注意事项 Ⅹ、Ⅴ因子和凝血酶原缺乏可通过补充 FFP 得以纠正，但是需要大剂量（4～6 单位或 800～1200 ml 才能使因子水平达到 20%～30%）。Ⅴ因子储存于血小板颗粒中，出血病人给予血小板输注是另一种代替Ⅴ因子的方法。严重缺乏的病人，可以补充几种类型的凝血酶原复合物（prothrombin complex concentrates, PCCs），优点是降低容量过负荷的风险，但是可能出现血栓形成、血栓栓塞以及弥散性血管内凝血（DIC）。

Ⅱ. 影响凝血级联反应阶段凝血因子的出血性疾病

不是所有使 PTT 延长的因子缺乏都会引起出血。例如，Ⅻ因子、高分子量激肽酶原、前激肽释放酶缺乏不增加出血风险。这些特定因子缺乏的病人不需要特殊处理，除非为了正确反映其他对体内止血功能非常重要的因子的功能而进行凝血实验。

1. 血友病 A 和血友病 B

1）先天性Ⅷ因子缺乏 血友病 A 是 X 连锁隐性遗传病。临床上血友病 A 的严重程度与Ⅷ因子活性水平具有良好相关性。严重的血友病病人Ⅷ因子活性水平小于正常值的 1%（<0.01 U/ml），由于关节、肌肉、重要脏器频繁出现自发性出血，通常在儿童时期就已确定诊断。因子水平仅为正常值的 1%～5%的患者病情稍轻，但这些病人手术或创伤后出血的风险明显增加。因子水平在 6%～30%的病人仅受到轻度影响，可能直到成年也未诊断血友病。此类病人大手术时出血风险增加。女性血友病携带者手术出血风险同样增加。

A. 诊断：严重血友病 A 的病人为男性，PTT 显著延长（病情较轻的病人可能 PTT 只比正常值延长几秒钟）。PT 正常。Ⅷ因子水平是区别血友病 A 和血友病 B 所必需的。

B. 麻醉注意事项：严重血友病 A 的患者行大手术前Ⅷ因子水平必须达到接近正常值（100%）。为达到上述目标，需要首次输注浓缩Ⅷ因子 50～60 U/kg（体重 70 kg 的病人需要 3500～4000 U），之后每 8～12 小时输注 25～30 U/kg，以保证血浆Ⅷ因子水平超过 50%。儿童病人Ⅷ因子的半衰期可能更短，因此需要更加频繁的输注。需监测Ⅷ因子的峰值和平均值用以判断输注的合适剂量和时间间隔。治疗必须持续达到 2 周以避免术后出血影响伤口愈合。行骨或关节手术的病人需要更长时间的治疗（4～6 周）。高达 30%的长期使用Ⅷ因子或重组Ⅷ因子的严重血友病 A 病人体内出现Ⅷ因子抑制物。

2）先天性Ⅸ因子缺乏 即血友病 B。该病的临床表现与血友病 A 类似。Ⅸ因子水平低于 1%可能出现严重出血。中度病情Ⅸ因子水平在 1%～5%。Ⅸ因子水平在 5%～40%时病情轻微。血友病病情较轻（Ⅸ因子活性>5%）的病人可能直到手术或拔牙时才发现患病。血友病 B 病人同样 PTT 延长而 PT 正常。

A. 麻醉注意事项：重组/纯化产品或Ⅸ因子-PCC 用于治疗轻度出血或为小手术预防性用药。然而这些因子的使用将增加血栓栓塞性并发症的风险。因此，仅有实施大型矫形外科手术的病人以及严重创伤病人或肝脏疾病病人可以使用大剂量。血友病 B 病人发生出血时纯化Ⅸ因子或重组Ⅸ因子需使用数天。首先给予 100 U/kg（体重 70 kg 的病人需要 7000 U），然后每 12～24 小时重复输注初始剂量一半的量以保证Ⅸ因子的血浆水平大于 50%。Ⅸ因子水平在 20%～40%的病人需要剂量为 30～50 U/kg（足以应对不严重的出血）。

3）获得性Ⅷ因子或Ⅸ因子抑制物 大约 30%～40%严重缺乏Ⅷ因子的病人循环中出现Ⅷ因子抑制物。血友病 B 的病人不常出现Ⅸ因子抑制物（发生率 3%～5%）。基因正常的病人若血液中出现Ⅷ因子自身抗体，或罕见情况下Ⅸ因子自身抗体将导致严重的血友病样综合征。此类病人通常为中老年病人，没有异常出血的病史或家族史，临床出现突发、严重的自发性出血。

A. 诊断：通过一个混合实验诊断是否存在抑制物（inhibitor）。将病人的血浆和正常血浆以 1∶1 的比例混合，观察延长的 PTT 是否缩短。经典的血友病 A 循环中无Ⅷ因子抑制物，PTT 通常缩短与正常值差值在 4 s 内或更短，而如果循环中存在抑制物，PTT 将不会出现改变或改变很小。抑制物的测量采用 Bethesda 单位。出现Ⅷ因子抑制物的病人分为两类。一类是高反应者（>10 Bethesda U/ml），无论输注何种因子都会出现显著的抑制物反应，而且对治疗产生明显的记忆应答。此类病人不能通过替代治疗使抑制物水平恢复正常。低反应者（5～10 Bethesda U/ml）抑制物水平保持相对低，输注浓缩Ⅷ因子时没有回忆应答反应。

B. *麻醉注意事项*：出现抑制剂的血友病 A 病人的麻醉管理取决于病人是高反应性还是低反应性。低反应者通过输注浓缩Ⅷ因子治疗。高反应者用浓缩Ⅷ因子治疗是不可行的。严重的威胁生命的出血可以由凝血途径旁路产物（如活化 PCCs 或重组Ⅶa 因子）治疗。对于活动性出血，推荐静脉输注剂量为 90～120 μg/kg，每 2～3 小时一次直至止血为止。通常，出现Ⅸ因子抑制物的病人可给予重组Ⅶa 或 PCC 产物。无血友病病史、出现Ⅷ因子、Ⅸ因子自身抗体的病人可能出现威胁生命的出血，同时抑制剂水平可能很高，需要使用重组Ⅶa 因子或活化凝血酶原复合物治疗；单独使用Ⅷ或Ⅸ因子无效。

2. Ⅺ因子缺乏

能够单独使 PTT 延长以及产生出血倾向的另一种缺陷是Ⅺ因子缺乏（Rosenthal 病）。

如果存在出血倾向，也是十分轻微，可能仅在手术后有所表现。血肿和关节出血非常罕见。

1）麻醉注意事项 治疗措施取决于缺乏的严重程度以及过去的出血史。绝大多数Ⅺ因子缺乏病人可通过输注 FFP 治疗。出现活动性出血的Ⅺ因子缺乏病人可使用 PPCs 或重组Ⅶa 因子（20～30 μg/kg，根据 PT 结果调整重复输注剂量）。Ⅺ因子抑制剂的治疗与血友病 A、B 抑制剂的治疗相似。

3. 先天性纤维蛋白原生成异常

先天性纤维蛋白原生成异常显然会干扰凝血过程的最终阶段纤维蛋白凝块的生成。

1）纤维蛋白原水平降低（低纤维蛋白原血症，无纤维蛋白原血症） 非常罕见。无纤维蛋白原血症的患者具有严重的出血倾向，无论自发性或是创伤后出血。低纤维蛋白原血症患者通常不发生自发性出血，但实施手术可能有困难。血浆纤维蛋白原浓度低于 50～100 mg/dl 时可能出现严重出血。

2）异常纤维蛋白原血症（生成异常纤维蛋白原） 是一种更为常见的疾病。临床表现比较多变。纤维蛋白原数量减少同时存在纤维蛋白原功能异常（低异常纤维蛋白原血症）通常表现为出血过多。大多数异常纤维蛋白原血症患者虽然凝血功能检查异常但无出血倾向。相反，某些病人血栓形成的风险增加。

A. 诊断：实验室检查包括测量纤维蛋白原的浓度和功能。血栓形成时间（thrombin time，TT）和凝固时间对检测纤维蛋白原功能异常非常敏感。异常纤维蛋白原血症的确定诊断以及分类需要进行纤维蛋白多肽链分析和氨基酸序列分析。

3）麻醉注意事项 多数病人没有临床症状，无需特殊治疗。对那些有症状或存在出血风险的手术，可采用冷沉淀治疗。中等体型的成年人，为了使纤维蛋白原浓度至少达到 100 mg/dl，需要输注冷沉淀 10～12 单位，之后每日输注 2～3 单位。具有血栓形成倾向的异常纤维蛋白原血症病人需要长期抗凝治疗。

4. ⅩⅢ因子缺乏

ⅩⅢ因子具有稳定血凝块的作用。ⅩⅢ因子缺乏病人出生时即有所表现（持续的脐带或包皮环切伤口出血）。成年后具有严重出血倾向（反复软组织出血、伤口愈合差、颅内出血、自发流产）。典型患者出血时间延长，因为虽然有血凝块形成但是不稳定，不能维持正常的止血功能。

1）诊断 凝血检查（PT、PTT、纤维蛋白原浓度、血小板计数、出血时间）正常但是存在严重出血倾向的病人应当考虑ⅩⅢ因子缺乏。在 5M 尿素中血凝块的溶解时间可以作为筛查实验，确定诊断需要酶联免疫吸附试验。有严重出血风险的病人ⅩⅢ因子水平仅为正常值的 1%。

2）麻醉注意事项 ⅩⅢ因子缺乏病人可以给予 FFP、冷沉淀或血浆中提取的浓缩ⅩⅢ因子（Fibrogammin P）。术前根据病人血浆ⅩⅢ因子水平，每隔 4～6 周预防性输注 10～20 U/kg。急性出血时输注量为 50～75 U/kg。

动脉凝血

Ⅰ. 影响血小板数量的疾病

相对创伤小的手术（导管置入、活检、腰穿）要求血小板浓度大于 20 000～30 000/μl。大手术血小板浓度应尽可能达到 50 000～100 000/μl。1 单位分离血小板或 6 单位单采血小板可以使正常体型的成年人血小板浓度上升 50 000/μl。1 单位单供体分离血小板等于随机供体血小板 4～8 单位。随机和单供体血小板不需要 ABO 血型匹配。然而，育龄期 Rh 阴性女性应当接受 Rh 阴性供体血小板或者在输注 Rh 阳性血制品后使用抗 Rh 免疫球蛋白（RhoGAM）。血小板计数极低（＜15 000/μl）的病人可能出现严重的多部位出血，包括鼻、黏膜、胃肠道、皮肤、输液穿刺点。血栓性血小板减少的一个体征是皮肤或黏膜瘀点。

1. 导致血小板生成减少的疾病

1）先天性

A. 先天性血小板缺乏合并桡骨缺失综合征（TAR 综合征）：是常染色体隐性遗传病，在胎儿发育第三阶段或出生后早期出现血小板减少症。血小板减少症通常发病初期比较严重（＜30 000/μl），但是随着时间的推移，当患儿达到 2 岁时基本恢复到正常水平。

B. Fanconi 综合征：血液学表现通常在 7 岁以后出现。骨髓表现是细胞结构减少，巨核细胞减少。通常在新生儿阶段不需治疗。干细胞移植可以治愈大多数患病儿童。

C. May-Hegglin 异常：典型的 May-Hegglin 异常伴有外周循环中出现大血小板和白细胞中出现 Döhle 小体（嗜碱性粒细胞包涵体）。三分之一的病人存在严重的血小板减少和出血倾向。

D. Wiskott-Aldrich 综合征：是 X 连锁疾病，临床表现包括湿疹、免疫缺陷、血小板减少。循环血小板体积小于正常，由于缺乏颗粒因此功能差，存活时间缩短。

E. 常染色体显性遗传血小板减少症：表现为巨核细胞增多，但是无功能。有些病例巨核细胞释放大血小板进入血液循环。很多该病患者伴有神经性耳聋和肾炎（Alport 综合征）。

2）获得性 血小板生成障碍可由以下原因造成：骨髓损伤［辐射和（或）化疗；杀虫剂或苯中毒；噻嗪类、酒精、雌激素和病毒性肝炎引起的反应］，肿瘤骨髓浸润（多发性骨髓瘤、急性白血病、淋巴瘤），骨髓增生异常性疾病。血小板生成无效也见于维生素 B_{12} 或叶酸缺乏，包括酗酒者和叶酸代谢性缺乏病人。这种血小板生成障碍在适当的维生素治疗后迅速改善。

A. 麻醉注意事项：血小板输注是主要的治疗方法。由于维生素 B_{12} 或叶酸缺乏引起的血小板生成无效经过适当的维生素治疗后可迅速治愈。血小板计数数日内恢复正常，因此不需要输注血小板，除了某些急症情况。

2. 血小板破坏引起的疾病

1）非免疫性破坏

A. 血栓性血小板减少性紫癜（thrombotic thrombocytopenic purpura，TTP）：体征包括发热、血小板减少、DIC 检验阴性（PT、PTT、纤维蛋白原水平正常）、多部位（肾、中枢神经系统、皮肤、肢体远端）多发小血管堵塞以及微血管病性溶血性贫血和裂红细胞（红细胞通过微动脉内血小板血栓时由于机械力形成的红细胞碎片）。

a. 诊断：裂红细胞、血小板减少、乳酸脱氢酶水平升高（溶血的证据）三联征是诊断依据。TTP 可以是家族性、散发性（原发性）、慢性复发性、骨髓移植或药物治疗（奎宁、噻氯匹定、丝裂霉素 C、干扰素 α、喷司他丁、吉西他滨、他克莫司、环孢素）的并发症，或先兆子痫的并发症。某些病例血浆置换可能有效。

B. 溶血-尿毒症综合征（hemolytic-uremic syndrome，HUS）：最常见于因大肠杆菌或其他相关细菌感染导致血性腹泻、并且进展到急性肾功能衰竭的儿童；血小板减少和贫血不如 TTP 明显。多数年龄小的儿童通过血液透析支持后能够自愈，但是成人和大龄儿童的死亡率很高，不管疾病的类型如何，都需要同时进行血浆置换和透析。

C. HELLP 综合征：高达 50%的先兆子痫孕妇分娩时出现 DIC 样严重血小板减少（血小板计数 20000～40000/μl）。当同时出现溶血（H）、肝酶升高（EL）和血小板减少（LP）时称为 HELLP 综合征。治疗包括控制血压和娩出胎儿。一些病人分娩后出现严重的 TTP-HUS，威胁生命，预后很差。

D. 麻醉注意事项：非免疫性血小板破坏的病人，输注血小板和血浆是一种支持疗法。真正有效的疗法是治疗原发病。如果可能应当推迟手术直到原发病得到控制。

2）自身免疫性破坏 血小板减少的严重程度各不相同。某些情况下，血小板计数低至1000～2000/μl。诊断通常根据临床表现、外周血中网织血小板（含有RNA）、骨髓中巨核细胞增多（由于外周血中血小板的寿命缩短，因此血小板生成率提高）。

A. 成人血小板减少性紫癜：成人可以在输注血制品后出现输血后紫癜，多数血制品为红细胞或血小板。通常，此类病人血浆内可以检测到PLA-1特异的自身抗体。

B. 药物诱导的自身免疫性血小板减少性紫癜：最常见于奎宁、奎尼丁和烯丙异丙乙酰脲。血小板减少程度严重（血小板<20 000/μl)。血小板减少同样可以见于第一次用药后数小时内。

C. 肝素诱导的血小板减少（heparin-induced thrombocytopenia，HIT）

a. Ⅰ型HIT（非免疫性）：大多数第一天使用全量肝素（UH）治疗的病人出现的轻微的血小板减少。病因是肝素与血小板的被动结合，造成血小板寿命轻度缩短。这种改变为暂时性，无临床意义。

b. Ⅱ型HIT（免疫性）：见于使用肝素时间超过5天的病人。肝素-血小板复合物的抗体形成导致血小板活化和聚积。另外，肝素-血小板复合物与内皮细胞结合刺激血栓形成。导致的结果是血小板清除增加（血小板减少）和静脉和（或）动脉血栓形成，引起重要脏器损伤和不常见位置（肾上腺、门静脉、皮肤）的血栓形成。牛来源肝素的发生率高于猪来源肝素。全剂量肝素使用超过5天的病人或以前曾经使用过肝素的病人需要每隔一天监测血小板计数。血小板计数下降50%可能是Ⅱ型HIT抗体出现的标志，需要停止使用肝素同时给予凝血酶直接抑制剂［重组水蛭素（lepirudin）、阿加曲班（argatroban)］。急性Ⅱ型HIT见于距离前次使用肝素不足20天再次使用肝素的病人。当HIT抗体已经形成，重新使用肝素的病人将出现急性药物反应（严重呼吸困难、寒战、大汗、高血压、心动过速）。此类病人如果继续使用肝素将导致严重的致命性血栓栓塞。

D. 药物诱导的血小板减少症的麻醉注意事项：如果病人正处于

威胁生命的出血或闭合腔隙的出血（如颅内出血）情况，治疗方法是输注血小板。如果血小板减少与药物反应有关，最重要的一步是停止用药。糖皮质激素治疗可能加快特发性血小板减少症（idiopathic thrombocytopenic purpura，ITP）病人的康复。人类免疫缺陷病毒感染的血小板减少病人术前（1～2 个月）齐多夫定治疗可能有益。糖皮质激素、静脉免疫球蛋白和静脉抗-D（WinRho）也可用于获得性免疫缺陷综合征的病人。

a. 对 HIT 病人，任何类型的肝素制剂都必须立刻停用。低分子肝素（LMWH）替代并不可选，因为它们之间存在重要的抗体交叉反应。如果病人需要继续抗凝治疗，需要选用凝血酶直接抑制剂（重组水蛭素、阿加曲班）。重组水蛭素的用法是静脉给予负荷量 0.4 mg/kg，然后持续输注速度为 0.15 mg/(kg · h)，目标是保持 PTT 在正常值的 1.5～2.5 倍。阿加曲班静脉输注速度约 2.0 μg/(kg · min)，滴定输注保持 PTT 在正常值的 1.5～3 倍。在凝血酶直接抑制剂取得持续覆盖作用前不可使用口服抗凝药。华法林治疗所致的蛋白 C 水平的迅速降低将导致更为严重的血栓形成。如果出现这种情况，需要停用华法林同时给予维生素 K 以逆转上述效应。

3）特发性血小板减少性紫癜 是与药物、感染或自身免疫性疾病无关的血小板减少症。只有在将其他非免疫性和免疫性血小板减少的原因都排除后才能做出该诊断。通常情况下，在出现出血问题前，血小板减少已经十分严重。ITP 病人即使血小板计数低至 2000/μl，重要脏器或脑出血的风险通常也并不高。慢性 ITP 病人通常血小板减少严重程度较低，血小板计数在 20 000～100 000/μl。

A. 麻醉注意事项：严重 ITP 伴有出血表现的成人应当作为紧急情况给予治疗，前三天使用大剂量糖皮质激素。若行急诊手术或有颅内出血的临床证据，至少需每 8～12 小时给予病人静脉免疫球蛋白和血小板输注，不论血小板计数结果如何。慢性 ITP 病人可以考虑行脾切除术。慢性 ITP 病人妊娠时通常不需要特殊药物治疗，或者仅需小剂量泼尼松或间断静脉免疫球蛋白输注。当血小板减少严重，治疗选择包括大剂量激素疗法（泼尼松 0.5～1 mg/kg qd）以及在妊娠最后 2～3 周静脉输注免疫球蛋白。ITP 孕妇产下的婴儿可能同样出现血小板减少，需要给予监测。仍有部分产科医生推荐预防性剖宫产，以降低 ITP 孕妇产下的婴儿颅内出血的发生率。

3. 血小板质量障碍

1）先天性血小板功能障碍 von Willebrand 病（vWD）是一种遗传性血小板功能障碍。有症状的 1 型 vWD 病仅见于 30%～40%携代有缺陷基因的父母的后代。双杂合体（3 型 vWD）可表现出严重的疾病。继发于 vWF 的自身抗体的获得性 2 型 vWD 比较罕见。vWD 的症状和体征是鼻出血、血肿、月经过多、牙龈和胃肠道出血。“有临床意义的”vWD 特别是 1 型 vWD 是指出现异常出血的病人。

A. 诊断：整体评价 vWD 病人需要检测Ⅷ因子活性、vWF 抗原、vWF 活性（瑞斯西丁菌素辅因子或胶原结合活性）以及琼脂糖凝胶电泳 vWF 的分布。这些检测对于 vWD 的分型诊断具有重要作用，同样对于临床治疗具有重要作用。

B. 1 型 vWD：病因是 vWF 释放异常，而不是血小板减少或内皮细胞储存减少。此型病人给予 DDAVP 可以改善 vWF 的释放。此型的临床表现比较多样。对于反复严重出血的病人和家庭，vWF 抗原和 vWF 活性一般小于正常值的 15%～25%。这些病人需要积极治疗出血，并且在手术即使是小手术前给予预防性治疗。中等水平的 vWF（<50%），仅凭这一项不能做出诊断。绝大多数这样的病人并没有出血倾向，并应该被贴上 vWD 的标签。

C. 2 型 vWD：原因是血浆 vWF 质量下降，导致与 vWF 抗原相比，不相称的 vWF 活性降低（瑞斯西丁菌素辅因子活性）。2 型可以进一步分为 2A、2B2M 和 2D 亚型。每一个亚型的 vWF 都有特殊的基因重排，但临床没有显著性差异。

D. 3 型 vWD：特点是外周循环中无 vWF 抗原，同时 vWF 活性和Ⅷ因子水平非常低（正常的 3%～10%）。该型病人出现类似于血友病 A 和 B 严重的黏膜出血、关节出血和肌肉血肿。然而，与典型的血友病不同，病人的出血时间明显延长。

E. 麻醉注意事项：有效的治疗药物是 DDAVP（刺激内源性 vWF 释放）和含有高浓度 vWF 的血制品（冷沉淀）。1 型 vWD 病人对 DDAVP 的疗效反应最好。为了有效治疗 3 型 vWD 必须同时使用 vWF 和Ⅷ因子。DDAVP 可静脉给药（IV）（0.3 μg/kg）。1 型 vWF 病人出现月经量过多或准备拔牙、行小手术时可以使用一种可自控的

DDAVP 浓缩经鼻喷雾（总量 300 μg）。由于 DDAVP 的作用时间短以及快速抗药性，因此严重出血和手术前预防给药时，vWF 替代是更为可靠的治疗方法，通过输注冷沉淀或纯化浓缩的 vWF-Ⅷ因子复合物治疗。出血治疗和手术预防的推荐剂量［vWF 和Ⅷ因子均以国际单位表示（IU）］是初始负荷剂量 40～75 IU/kg IV，然后每 8～12 小时重复给予 40～60 IU/kg。出血被控制后，每天给予单次剂量已足够。

4. 获得性血小板功能障碍

1）骨髓增生性疾病（如真性红细胞增多症、骨髓化生、特发性骨髓纤维化、自发性血小板减少症、慢性髓性白血病） 通常伴有血小板功能异常。出血时间可能延长，但不是异常出血的良好预测指标。出血病人最持久的实验室检测异常指标是肾上腺素诱导的黏附与聚集和 α-颗粒功能障碍。

2）异常蛋白血症 可能伴有血小板黏附、聚积以及促凝活性缺陷。接近三分之一的 Waldenström 巨球蛋白血症或 IgA 骨髓瘤病人有明显血小板缺陷。IgG 多发性骨髓瘤病人不常出现血小板功能障碍。单克隆蛋白的峰浓度可能与血小板功能障碍相关。

3）尿毒症 血小板黏附、活化和聚集异常，血栓素 A_2 的生成减少。出血时间延长，但血液透析可以使之恢复正常。对于急性出血，DDAVP 治疗可以暂时性改善血小板功能。混合雌激素（每日 0.6 mg/kg）连续使用 5 天可以缩短出血时间。

4）肝脏疾病 出现多方面的凝血功能障碍。由于脾亢和血小板生成反应障碍导致的血小板减少十分常见。血小板功能障碍继发于循环中高浓度的纤维蛋白降解产物。Ⅶ因子生成减少以及低水平的慢性弥散性血管内凝血伴发纤溶增强是附加因素。

5）药物抑制 很多药物影响血小板功能（**表 17-3**）。

表 17-3 抑制血小板功能的药物

强相关
阿司匹林（和含有阿司匹林的药物）
氯吡格雷/噻氯匹定
阿昔单抗（ReoPro）
非甾体类抗炎药：萘普生、布洛芬、吲哚美辛、保泰松、吡罗昔康、酮咯酸

续表

轻到中度相关
抗生素，通常仅见于大剂量
青霉素、羧苄西林、青霉素 G、氨苄西林、替卡西林、萘夫西林、美洛西林
头孢菌素类
呋喃妥英
扩容剂：右旋糖酐、羟乙基淀粉
肝素
纤溶药物：EACA、抑肽酶
弱相关
抗癌药物：柔红霉素、普卡霉素
心血管药物：β受体阻滞剂、钙通道阻滞剂、硝酸甘油、硝普钠、奎尼丁
酒精

EACA，ε-氨基己酸。

6）麻醉注意事项 由于血小板功能异常，血小板的绝对数量不能预测出血风险情况。使用 DDAVP 治疗可能“战胜”轻到中度血小板障碍，否则需要血小板输注。出血时间、血小板功能分析或血栓弹力图分析结果正常不能充分反映血小板功能是否能够应对手术风险。低温和酸中毒将对自身和输注的血小板产生不良影响，应当尽量避免。

Ⅱ. 高凝障碍

1. 高凝的遗传性原因（表 17-4）

表 17-4 与高凝状态相关的主要遗传因素

	健康对照组的携带率	第一次出现 DVT 的病人的携带率	60 岁以后出现 DVT 的可能性（%）
抗凝血酶缺乏*	0.2	1.1	62
蛋白 C 缺乏*	0.8	3	48
蛋白 S 缺乏*	1.3	1.1	33
V_{Leiden}因子*	3.5	20	6
凝血酶原 20210A*	2.3	18	<5

*所有数据均显示为杂合子个体情况。

DVT，深静脉血栓。

1）抗凝蛋白缺乏导致的血栓形成倾向

A. 遗传性抗凝血酶缺乏：是一种常染色体显性遗传病。纯合子是一种致命的胎儿期缺陷，而杂合子 AT Ⅲ水平在正常值的 40%～70%。此类病人静脉血栓栓塞的风险增加 20 倍。

B. 遗传性蛋白 C（PC）和蛋白 S（PS）缺乏：干扰限制凝血酶生成机制，导致凝血酶过度生成，临床表现与抗凝血酶缺乏相同。PC 和 PS 的合成都具有维生素 K 依赖性，PC 缺乏病人开始华法林治疗前如果没有预先保护性给予肝素抗凝，血栓形成的风险明显增加。

2）血栓前蛋白增加导致的血栓形成倾向

A. V_{Leiden}因子：是一种异常的Ⅴ因子，对活化蛋白 C（APC）的裂解和灭活作用具有抵抗性。因此 V_{Leiden}因子活性时间延长，增加凝血酶的生成。V_{Leiden}因子基因杂合子出现 DVT 的风险增加 5～7 倍，而纯合子个体的风险增加 80 倍。高达二十分之一的常规手术病人可能由于上述基因导致手术风险增加。

B. 凝血酶原 G20210A 基因突变：该基因导致凝血酶原水平升高。单独该基因突变，仅使得 DVT 的风险中度增加。这种血栓形成倾向的重点是基因出现的频率，而非单个基因的力量。

2. 获得性因素导致高凝状态

1）骨髓增生性疾病　患者的血栓形成倾向、肺栓塞（PE）、动脉栓塞的发生率增加，但是这些病人发生血栓的病因尚不明确。

2）恶性肿瘤　某些腺癌（胰腺、结肠、胃、卵巢）病人可能首发症状是单次或反复深静脉血栓或游走性浅表血栓形成。病因包括以下几点：肿瘤释放一种或多种凝血因子，同时肿瘤侵犯造成内皮细胞损伤，以及血流淤滞。

3）妊娠和口服避孕药　血栓的风险增加 5～6 倍。妊娠第三阶段以及产后初期 PE 的风险最大，是产妇死亡的主要原因。抗凝血酶Ⅲ缺乏的女性风险最大，应当在整个妊娠期间使用抗凝药物。V_{Leiden}因子和凝血酶原 G20201A 基因突变病人风险稍低，除非病人有 PE 或反复 DVT 病史，否则不需要使用抗凝药物。服用口服避孕药同时吸烟、有偏头痛病史或者是遗传性高凝缺陷携带者的女性静脉血栓、PE、脑血栓的风险增加（30 倍）。

4）肾病综合征　病人易于出现血栓栓塞性疾病，包括肾静脉血栓。病因尚不明确，但可能与抗凝血酶Ⅲ或PC水平低于正常，Ⅻ因子缺乏，血小板活性增高，纤溶活性异常，其他凝血因子水平高于正常有关。高脂血症和低蛋白血症也可能起一定作用。

5）抗磷脂抗体（如狼疮抗凝剂） 抗磷脂抗体与静脉、动脉血栓形成倾向增加均有相关性。因此，临床上“anticoagulant”（抗凝剂）的名称是一个误称。作用的机制尚不明确；抗体可能激活内皮细胞增加血管黏附因子1和E-选择素的表达，增加白细胞和血小板在内皮细胞表面的黏附，导致血栓形成。

6）静脉高凝状态的麻醉注意事项 目前的抗凝策略从简单的处理（早期活动）到肝素皮下注射同时穿血栓弹力袜，出院后服用华法林同时进行实验室检查监测。

A. DVT预防药物：包括肝素（普通肝素和LMWH）、华法林、直接凝血酶抑制剂（水蛭素）、Ⅹa因子抑制剂（磺达肝素）。使用肝素可以使DVT风险降低60%～70%。分级加压弹力长袜可使风险降低40%～45%，间断气囊压迫作为预防性疗法降低风险的程度与肝素相似。

B. 区域麻醉：虽然研究显示区域麻醉可以减少DVT，但是即使病人术中使用区域麻醉、穿上血栓弹力袜、并且术后早期下床活动，DVT的风险仍然非常高。采用常规的抗血栓预防措施后，使用区域麻醉是否优于全身麻醉尚不清楚，因此对于接受围术期预防血栓治疗的病人，采用神经轴索麻醉是否可以降低DVT的风险尚存疑问。目前术后预防性抗凝治疗，如给予华法林、皮下注射肝素，是高危手术病人的标准治疗方法。

C. 下腔静脉滤网：可以用于反复性肺栓塞同时有使用抗凝药物的绝对禁忌证或者伴有严重出血性并发症的病人。

7）长期抗凝治疗病人的麻醉注意事项 绝大多数抗凝病人使用的药物是华法林。华法林停药后，INR在29小时内并不降低，29小时后开始降低，半衰期约为22小时。对于高危病人，在华法林停药约60小时后，应当给予普通肝素（UH）或LMWH作为衔接。LMWH每日1～2次，术前连续使用3天。如果每天给药2次，最后一次给药距离手术开始不少于18小时，如果每天1次，最后一次给药距离手术不少于30小时。UH术前需停药至少6小时。华法林的作用起效慢，因此术后应当尽早开始继续使用，除非病人存在出血的高危情况；可以考虑给予衔接治疗，直到 INR 达到治疗要求。

3. 获得性动脉系统高凝状态

1）房颤（AF） 房颤病人，特别是有瓣膜病、心房扩大、有心功能衰竭的证据或既往有栓塞病史的病人终生需要中等剂量的华法林治疗。急性前壁心肌梗死的病人，由于心脏运动异常，容易形成附壁血栓，需要接受华法林治疗 2～3 个月，直到血栓栓塞的风险降低为止。

2）抗磷脂抗体 见“获得性因素导致高凝状态”。

18

皮肤和肌肉骨骼疾病

（许军军译　姜陆洋校）

皮肤和肌肉骨骼系统疾病常具有明显的临床体征表现，但其中许多疾病在表观下对全身的影响也是非常重要的。

Ⅰ. 大疱性表皮松解症

大疱性表皮松解症是一组累及黏膜和皮肤（尤其是口咽部和食管）的遗传性疾病。

1. 体征和症状

大疱性表皮松解症的特点是由表皮内液体聚集分离，随后形成大疱。典型的大疱形成通常发生于皮肤受到侧方剪切力时，而垂直施加于皮肤的压力通常不至于造成危害。

2. 治疗

大疱性表皮松解症的治疗为对症和支持治疗，通常包括糖皮质激素。

3. 麻醉管理（表 18-1）

表 18-1　大疱性表皮松解症的麻醉注意事项

• 注意术前治疗（糖皮质激素）
• 避免损伤皮肤和黏膜（如，用纱布卷将静脉输液针固定；衬垫血压袖带；患者身下应放置胶化衬垫）
• 尽可能减少上气道仪器操作，避免食管听诊
• 气管内插管似乎是安全的（喉部受累罕见）
• 琥珀胆碱似乎是安全的
• 避免口咽部吸引
• 区域麻醉技术可能有益

（Adapted from Greaves MW：Chronic urticaria. N Engl J Med 1995；332：1767-1772.）

Ⅱ. 天疱疮

天疱疮是一组可能累及广泛皮肤和黏膜的慢性自身免疫性发疱（大疱性）疾病。皮肤天疱疮与营养不良性大疱性表皮松解症的口腔表现非常相近（进食疼痛；可能出现营养不良）。天疱疮可能伴有潜在的恶性疾病，尤其是淋巴网状内皮细胞癌。

1. 治疗

天疱疮的治疗可采用糖皮质激素。麦考酚酸吗乙酯、利妥昔单抗、硫唑嘌呤、甲氨蝶呤以及环磷酰胺也均成功用于天疱疮的早期治疗。免疫球蛋白已替代大剂量糖皮质激素作为一种补救治疗。

2. 麻醉管理

与大疱性表皮松解症患者的麻醉管理方法相似。术前评估必须考虑到目前的药物疗法。由于体液可通过大疱性皮肤病损部位慢性丢失，患者可能出现电解质紊乱和脱水。口咽部的大疱也可能导致气道管理困难。气道操作，包括直接喉镜检查和气管插管，可能导致急性大疱形成、上气道梗阻和出血。

Ⅲ. 银屑病

银屑病是一种常见的慢性皮肤疾病，累及全世界1%～3%的人口，其特点为表皮生长加速导致炎症性红色斑丘疹形成，上覆松散的黏着性鳞屑（慢性斑块状银屑病）。约5%～8%的患者可发生不对称性关节病。

1. 治疗

银屑病的治疗旨在延缓表皮细胞的快速增殖（煤焦油、水杨酸、局部用糖皮质激素、卡泊三醇软膏、他扎罗丁）。严重病例可能需要采用甲氨蝶呤或环孢素的全身疗法以及采用依那西普（一种肿瘤坏死因子抑制剂）、英夫利昔单抗（一种肿瘤坏死因子的单克隆抗体）、阿来法塞（一种免疫调节融合蛋白）或依法珠单抗（一种CD11a的单克隆抗体）的生物治疗。这些药物的毒性作用包括肝硬化、肾功能衰竭、高血压以及肺炎。

2. 麻醉管理

包括评估目前银屑病治疗的用药，如局部用糖皮质激素以及化疗药物。银屑病患者的皮肤血流通常会显著增加，这可造成体温调节的改变。

Ⅳ. 肥大细胞增生病

肥大细胞增生病是一种罕见的肥大细胞增殖疾病，肥大细胞增殖可以皮肤形式（色素性荨麻疹）或全身形式发生。

1. 体征和症状

体征和症状为肥大细胞脱颗粒的表现，发生以瘙痒、荨麻疹以及皮肤潮红为特点的类过敏反应。这些变化可能伴有低血压（有时会危及生命）和心动过速。H_1 受体和 H_2 受体拮抗剂并不总是具有保护作用，支气管痉挛的发生率较低。虽然肥大细胞含有肝素，但出血在这些患者中并不常见。

2. 麻醉管理

通常无特殊事件发生，但也有报道发生危及生命的类过敏反应，甚至发生在较小的手术操作时（应准备肾上腺素）。可考虑术前给予 H_1 和 H_2 受体拮抗剂。围术期监测血清纤溶酶浓度可能有助于检测肥大细胞脱颗粒的发生。

Ⅴ. 特应性皮炎

特应性皮炎是特应性状态的皮肤表现（面部、颈部以及手臂和腿屈肌面干燥、鳞屑样、湿疹性的瘙痒斑块）。瘙痒是主要症状。全身抗组胺以及糖皮质激素治疗有效。特应性状态的肺部表现（哮喘、花粉热、中耳炎以及鼻窦炎）可影响麻醉管理。

Ⅵ. 荨麻疹

荨麻疹可按特点分为急性荨麻疹、慢性荨麻疹或物理性荨麻疹（**表 18-2**）。麻醉管理应避免诱发药物及诱发事件，可适当给予 H_1 和 H_2 受体拮抗剂和糖皮质激素，对于寒冷性荨麻疹，可将静脉输注的液体以及可静脉注射的药物加温后使用，并升高手术室内的室温。

表 18-2 慢性荨麻疹常见类型的特点

荨麻疹类型	年龄范围（岁）	临床特征	血管性水肿	诊断试验
慢性特发性	20～50	粉红色或苍白色的水肿性丘疹或风疹；风疹通常是环状的；瘙痒	有	
症状性皮肤划痕症	20～50	在刺激部位出现线形的风疹，周围潮红；瘙痒	无	轻划皮肤可导致风疹
物理性荨麻疹				
寒冷性	10～40	接触寒冷表面或液体的部位出现苍白或红色的肿胀；瘙痒	有	敷冰袋，移除冰袋5分钟内出现风疹（寒冷刺激试验）
压力性	20～50	承受压力（足底、手掌、腰部）部位出现肿胀，持续≥2～24小时；疼痛，瘙痒	无	向皮肤施加垂直压力，在1～4小时的潜伏期之后可出现持续的红肿
日光性	20～50	紫外线或可见光暴露部位出现苍白色或红色的肿胀；瘙痒	有	用日光模拟器辐照30～120秒可在30分钟后出现风疹
胆碱能性荨麻疹	10～50	躯干、颈部以及四肢出现单形态的苍白色或粉红色风疹；瘙痒	有	运动或热水淋浴可导致风疹

Ⅶ. 多形性红斑

多形性红斑是一种复发性的皮肤和黏膜疾病，其特点为病损具有多形性，从水肿性的斑疹和丘疹到可能发生溃疡的水泡或大疱。

1. 史-约综合征（Stevens-Johnson Syndrome）（重症多形性红斑）

史-约综合征是一种严重的表现，伴有多个系统的功能障碍（发热、心动过速、呼吸急促）。与此综合征发作有关的药物包括抗生素、镇痛药以及某些非处方药。糖皮质激素可用于严重病例的治疗。麻醉管理方面的考虑与大疱性表皮松解症患者的麻醉考虑相似。

Ⅷ. 硬皮病

硬皮病（系统性硬化病）的特点为炎症、血管硬化以及皮肤和内脏纤维化。在有些患者中，疾病可进展为CREST综合征（钙质沉着症、雷诺现象、食管运动功能低下、指端硬化、毛细血管扩张）。本病预后较差并与内脏受累的范围有关。尚无药物或治疗被证明可安全且有效的改变疾病的病程。

1. 体征和症状（表18-3）

表18-3 硬皮病的体征和症状

皮肤和肌肉骨骼系统	• 挛缩（手指、口） • 近端肌肉无力
神经系统	• 增厚的结缔组织造成神经压迫 • 三叉神经痛 • 干燥性角结膜炎
心血管系统	• 心律失常 • 传导异常 • 充血性心力衰竭 • 外周血管痉挛（雷诺现象）
肺	• 肺纤维化 • 肺动脉高压 • 肺源性心脏病 • 动脉低氧血症
肾	• 肾动脉狭窄 • 促进系统性高血压
胃肠道系统	• 吞咽困难 • 口干燥症 • 胃肠运动减弱 • 反流

2. 麻醉注意事项

包括可能有困难插管、静脉通路建立困难、慢性高血压所致的血管内容量不足以及反流和肺误吸的风险。患者对阿片类药物的呼吸抑制作用较敏感，伴有严重肺部疾病的患者可能需要术后辅助呼吸。肾功能不全会影响麻醉药物的选择。尽可能减少外周血管收缩的措施包括维持手术室温度大于 21℃ 并给予加温的静脉液体。应注意保护眼睛以防止角膜擦伤。

Ⅸ. 弹性假黄色瘤

弹性假黄色瘤是一种罕见的弹性组织（变性和钙化）的遗传性疾病，可导致视力丧失、胃肠道出血、系统性高血压以及缺血性心脏病。

1. 麻醉管理

麻醉管理的基础是对疾病相关异常的正确评价。心血管紊乱可能是最重要的考虑因素。对于麻醉药物或技术的选择尚无具体建议。

Ⅹ. 埃勒斯-当洛斯综合征（Ehlers-Danlos syndrome）

埃勒斯-当洛斯综合征包括一组由前胶原和胶原产生异常所致的遗传性结缔组织病。在此综合征中，唯一一种伴有死亡风险增加的类型是Ⅳ型（血管）综合征。此型综合征可能并发大血管破裂或肠破裂。

1. 体征和症状

包括关节过度活动、皮肤脆性过大或弹性增加、瘀伤以及瘢痕形成、肌肉骨骼不适以及易患骨性关节炎。胃肠道、子宫以及脉管系统均含有大量Ⅲ型胶原，这也可解释此类并发症如肠道、子宫或大动脉自发性破裂的发生。此病常伴有气管扩张。患者可能表现为轻微外伤后即出现广泛瘀斑，尽管并未查出明确的凝血缺陷。

2. 麻醉管理（表 18-4）

表 18-4 埃勒斯-当洛斯综合征的麻醉注意事项

• 避免肌内注射或鼻、食管的器械操作（出血倾向）
• 器械操作部位可能有过度血肿形成
• 由于皮肤松弛，可能不易发现静脉输注的液体外渗
• 正压通气期间维持低气道压以避免气胸
• 应避免区域麻醉
• 手术并发症为出血和伤口裂开

XI. 多肌炎和皮肌炎

多肌炎和皮肌炎是病因不明的多系统疾病，表现为炎症性肌病。皮肌炎具有特征性皮肤改变（上眼睑变色、眶周水肿、面颊疹、关节伸肌面萎缩性改变）以及肌无力。

1. 体征和症状（表 18-5）

表 18-5 多肌炎的体征和症状

• 近端骨骼肌无力（颈、肩、髋部）；爬楼困难
• 吞咽困难和误吸（咽肌轻瘫）
• 通气不足（呼吸肌轻瘫）
• 血清肌酸激酶升高
• 心脏传导阻滞
• 左心室功能障碍
• 心肌炎
• 伴随系统性红斑狼疮、硬皮病、类风湿性关节炎

2. 诊断

当出现近端肌无力、血清肌酐浓度升高以及特征性皮疹时即可考虑该病的诊断。

3. 治疗

通常采用糖皮质激素。免疫抑制治疗（甲氨蝶呤、硫唑嘌呤、环磷酰胺、麦考酚酯、环孢素）可能有效。静脉注射免疫球蛋白可能对顽固性病例有益。

4. 麻醉管理

应考虑到多肌炎患者易发生肺误吸。对非去极化肌松剂以及琥珀胆碱的反应是正常的。

XII. 系统性红斑狼疮（systemic lupus erythematosus，SLE）（表 18-6）

SLE 是一种多系统慢性炎症性疾病，通常好发于年轻女性，其特点为抗核抗体的产生。SLE 可由药物所致或自然发生。SLE 的自然进程非常多变，但出现肾炎和高血压的患者其预后较差。妊娠，尤其对于出现肾炎和高血压的患者，常伴有疾病恶化的潜在风险且胎儿预后不良。糖皮质激素是狼疮严重病例的主要治疗方法。

表 18-6 系统性红斑狼疮的表现

皮炎、面颊疹	肾炎、高血压
对称性关节炎	认知障碍、心理变化、脑炎
心包炎、心肌炎、心力衰竭	抗磷脂抗体
胸膜炎、限制性肺疾病	肌病

XIII. 瘤样钙化症

瘤样钙化症是一种罕见的遗传性疾病，表现为临近大关节的转移性钙化。麻醉方面应主要考虑到舌骨、甲状腺下韧带或颈椎椎间关节的罕见受累可能导致气管插管困难。

XIV. 肌营养不良症

肌营养不良症是一组遗传性疾病，其特点为骨骼肌无痛性变性和萎缩。

1. 假肥大性肌营养不良（杜氏肌营养不良）

假肥大性肌营养不良是儿童进行性肌营养不良最常见且最严重的形式。该病由 X 连锁隐性基因所致，2～5 岁男孩表现明显（蹒跚步态、频繁摔倒、爬楼梯困难）。血清肌酸激酶浓度是正常的 20～100 倍。

1）心肺功能异常 此类肌营养不良一般来说都伴有心肌变性。慢性呼吸肌无力和咳嗽能力减退可导致肺储备丧失以及分泌物聚积。

2）麻醉管理（表 18-7）

表 18-7 假肥大性肌营养不良的麻醉注意事项

患者误吸风险增加（喉反射减弱、胃肠运动减弱）
禁用琥珀胆碱（横纹肌溶解、高钾血症、心脏停搏）
对非去极化肌松剂的反应延长
挥发性麻醉药可能伴有横纹肌溶解
观察到恶性高热的发生率增加（应备好丹曲林）
可接受区域麻醉
应选用合适的监测技术以发现恶性高热和心功能障碍
预料到术后肺功能障碍

2. 肢带型肌营养不良

肢带型肌营养不良是一种缓慢进展但相对良性的疾病，仅有肩部或髋部肌肉受累。

3. 面肩肱肌营养不良

面肩肱肌营养不良特点为自青春期开始的面部、胸部以及肩带骨肌肉的缓慢进展性消耗。不累及心肌且血清肌酸激酶浓度很少升高。

4. 线状体肌营养不良

线状体肌营养不良是一种常染色体显性疾病，其特点为骨骼肌和平滑肌缓慢进展或非进展的对称性肌营养不良。常见小颌畸形和牙齿咬合不正。肌病和（或）脊柱侧凸可能导致限制性肺疾病。也有扩张型心肌病导致心力衰竭的报道。

1）麻醉注意事项 包括可能出现困难插管，过度呼吸抑制，反流风险高（延髓性麻痹），无法预料对肌松剂的反应（琥珀胆碱似乎是安全的）以及心肌抑制。

5. 眼咽营养不良

眼咽营养不良是一种罕见的肌营养不良类型，其特点为进行性吞咽困难和上睑下垂。这些患者在围术期有误吸的风险，且对肌松剂的敏感性增加。

6. 埃-德肌营养不良（Emery-Dreifuss muscular dystrophy）

埃-德肌营养不良是一种 X 连锁的隐性遗传疾病，其特点为在骨骼肌无力发作之前出现骨骼肌挛缩。心脏受累可能会威胁生命且表现为充血性心力衰竭、血栓栓塞或心动过缓。与其他肌营养不良相反，此病的女性携带者可能有心脏损害。

XV. 营养不良性肌强直

营养不良性肌强直指的是一组骨骼肌的遗传性变性疾病，其特点为肌肉在随意收缩后或电刺激之后持续挛缩（肌强直）。周围神经和神经肌肉接头处不受影响。

1. 营养不良性肌僵直

营养不良性肌僵直是影响成年人最常见且最严重的营养不良性肌强直类型。患者常在 60 岁左右死于肺炎或心力衰竭。治疗一般为对症治疗，包括使用苯妥英。

1）体征和症状（表 18-8）

表 18-8 强直性肌营养不良的体征和症状

面肌无力（面部没有表情）
上睑下垂
构音障碍
吞咽困难/胃排空减慢/肺误吸
无力放松握手姿势
智力迟钝
内分泌紊乱（性腺萎缩、糖尿病、甲状腺功能减退、肾上腺皮质功能不全）
中枢性睡眠呼吸暂停
心肌病（心律失常、心脏传导异常）

2）麻醉管理（表 18-9）

表 18-9 强直性肌营养不良患者的麻醉注意事项

挥发性麻醉药可能导致过度心肌抑制
琥珀胆碱可造成肌肉收缩延长
对非去极化肌松剂的反应正常
对神经肌肉阻滞的拮抗通常不会引起肌肉收缩
对呼吸抑制剂敏感
术后寒战可能导致肌强直

2. 先天性肌强直病

不累及其他器官系统，不进展，且不会导致预期寿命缩短。患者对苯妥英、美西律或奎宁治疗有反应。对琥珀胆碱的反应异常。

3. 先天性副肌强直病

特点为全身性肌强直，运动和寒冷可使之加重。治疗与先天性肌强直病的治疗相似。

4. 施-詹综合征（Schwartz-Jampel syndrome）

施-詹综合征是一种罕见的儿童期疾病，表现为进展性骨骼肌僵硬、肌强直以及眼、面和骨骼畸形，包括小颌畸形。气管插管预计会有困难。这些儿童可能易发生恶性高热。

XVI. 周期性麻痹

周期性麻痹是一组疾病，其特点为间歇性急性发作的骨骼肌无力或麻痹，伴有低钾血症或高钾血症（**表 18-10**），发作之间肌力正常。

表 18-10　家族性周期性麻痹的临床特点

类型	症状发作期间的血清钾浓度（mEq/L）	诱发因素	其他特点
低血钾性	<3.0	食用大量碳水化合物、大强度运动，输注葡萄糖、压力，月经、妊娠、麻醉、低体温	心律失常 低钾血症的心电图表现
高血钾性	>5.5	运动、输钾、代谢性酸中毒、低体温	骨骼肌无力可能局限于舌和眼睑

1. 麻醉管理

主要目标是避免可促发骨骼肌无力的事件（低血钾性麻痹患者避免低体温、电解质异常、碳水化合物负荷）。如果需要骨骼肌松弛，较短效的神经肌肉阻滞剂为首选。低血钾性麻痹的患者可选用琥珀胆碱，但高血钾性麻痹的患者则应避免。

XVII. 重症肌无力

重症肌无力是一种慢性自身免疫性疾病，其病因是由于被循环中的抗体破坏或失活，神经肌肉接头处的功能性乙酰胆碱受体减少。该病的特点是随意肌在反复使用后出现无力和快速衰竭，休息后可部分恢复。由颅神经支配的骨骼肌（眼肌、咽肌和喉肌）尤其容易受累，表现为上睑下垂、复视和吞咽困难，这些往往是该病的初始症状。在重症肌无力的鉴别诊断中必须要考虑到其他可导致颅神经和体神经所支配肌肉无力的疾病（**表 18-11**）。

表 18-11　重症肌无力的鉴别诊断

疾　病	症状和特点	备　注
先天性肌无力综合征	罕见，早发，非自身免疫性	需行电生理学和免疫细胞化学试验进行诊断
药物所致重症肌无力：		
青霉胺	触发自身免疫性重症肌无力	停药数周内恢复 停药后恢复
非去极化肌松剂 　氨基糖苷类 　普鲁卡因胺	敏感性增加	
伊顿-兰伯特综合征	小细胞肺癌，疲乏	对反复神经刺激产生增量反应，钙通道抗体
甲状腺功能亢进症	加重重症肌无力	甲状腺功能异常
Grave 病（毒性弥漫性甲状腺肿）	复视，眼球突出	存在甲状腺刺激免疫球蛋白
肉毒杆菌中毒	全身无力，眼肌麻痹	对反复神经刺激产生增量反应，瞳孔散大
进行性上睑下垂	上睑下垂，复视，某些病例全身无力	线粒体功能异常
颅内肿物压迫颅神经	眼肌麻痹，颅神经衰弱	CT 或 MRI 检查异常

（Adapted from Drachman DB：Myasthenia gravis. N Engl J Med 1994；330：1797-1810. ）

1. 分类（表 18-12）

表 18-12 重症肌无力的分型

Ⅰ型	限于眼外肌
Ⅱa 型	缓慢进展，不累及呼吸肌；对抗胆碱酯酶治疗反应良好
Ⅱb 型	严重，快速进展，可能累及呼吸肌，对抗胆碱酯酶治疗可能反应不好
Ⅲ 型	突然发作，快速恶化（6 个月内），高死亡率
Ⅳ 型	Ⅰ型或Ⅱ型进展导致严重肌肉无力

2. 体征和症状（表 18-13）

表 18-13 重症肌无力的体征和症状

上睑下垂和复视（最常见的初始主诉）
吞咽困难，构音障碍，流涎
运动后非对称性骨骼肌无力
无肌萎缩
心肌炎（心肌病、心房颤动、心脏传导阻滞）
甲状腺功能亢进（10% 的患者出现）
偶尔只表现为呼吸衰竭
伴随风湿性疾病（类风湿性关节炎、SLE、恶性贫血）
氨基糖苷类抗生素可能加重肌无力

3. 治疗（表 18-14）

表 18-14 重症肌无力的治疗

抗胆碱酯酶药物	• 吡斯的明 60mg 口服（30 分钟内起效，作用达峰 2 小时） • 治疗数周或数月后治疗效果可能减弱
胸腺切除术	• 可使病情减轻或可减少所需的免疫抑制剂剂量 • 如果肺活量<2L，术前血浆置换可能有助于提高术后自发通气的可能性 • 胸腺切除术的益处需要数月才能完全显现
免疫抑制剂治疗	• 糖皮质激素、硫唑嘌呤、环孢素、麦考酚酯 • 当抗胆碱酯酶药物不能充分控制肌无力症状时应用
短期免疫治疗	• 血浆置换（去除抗体，疗效是暂时的） • 免疫球蛋白

4. 麻醉管理（表 18-15）

表 18-15 重症肌无力患者的麻醉管理

术前	避免阿片类药物
肌松剂	对非去极化肌松剂的敏感性增加 根据对周围神经刺激器神经刺激的反应来滴定初始剂量 患者可能对琥珀胆碱抵抗
诱导	采用短效静脉药物 考虑不用肌松剂插管
维持	给予氧化亚氮加挥发性麻醉药（减少所需的肌松剂剂量） 采用短效或中效的肌松剂；将初始剂量减少 1/2～2/3
术后	可能需要术后通气（高危因素包括病程＞6 年，出现 COPD，每日吡斯的明剂量＞750 mg，肺活量＜2.9 L）

COPD，慢性阻塞性肺病。

XⅧ. 肌无力综合征（伊顿-兰伯特综合征）

肌无力综合征是一种神经肌肉传递疾病，类似重症肌无力（**表 18-16**）。此综合征在小细胞肺癌患者以及非癌症患者中曾有描述。肌无力综合征是一种获得性自身免疫疾病，针对电压敏感性钙通道的免疫球蛋白 G 抗体导致运动神经末梢上的此类通道缺乏。抗胆碱酯酶药物对肌无力综合征患者无效。

表 18-16 肌无力综合征与重症肌无力的比较

参 数	肌无力综合征	重症肌无力
表现	近端肢体无力（腿重于手臂），运动可提高肌力，肌痛常见，反射消失或减退	眼外肌、延髓肌和面肌无力，活动后疲劳；肌痛不常见；反射正常
性别	更常见于男性	更常见于女性
并存疾病	小细胞肺癌	胸腺瘤
对肌松剂的反应	对琥珀胆碱和非去极化肌松剂敏感 对胆碱酯酶抑制剂反应差	对琥珀胆碱抵抗，对非去极化肌松剂敏感 对胆碱酯酶抑制剂反应好

XIX. 类风湿性关节炎

类风湿性关节炎是最常见的慢性炎症性关节炎，累及约1%的成年人（女性>男性），其特点为晨僵、对称性多关节病以及明显全身受累（**表 18-17**）。手足的近端指（趾）间关节与掌指关节受累可用于区别类风湿性关节炎与其他骨性关节炎［典型的骨性关节炎累及承重关节与远端指（趾）间关节］。其病程以加重与缓解为特点。

表 18-17　类风湿性关节炎与强制性脊柱炎的比较

参　数	类风湿性关节炎	强直性脊柱炎
家族史	罕见	常见
性别	女性（30～50 岁）	男性（20～30 岁）
受累关节	对称性多关节病	不对称性寡关节病
骶髂关节受累	无	有
脊椎受累	颈椎	全部（上行性）
心脏改变	心包积液、主动脉瓣反流、心脏传导异常、心脏瓣膜纤维化、冠状动脉动脉炎	心脏扩大，主动脉瓣反流，心脏传导异常
肺改变	肺纤维化、胸腔积液	肺纤维化
眼	干燥性角结膜炎	结膜炎，葡萄膜炎
类风湿因子	阳性	阴性
HLA-B27	阴性	阳性

1. 体征和症状

1）关节受累　手、腕、膝及足关节对称性受累。颞颌关节受累可造成显著下颌骨运动受限。颈椎受累可能包括寰枢椎半脱位并最终导致寰椎齿突关节分离。常见环杓关节炎伴声嘶。

2）全身受累　在心血管系统，类风湿关节炎可能表现为心包炎、心肌炎、冠状动脉动脉炎、加速冠状动脉粥样硬化、心脏瓣膜纤维化以及心脏传导系统类风湿结节形成。患者也可能表现为神经病变（多发性单神经炎）、皮肤溃疡以及紫癜。肺部表现包括胸腔积液、肺结节以及肺纤维化。肋软骨受累可能导致限制性肺改变伴有肺容量和肺活量减少。也可见到贫血以及干眼和干口（干燥综合征）。

3）治疗　目标是缓解疼痛，保护关节功能和力量，预防畸形并减少全身并发症。采用药物治疗以达到镇痛、控制炎症和产生免疫抑制的目的。

A. 非甾体类抗炎药（NSAIDs）：NSAIDs和阿司匹林对缓解类风湿性关节炎的症状是非常重要的，但对改变潜在的疾病进程几乎没有作用。

B. 糖皮质激素：可减轻关节肿胀、疼痛和晨僵，但常伴有显著的长期副作用（骨质疏松、骨坏死、易感染、肌病、高血糖、伤口愈合不良）。

C. 改变病情的抗风湿性药物：包括甲氨蝶呤、柳氮磺胺吡啶、来氟米特、抗疟药、青霉胺、硫唑嘌呤以及米诺环素。这些药物一般需要2～6个月才能达到效果。细胞因子在类风湿性关节炎的发病机制中起到主要作用。一些药物，如英夫利昔单抗（Remicade）和依那西普（Enbrel），属于肿瘤坏死因子抑制剂，尽管对其长期毒性如感染（结核）和脱髓鞘综合征有所顾虑，但是是非常有效的治疗方法。阿那白滞素，一种白介素-1受体拮抗剂，有效但作用开始缓慢。金也是极其有效的治疗方法，但由于常见毒性而不常应用。

D. 手术：手术适应证包括顽固性疼痛、关节功能受损以及出于关节稳定性的需要。

4）麻醉管理 对气道的危害可能发生在颈椎、颞颌关节和环杓关节。寰枢椎半脱位（由X线光片检查确诊）可能使患者在颈部运动时容易发生颈髓压迫。如果术前评估提示直视声门有困难，可能需要采用纤维喉镜行清醒、镇静气管插管。有肺部受累的类风湿性关节炎患者可能需要术后通气支持。阿司匹林或NSAIDs对血小板功能的影响必须有所考虑。长期采用这些药物治疗的患者可能需要补充糖皮质激素。患有环杓关节炎的患者可能发生拔管后喉梗阻。

XX. 脊柱关节病

脊柱关节病是一组非类风湿性关节病，包括强直性脊柱炎、反应性关节炎（赖特综合征）、少年型慢性多关节病、银屑病关节炎以及肠病性关节炎。这些疾病的特点为脊柱受累，却没有类风湿结节或循环内检测不到风湿因子（**表18-17**）。容易出现新骨形成（关节强直）和眼炎。

1. 强直性脊柱炎

强直性脊柱炎是一种慢性、通常为进展性的炎性疾病，累及脊柱关节及邻近的软组织。可能出现心脏扩大、主动脉瓣反流、心脏传导异常、肺纤维化和单侧色素膜炎。

1）治疗 包括设计用来维持关节可动性和姿势的锻炼以及抗炎药（吲哚美辛、双氯芬酸）。局部用皮质激素类滴眼剂用于治疗色素膜炎。

2）麻醉管理 由于颈椎疾病，可能需要清醒纤支镜气管插管。必须评估因肋骨肋软骨强直和胸椎屈曲性畸形所致的限制性肺疾病。如果存在显著主动脉瓣反流，患者对全身血管阻力的突然或过度增加耐受较差。对于行校正脊椎手术的患者来说，应考虑行神经系统监测。也可选择区域麻醉，但由于关节活动受限且椎间隙闭合，技术上可能有困难。

2. 反应性关节炎

反应性关节炎是一种无菌性关节炎，发生于关节外感染之后，尤其是衣原体、沙门菌以及志贺菌属感染。麻醉管理包括抗生素治疗原发感染以及 NSAIDs 或柳氮磺吡啶缓解关节炎的症状。

3. 少年型慢性多关节病

少年型慢性多关节病与成年型类风湿关节炎相似。多关节炎的急性型（类风湿因子和 HLA-B27 阴性的幼儿出现发热、皮疹、淋巴结病、脾大）被命名为 Still 病。

4. 肠病性关节炎

肠病性关节炎是一种炎症性多关节炎，最常见下肢大关节受累，可能见于克罗恩病或溃疡性结肠炎的患者。

XXI. 骨性关节炎

骨性关节炎是一种影响关节软骨且在关节部位发生微小炎性反应的退行性过程，常见于膝、髋和脊柱。退行性改变在中下颈椎和下腰部区域最为显著。

1. 治疗

治疗包括物理治疗和锻炼项目以维持肌肉功能。热疗、普通镇痛药如对乙酰氨基酚以及抗炎药可用来缓解疼痛。全身糖皮质激素对骨性关节炎的治疗无效。当骨性关节炎所致的疼痛持续且使患者丧失运动能力或存在显著关节受限时推荐进行关节置换手术。

XXII. Paget 病

Paget 骨病的特点是过度成骨和破骨活动导致骨异常增厚但脆弱。骨痛是最常见的症状。

1. 并发症

累及骨（骨折和肿瘤性变性）、关节（关节炎）以及神经系统（神经压迫、截瘫）。也可能发生高钙血症和肾结石。

2. 治疗

Paget 病的治疗包括降钙素和二膦酸盐。

XXIII. 马方综合征

马方综合征是一种结缔组织疾病，伴有骨骼畸形（高腭穹、漏斗胸、脊柱后侧凸、关节伸展过度）、眼改变（晶状体脱位、近视、视网膜剥离）以及心血管畸形（主动脉扩张、夹层或破裂；二尖瓣脱垂；心内膜炎风险增高；心脏传导异常）。

1. 麻醉管理

术前评估要重点关注心肺异常。要注意避免任何系统血压的持续升高，这有助于避免主动脉夹层的风险。

XXIV. 脊柱后侧凸

脊柱后侧凸是一种脊柱畸形，其特点为脊柱前屈（脊柱后凸）和侧弯（脊柱侧凸）。

1. 体征和症状

脊柱后侧凸常伴有限制性肺疾病和肺动脉高压，最终进展为肺源性心脏病。

2. 麻醉管理

肺功能检查反映限制性肺疾病的程度。动脉血气有助于检出可能导致肺动脉高压且未被发现的低氧血症或酸中毒。没有具体的麻醉药物或联合用药可供推荐作为脊柱后侧凸患者的最佳用药。氧化亚氮可能增加肺血管阻力。控制性低血压可用于广泛脊柱手术中以帮助减少术中出血。常采用“唤醒试验”或躯体感觉和（或）运动诱发电位监测以发现在脊柱矫直手术期间可能发生的脊髓压迫/缺血，这些可能会影响到麻醉药物的选择（常选择全凭静脉麻醉）。某些伴有严重脊柱后侧凸的患者可能需要术后机械通气。

XXV. 侏儒症

侏儒症有两种形式：成比例侏儒症，四肢、躯干和头部大小与正常成年人的相对比例相同；不成比例侏儒症，四肢、躯干和头部大小与正常成年人的通常比例不同。

1. 软骨发育不全

软骨发育不全是不成比例侏儒症最常见的病因，更常发生于女性。软骨发育不全患者的预期身高男性是 132 cm（52 英寸），女性是 122 cm（48 英寸）。

1）中枢性睡眠呼吸暂停 软骨发育不全性侏儒症患者发生中枢性睡眠呼吸暂停可能是由于枕骨大孔狭窄导致脑干压迫所致。肺动脉高压导致肺源性心脏病是侏儒症患者最常见的心血管障碍。

2）麻醉管理 麻醉管理受到潜在气道困难、颈椎不稳以及颈部伸展引起潜在脊髓损伤的影响。阻塞性睡眠呼吸暂停的病史可能预示患者在镇静或麻醉诱导之后容易出现上气道梗阻。由于可能存在枕骨大孔狭窄，直视喉镜检查期间应避免颈部过伸。体重是选择正确型号气管导管的最佳指标，而不是年龄。建立静脉通路可能在技术上有困难。剖宫产手术可考虑区域麻醉，但由于脊柱后侧凸以及硬膜外腔和脊椎管狭窄，椎管内穿刺可能技术上存在困难。

2. 拉塞尔-西尔弗综合征（Russell-Silver syndrome）

拉塞尔-西尔弗综合征是一种侏儒症类型，其特点为宫内发育迟缓、面貌畸形（包括下颌骨和面部发育不全）、四肢不对称、先天性心脏缺陷以及一系列内分泌异常，包括低血糖、肾上腺皮质功能减退症以及性腺功能减退症。

1）麻醉管理 术前评估应该注意血糖浓度，尤其是有低血糖风险的新生儿。术前可能有指征静脉输注含糖液。可能出现插管困难，气管导管的型号可能需要比预计的要小。

XXVI. 腰背痛

腰背痛是最常见的需要引起医学关注的骨骼肌肉疾病（**表 18-18**）。

表 18-18 腰背痛的病因

机械性腰背痛或腿痛（97%）	
特发性腰背痛（腰扭伤或劳损）(70%)	椎间盘和关节突退变过程（年龄相关）(10%)
椎间盘脱出（4%）	椎管狭窄（3%）
骨质疏松压缩性骨折（4%）	脊椎前移（2%）
外伤性骨折（<1%）	
先天性疾病（<1%）	
严重脊柱后凸	严重脊柱侧凸
脊椎滑脱	
非机械性脊髓疾病（1%）	
癌症（0.7%）	
多发性骨髓瘤	转移癌
淋巴瘤和白血病	脊髓瘤
腹膜后肿瘤	原发性脊椎肿瘤
感染（0.01%）	
骨髓炎	椎旁脓肿
硬膜外脓肿	
炎症性关节炎	
强直性脊柱炎	银屑病性脊柱炎
赖特综合征	炎性肠病
内脏疾病（2%）	
盆腔脏器疾病	
前列腺炎	子宫内膜异位症
盆腔炎症性疾病	
肾脏疾病	
肾结石	肾盂肾炎
肾周脓肿	
主动脉瘤	
胃肠道疾病	
胰腺炎	胆囊炎
穿透性溃疡	

%指成人患者中此类疾病估计发生率。（Adapted from Deyo RO，Weinstein JN：Low back pain. N Engl J Med 2001；344：363-370.）

1. 急性下腰痛

90%的患者会在30天内好转。NSAIDs用于急性下腰痛的止痛往往有效。神经根的机械或化学损伤引起的炎症所致的疼痛可能对硬膜外腔给予的皮质激素有反应。伴有神经根病（$L_{4\sim5}$，$L_5\sim S_1$）的患者应考虑椎间盘脱出，向下放射至大腿的疼痛或直腿抬高可再次诱发的症状均提示神经根病。持续神经根病/神经系统缺陷的患者有手术干预的指征。

2. 腰椎管狭窄

腰椎管狭窄是脊椎管或其外侧隐窝由脊椎结构增生性退行性改变所致的狭窄，最常见于伴有慢性背痛和坐骨神经痛的老年患者。可通过磁共振成像或脊髓造影术确诊。伴有进行性功能退化的患者需要手术减压和融合。

XXVII. 其他肌肉骨骼综合征

1. 肩袖撕裂

肩袖撕裂是最常见的一种肩部受累的疾病。超过55岁的人群中多达半数关节造影可检测到肩袖撕裂。

1）治疗 肩峰下间隙注射糖皮质激素可缓解症状。可采用麻醉下关节镜松解术或手法松解术以恢复肩部运动功能。

2）麻醉管理 经肌间沟入路行臂丛麻醉持续注射局部麻醉药可提供肩部手术的麻醉及术后镇痛。

2. 婴儿低张力综合征

婴儿低张力综合征是用来描述骨骼肌无力、张力减退的婴儿。咳嗽反射降低和吞咽困难使其易发生误吸，复发性肺炎也较常见。

1）麻醉管理 如用以确诊的骨骼肌活检的麻醉管理，受到以下因素的影响，如对非去极化肌松剂的敏感性增加、高钾血症及琥珀胆碱给药后导致心脏停搏，以及发生恶性高热的概率增加。

3. 气管巨大症

特点为由于气管支气管树的弹性蛋白和平滑肌纤维先天性缺陷或在化疗后被破坏，气管和支气管显著扩张。

4. 酒精性肌病

急性和慢性近端骨骼肌无力，常发生于酗酒患者。区别酒精性肌病和酒精性神经病变在于酒精性肌病是近端骨骼肌受累，而不是远端，血清肌酸激酶浓度升高，急性病例有血红蛋白尿，停止饮酒后迅速恢复。

5. 普拉德-威利综合征（Prader-Willi syndrome）

表现为出生时张力减退，可能伴有咳嗽无力、吞咽困难以及上气道梗阻。

1）麻醉处理 主要集中在张力减退以及碳水化合物（低血糖）与脂肪的代谢改变。骨骼肌肉系统无力可伴有咳嗽无力且吸入性肺炎的发生率增加。可发生体温调节障碍，往往以术中体温过高和代谢性酸中毒为特点，但体温调节障碍与恶性高热的关系尚未确立。

6. 梨状腹综合征

特点为中下腹肌肉先天性发育不全并存在尿路畸形。

7. 线粒体肌病

线粒体肌病是一组异质性骨骼肌能量代谢障碍，特点为持续运动后异常的易疲劳感、骨骼肌疼痛以及进行性无力。

1）卡恩斯-塞尔综合征（Kearns-Sayre syndrome） 是一种罕见的线粒体肌病，伴有心脏阻滞。可能存在扩张型心肌病和充血性心力衰竭。

8. 多轴空肌病

是一组异质性疾病，其特点为近端骨骼肌无力和肌肉骨骼畸形（脊柱侧凸、高腭穹）。此肌病可能伴有心肌病。重要的是要识别多轴空肌病和恶性高热之间的潜在关系。

9. 中央核性肌病

特点为进行性眼外肌、面肌、颈肌以及四肢肌肉无力。进展为脊柱侧凸且伴有限制性肺疾病是疾病严重程度的一个重要表现。麻醉管理受到骨骼肌无力程度、存在限制性肺疾病以及胃食管反流的影响。通常要避免使用肌松剂，可采用避免引发肌无力药物的全身麻醉技术。

10. 美格综合征（Meige syndrome）

美格综合征是一种特发性张力障碍性疾病，表现为眼睑痉挛和口下颌骨张力障碍，多累及中老年女性。

11. 痉挛性发音困难

痉挛性发音困难是一种喉部疾病，特点为声带内收肌或外展肌张力障碍性痉挛，表现为发音异常，但罕见病例可伴有呼吸窘迫。

1）麻醉处理 出现喉狭窄可能需要使用小于常规的气管导管。治疗干预如肉毒杆菌毒素注射或喉返神经阻断所致的声带功能障碍可能会增加肺误吸的风险。

12. 幼年透明蛋白纤维瘤病

幼年透明蛋白纤维瘤病是一种罕见的综合征，特点为大量皮肤和皮下结节。有报道这些患者对琥珀胆碱的作用有抵抗。

13. 斑点状钙化软骨发育不良

表现为游走性软骨钙化导致骨骼和皮肤病灶、白内障、心脏畸形、侏儒症、脊柱后侧凸以及髋关节半脱位。可发生气管狭窄，这可能会使围术期气道管理发生困难。

14. 红斑性肢痛症

从字面上意即红肿、疼痛的四肢。受累四肢出现红斑、剧烈烧灼痛以及温度升高是该病的特点。椎管内给予阿片类和局部麻醉药一定程度上可能缓解疼痛。

15. 法伯脂肪肉芽肿病（Farber's lipogranulomatosis）

伴有组织中（胸膜、心包、关节滑膜、肝、脾、淋巴结）神经酰胺积聚，导致进行性关节炎、精神运动性迟滞以及营养不良。由于咽部或喉部肉芽肿形成，气道管理困难一个常见问题。最好尽可能避免气管插管，因肉芽肿可能引起喉头水肿或出血。

16. 麦-奥综合征（McCune-Albright syndrome）

包括三联征：骨病变（多发性骨纤维性发育不良）、皮肤黑色素斑（咖啡牛乳色斑）以及性早熟（自发卵巢类固醇激素分泌）。可发生传导性和神经性耳聋，伴有内分泌功能障碍（甲状腺功能亢进、肢端肥大症、低磷酸盐血症）。

17. 克利佩尔-费尔综合征（Klippel-Feil syndrome）

特点是颈椎数量减少或多个颈椎融合所致的短颈。颈部运动受限并伴有骨骼畸形，包括椎管狭窄和脊柱后侧凸。

18. 成骨不全症

成骨不全症是一种遗传性结缔组织病，累及骨、巩膜和内耳。由于胶原的产生有缺陷，骨骼极其松脆。

1）麻醉潜在问题（表 18-19）

表 18-19　成骨不全症的麻醉注意事项

脆骨症（气道操作时可发生颈椎和下颌骨骨折）
牙齿缺陷（气管插管期间易发生损伤）
易发生骨折（琥珀胆碱所致的肌颤以及血压袖带的充气可能导致骨折）
脊柱后侧凸和漏斗胸（肺活量减低，动脉低氧血症）
血小板功能障碍（去氨加压素可能是有效的治疗方法）
血清甲状腺素浓度升高以及氧耗增加
轻度高热并不是恶性高热的先兆

19. 骨化性纤维发育不良

骨化性纤维发育不良是一种罕见的遗传性常染色体显性疾病，特点为肌炎和结缔组织增生。颈椎受累常见，颞颌关节受累可能会使气管插管有困难。

20. 胸骨畸形

鸡胸（胸骨向外隆起）和漏斗胸（胸骨向内凹陷）可导致美观问题，但功能受损不常见。阻塞性睡眠呼吸暂停更常见于伴有漏斗胸的幼儿。

21. 巨舌症

巨舌症是一种不常见但潜在致命的术后并发症，最常发生于坐位行后颅窝开颅术术后。可能的病因包括颈部过度屈曲或头低位所致的动脉压迫、静脉压迫，以及牙齿、经口气道或气管导管对舌的机械性压迫。当急性发作时，巨舌症较易辨识且不会发生气道梗阻，因为可延迟拔出气管导管。但巨舌症可能会延迟 30 分钟或更长时间发作，这时就存在术后某时刻突然发生完全气道梗阻的风险了。

19

感染性疾病

（姜柏林译　刘国凯校）

Ⅰ. 抗生素耐药

近十年来，新型传染病相继出现，令人担忧［如莱姆病、军团热、丙型肝炎、艾滋病、严重急性呼吸综合征（SARS）及一些寄生虫类疾病］；而诸如结核和疟疾等老牌传染病由于耐药性问题而再度复现。抗生素耐药（通常是多重耐药）已成为非常严重的问题，尤其是对革兰阴性菌的治疗。

Ⅱ. 术区感染

腹腔外手术的术区感染（surgical site infections，SSIs）发生率为2%～5%，腹腔内手术的术区感染率则高达20%。

1. 感染类型（表19-1）

表19-1　术区感染的类型和原因

皮肤、皮下组织、筋膜和肌肉	金黄色葡萄球菌（包括甲氧西林耐药金黄色葡萄球菌）、凝固酶阴性葡萄球菌、肠球菌、大肠杆菌和产气荚膜梭菌
胃肠术后器官/组织腔隙感染	大肠杆菌、铜绿假单胞菌、念珠菌和脆弱拟杆菌

2. 高危人群（表 19-2）

表 19-2 术区感染的危险因素

病人相关因素	微生物因素	创伤相关因素
年龄	产酶	失活组织
营养状况	多聚糖被膜	无效腔
ASA 级别＞2	结合纤维黏合素	血肿
糖尿病	生物被膜和黏液	受到污染
吸烟		体外材料
肥胖		
并存感染		
移植		
免疫缺陷		
术前住院的时间		

ASA，美国麻醉医师协会。

3. 症状和体征

术区感染常发生于术后 30 天内，伴有术区的炎症表现及切口愈合不良。可伴有发热及不适。

4. 诊断（表 19-3）

表 19-3 术区感染的诊断

术区感染类型	时　程	标准（至少 1 条）
浅表切口的术区感染	手术后 30 天内	表面排脓 浅表组织或体液中发现病菌 症状和体征（疼痛、发红、肿胀和发热）
深切口的术区感染	手术后 30 天内或假体置入 1 年内	深部排脓 切口裂开或外科切开伤口（因体温＞38℃、疼痛以及触痛） 脓肿（如影像学诊断）
器官/腔隙的术区感染	手术后 30 天内或假体置入 1 年内	器官/腔隙的引流管排脓 器官/腔隙的组织或液体中培养出微生物 波及器官/腔隙的脓肿

5. 麻醉处理

1）术前准备 择期手术应延期至感染治愈。矫形手术前戒烟 4～8

周可降低切口相关并发症的发生率。嗜酒者术前禁酒 1 个月可降低术后疾病的发病率。优化糖尿病的治疗有利于降低围术期的感染。对于大多数手术来说，术前适当控制饮食和减轻体重可能是有益的。前鼻孔局部施用莫匹罗星可有效消灭金黄色葡萄球菌，并降低术后感染的风险（但可能会增加莫匹罗星的耐药性）。术区备皮应该采用剪除，而不宜采用刮除的方法。术前用氯已定清洁皮肤可降低术区感染的发生率。

2）术中处理

A. 预防性抗生素．对于术区菌群多（如结肠或阴道的手术）或需置入人工材料（如髋关节假体或心脏瓣膜）的手术应预防性应用抗生素。开皮前 30 分钟内应该给予预防性抗生素。长时间手术（超过 3 小时）有必要追加第二次抗生素。对于多数外科手术一代头孢菌素（头孢唑林）都是有效的。对于耐甲氧西林的金黄色葡萄球菌需采用万古霉素。对于大肠及妇科手术，尤其是在高危病人中，抗生素谱能够覆盖革兰阴性菌是很重要的。有些患者需要针对性给予预防性抗生素以避免发生亚急性感染性心内膜炎（人工心脏瓣膜、先心病、既往感染性心内膜炎病史以及瓣膜病患者接受心脏移植）。

B. 物理及生理预防措施

a. 氧气：吸入 80％的氧可以减少结肠切除术的术区感染。但这一治疗措施也存在争议，因为吸入高浓度的氧也有副作用（比如对肺的损伤）。

b. 正常体温：低体温与感染率升高相关。

c. 镇痛：良好的术后镇痛可增加切口的氧分压，并降低感染的发生率。

d. 二氧化碳：术中适度高碳酸血症可增加皮下及结肠的氧分压，并降低术区感染的风险。而二氧化碳本身也可抑制细菌。

e. 围术期补液：术中补液可增加组织灌注和组织氧分压。但过量液体也会引起其他问题，尤其是肺部的并发症。

f. 糖：严格控制血糖（80～110 mg/dl）可降低败血症的发生率（降低 46％），并减少危重病人（尤其是心脏术后）的死亡率。高血糖也抑制白细胞功能。

Ⅲ. 血源性感染（bloodstream infection，BSI）

中心静脉置管（central venous catheters，CVCs）是医院菌血症及真菌血症的主要原因。

1. 症状和体征

具有典型的非特异性（精神状态的改变、血流动力学不稳定、营养耐受不良以及不适）；而除留置管外无明显其他原因。病人状况的突然改变应警惕血源性感染的可能。

2. 诊断

导管相关的血源性感染是指留置血管内导管的患者出现菌血症或真菌血症，至少一次外周血培养呈阳性结果，并有感染的临床表现，而除导管外无明显的其他病因。如果取出的导管尖端培养出的菌群与外周血液中菌群相同，即可明确诊断为导管相关的血源性感染。**表 19-4** 列出了一些与 BSI 相关的病原体。

表 19-4　血源相关感染的常见病原菌

凝固酶阴性的葡萄球菌（37%） 金黄色葡萄球菌（13%） 肠球菌（13%） 革兰阴性杆菌（14%） • 大肠杆菌（2%）	• 肠杆菌类（5%） • 铜绿假单胞菌（4%） • 肺炎克雷伯杆菌（3%） 念珠菌类（8%）

3. 治疗

预防是最好的治疗方法。应该去除感染源（通常要拔除中心静脉置管），在进行细菌培养的同时，即根据经验开始给予广谱抗菌素，待培养结果回报后再采用针对性的治疗。

4. 麻醉处理

1）术前处理　大多数中心静脉置管是由麻醉医师完成，而麻醉医师并没有意识到几天后会发生 BSI。锁骨下静脉和颈内静脉置管的感染风险要小于股静脉置管。洗手、中心静脉置管时采取的各种防范措施、氯己定清洁皮肤、尽量避免股静脉置管以及移除不必要的置管，这些都是减少导管相关性 BSI 的有效办法。接近管口时必须保持无菌。涂布或灌注杀菌剂或抗生素的导管可降低血源性感染的风险。

2）术中处理 输血与免疫抑制以及传播感染性疾病（肝炎、艾滋病）相关。

A. 免疫抑制：滤除血制品中的白细胞可减轻输血导致的免疫抑制。

B. 传播疾病：艾滋病毒和丙肝病毒感染早期，存在“窗口期”，此时血中存在大量的病毒，但循环中并无抗体存在。血制品的细菌污染为大约每1000～3000血小板单位中有1单位被污染（凝固酶阴性葡萄球菌、金黄色葡萄球菌、蜡状杆菌、链球菌和铜绿假单胞菌）。只有能在寒冷环境下生长的菌群（如小肠结肠炎耶尔森菌）才能在冷冻的血液中生长。已经证实输血可引起克雅病的传播。避免输血是远离输血感染并发症的最好方法。

3）术后处理 一旦病人不再需要中心静脉及肺动脉导管，应该尽早拔除。避免输注不必要的肠外营养甚至是葡萄糖液，因为这些都会增加BSI的风险。

Ⅳ. 脓毒血症

脓毒血症包含一系列的紊乱，一方面既有局部感染的症状，另一方面又具有严重全身炎症反应并伴随多器官衰竭症状（**图 19-1**）。手术和麻醉应该延迟，直到脓毒血症至少得到一定治疗后。但有时考虑到潜在的脓毒血症的感染源（脓肿、心内膜炎、肠穿孔以及坏死性筋膜炎），往往又需要紧急手术干预。

1. 症状和体征

脓毒血症通常没有特异的症状和体征。全身炎性反应综合征（**表 19-5**）是脓毒血症的主要表现形式。脓毒血症可能会导致多器官功能衰竭。典型的症状包括低血压、水冲脉和脉压差增宽。

表 19-5 全身炎性反应综合征

下面2项或2项以上：
• 白细胞计数＞11 000×10^9/L或＜4000×10^9/L或不成熟形态＞10％
• 心率＞90次/分
• 体温＞38℃或＜36℃
• 呼吸频率＞20次/分或$PaCO_2$＜32 mmHg

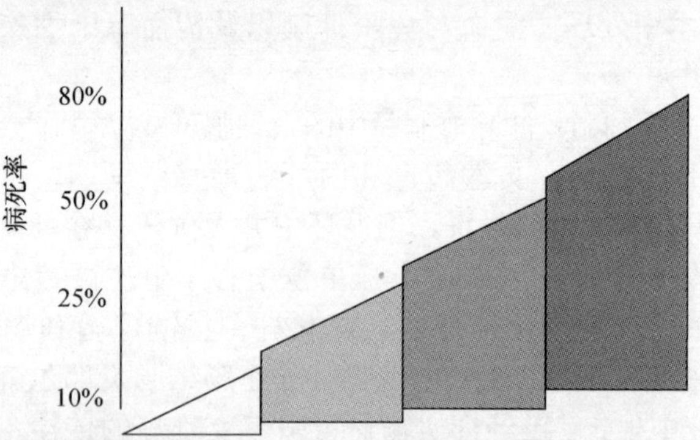

	感染	脓毒血症	严重脓毒血症	感染中毒性休克
定义	血或组织中查出病原体	感染加上全身炎症反应综合征（SIRS）	脓毒血症加上器管功能障碍：乳酸性酸中毒 无尿 意识错乱 肝功能障碍	重度脓毒血症加上低血压（尽管补液治疗后收缩压仅为90 mmHg）
大概死亡率	0~10%	10%~25%	25%~50%	50%~80%

图 19-1 脓毒血症定义及大概死亡率（Adapted from Bone RC：Toward an epidemiology and natural history of systemic inflammatory response syndrome. JAMA 1992；268：3452-3455.）

2. 诊断

结合病史、症状及体征即可得出诊断。确诊依据血、尿、痰、脑脊液（CSF）或其他组织的特异病原学结果。

3. 治疗（图 19-2）

1）尽快开始给予广谱抗生素治疗 采用广谱抗生素并尽快开始给予治疗。治疗应根据不同病原菌及其敏感性进行调整。除了需考虑抗生素的抗菌谱外，还应考虑抗生素对各种组织的穿透性，包括骨、脑脊液、肺及脓肿腔。

2）支持治疗 对于器官功能不全，有必要采用支持治疗（**表 19-6**）。支持治疗应以优化氧输送和心输出量为导向和目标。混合静脉或中心静脉的氧饱和度是作为治疗终点的有用指标。通常需要进行早期液体复苏。合理使用正性肌力和缩血管药物是非常重要的（**图 19-2**）。

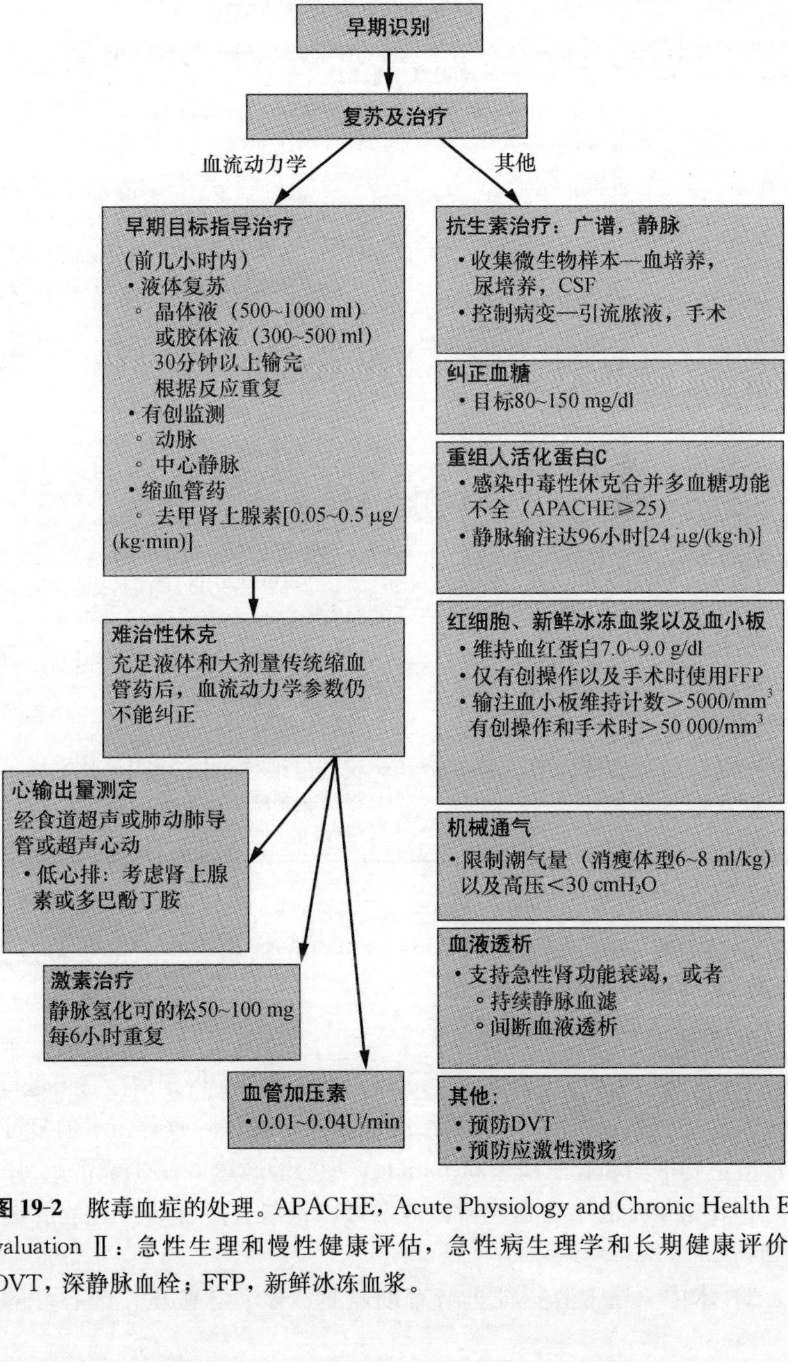

图 19-2 脓毒血症的处理。APACHE，Acute Physiology and Chronic Health Evaluation Ⅱ：急性生理和慢性健康评估，急性病生理学和长期健康评价；DVT，深静脉血栓；FFP，新鲜冰冻血浆。

表 19-6　脓毒血症的器官系统障碍

器官系统	功能不全的表现	治疗和支持
中枢神经系统	脑病，Glasgow 昏迷评分降低	考虑气道保护（如插管），每日中断镇静，评估神经系统状况
心血管	血管扩张性休克，心肌抑制	维持平均动脉压＞65 mmHg，中心静脉压 8～12 cmH_2O，中心或混合静脉血氧饱和度＞70％；液体复苏，血管收缩剂（如去甲肾上腺素和血管加压素）；正性肌力药（如肾上腺素）
呼吸	氧合受损（PaO_2/FiO_2 降低），急性呼吸窘迫综合征	低潮气量（6～8 ml/kg 理想体重）辅助通气，目标平均气道压＜30 cmH_2O
肾	肾衰竭（肌酐升高）	尽量维持尿量＞0.5 ml/(kg・h)；必要时行血滤或血透
血液	血小板减少或 DIC	治疗存在争议；考虑给予肝素或重组活化蛋白 C；手术时使用抗凝剂仍是禁忌证；手术时有输注血小板的指征
胃肠	肝功能障碍（胆红素升高）	给予支持治疗；手术时可能需要输注新鲜冰冻血浆及维生素 K 以纠正异常的凝血酶原时间（PT）
内分泌	高血糖及肾上腺功能不全	输注胰岛素维持血糖在 80～150 mg/dl；肾上腺功能刺激试验；考虑给予氢化可的松（对顽固性低血压，50～100 mg 静注）

4. 预后

预后取决于病原菌的毒力、治疗开始的时机、患者的炎症反应、免疫状态及器官功能不全的程度。

5. 麻醉处理

1）术前　最重要的问题是能否推迟到脓毒血症得到治疗后再进行手术，以及对于紧急手术，患者的情况能否在术前得到改善。术前复苏的目标应达到平均动脉压高于 65 mmHg、中心静脉压 8～12 mmHg、尿量充足、正常 pH 值不存在代谢性酸中毒以及混合静脉或中心静脉血氧饱和高于 70％。

2）术中　通常有指征进行有创监测（如动脉血压、中心静脉压或肺动脉压）。应开通充足的静脉通道用来补液及输血或血制品成分。切皮前 30 分钟应给予预防性抗生素。优先保证体温及血糖正常。准备好正性肌力药（如肾上腺素）和血管收缩剂（如去甲肾上腺素和垂体加压素）。对于顽固性休克可静脉给予类固醇药物。

3）术后 继续进行血流动力学监测及必要时的支持治疗（**图 19-2**）。

V. 坏死性软组织感染

坏死性感染包括气性坏疽、中毒休克综合征、富尼埃坏疽(Fournier's gangrene)、严重蜂窝织炎和食肉菌感染。严重者可能在起病时被低估。相关病原微生物毒力强大、病程凶险及死亡率高（高达 75%）。

1. 症状和体征

包括感染的一般特点，如不适感、发热、出汗以及精神状态的改变。通常会出现疼痛，而且往往和体征不相称。由于感染起源于深部组织层，皮肤表面的症状往往很轻，不能反映组织坏死的程度或疾病的严重程度。低血压是不祥预兆，提示病情严重。

2. 诊断

易感因素包括饮酒史、营养不良、肥胖、创伤、癌症、烧伤、高龄、血管性疾病、糖尿病以及免疫抑制。辅助检查包括血白细胞计数升高、血小板减少、血栓病、电解质紊乱、酸中毒、血糖升高、炎性反应物水平升高（如 C 反应蛋白）以及存在皮下气体的影像学证据提示广泛坏死性炎症。CT 或 MRI 可显示坏死组织的范围和程度。血、尿以及组织标本应做病原培养。

3. 治疗

进行彻底的坏死组织清创术，同时给予合适的抗生素治疗，抗生素谱应覆盖革兰阳性、革兰阴性以及厌氧菌。其他治疗包括局部敷用未加工的蜂蜜（消化坏死组织）和高压氧治疗。

4. 预后

死亡率较高，即使患者在一开始的冲击下幸存下来，但仍然易于继发感染。

5. 麻醉处理

1）术前 对此类患者，麻醉医师应按照严重脓毒血症患者的治疗原则处置，并于术前予以复苏治疗。但外科清创术不应延迟以免增加死亡率。

2）术中 对感染性休克患者应用依托咪酯越发受到关注，因为这类患者已存在肾上腺功能不足，因此理论上即使单剂量依托咪酯也可能使肾上腺功能恶化。术中也可出现大量液体的转移、失血及细胞因子的释放。建立良好的静脉通路是必需的，另外有创动脉和中心静脉的监测也是非常有用的。应进行交叉配血并备血。病人存在低血容量休克和感染性休克的双重危险。

3）术后 患者存在发生多器官功能衰竭的风险。建议术后回ICU。术后继续抗菌治疗，应选用针对组织感染来源的抗生素。

Ⅵ. 破伤风

破伤风的临床表现是由破伤风梭菌滋养体产生的神经毒素破伤风痉挛素所致。破伤风痉挛毒素抑制了脊髓抑制性联络神经元，从而引起全身骨骼肌收缩（痉挛）。一般认为大脑第 4 脑室对破伤风痉挛毒素具有选择性通透作用，因此患者可出现早期牙关紧闭和颈强直的症状。也可出现交感神经系统的过度兴奋。

1. 症状和体征（表 19-7）

表 19-7 破伤风的症状和体征

• 牙关紧闭（75%）
• 喉痉挛
• 面部肌肉僵硬（“苦笑面容”）
• 吞咽困难
• 腹部及腰部肌肉僵硬（角弓反张姿势）
• 极痛苦的骨骼肌痉挛，往往因外部刺激（如突然暴露于光线中、意想不到的噪音以及气管内吸痰）而恶化
• 骨骼肌做功增加导致体温升高和耗氧量增加
• 低血压（心肌炎）或一过性高血压
• 快速性心律失常
• 外周血管收缩
• 发汗
• 抗利尿激素分泌异常导致低血钠及血浆渗透压降低

2. 治疗

1）可通过给予地西泮、肌松剂和机械通气来缓解和控制骨骼肌痉挛。

2）可应用β受体阻滞剂来预防交感神经系统过度兴奋。

3）呼吸支持包括气管插管以控制分泌物，以及预防喉痉挛引起的气道梗阻。

4）肌内注射人免疫球蛋白中和循环中的外毒素。

5）外科清创可消除外毒素的来源。

6）抗生素治疗（青霉素）可破坏产生外毒素的破伤风杆菌的滋养体。

3. 麻醉处理

通常采用全身麻醉，给予吸入性麻醉药（以减少交感神经系统的活动）并行气管插管（以应对可能出现的喉痉挛）。由于外毒素可在外科切开时进入循环系统，所以需待患者接受抗毒素治疗后几个小时再行清创手术。通常有进行有创血压及中心静脉压监测的指征。应准备利多卡因、艾司洛尔、美托洛尔、镁、尼卡地平以及硝普钠等药物。

Ⅶ. 肺炎

社区获得性肺炎是美国十大死亡原因之一。链球菌肺炎是最常见的成人细菌性肺炎（典型肺炎）。其他常见的病原菌包括流感嗜血杆菌、肺炎支原体、金黄色葡萄球菌、嗜肺性军团菌、肺炎克雷伯杆菌、肺炎衣原体和流感病毒（非典型性肺炎）。

1. 诊断

开始时出现寒战，接着出现发热、胸痛、呼吸困难、疲劳、寒战、咳嗽、多痰，这些都是细菌性肺炎的典型表现。干咳则是非典型肺炎的特点。病史可以提示可能的病原菌种类，比如居住旅馆和接触浴缸（嗜肺性军团菌）、洞穴探险（夹膜组织胞浆菌）、潜水（尖端赛多孢子菌）、接触鸟类（鹦鹉热衣原体）、接触绵羊（贝氏立克次体）、酒精中毒（肺炎克雷伯杆菌），以及免疫缺陷如艾滋病（卡氏肺囊虫肺炎）。胸片、痰培养及镜检、尿检查嗜肺性军团菌抗原、血液抗体效价检测肺炎支原体、痰聚合酶链反应检测衣原体以及血清学检查

HIV，这些检查对诊断均有一定帮助。

2. 治疗

严重肺炎的治疗通常需根据经验进行治疗（典型治疗方式为联合头孢菌素及大环内酯类抗生素如阿奇霉素或克拉霉素）。病原体确定后，选用针对性的抗生素治疗。

3. 预后（表 19-8）

表 19-8　肺炎：预后不良的相关因素

体温>40℃或<35℃	胸腔积液
呼吸频率>30 次/分	贫血（血细胞比容<30%）
精神状态改变	血尿素氮（BUN）>64 mg/dl
收缩压<90 mmHg	血糖>250 mg/dl
心率>125 次/分	酸中毒（pH<7.35）
缺氧（吸空气时 PO_2<60 mmHg 或氧饱和度<90%）	血钠<130 mmol/L

4. 吸入性肺炎

危险因素包括意识障碍（酒精滥用、药物滥用、头外伤、癫痫及其他神经系统疾病以及使用镇静药）、留置鼻饲管引起的吞咽及食管运动异常、食管癌、肠梗阻、反复呕吐、口腔卫生差及牙周疾病、麻醉诱导和恢复。临床表现取决于吸入物的性质和量，包括爆发性动脉低氧血症、气道梗阻、肺不张及肺炎。

5. 麻醉处理

急性肺炎病人应延迟麻醉及手术。液体管理极富挑战性：入量过多会加重缺氧。全麻期间通气参数应设为潮气量 6～8 ml/kg 理想体重以及平均气道压小于 30 cmH_2O。

6. 术后肺炎

接受胸腔、食管及上腹部大手术病人的发生率大约 20%，但对于既往健康接受其他手术的病人却很少发生。

7. 肺脓肿

可由细菌性肺炎发展而来。胸片上的气液平提示脓肿破入支气管树，而恶臭痰是肺脓肿的特点。当出现并发症比如脓胸时，需手术干预。

Ⅷ. 呼吸机相关肺炎

呼吸机相关肺炎（ventilator-associated pneumonia，VAP）是ICU最常见的医院感染，占医院感染的三分之一。死亡率为15%～50%。一些简单的干预措施可以减少VAP的发生，包括注意手部卫生、口腔护理、限定镇静深度、置患者为半坐位、吸出声门下的分泌物、限制插管时间以及考虑适度的无创通气支持。

1. 诊断（表19-9）

表19-9 临床肺部感染评分

参数	选项	评分
体温（℃）	≥36.5且≤38.4	0
	≥38.5且≤38.9	1
	≥39或≤36	2
血白细胞（mm^3）	≥4000且≤11 000	0
	<4000或>11 000	1
	+带状核型白细胞≥50%	加1
气管分泌物	无	0
	有，非脓性	1
	有，脓性	2
氧合：PaO_2/FiO_2 (mmHg)	>240或ARDS	0
	≤240且无ARDS	2
胸片	无浸润	0
	弥漫（或点状）浸润	1
	局灶浸润	2
肺部浸润进展期	胸片显示非进展期	0
	胸片显示进展期（除外心衰后和ARDS）	2
气管吸出物培养	病原菌数量稀少或少量	0
	病原菌数量中等或较多	1
	革兰染色见同样病原菌	加1

ARDS，成人呼吸窘迫综合征。

(Reproduced from Luyt CE，Chastre J，Fagon JY：Value of the clinical pulmonary infection score for the identification and management of ventilator-associated pneumonia. Intensive Care Med 2004；30：844-852；with permission.)

国家医院感染监视系统（National Nosocomial Infections Surveillance System，NNIS）采用标准化的诊断流程来诊断 VAP，而临床肺部感染评分促使临床医师和研究者的诊断趋向一致。临床肺部感染评分超过 6 分即符合 VAP 的诊断。不论是 NNIS 还是临床感染评分对诊断 VAP 都比较敏感（80%），但缺乏特异性。

2. 治疗（图 19-3）

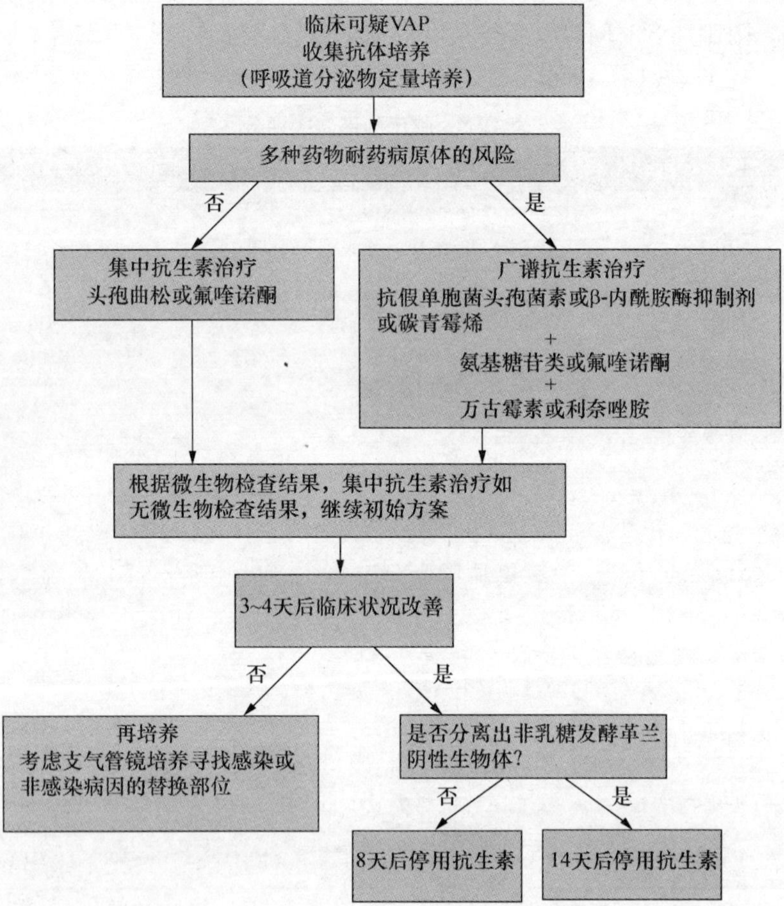

图 19-3 呼吸机相关肺炎的处理（Adapted from Porzecanski I，Bowton DL：Diagnosis and treatment of ventilator-associated pneumonia. Chest 2006；130：597-604.）

3. 麻醉处理

VAP的患者常需麻醉下行气管造口术。大手术都应延迟到肺炎痊愈及呼吸功能改善后进行。呼衰患者需要呼气末正压通气(PEEP)。手术时呼吸参数的设置应保持同ICU时一样，包括同样的通气模式及PEEP。在保证充足氧合（$SpO_2>95\%$）的情况下，尽量降低吸入氧浓度。

Ⅸ. 严重急性呼吸综合征（SARS）及流感

病毒可爆发流行，并具有高毒性及高死亡率，如A型流感及SARS相关病毒。

1. 症状和体征

包括非特异性主诉（咳嗽、咽喉痛、头痛、腹泻、关节痛以及肌肉痛）。更严重的病例可出现呼吸困难、意识混乱（脑炎）以及咯血。其他症状包括发热、心动过速、出汗、结膜炎、皮疹、呼吸急促、动用呼吸辅助肌肉、发绀，以及肺部表现如肺炎、胸腔积液或气胸。胸片有助于明确诊断。

2. 诊断

从起病、病史、症状和临床表现通常可以确定诊断。SARS冠状病毒（CoV）和H5N1 A型流感（禽流感）潜伏期大约1周；流感潜伏期2～17天。因为感染后需2～3周才在血清中表现出来，因此血清学检查通常对诊断并无帮助。聚合酶链反应（PCR）有助于诊断SARS冠状病毒和H5N1 A型流感。

3. 治疗

疫苗开发是预防感染播散并降低发病率和死亡率的关键措施。目前尚无针对SARS冠状病毒和H5N1 A型流感的疫苗。神经氨酸酶抑制剂（扎那米韦和奥塞米韦）可降低流感感染的严重程度。也可采用金刚烷胺及金刚乙胺。这些药物仅有一定作用，只有在症状出现的48h内使用才具有一定治疗作用。流感和SARS的主要治疗措施是支持疗法。

4. 预后

取决于感染病毒的致病性和患者的易感性。

5. 麻醉处理

1）术前　对于 SARS 及感染新进化病毒性流感的患者应做好防护措施，包括全身一次性隔离衣、双重手套、护目镜以及带有高效率气体微粒滤过器的动力空气净化呼吸器。如果没有这些设备，可采用 N95 口罩（阻断 95％的微粒）而不是普通外科口罩。呼吸回路的两个通路都应放置过滤器以保护呼吸机和麻醉机免受污染。所有物体表面都应酒精消毒，接诊过 SARS 或 H5N1 患者的房间 48 小时内不再接其他患者。

2）术中　麻醉医师不能因为害怕被感染而忽视和降低这些脆弱患者所需的精心照料。只要采取了合适的防护措施，就可以防止感染播散。如果急性呼吸窘迫综合征患者需要机械通气，有进行保护性机械通气的指证。潮气量 6～8 ml/kg 平均气道压低于 30 cmH_2O。

3）术后　继续预防感染扩散。

Ⅹ. 获得性免疫缺陷综合征（AIDS）

估计全球有 4000 万人感染 HIV，已造成 2500 万人死亡。HIV 主要传播方式是异性性接触。患者感染后经历一段携带病毒但仍然健康的可变期。

1. 发病机制

感染后体内出现高载量的病毒，随之就出现急性血清转化病。几个月后由于免疫应答反应，血清病毒量下降。随着淋巴结逐渐退化，并伴随辅助 T 淋巴细胞（CD4 T 细胞）减少及病毒载量的增加，最终发生 AIDS。直到 CD4 细胞减少至 200 个细胞/ml 以下时，通常才罹患肺孢子虫病。

2. 症状和体征（表 19-10）

表 19-10　AIDS 的症状和体征

全身症状	盗汗及体重减轻
呼吸系统	呼吸困难及胸片异常
淋巴结	弥漫性淋巴结肿大

续表

神经系统	痴呆 脑弓形虫病 CNS 淋巴瘤 进展性多灶性脑白质病 脑膜炎（隐球菌、HIV 以及结核）
心脏	常无症状 ECG 异常达 50% 心包积液达 25%
全身血管疾病	抗病毒治疗的并发症
肾上腺功能不全	低血压
卡波西肉瘤	皮肤及支气管内受累；可导致咯血

CNS，中枢神经系统；ECG，心电图。

3. 诊断

通过酶联免疫吸附法（ELISA）确定，通常感染后 4～8 周，HIV 抗体滴度增加，即呈阳性。在此期间，患者传染性高。确定感染可通过 Western 蛋白质印迹法或测量血中 HIV 的病毒载量。

4. 治疗

目前应用的抗反转录病毒药物有五大类：

1）核苷类反转录酶抑制剂（NRTI） 结合到正在解链的病毒 DNA 上，从而阻止反转录的完成。

2）非核苷类反转录酶抑制剂（NNRTI） 直接与反转录酶下游活性催化位点结合，干扰反转录酶的活性。

3）蛋白酶抑制剂（PI） 抑制 HIV 蛋白酶活性（蛋白酶裂解多聚原蛋白，裂解产物最终构成成熟病毒颗粒的核心蛋白）。PI 特异地结合到活化的裂解位点。

4）整合酶抑制剂 作用于整合酶，抑制 HIV 病毒将其 DNA 整合至受感染细胞的 DNA 中。

5）趋化因子受体 5（CCR5）拮抗剂（如拉维若） 阻止 HIV 与共受体的某一个受体结合，从而阻止 HIV 病毒进入靶细胞。

典型的抗反转录治疗方案包括三种药物：一种 PI 或 NNRTI 联合两种 NRTI。众多副反应（过敏反应、严重肌病和呼吸肌功能障碍）

及药物的相互作用使治疗变得复杂，并减低了依从性（**表 19-11**）。对麻醉医师尤其重要的实际问题是患者已遭受长期代谢并发症（包括脂代谢异常及葡萄糖耐受不良），这些都可能引发糖尿病、冠心病及脑血管疾病。

表 19-11 抗反转录病毒药：给药注意事项及副反应

药 名	给药途径	常见副反应
NRTI：		
叠氮胸苷	口服/静脉	骨髓抑制（中性粒细胞减少症）、胃肠反应和头痛
双脱氧腺苷	空腹，口服	周围神经病变、胰腺炎及腹泻
扎西他滨	口服	周围神经病变、胰腺炎及口腔溃疡
司他夫定	口服	周围神经病变
拉米夫定	口服	贫血及胃肠反应
阿巴卡韦	口服	胃肠反应及潜在的致命急性过敏反应
NNRTI：		
奈韦拉平	口服	皮疹、肝炎及肝酶（P450）诱导
地拉韦啶	口服	皮疹及肝酶（P450）诱导
依法韦仑	口服	头晕、皮疹、烦躁及肝酶（P450）诱导
PI：		
沙奎那韦	和脂肪餐一起或餐后 2 h	腹泻、转氨酶升高、高脂血症及 P450 抑制
茚地那韦	空腹，24 h 内喝 1.5 L 水	肾结石、高胆红素血症、高血脂、脂肪代谢障碍及 P450 抑制
利托那韦	冰冻片剂	胃肠反应、口周感觉异常、高脂血症、脂肪代谢障碍及 P450 抑制
那非那韦	同食物一起	腹泻、高脂血症、脂肪代谢障碍及 P450 抑制

NNRTI，非核苷类反转录酶抑制剂；NRTI，核苷类反转录酶抑制剂；PI，蛋白酶抑制剂。

5. 麻醉处理

1）术中

A. 全面防范：要求把每一位患者都视为潜在的血源病毒感染者。一旦出现接触高危体液的意外时（如针刺伤），暴露后预防措施应在伤后尽早开始实施，尽量在 1～2 小时内，但伤后 1～2 周内仍可考虑施行。推荐的暴露后 4 周内预防治疗方案是叠氮胸苷 250 mg/12 h、拉米夫定 150 mg/12 h 以及印地那韦 800 mg/8 h。

B. 病灶性神经损害可能增加颅内压：禁用神经轴麻醉。神经病变可能使琥珀胆碱的应用变得异常危险。对于无法解释的低血压可考虑给予类固醇。

2）术后 HIV 感染并不增加术后并发症的风险（包括术后 30 日的死亡）。对于 HIV 血清学阳性患者，相关麻醉及手术风险的资料并不多。在对 HIV 血清学阳性患者实行区域麻醉的研究中，发现并没有发生和麻醉药或产程相关的神经病变或感染并发症。产后即时免疫功能和疾病的严重程度并无改变。已有研究对 HIV 血清学阳性患者通过硬膜外注射血液治疗硬膜穿刺后头痛的安全性进行报道，但考虑到理论上有可能将病毒带入中枢神经系统的风险，因而应率先尝试其他治疗。

Ⅺ. 结核

结核分枝杆菌是专性需氧菌，易于生长于氧浓度高的组织。目前美国结核的大部分病例主要发生在少数族裔、出生于地方性流行地区（亚洲和非洲）的个体、静脉药物滥用者、HIV 感染或 AIDS 的患者。任何结核患者都应检测 HIV。结核杆菌的多重耐药导致了结核的全球复苏。

1. 诊断

根据临床症状（持续干咳、厌食、体重减轻、胸痛、咯血和盗汗）、可能感染的流行病史以及诊断试验的结果。最常用检测结核的检查是结核菌素皮肤试验（Mantoux 试验）。若人们曾接种过卡介苗或曾接触过结核（即使体内没有活的分枝杆菌），结核菌素试验也可能呈现阳性。胸片显示肺顶或其下方的浸润，或双侧上叶浸润伴空洞。AIDS 患者的胸片常不典型。结核性脊椎骨髓炎（Pott 病）是肺外结核的常见表现。痰涂片可见抗酸杆菌。

2. 麻醉医师是医院结核的高危人群

麻醉医师应每年接受结核菌素过窗试验，以便对阳性皮肤试验医师实施化疗。

3. 治疗

异烟肼化疗。其他药包括吡嗪酰胺、利福平以及乙胺丁醇。为达到治愈，推荐肺结核治疗 6 个月。肺外结核需要更长疗程。

4. 麻醉处理

1）术前评估 包括详细的病史（包括持续咳嗽以及结核菌素试验的情况）。择期手术应延期至患者不再具有传染性（如已接受抗结核药物治疗、临床症状正在改善以及连续三次痰涂片阴性）。如果手术不能延期，尽量减少参加人员。高危操作（支气管镜检、气管插管和气管吸引）应在负压环境下进行。被运送的患者以及工作人员都应佩戴贴紧面部的 N95 面罩。

2）术中 对于脊柱结核的患者，医生在进行气道操作时应采取特殊预防措施以免伤及脊柱。高效空气颗粒过滤器（HEPA）应置于 Y 连接器与面罩、喉罩或气管插管之间。细菌过滤器应置于麻醉传输回路的呼气侧以减少结核杆菌向周围空气的排放。推荐使用专用的麻醉机和呼吸机。

3）术后护理 使用隔离房间（最好有负压）。

Ⅻ. 艰难梭菌

艰难梭菌是革兰阳性厌氧芽胞菌，是抗生素相关性腹泻和假膜性肠炎的主要病因。艰难梭菌产生两种引起腹泻的毒素（A 和 B）。

1. 危险因素（表 19-12）

表 19-12 艰难梭菌相关腹泻的危险因素

年龄增加（不包括婴儿）	住院时间长
严重的潜在疾病	长期抗生素治疗（3 天后危险加倍）
非外科胃肠道操作	多种抗生素治疗
滞留鼻胃管	免疫抑制治疗
接受抗溃疡治疗	近期外科手术
入住 ICU	和艰难梭菌患者同病房

2. 症状和体征

最常见为腹泻和腹痛。患者可有发热并伴有腹部触痛和腹胀。

3. 诊断

最常用的确诊实验是采用酶免疫学检测大便中艰难梭菌的 A、B

毒素。2～4 小时内即可获得检测结果。特异性高（达到 100%），但敏感性范围是 63%～99%。因此建议连续 3 天送检大便，以除外艰难梭菌腹泻。

4. 治疗

液体和电解质替代疗法，尽可能停用目前的抗生素治疗，并给予针对艰难梭菌的抗生素治疗（口服甲硝唑 400 mg，3 次/日，或口服万古霉素 125 mg，4 次/日）。治疗至少持续 10 天；如果症状和腹泻不消失，应继续抗生素治疗，直到症状和腹泻消失。

5. 麻醉处理

1）术前 一般来说艰难梭菌肠炎的重症患者（包括经常规治疗无法改善）需手术治疗（如次全结肠切除和回肠造口）。手术死亡率高。

2）术中 可能出现血流动力学不稳，有创监测可以指导液体管理和正性肌力以及血管加压素的合理使用。腹泻后常出现脱水、酸碱及电解质紊乱。阿片类药物减少肠蠕动，会加重毒素介导的致病作用。

3）术后 最需要考虑的问题是预防艰难梭菌的播散；因此预防接触和采取隔离是最根本的措施，而常规使用一次性手套和隔离衣也很重要。用肥皂和流水好好洗手可去除芽胞。

癌　症

(张　冉译　刘国凯校)

癌症是美国第二大常见死亡病因，仅位居心脏疾病之后。

Ⅰ. 机制

癌症是调控细胞增殖的基因（癌基因）突变累积的结果。例如肿瘤抑制基因 p53 是关键基因之一。p53 在监测 DNA 损伤及调节细胞活力方面发挥关键作用。p53 基因失活是许多癌症演变中的早期重要步骤。估计美国 80%癌症发病与烟草、酒精、日光等致癌物质刺激并形成致癌基因相关。免疫系统在对抗癌症的过程中起重要的保护作用，最有利的证据是免疫功能受抑制患者（如获得性免疫缺陷综合征以及接受器官移植的患者）癌症的发生率显著升高。

Ⅱ. 诊断

当肿瘤增大损害到重要器官功能时，癌症往往非常明显并容易被诊断。初步诊断的方法包括细胞学检查及活检（针刺活检、切开活检以及切除活检）。针对不同癌症的单克隆抗体（前列腺、肺、乳腺及卵巢等）可能对诊断有帮助。目前常用的实体肿瘤分期系统为 TNM 分期，其中 T 代表肿瘤大小，N 代表淋巴结受侵情况，M 则代表是否存在远处转移。这种分期系统进一步将患者分为Ⅰ期到Ⅳ期。Ⅰ期患者预后最好，而Ⅳ期患者预后最差。影像技术（包括 CT 以及 MRI）常用来进一步描述并确定肿瘤范围以及转移情况。

Ⅲ. 治疗

癌症治疗方法包括化疗、放疗以及手术。癌症的初步诊断（活检）以及接下来的彻底治疗都离不开外科手术。姑息或康复治疗的患者也可能需要手术治疗。充分缓解与癌症相关的急性和慢性疼痛也是治疗的必要组成部分。

1. 化疗

癌症化疗可产生明显的副作用（**表 20-1**），可能对麻醉管理产生重要影响。

表 20-1 常用癌症化疗药物的主要毒性

药 物	作 用
博来霉素	间质性肺炎/肺纤维化
白消安（马利兰）	间质性肺炎/肺纤维化
顺铂	耳毒性、周围神经病变及肾功能衰竭
环磷酰胺	血浆胆碱酯酶抑制剂及出血性膀胱炎
阿霉素	剂量依赖性心肌病
L-门冬酰胺	过敏反应/过敏性反应及胰腺炎
美法仑	继发性白血病及不育
丝裂霉素	溶血尿毒症综合征
紫杉醇（泰素）	过敏反应及周围神经病变
长春新碱	周围神经病变及自主神经病变

2. 手术

癌症的初步诊断（活检）以及彻底治疗通常都需要手术，而肿瘤姑息治疗往往也需要手术。

3. 血管生成抑制剂（如内皮抑素）

血管生成抑制剂具有干扰癌症细胞分泌促新生血管和组织转移的蛋白的能力，比如血管内皮细胞生长因子、成纤维细胞生长因子和基质金属蛋白酶。

4. 急性和慢性疼痛治疗

疼痛的原因可能是病理性骨折、肿瘤转移、手术、放疗以及化疗。疼痛治疗已成为癌症治疗的重要部分。

1）根据癌痛的病理生理，可将癌痛细分为伤害性和神经性疼痛两类。

A. 伤害性疼痛：伤害性疼痛包括躯体痛及内脏痛，产生的原因是躯体（骨骼和肌肉）或内脏伤害性受体受到刺激。伤害性疼痛一般对阿片及非阿片类药物均有较好的反应。

B. 神经性疼痛：神经病理性疼痛涉及外周或中枢传入神经通路，通常为烧灼样或者针刺样疼痛，并且往往对阿片类药物反应较差。

C. 手术相关创伤：切除肿瘤组织的创伤可能引起急性或慢性疼痛。治疗中常常采用局麻药物和加巴喷丁联合使用的多模式镇痛方法。研究表明应用加巴喷丁可以减少术后急性疼痛止痛药的用量，但对慢性疼痛的作用并不明显。

2）药物治疗

A. 非甾体类抗炎药（NSAIDs）：初步治疗一般选用 NSAIDs 和对乙酰氨基酚。非甾体类抗炎药在治疗骨痛方面具有较好的疗效（骨痛是最为常见的癌痛）。

B. 可待因：对于中度或重度疼痛可以采用可待因或其类似物进行治疗。

C. 阿片类药物：最常用的阿片类药物包括吗啡（应用途径为口服、静脉、皮下、硬膜外、蛛网膜下腔、黏膜、透皮贴膜）和芬太尼（通过黏膜或者透皮给药）。吗啡和 μ 阿片受体激动剂没有最大安全剂量。用药过程中可能会产生耐药性，但只要合理应用，很少会出现成瘾。

D. 三环类抗抑郁药物：推荐用于抑郁症的治疗，还可以增强阿片类药物的镇痛效果。

E. 抗癫痫药：常用于慢性神经病理性疼痛的治疗。

F. 激素类药物：降低对疼痛的感知，减少阿片类药物的用量，改善患者情绪，提高食欲进而增加患者的体重。

3）椎管内镇痛 椎管内镇痛是癌症术后最为有效的镇痛方法。对于通过口服或者静脉方式给药不能缓解疼痛的患者，应用局麻药的椎管内镇痛可以立即缓解疼痛。吗啡可经硬膜外或者蛛网膜下腔给药。脊髓阿片可通过皮下外置导管或埋植式鞘内或硬膜外药物输注系统给药，可以维持数周到数月。一些患者还需要通过椎管内给予额外低浓度局麻药才可达到疼痛充分缓解。

4）神经损毁术 目的是破坏神经的感觉成分达到镇痛作用，但是也会造成运动神经和自主神经的损伤。对于持续性疼痛的治疗效果远好于间歇性疼痛。腹腔神经丛阻滞（酒精或者酚类）已经用来治疗腹腔内脏疼痛（例如胰腺癌引起的疼痛），而且可以持续长达 6 个月。

5）神经外科手术（包括神经切断术及神经刺激术） 保留用于对其他创伤较小镇痛方式无效的患者。脊髓前侧柱切断术（在脊髓水平切断脊髓丘脑侧束）考虑用于下肢、胸部或者上肢的单侧疼痛。背根切断术（切断感觉神经根）用于疼痛局限于特定皮节水平的患者。背柱刺激或深部脑刺激可用于特定选择的患者。

Ⅳ. 癌细胞的免疫

肿瘤细胞具有不同于正常细胞的抗原，因此可出现类似于同种移植排斥的免疫反应。只存在于癌细胞而不存在于正常细胞中的抗原被称之为肿瘤特异性抗原。肿瘤相关抗原［如 α-甲胎蛋白、前列腺特异性抗原（PSA）及癌胚抗原（CEA）］既存在于肿瘤细胞又存在于正常细胞中，但肿瘤细胞中抗原浓度更高。肿瘤相关抗原的抗体可用于癌症的免疫学诊断。大多数自发肿瘤具有弱抗原性。

Ⅴ. 副肿瘤综合征

副肿瘤综合征是伴随癌症出现的病理生理紊乱（**表 20-2**）。

表 20-2 副肿瘤综合征的病理生理

发热	肿瘤溶解综合征
厌食症	肾上腺功能低下
体重下降	肾病综合征
贫血	输尿管梗阻
血小板减少症	肺肥大性骨关节病和杵状指
凝血功能异常	心包积液
神经肌肉异常	心脏压塞
异位激素产生	上腔静脉阻塞
高钙血症	脊髓压迫
高尿酸血症	

1. 发热

肿瘤坏死、炎症以及癌细胞释放的毒性物质或者产生的内生致热源均可引起发热。

2. 神经肌肉异常

5%～10%的患者存在神经肌肉异常。最常见的是与肺癌相关的骨骼肌无力（肌无力综合征）。

3. 异位激素的产生

许多肿瘤可产生活性激素，并引起可预见的生理作用（**表 20-3**）。

表 20-3　异位激素分泌

激　素	相关的癌症	表　现
促肾上腺皮质激素	小细胞肺癌、髓质型甲状腺癌、胸腺瘤、类癌及细胞肿瘤	库欣综合征
抗利尿激素	小细胞肺癌、胰腺癌及淋巴瘤	水中毒
促性腺激素	大细胞肺癌、卵巢癌及肾上腺瘤	性早熟及男乳女化
甲状旁腺激素	肺癌、肾癌、胰腺癌及卵巢癌	色素沉着及甲状旁腺功能亢进
促甲状腺激素	绒毛细胞癌及睾丸癌（胚胎）	甲状腺功能亢进
降钙素	髓质型甲状腺癌	低钙血症
胰岛素	腹膜后肿瘤	低血糖

4. 高钙血症

住院患者的高钙血症通常是由癌症引起的。高钙血症是骨转移（特别是乳腺癌）引起的局部溶骨作用，或与肾、胰腺或卵巢肿瘤相关的异位甲状旁腺激素所造成的。癌症病人的高钙血症可表现为嗜睡及昏迷、多尿和（或）脱水。

5. 肿瘤溶解综合征

肿瘤溶解综合征是化疗过程中由于肿瘤细胞的突然大量破坏并释放出大量尿酸、钾和磷酸盐引起的。这种综合征可引起急性肾功能衰竭（高尿酸血症引起）、心律失常（高钾血症引起）和低钙血症（高血磷引起）。

6. 肾上腺功能不全

肿瘤的生长取代部分肾上腺皮质或长期服用皮质激素造成肾上腺

皮质功能抑制所引起的相对功能不全。通常由黑色素瘤、腹膜后肿瘤、肺癌以及乳腺癌等转移引起的。临床表现包括乏力、脱水、少尿及心血管虚脱。可给予静脉（如果可能）或口服皮质醇治疗。

7. 急性呼吸系统并发症

急性呼吸困难可能由肿瘤扩散或化疗的作用引起的。最常见的化疗引起的肺部并发症是博来霉素所引起的间质性肺炎或纤维化。博来霉素的总剂量小于 150 mg/m^2 则很少出现肺毒性。开始博来霉素治疗后 4～10 周出现间质性肺炎，最常见的症状为隐匿性干咳、呼吸困难、呼吸急促及偶尔发热。一旦出现肺间质和肺泡纤维化，则是不可逆的。

8. 急性心脏并发症

肿瘤对心包的恶性侵犯可引起心包积液（也可能心脏压塞）及心房扑动或房颤。阿霉素或柔红霉素化疗可引起心脏毒性。放疗可导致心肌病的发生，特别是接受纵隔放疗或同时接受环磷酰胺进行化疗的患者。

9. 上腔静脉梗阻

癌症扩散到纵隔或直接侵犯腔静脉壁，从而导致心脏水平以上的静脉充血、上肢及面部水肿，甚至会出现呼吸困难、声音嘶哑以及气道梗阻。颅内静脉压力升高会导致颅内压升高，可引起恶心、癫痫发作以及一定程度的意识障碍。可立即给予放疗或者化疗使肿瘤体积缩小，进而减轻静脉及气道的梗阻症状。对并存气道梗阻及纵隔静脉压升高的病人，进行气管镜和（或）纵隔镜检查获得组织学诊断的操作都是非常危险的。

10. 脊髓压迫

由肿瘤转移至硬膜外腔引起，并可引起疼痛、骨骼肌无力、感觉丧失以及自主神经功能障碍。放疗对于部分神经功能受损以及神经功能障碍处于进展期的患者有效。但对于已经完全瘫痪的患者，通过手术进行椎板减压或放疗效果均欠佳。

11. 颅内压升高

表现为智力下降、中枢神经功能障碍或出现癫痫。治疗方法包括皮质激素、利尿剂或者甘露醇。可以通过手术或者放疗的方式治疗颅内肿瘤。如果肿瘤侵犯脑膜还可以采用椎管内化疗进行治疗。

Ⅵ. 麻醉管理

癌症患者的术前评估包括考虑疾病本身所引起的病生理变化（**表 20-2** 和**表 20-3**）以及对化疗药物潜在副作用影响的考虑（**表 20-1**）。**表 20-4** 中列举的术前检查项目用于检测化疗引起的副作用。

表 20-4 癌症患者的术前检查

血细胞比容	肾功能
血小板计数	血糖浓度
白细胞计数	动脉血气
凝血酶原时间	胸部 X 光片
电解质	心电图
肝功能	

1. 化疗副反应

1）心肺毒性 如果存在药物所致的肺纤维化（呼吸困难、干咳）或充血性心力衰竭的病史，这些都将会对麻醉管理产生影响。应用博来霉素进行化疗的患者，由于肺间质纤维化引起了淋巴引流障碍，因此这类患者很容易出现肺间质水肿。接受博来霉素化疗的患者如果吸入高浓度氧则氧中毒的风险增加，因此对这类患者在满足患者脉搏氧饱和度的基础上尽量采用最低氧浓度。化疗药物所致的心脏毒性可加重麻醉药物引起的心肌抑制作用。

2）神经毒性

A. 周围神经病变

a. 长春碱类（如长春新碱）：可引起感觉运动周围神经病变。实际上所有接受长春新碱治疗的患者都会在手指脚趾部位出现可逆的感觉异常。

b. 顺铂：引起剂量依赖性的大直径纤维神经病变以及由于背根神经节损伤所引起的本体感觉丧失。接受顺铂化疗的大部分患者会出现亚临床神经毒性反应，并且这种毒性反应在治疗结束后还会持续数月。对于这类患者应用含有肾上腺素和局麻药的局部麻醉可引起明显的临床损伤。

B. 脑病

a. 环磷酰胺：可引起急性谵妄。

b. 阿糖胞苷：可引起急性谵妄或小脑变性，但两者通常是可逆的。

c. 甲氨蝶呤：可引起可逆性脑病，长期应用甲氨蝶呤，特别是同时接受放疗的患者，可能导致进展性不可逆的痴呆。

3）紫杉醇 引起剂量依赖性的共济失调，同时可伴有手足的感觉异常以及近端骨骼肌无力。

4）皮质激素：泼尼松 60～100 mg/d 或相当剂量的其他皮质醇类药物可引起肌病和神经肌肉毒性，但通常是可逆的。

2. 术前准备

术前改善患者营养状况、纠正贫血、凝血功能障碍以及电解质异常都是十分必要的。存在肝、肾功能不全可影响对麻醉药及肌松药物的选择。同时操作时应注意无菌技术，因为大部分化疗药物都有免疫抑制作用。头、颈及胸部肿瘤的患者可能存在威胁生命的困难气道和上呼吸道梗阻。

3. 术后

有必要进行机械通气（特别是对于接受创伤性手术或者手术时间较长的患者以及药物所致肺间质纤维化的患者）。存在药物所致心脏毒性的患者，术后更可能出现心脏并发症。

Ⅶ. 临床上常见癌症

1. 肺癌

肺癌是成人癌症死亡的首要病因，几乎占美国所有癌症死亡的 1/3。肺癌是一种可以预防的疾病，因为超过 90％的肺癌死亡与吸烟相关。

1）病因 除吸烟外，肺癌也与吸食大麻、电离辐射、吸入石棉以及氡气相关。

2）症状和体征 通常反映疾病的严重程度，包括局部或区域表现、肿瘤转移所引起的症状和体征以及与癌症非直接相关的多种副瘤综合征（**表 20-2**）。

3）组织学分类（表 20-5）

表 20-5　肺癌的临床及病理学特点

组织学分类	发病率（%）	5 年生存率（%） 病例数	可切除病例	相关体征
鳞状细胞癌	25～40	11	40	高钙血症
腺癌	30～50	5	30	高凝状态及骨关节病
大细胞癌	10	4	30	男子乳腺发育，溢乳
小细胞癌	15～24	2	5～10	抗利尿激素分泌异常、异位促肾上腺皮质激素分泌及肌无力综合征

（Adapted from Skarin AT：Lung cancer. Sci Am Med 1997；1-20.）

4）诊断　痰液细胞学分析是常用的确诊手段。通过纤维支气管镜进行活检、刷片检查以及肺泡灌洗检查可用于初步评估。周围型肺病变可以通过荧光镜透视、B 超引导或者 CT 引导下经皮细针穿刺吸引活检进行确诊。电视辅助胸腔镜手术可以用于周围型肺病变以及胸膜病变的诊断。纵隔镜以及电视辅助胸腔镜检查可以对淋巴结进行活检并明确肿瘤的分期。

5）治疗　最有效的治疗方式是手术切除（肺叶切除或者全肺切除术）。当一侧纵隔淋巴结出现转移时，手术治疗几乎对存活率无影响。放疗、化疗、免疫治疗或者联合这些治疗手段的综合治疗都不能提高患者的 5 年生存率。放疗可有效缓解多数患者肿瘤侵犯所引起的症状。

6）麻醉管理　对于肺癌患者术前应仔细了解肿瘤所引起的症状，包括营养不良、肺炎、疼痛和异位内分泌的影响（包括低钠血症）（**表 20-3**）。一旦手术方式确定下来，应对患者的心肺功能进行充分的评估，特别对存在肺动脉高压的患者。

A. 纵隔镜检查：纵隔镜检查最为常见的并发症为出血及气胸。纵隔镜检查过程中可能会压迫右侧无名动脉，从而导致远端脉搏消失，进而出现心脏停搏假象。右侧颈总动脉是右无名动脉的分支，压迫右无名动脉可能会造成术后神经损伤。纵隔镜检查过程中牵拉迷走神经或者压迫气管会引起心动过缓。

2. 结肠癌

结肠癌是仅次于肺癌的癌症死亡的第二大病因。

1）病因 大多数结肠癌起源于癌前腺瘤性息肉。动物脂肪摄入过多可导致结肠癌发病增加。具有结肠癌家族史、炎性肠病家族史以及吸烟均增加患结肠癌的风险。

2）诊断 早期发现以及对无症状病人采取局部切除浅表性病变和癌前病变的措施能够提高治愈率。对有结肠癌家族史的人群进行筛查（直肠指诊、便隐血检查以及结肠镜检查）是十分有用的。

3）症状和体征 结肠癌的症状和体征可以反映癌症的部位，出现贫血和乏力等症状预示病变位于升结肠，梗阻症状预示病变位于降结肠。结肠癌首先转移至区域淋巴结，而后通过门静脉转移至肝脏，这是结肠癌最常见的内脏转移途径。

4）治疗 根治性手术切除，切除范围包括血管及受累肠管的引流淋巴结，能够达到治愈的可能。对于直肠肿瘤患者，由于存在术后复发的风险，因此应考虑术后放疗。

5）麻醉管理 结肠癌患者的贫血和肝、肺、骨骼以及脑内转移病灶都可能影响术中麻醉管理。结肠癌切除术术中输血可能降低患者的生存时间，其原因可能为输血造成的免疫抑制作用。鉴于此，应审慎地权衡输血的利弊。

3. 前列腺癌

前列腺癌是男性癌症死亡的第二大病因。

1）诊断 无症状男性血清中 PSA 含量增高（特别是大于 10 ng/ml）预示可能患有前列腺癌，应立即给予直肠指诊。直肠指诊可以评估前列腺后和侧面的病变。一旦直肠指诊提示患有前列腺癌的可能，无论 PSA 浓度高低均需行经直肠超声检查以及活检。

2）治疗 经尿道前列腺切除术通常可以治愈局灶性分化较好的前列腺癌。如果出现淋巴结转移，则推荐进行根治性切除或者放疗。放疗可以分为外照射和放射活性粒子植入两种。由于前列腺癌转移灶处于雄性激素营养作用的影响下，因此对于远处转移的患者，可以应用激素治疗。

一旦晚期前列腺癌对激素治疗出现抵抗，往往会出现失能性骨痛。米托蒽醌加用皮质激素或雌莫司汀加上紫杉醇的全身化疗可有效缓解疼痛。在疾病的终末期，短期大剂量泼尼松可以改善患者的主观感受。

4. 乳腺癌

美国女性一生中 12.6%的时间存在患乳腺癌的风险。

1）危险因素 乳腺癌发病的主要危险因素是年龄的增加以及家族史。其他危险因素包括月经初潮过早、绝经较晚、第一次怀孕较晚以及未产妇。乳腺癌易感基因（*BRCA1*，*BRCA2*）的突变也是危险因素，而这种突变具有常染色体显性遗传特征。

2）筛查 乳腺癌筛查包括乳腺自查、专科医师临床乳腺检查以及筛查钼靶乳腺 X 线检查。

3）预后 腋窝淋巴结受侵犯的程度以及肿瘤的大小是影响患者预后的重要决定因素。肿瘤细胞缺乏雌、孕激素受体与预后较差相关。

4）治疗

A. *手术*：乳腺保守治疗（乳腺肿瘤切除术＋放疗）、单纯乳腺切除术以及改良根治乳腺切除术具有相似的生存率。远处微小转移与肿瘤侵犯的淋巴结数目有关。乳腺癌手术相关（并发症）发病率很大程度上与淋巴结清扫的副作用有关（淋巴水肿以及上肢活动受限）。

B. *放疗*：由于单纯乳腺切除术具有很高的复发率，因此放疗是乳腺癌保守治疗的重要措施之一。大剂量放疗会造成臂丛神经丛病变或神经损伤、引起肺炎、肺纤维化以及心脏损伤。

C. *全身治疗*：许多早期女性乳腺癌患者在诊断时已经存在远处的微小转移灶。对于这些患者应用他莫昔芬治疗、化疗以及卵巢切除治疗，这些治疗的目的是防止或者延缓肿瘤复发。最严重的化疗晚期后遗症是白血病以及阿霉素引起的心脏损害。

D. *支持治疗*：对晚期乳腺癌患者的支持治疗，除了应用激素治疗或者化疗外，还可给予双膦酸盐（帕米膦酸钠和氯屈膦）减轻骨痛。促红细胞生成素对减轻化疗所引起的骨髓抑制十分有用。通过给予缓释的口服阿片类药物和（或）透皮吸收的阿片制剂达到充分镇痛。

5）麻醉管理 术前评估应了解化疗相关的潜在副反应。应避免在可能发生淋巴水肿的上肢放置静脉导管，因为这样可能会加重淋巴水肿及易于引发感染。同时该上肢还应避免受压（例如测压袖带）以及避免受热。在考虑采取区域麻醉以及摆放体位时应注意是否存在骨痛以及病理性骨折。如果术中注射异硫蓝染料，患者的脉搏血氧饱和度会出现一过性的假性降低。

Ⅷ. 临床中少见肿瘤

1. 心脏肿瘤

可能是原发或者继发，良性或者恶性。心脏转移性肿瘤通常来源于临近的肺癌，发生率是心脏原发恶性肿瘤的 20～40 倍。

1）心脏黏液瘤 占成人心脏良性肿瘤的绝大多数。

A. 症状和体征：症状和体征反映受侵心腔的充盈与排空障碍（如心力衰竭、晕厥、心律失常以及肺动脉高压）；以及黏液瘤构成的栓子和肿瘤表面形成的血栓脱落引起的器官功能改变。

B. 诊断：超声心动图可以明确肿瘤的位置、大小、形状、附着物以及活动性。

C. 治疗：手术切除通常可以治愈。

D. 麻醉管理：应考虑由于肿瘤阻塞二尖瓣或者三尖瓣所造成的低心排及动脉低氧血症的情况。体位改变可能加重梗阻症状。右房黏液瘤患者应禁止放置右房或肺动脉导管。

2. 头颈部肿瘤

占美国所有癌症患者的 5%，多数是 50 岁以上的老年男性。大多数病人有过度饮酒及吸烟史。头颈部肿瘤最常见的转移部位是肺、肝以及骨骼。术前应给予患者营养支持治疗。

3. 甲状腺癌

甲状腺乳头癌及滤泡癌是可以治愈的。甲状腺髓样癌可能与嗜铬细胞瘤伴发，这是一种常染色体显性遗传疾病，被称为多发性内分泌肿瘤 2 型。采用甲状腺全切或次全切除术是首要治疗方法，体外放疗可作为姑息性治疗以缓解梗阻及骨转移症状。

4. 食管癌

过量饮酒和吸烟是食管鳞状细胞癌的危险因素，而 Barrett 食管（一种胃食管反流的并发症）是食管腺癌的主要危险因素。放疗与根治性手术治疗具有同样的疗效。在食管癌患者的麻醉管理中应考虑患者可能存在酒精性肝病、吸烟所致的慢性阻塞性肺病以及由于酒精滥用所造成的对麻醉药物的交叉耐受的情况。

5. 胃癌

胃酸缺乏（胃酸分泌减少）、恶性贫血、慢性胃炎以及幽门螺杆菌感染是发生胃癌的危险因素。当出现体重下降、触及明显的上腹部肿块、黄疸或者出现腹水等症状时，通常提示胃癌已是晚期。完全手术切除是治愈胃癌唯一的治疗方式。

6. 肝癌

肝癌通常继发于乙肝、丙肝、酒精性肝病以及血色沉着症的男性患者。根治性手术或者肝移植是患者生存的唯一希望。但是大多数肝癌患者由于广泛性肝硬化、肝功能损害以及存在肝外疾病而不能耐受手术。

7. 胰腺癌

腹痛、厌食以及体重减轻是胰腺癌最常见的初期症状。疼痛预示肿瘤侵犯了后腹膜，而黄疸则提示肿瘤位于胰头。完全手术切除（全胰切除术和胰十二指肠切除术或 Whipple 手术）是胰腺导管癌唯一有效的治疗方法。对于肿瘤不能切除的患者中位生存期为 5 个月。应用酒精或酚制剂进行腹腔神经丛阻滞是治疗胰腺癌相关疼痛最有效的措施。

8. 肾癌

肾癌的临床症状通常表现为贫血、血尿和腰痛。危险因素包括肾癌家族病史及吸烟。副肿瘤综合征比较常见，尤其是由异位甲状旁腺激素分泌所引起的高钙血症以及由促红细胞生成素分泌所致的红细胞增多症。

9. 膀胱癌

膀胱癌与吸烟以及长期接触用于染料、皮革和橡胶工业中的化学物质有关。最常见的症状为血尿。膀胱癌的无创治疗包括内镜下切除以及膀胱内化疗。

10. 睾丸癌

睾丸癌是年轻男性最常见的癌症。睾丸癌是一种可以治愈的肿瘤（即使存在远处转移）。睾丸癌最常见的临床表现为无痛性睾丸肿物。行睾丸切除术即可确诊。

11. 宫颈癌

宫颈癌是15～34岁女性中最常见的妇科恶性肿瘤。人乳头瘤病毒感染是宫颈癌发病的主要原因。对于宫颈巴氏涂片发现的宫颈原位癌，可采用宫颈锥切活检进行治疗。而一旦发现更广泛的局部病变或者病变已经出现转移，应采用手术、放疗和化疗相结合的综合性治疗方式。

12. 子宫癌

最常见的临床表现为绝经后阴道出血或者阴道不规则出血。初步评估通常采用分段刮宫。对于无转移的患者，应采用经腹子宫全切加双附件切除治疗（采用或不采用放疗）。

13. 卵巢癌

卵巢癌被发现时通常已是晚期。即使不能完全切除癌变组织，也应采取积极的外科肿瘤减灭术，这样可以延长患者的生存时间及改善患者生活质量。多数患者术后应给予腹腔内化疗，通常患者能够很好地耐受。

14. 皮肤黑色素瘤

对于可疑的皮肤黑色素瘤病变，采取切除活检，要保证足够的切除范围（宽度和深度要够），往往同时切除前哨淋巴结。黑色素瘤可以转移至全身任何器官。转移性黑色素瘤的治疗方向是姑息性治疗，包括孤立转移灶切除、化疗或联合应用化疗和免疫治疗。

15. 骨肿瘤

1）多发性骨髓瘤（也称为浆细胞骨髓瘤或骨髓瘤病） 特点是产生某一单克隆免疫球蛋白的单克隆浆细胞的过度增生。

A. 症状和体征：骨痛（通常由椎体塌陷引起）、贫血、血小板减少、白细胞减少、高钙血症（由骨质破坏所致）、肾功能衰竭（由本周蛋白沉积在肾小管系统或肾淀粉样变性所致）以及复发性细菌感染（由肿瘤细胞侵犯骨髓从而减弱细胞免疫所致）。

B. 治疗：包括自体干细胞移植以及化疗。姑息性放疗仅限于患有致残性疼痛以及具有明确的局限部位，并且对化疗无反应的病人。对于高钙血症患者应立即给予静脉生理盐水及利尿剂治疗。

C. 麻醉管理：对于存在压缩性骨折的病人，摆体位时应特别小心。肋骨病理性骨折可能损害通气功能并易于出现肺炎。

2）骨肉瘤 常发生于青少年，典型病变部位是股骨远端及胫骨近端。治疗上采用手术切除或截肢，并给予联合化疗。

3）尤因肿瘤（Ewing's tumor）或尤因肉瘤 常见于儿童或青年人，病变部位通常在骨盆、股骨和胫骨。尤因肉瘤是一种高度恶性肿瘤，往往在病变诊断时已经出现转移。治疗方式包括手术切除、局部放疗以及联合应用化疗。

4）软骨肉瘤 通常发病于骨盆、肋骨以及股骨或肱骨上端（青年人及中年人病变部位在肱骨或股骨上端）。对于病变范围较大的应采用根治性手术切除，而病变较小的患者则可以采用放疗。

Ⅸ. 淋巴瘤和白血病

1. 霍奇金病

霍奇金病是淋巴瘤的一种，其发生可能与感染（EB病毒）、基因以及环境因素有关。免疫功能低下的患者易患淋巴瘤（如器官移植术后患者或者感染HIV的患者）。

1）症状与体征 包括淋巴结肿大、盗汗以及无法解释的体重下降。通常存在中重度贫血。由于肿瘤生长可能出现外周神经病变以及脊髓压迫症状。

2）治疗 放疗可以治愈局限性早期霍奇金病。体积较大或者更晚期的霍奇金病采用联合化疗。

2. 白血病

白血病是由于淋巴母细胞或者骨髓母细胞发生癌性突变，从而引起白细胞的生成失去控制。淋巴细胞白血病病变开始于淋巴结，而粒细胞白血病起病于骨髓中的骨髓母细胞并扩散到髓外器官。骨髓衰竭可引起致命感染或由于血小板减少还可出现出血。白血病细胞也可能侵犯肝、脾、淋巴结和脑膜，从而出现相应器官功能障碍。

1）急性淋巴细胞白血病 成人白血病中约有15%为急性淋巴细胞白血病。中枢神经系统障碍是常见症状。

2）慢性淋巴细胞白血病 大约占所有白血病的25%，但是其在儿童中罕见。症状和体征多变，骨髓受侵程度决定了病变的临床进程。

3）急性粒细胞性白血病 特点是骨髓中不成熟粒细胞数量增加，从而导致造血功能障碍（粒细胞、血小板减少及贫血）。许多患者可出现致命性感染。其他症状包括疲劳、牙龈出血或鼻出血、面色苍白以及头痛。白细胞增多（超过 100 000 个/mm^3）可能引起白细胞滞积症（伴随眼睛和脑血管功能障碍）或出血症状。最常用的治疗方式是化疗和骨髓移植。

4）慢性粒细胞白血病 表现为粒细胞增多以及脾肿大。细胞减灭治疗包括采用羟基脲、化疗、白细胞去除法，必要时可行脾切除术。也可考虑行骨髓移植。

3. 白血病的治疗

1）化疗 化疗的目的是为了减少肿瘤细胞数量从而达到缩小肿大器官及改善骨髓功能。化疗中主要使用能够抑制骨髓活动的药物。因此出血和感染决定了化疗药物的最大剂量。化疗造成肿瘤细胞破坏并产生大量尿酸，可能引起尿酸盐肾病和（或）痛风性关节炎。

2）骨髓移植 使治愈白血病成为可能，从而避免出现其他致命性疾病。自体骨髓移植是指收集患者自己的骨髓细胞，随后再回输给患者。同种异体骨髓移植是指采用免疫相容的捐赠者的骨髓或外周血干细胞。受者术前要接受全身放疗及化疗，从而达到骨髓消融。

A. *骨髓移植的麻醉*：髂嵴采髓手术可以采用全麻或区域麻醉。供者手术中应避免应用氧化亚氮，因为氧化亚氮存在潜在的骨髓抑制作用。但目前还没有证据证明氧化亚氮会影响骨髓移植以及移植后的骨髓功能。输血可能是必要的，可进行自体血输注或回输采髓时分离出的红细胞。

B. *骨髓移植并发症*

a. ***移植物抗宿主病（表 20-6）***：是骨髓移植中致命的并发症，其产生原因为供者骨髓细胞攻击受者细胞抗原。表现为受者器官系统功能障碍，通常牵涉皮肤（皮疹和脱屑）、肝（黄疸）以及胃肠道（腹泻）。

表 20-6 移植物抗宿主病的临床表现

全血细胞减少和免疫缺陷	肝炎合并凝血功能异常
斑丘疹、红皮症及脱屑	闭塞性细支气管炎
口腔溃疡和黏膜炎	间质性肺炎
食管溃疡	肺纤维化
腹泻	肾功能衰竭

b. **移植排斥：**受者的免疫活性细胞破坏供者骨髓细胞。

c. **肺部并发症：**包括感染、成人呼吸窘迫综合征、化疗引起的肺损伤和间质性肺炎（通常为巨细胞病毒或者真菌感染）。

d. **肝脏小静脉闭塞病：**表现为黄疸、轻度肝肿大、腹水以及体重增加。可能出现进行性肝功能衰竭以及多器官功能衰竭，此时患者的死亡率较高。

21

免疫系统功能障碍相关疾病

(赵 东译 张联峰校)

免疫系统可以分为没有特定记忆的先天性免疫（包括白细胞、巨噬细胞、单核细胞、杀伤细胞以及补体系统，急性期蛋白和表面激活途径的快速应答）和具有对以往接触环境后有特定记忆功能的获得性免疫（包括由B细胞介导的延迟免疫应答、抗体及由T细胞介导的细胞免疫应答）。任何一种免疫系统的缺陷都可能造成机体感染特定的病原微生物（**表21-1**）。免疫系统功能障碍可以按照免疫损伤类型分为三类：免疫缺陷、免疫过度和免疫偏差。

表21-1 病原体相关的特定免疫缺陷

病原体	吞噬细胞缺乏	补体缺乏	B细胞缺乏及抗体不足	T细胞缺乏或不足	淋巴B和T细胞都缺乏
细菌	葡萄球菌，假单胞菌属，肠道菌群	奈瑟菌属，化脓杆菌	链球菌，葡萄球菌，嗜血杆菌，奈瑟脑膜炎菌	细菌性脓毒症，典型伤寒沙门菌	和抗体缺乏类似，尤其是奈瑟脑膜炎菌
病毒			肠道病毒	巨细胞病毒，EB病毒，水痘，呼吸道或肠道慢病毒	全部
分枝杆菌	非结核性分枝杆菌			非结核性分枝杆菌	
真菌	念珠菌，奴卡（放线）菌，曲霉		严重的肠内贾第鞭毛虫病	念珠菌，肺囊虫，组织胞浆菌，曲霉	类似于T细胞缺乏，尤其是肺囊虫、弓形虫感染

续表

病原体	吞噬细胞缺乏	补体缺乏	B细胞缺乏及抗体不足	T细胞缺乏或不足	淋巴B和T细胞都缺乏
特殊特征			反复发作的肺炎，败血症，慢性脑膜炎	条件致病菌导致的严重感染并难以根治	

Ⅰ. 原发性免疫缺陷

1. 中性粒细胞缺乏

中性粒细胞缺乏是指粒细胞绝对数量在白人人群中少于 2000/μl（黑人人群少于 1500/μl）。当粒细胞计数低于 500/μl 感染风险会增加，而当计数低于 100/μl 时感染风险将急剧增加（**表 21-2**）。

表 21-2 中性粒细胞减少的原因

儿科患者	新生儿败血症 短暂性新生儿中性粒细胞减少（由于母体疾病或药物引起） 周期性中性粒细胞减少症（常染色体显性遗传障碍） Kostmann 综合征（与中性粒细胞成熟相关的常染色体隐性遗传障碍）
成年患者	继发性中性粒细胞减少症（如化疗） 某些药物（如氯金化钠、氯霉素、抗甲状腺药物、镇痛药、三环类抗抑郁药、酚噻嗪类药物）副作用 自身免疫性中性粒细胞减少症（如狼疮、类风湿性关节炎、Felty 综合征） 淋巴瘤及其他骨髓增生性疾病 伴有门脉高压的严重肝病 败血症 酗酒 HIV 感染 特发性

2. 巨噬细胞形态异常

包括慢性肉芽肿疾病（葡萄球菌感染发病率高）、中性粒细胞 6-磷酸葡萄糖缺陷（易感染触媒阳性细菌）、Chediak-Higashi 综合征（包括部分白化病、反复细菌感染、反复出血、神经病变以及颅神经受损）和特殊粒细胞缺乏综合征（中性粒细胞趋化性以及杀菌活性受损导致的复发性脓肿和真菌感染）。

3. 中性粒细胞缺乏以及巨噬细胞形态异常患者的处理

给予抗生素以及重组粒细胞集落刺激因子（G-CSF）可以缩短接受化疗患者的粒细胞减少病程。

4. 补体系统成分缺陷（表 21-3）

表 21-3 补体系统缺陷

经典途径的早期补体：C1q，C1r，C2，C4	自身免疫疾病如狼疮
共同途径补体 C3	胎死宫内
终端补体 C5～C8	反复感染及风湿性疾病
C9 和替代途径的补体	奈瑟球菌感染
H 因子缺乏	家族性复发性溶血综合征
C1 抑制因子缺乏	遗传性血管水肿

Ⅱ. 原发性免疫过度

1. 中性粒细胞增多症

中性粒细胞增多症是指粒细胞数量超过 7000/μl。粒细胞增多症的主要病因列于**表 21-4**。当单位粒细胞数量超过 10 万时往往意味着脾梗死，白细胞在肺内聚集通常导致氧弥散功能下降。中等程度的粒细胞增多可见于感染、恶性肿瘤、骨髓增生异常以及激素治疗。

表 21-4 导致中性粒细胞增多的临床情况

疾 病	机 制
感染/炎症	中性粒细胞生成增多/骨髓释放中性粒细胞
应激/代谢性疾病（先兆子痫、糖尿病酮症酸中毒）	中性粒细胞生成增多
类固醇治疗	中性粒细胞活性减弱
骨髓组织增生性疾病	骨髓释放中性粒细胞，中性粒细胞活性减弱
脾切除术后	脾内俘获的中性粒细胞减少

2. 哮喘

一些与免疫系统无直接关系的刺激因素如寒冷、运动、紧张以及吸入刺激物可诱发支气管哮喘，这种状况可能部分与先天免疫系统缺陷相关。治疗包括给予β激动剂、抗胆碱药物、肾上腺皮质激素以及白三烯抑制剂。

Ⅲ. 原发性免疫偏差

1. 血管性水肿（部分皮肤和黏膜一过性水肿）

可以是先天遗传或者后天继发。

1）先天性血管水肿 病因通常是常染色体显性疾病或为C1酯酶缺乏，后者可释放具有增加血管通透性继而引发水肿的血管活性物质。

2）后天性血管水肿 见于补体C1抑制因子抗体导致的淋巴增生性异常。与血管加压素转化酶抑制因子相关的血管性水肿发生率占患者的比例为0.1%～0.7%。

3）预防 患者继往发生过血管性水肿，不论属于先天性或者继发性，在进行相关操作前（比如气管插管）需要给予达那唑或者司坦唑醇。如遇急诊患者手术可给予补体C1抑制因子（25 U/kg）或者新鲜冰冻血浆（2～4 U）以置换体内有缺陷的酶类。

4）麻醉管理 先天性血管水肿患者建议择期手术前即进行治疗，可以选择刺激性相对较小的喉罩置入并常规准备补体C1抑制因子。

5）急诊气道管理 在遇到紧急情况可能需要辅助给氧或者气管插管，同时应该有可进行气管切开的后备人员和装置。

Ⅳ. 继发性免疫缺陷（表21-5）

表21-5 继发性免疫系统缺陷相关疾病

1）抗体生成不足相关疾病	
• X性联染色体相关的无丙球蛋白血症	• B淋巴细胞成熟不足。治疗方案：每3～4个月静脉输注一次免疫球蛋白

续表

2）联合免疫缺陷疾病	
• X 性联染色体相关的联合免疫缺陷	• B 淋巴细胞数量正常，免疫球蛋白水平低。治疗方案：骨髓移植
• 腺苷脱氨酶缺乏症	• T 淋巴细胞死亡或者数量减少。治疗方案：骨髓移植
• 毛细管扩张性运动失调	• 小脑性共济失调，眼周皮肤毛细血管扩张，肺内疾病，免疫缺陷病 淋巴细胞功能丧失。治疗方案：支持治疗或输注免疫球蛋白
3）T 淋巴细胞缺陷相关疾病	
• DiGeorge 综合征（第三、四咽囊综合征）	• 胸腺发育不足或不发育导致没有 T 淋巴细胞。治疗方案：输注 T 淋巴细胞或者胸腺移植

V. 继发性免疫过度

1. 过敏反应

按照机制可将过敏反应分为 4 型。分别是：Ⅰ型变态反应（如：过敏）由 IgE 介导，并涉及肥大细胞以及嗜碱性粒细胞；Ⅱ型变态反应是由 IgG、IgM 和补体介导的细胞毒型反应；Ⅲ型变态反应是由免疫复合物形成而导致的组织损伤；Ⅳ型变态反应是由 T 淋巴细胞介导的高敏反应。类过敏性反应是由肥大细胞和嗜碱粒细胞经非免疫机制释放的介质诱发。

1）过敏症 既往曾暴露于特定抗原后再次接触该抗原时可以产生特异性 IgE 抗体并引发致命性的抗原抗体反应。肥大细胞以及嗜碱性粒细胞脱颗粒后释放的血管活性物质可以导致出现过敏症相关的症状（**表 21-6**）。

表 21-6 过敏发生时释放的血管活性物质

介质	生理作用
组胺	增加毛细血管通透性，收缩外周血管，收缩支气管
白三烯	毛细血管通透性增加，剧烈收缩支气管，减弱心肌收缩力，收缩冠状动脉

续表

介　质	生理作用
前列腺素	收缩支气管
嗜红细胞趋化因子	趋化嗜红细胞
嗜中性粒细胞趋化因子	趋化中性粒细胞
血小板活化因子	血小板聚集并释放血管活性胺

A. *诊断*：在短暂接触特定抗原后如果出现一系列特有的临床表现通常即可确诊（鉴别诊断包括肺栓塞、急性心肌梗死、误吸或者血管迷走反应）。

a. *低血压和心血管虚脱*：可能是全麻状态下发生过敏反应的唯一表现。

b. *过敏反应的证据*：血浆纤溶酶浓度在可疑反应发生后 1～2 小时内升高，而组胺水平在过敏反应发生后 30～60 分钟内可回落到基础水平。

c. *确定过敏原*：如果皮内实验出现风团以及红色疹块往往可证实特异性 IgE 抗体的存在。

B. *治疗*：过敏症的紧急处理包括即刻处理低血压和低氧血症、补充血管内容量、抑制继发性细胞损伤及血管活性物质的释放［包括静脉补液、缩血管药物如静脉应用肾上腺素 10～100 μg（可每间隔 1～2 分钟双倍剂量重复应用直至血压回升）、抗组胺药物、支气管扩张剂、肾上腺皮质激素以及机械通气和氧疗］。

2）药物过敏　据报道可达到 3.4％～4.3％的麻醉相关死亡率。不论致命药物相关过敏反应的机制是什么，过敏症的表现和治疗方案都相似。另外，药物过敏反应也应和药物不耐受、特异性反应以及药物毒性相区别（**表 21-7**）。

表 21-7　药物过敏与药物中毒的临床表现

参　数	药物过敏	药物中毒
机制	抗原-抗体反应	与药物化学性质相关
表现	低血压 支气管痉挛 荨麻疹	表现各异

续表

参 数	药物过敏	药物中毒
可预测性	无法预知	可以
既往接触史	需有	可无
是否与剂量相关	不是	是
发生时间	5～10 分钟内	往往延迟发生
发生率	低	大剂量时发生率高

A. *围术期阶段*：在麻醉期间应用的大多数药物都有引发过敏反应的报道（**表 21-8**），但氯胺酮和咪达唑仑较为罕见。

表 21-8　术中发生的药物过敏反应

药 物	发生率（%）	过敏反应	类过敏反应	非特异性肥大细胞/嗜碱细胞脱颗粒
肌肉松弛剂	60	×		×
乳胶	15	×		
抗生素	5～10	×		
镇静药	<5	×		
阿片类药物	<5	×		×
放射性示踪剂	<5		×	
鱼精蛋白	<5	×	×	

a. ***心血管虚脱***：是麻醉后患者出现致命性过敏反应的唯一显著症状。还有少数患者可表现为支气管痉挛。

b. ***乳胶过敏***：也应充分关注。据估计麻醉过程中有大约 15%的过敏反应是由因患者对乳胶手套过敏导致。

c. ***大多数药物导致的过敏反应***：通常表现为在给予相关药物 5～10 分钟后出现过敏症状。但对乳胶过敏是一个例外，后者往往在接触半小时后出现反应。所以在术中如果突然出现血压下降应该首先考虑是否为过敏反应。

B. *局麻药物导致的过敏反应较为少见*：酯类局麻药往往代谢为可与对乙酰氨基酚结合的化合物，而酰胺类局麻药则通常不会代谢产生这类可以诱发过敏反应的物质。过敏反应有时是由药物中防腐剂产生的抗体诱发，而非局麻药物本身引起。如果患者既往有过对酯类局麻药过敏的历史，我们可以替代性地给予酰胺类局麻药物，反之亦然。

C. 鱼精蛋白：鱼精蛋白诱发的过敏反应常发生于对海鲜过敏的人群（鱼精蛋白提取自鲑鱼的精子），以及应用含鱼精蛋白胰岛素制剂的糖尿病患者。

D. 抗生素：头孢菌素类抗生素的致命性过敏反应发生率较低（0.02%），但如果患者对青霉素类抗生素有过敏史则发生率略有升高。

E. 血液及代血浆制品：即使交叉配血结果满意，但仍会有1%～3%的患者会出现过敏反应。已证实人工胶体溶液会引发过敏反应。此外，右旋糖酐也可以激活补体系统。

F. 放射应用的造影剂：约有5%的患者可发生造影剂相关的过敏反应。预先给予肾上腺皮质激素或者组胺拮抗剂，以及限制碘剂剂量可预防许多造影剂引发的过敏反应。

G. 乳胶：麻醉和手术中心血管虚脱可能是由术中乳胶过敏引起。典型的症状常出现于接触乳胶至少30分钟后。皮试可以测试是否对乳胶具有高敏感性。因接触玩具气球、佩戴乳胶手套或是口腔及妇科检查使用乳胶手套后引发的瘙痒、结膜炎、关节炎、皮疹及哮喘等一系列症状都可以帮助来鉴别可能过敏的患者。手术室工作人员和脊柱裂患者往往更易发生乳胶过敏。

a. 术中管理： 尽量保持一个不含乳胶的环境，静脉输液导管以及导尿管、引流管、麻醉药物泵管、呼吸机风箱、气管插管、喉罩、鼻饲胃管、血压袖带、脉搏氧饱和度探头、心电电极片以及注射器等都应保证不含乳胶。

3）嗜酸性粒细胞增多 定义为嗜酸性粒细胞绝对数量超过1000～1500/μl，通常见于寄生虫感染、系统性免疫疾病、胶原血管疾病、皮炎、药物反应以及肿瘤（如霍奇金淋巴瘤）。嗜酸性粒细胞增多症（计数大于5000/μl）常伴有因心肌内膜纤维化引发的限制型心肌病。嗜酸性粒细胞增多症往往需要积极治疗，包括同时给予皮质激素和羟基脲。白细胞清除法也可能有效。

Ⅵ. 继发性免疫偏差

1. 自主免疫功能紊乱（表 21-9）

表 21-9 自身免疫疾病举例

免疫系统	
类风湿关节炎	硬皮病
器官距离过远：尿道下裂综合征	混合型结缔组织病
系统性红斑狼疮	
消化系统	
慢性活动性肝炎	溃疡性结肠炎
克罗恩病	
内分泌系统	
1 型糖尿病	桥本甲状腺炎
Grave 病（突眼性甲状腺肿）	
神经系统	
重症肌无力	多发性硬化症
血液系统	
特发性血小板减少性紫癜	
泌尿系统	
Goodpasture 综合征（肺出血肾炎综合征）	

1）麻醉剂相关的自主免疫功能紊乱常取决于特定器官的病理状态，包括其特有的自主免疫功能紊乱病情，治疗效果，是否存在心脏疾病与卒中等加速动脉粥样硬化和心血管并发症的危险因素（心血管系统致病和致死率在自主免疫功能紊乱患者可增加 8 倍，而在接受皮质激素治疗的自主免疫疾病患者可增加 50 倍）。

Ⅶ. 麻醉与免疫力

1. 对感染抵抗力

麻醉对免疫系统的抑制可导致围术期感染率增加。局部麻醉或者吸入麻醉（氧化亚氮）可以导致剂量相关的多核白细胞活化和迁移能力下降。围术期轻度低体温（<36℃）也会导致术后感染率上升。

2. 对肿瘤的抵抗力

目前还没有证据表明短期应用麻醉药物后，宿主对肿瘤的抵抗力会发生显著改变。

22

精神疾病/药物滥用/药物过量

（赵 东译 张联峰校）

情绪障碍

Ⅰ. 抑郁症

抑郁症是最常见的精神疾病，整个人群的发病率在2%～4%。抑郁症与常见的悲伤和沮丧情绪的主要区别在于其严重程度和抑郁状态的持续时间。尽管通常我们认为抑郁症的发病与人体胺类神经递质的传导异常有关，但是严重抑郁症的病理生理原因仍然不甚清楚。

1. 诊断

抑郁症的诊断依据见**表22-1**，至少应有5种症状持续存在。酗酒常常与严重的抑郁症同时发生。抑郁症和痴呆在老年患者当中往往很难确切地区分。所有抑郁症的患者都应该进行自杀倾向测评。医生群体的自杀率一般要显著高于普通人群。

表22-1 严重抑郁症的表现

情感低落	疲劳
对身边事物兴趣下降	自觉无价值或者负罪感
体重以及食欲下降	精力难以集中
失眠或嗜睡	自杀倾向
坐立不安	

2. 治疗

抑郁症一般要服用抗抑郁药物、心理治疗或者同时采用电惊厥疗法（electroconvulsive therapy，ECT）。据报道有 70%～80%的抑郁症患者服用抗抑郁药物有效，而药物治疗效果不佳的人群中又有 50%以上的患者对 ECT 有效。

1）抗抑郁药物 抗抑郁药物几乎均作用于中枢神经系统中的儿茶酚胺和（或）5-羟色胺（**表 22-2**）。

表 22-2 抗抑郁药物的临床应用

药物种类	通用名	商品名
SSRI	盐酸氟西汀	百忧解
	帕罗西汀	帕罗西汀
	舍曲林	左洛复
	氟伏沙明	兰释
	C 氰酞氟苯胺	西酞普兰
三环抗抑郁剂	盐酸阿米替林	Elavil
	丙米嗪	丙咪嗪
	丙氮环庚烯	普罗替林
	盐酸多塞平	多虑平
单胺氧化酶抑制剂	苯乙肼	拿地尔
	硫酸反苯环丙胺	反苯环丙胺
非典型药物	安非他酮	安非他酮
	曲唑酮	曲拉唑酮
	奈法唑酮	Serzone
	文拉法辛	郁复伸

SSRI：选择性 5-羟色胺再摄取抑制剂。

A. 选择性 5-羟色胺再摄取抑制剂（selective serotonin reuptake inhibitors，SSRIs）：可以在突触前膜阻断 5-羟色胺的再摄取，而对肾上腺能、胆碱能、组胺能以及其他神经化学物质系统的影响却很小，因此相关的副作用很少。

a. 血清素综合征：血清素综合征是在药物治疗、药物过量以及血清素源性药物相互作用过程中发生的一种具有潜在生命危险的综合征。有很多药物都会导致血清素综合征的发生（**表 22-3**）。症状包括易激惹、谵妄、自主神经功能亢进、反射亢进、阵挛以及高热。血清素综合征与其他综合征的鉴别诊断参见**表 22-4**。治疗包括支持疗法并且需要控制患者的自主神经系统功能紊乱以及对其体动和高热的处理。赛庚啶作为一种口服的 5-HT_{2A} 拮抗剂可用来结合 5-羟色胺受体。

表 22-3 药物及药物的相互作用导致的血清素综合征

可诱发血清素综合征的药物
选择性 5 羟色胺再摄取抑制剂
非典型及环类抗抑郁药
单胺氧化酶抑制剂
抗惊厥药：丙戊酸盐
止痛剂：哌替啶、芬太尼、曲马多、喷他佐辛
止吐药：昂丹司琼、格拉司琼、甲氧氯普胺
5-羟色胺受体激动药：舒马普坦
减肥药：西布曲明
抗菌素：利奈唑胺、利托那韦
OTC 咳嗽药：右美沙芬
滥用药物：麦角酸二乙胺、N-双异吡嗪酰胺、叙利亚芸香
食品添加物：圣约翰麦芽汁、人参
其他：锂
严重血清素综合征相关的药物相互作用
苯乙肼和哌替啶
反苯环丙胺和丙咪嗪
苯乙肼和选择性 5-羟色胺再摄取抑制剂
帕罗西汀和丁螺环酮
利奈唑胺和西酞普兰
吗氯贝胺和选择性 5-羟色胺再摄取抑制剂
曲马多、文拉法辛和米氮平

(Modified from Boyer EW，Shannon M：The serotonin syndrome. N Engl J Med 2005；352：1112-1120.)

表 22-4 药物导致的高热综合征

综合征	起效时间	诱发药物	显著特征	治疗
恶性高热	数分钟内	琥珀酰胆碱、吸入性麻醉剂	肌肉僵直，严重的高碳酸血症	丹曲林，支持疗法
抗精神病药物恶性综合征	24～72 小时	多巴胺拮抗剂类抗精神病药	肌肉僵直，木僵/昏迷，运动迟缓	溴隐亭或丹曲林，支持疗法
血清素综合征	12 小时后	血清素能药物如 SSRI、MAOI 和非典型抗抑郁药物	阵挛、反射亢进，易激惹；可能发生肌肉僵直	赛庚啶、支持疗法
类交感神经综合征	30 分钟后	可待因，苯异丙胺	易激惹、幻觉、心肌缺血、心律失常，无肌肉强直	血管舒张剂、α及β受体阻滞剂、支持治疗
抗胆碱能药物中毒	12 小时后	阿托品、颠茄	热中毒综合征，皮肤干燥发红、瞳孔扩大、谵妄、无肌强直	毒扁豆碱，支持疗法
环类抗抑郁剂过量	6 小时后	环类抗抑郁药	低血压，木僵/昏迷，宽波心律失常、无强直	血浆碱性磷酸酶，镁

B. 三环类抗抑郁药：可以抑制突触再摄取去甲肾上腺素和 5-羟色胺并影响其他神经化学系统包括组胺能和胆碱能系统。该类药物也具有广泛的副作用（包括体位性低血压、心律失常和尿潴留）。服用丙咪嗪的患者应用肌松剂泮库溴铵后可出现快速性心律失常。氯胺酮、哌替啶和加入肾上腺素的局麻药也可能导致类似的副作用，应当尽量避免。

C. 单胺氧化酶抑制剂（monoamine oxidase inhibitor，MAOI）：通过改变神经递质的浓度以防止体内儿茶酚胺和 5-羟色胺浓度的降解。但因为酪胺和拟交感神经药物可有效地刺激去甲肾上腺素释放，所以如果患者刚刚进食含酪胺的食物（奶酪或红酒）或者接受拟交感神经药物治疗可能会发生严重的系统性高血压。直立性低血压则是

MAOI 治疗的最常见副作用。

a. 服用单胺氧化酶抑制剂患者的麻醉（表 22-5）

表 22-5 服用单胺氧化酶抑制剂患者的麻醉

术前	• 无需终止服用单胺氧化酶抑制剂，可以安全地进行麻醉 • 可术前给予苯二氮䓬类镇静药物
术中	• 麻醉性镇痛药物需要量增加 • 大多数静脉诱导药物都是安全的 • 芬太尼是安全的 • 避免使用氯胺酮 • 氯化琥珀胆碱的剂量应该减少 • 以吸入性麻醉药物和氧化亚氮来维持麻醉 • 避免给予肌松药泮库溴铵 • 可以选用区域麻醉但是低血压发生率会更高 • 避免在局麻药中加入麻黄碱 • 避免浅麻醉，给予可卡因以及间接作用的血管收缩剂（如麻黄碱） • 低血压处理应选用直接作用的血管收缩药物（如去氧肾上腺素）以减少药物剂量
术后	• 避免应用哌替啶（严重的血清素综合征） • 可选择阿片类麻醉性镇痛药物

2）**电惊厥疗法**　该疗法的确切机制目前尚不清楚。ECT 主要应用于药物治疗无效或者有严重自杀倾向的患者。

A. 副作用（表 22-6）：**ECT** 应用于患有缺血性心肌病的患者可以产生不良的心血管及中枢神经系统副作用。由于会显著增加脑血流及颅内压，所以 **ECT** 是患有颅内占位性病变、脑动脉瘤或者颅脑损伤患者的绝对禁忌证。

表 22-6 电惊厥疗法的副作用

副交感神经系统刺激	心脏节律异常
心动过缓	增加脑血流量
低血压	增加颅内压
交感神经系统刺激	增加眼内压
心动过速	增加胃内压
高血压	

B. 麻醉相关处理（**表 22-7**）

表 22-7 ECT 治疗的麻醉处理

术前	• 患者应禁食、禁水 • 不用术前镇静药物以免苏醒延迟 • 给予抗胆碱能药物（阿托品、格隆溴铵）可减少分泌物并降低心动过缓的发生率 • 麻醉诱导前静注艾司洛尔 1mg/kg 可以减轻插管引起的心动过速和高血压（硝酸甘油也可以用于治疗高血压） • 起搏器通常是屏蔽的，但体外磁性物必须拆除 • 治疗前先关掉体内置型除颤器，并在治疗结束后重新打开
术中	• 麻醉诱导采用美索比妥 0.5～1.0 mg/kg • 也可以采用丙泊酚，但这样会缩短 ECT 治疗致癫痫大发作状态并减弱治疗效力 • 给予琥珀胆碱 0.3～0.5 mg/kg 可以减弱骨骼肌收缩并可以降低惊厥状态下长骨骨折的发生率 • 脑电图监测可以很好地提示惊厥发作情况 • 在给予琥珀胆碱前先于一侧肢体放置袖带并充气至动脉压，这样可以监测电击惊厥治疗下该侧肢体的强直-阵挛运动情况以作为惊厥发作的征象
术后	• 通气支持并补充氧气直至恢复

Ⅱ. 双相性精神障碍

双相性精神障碍是指个体的情绪在抑郁和躁狂状态间显著波动，期间也可以见到行为正常的表现（**表 22-8**）。其中对躁狂状态的评估要严格排除药物滥用、治疗药物及医疗条件的相关作用。

表 22-8 躁狂症的表现

外显，欣快状态	较平时话多
自我膨胀感	注意力分散
睡眠要求下降	精神运动性躁动
思维跳跃	

1. 治疗

锂仍然是目前躁郁症治疗的首选药物，另外，抗癫痫药物如卡马西平、丙戊酸盐也常应用。奥氮平也可以用于治疗躁郁症。

1）锂 由于其治疗窗很窄，所以治疗过程中必须要监测其血浆浓度以防止出现中毒。

A. *中毒*（见**表 22-9**）：如果血浆中锂浓度超过 2 mEq/L 时会出现中毒症状。此时应使用袢利尿剂而避免使用噻嗪类利尿剂，因为后者可促进锂离子在肾脏的重吸收。

表 22-9 锂中毒的临床表现

骨骼肌无力	心脏传导阻滞
共济失调	低血压
镇静	惊厥
QRS 波群增宽	

B. *麻醉管理*：患者应该评估有无锂中毒，包括监测近期血清锂离子浓度。避免使用噻嗪类利尿剂。常规监测心电图以避免锂离子诱导的心脏传导异常和心律失常的发生。此外在锂剂治疗时麻醉中应用的所有肌肉松弛剂的作用时效都会延长。

Ⅲ. 精神分裂症

精神分裂症是一类常见的精神疾病，主要表现为自我现实验证或思考过程的异常。症状主要包括错觉、幻觉、情感淡漠、社会与工作能力丧失、行为异常等。

1. 治疗

精神分裂症的病因可能是由于神经递质功能异常引起，主要神经递质为多巴胺和 5-羟色胺。而阻断多巴胺受体的药物（尤其是针对 D_2 和 D_4 受体）可以改善精神分裂症的症状，特别是错觉和幻觉。其治疗副作用包括迟发性运动障碍（舞蹈手足徐动症样运动）、静坐不能（坐立不安）、急性肌张力障碍（影响颈部、口和舌的骨骼肌收缩），以及帕金森症。最新出现的“非典型抗精神病药物”则具有针对多个多巴胺受体亚型和 5-羟色胺受体的广泛作用（尤其是 5-HT_{2A} 受体），可以有效减轻精神分裂症的各种临床症状，而较之经典传统的药物又具有锥体外系症状较少的优点（**表 22-10**）。

表 22-10 镇静安定药物的临床应用

分　类	通用名	商品名	锥体外系作用	其他副作用
吩噻嗪类	氯丙嗪	Thorazine	常见	
	奋乃静	Trilafon		
	氟奋乃静	Prolixin		
	三氟拉嗪	Stelazine		
	甲硫哒嗪	Mellaril		
丁酰苯类	氟哌啶醇	Haldol	常见	视网膜色素沉着
噻蒽类非	硫噻蒽类	Navane	常见	
典型药物	利培酮	Risperdal	不常见	粒细胞缺乏症、
	氯氮平	Clozaril	罕见	白内障、中性粒
	奎的平	Seroquel	不常见	细胞减少、QT
	奥氮平	Zyprexa	不常见	间期延长
	齐拉西酮	Geodon	不常见	

1）麻醉方面的考虑　抗精神病类药物的主要作用包括α-肾上腺素能受体阻断引起的体位性低血压、QT 间期延长导致严重尖端扭转型室速、癫痫、转氨酶升高、体温调节异常和镇静作用。药物产生的镇静可减少麻醉药物需要量。

2. 抗精神病药物恶性综合征

抗精神病药物恶性综合征是抗精神病药物治疗过程中一种罕见的、潜在致命的并发症。其临床症状包括体温过高以及严重的骨骼肌肉僵直、横纹肌溶解、自主神经功能亢进（心动过速、高血压和心律失常）、意识改变以及酸中毒。骨骼肌肉明显痉挛以至于需要进行机械通气治疗。同时由于血红蛋白尿和脱水的出现可能会发生肾脏衰竭。

1）治疗　如发生抗精神病药物恶性综合征则应立即停止抗精神病药物的治疗并同时进行支持治疗（机械通气、脱水、降温）。溴隐亭（5 mg，每 6 小时口服）或者丹曲林（持续静脉输注，每日最大剂量 6 mg/kg）可降低骨骼肌僵直。未治疗患者病死率约为 20%。直到目前为止还没有任何证据证明抗精神病药物恶性综合征和恶性高热之间有任何病理生理学相关性。

Ⅳ. 焦虑症

焦虑症可出现神经质、失眠、疑病症以及躯体症状等症状。主要可分为两种类型：慢性焦虑和阶段性处境依赖性焦虑。特定应激因素导致的焦虑往往是自限性的，且很少需要进行药物治疗。苯二氮䓬类药物可能有疗效。受体阻滞剂可用于焦虑状态（“怯场”）的治疗。认知行为治疗、放松疗法、催眠或者心理治疗也可能有效。惊恐障碍不同于一般的焦虑状态，往往表现为间断性无诱因的紧张恐慌、忧惧和厄运迫近感。SSRI、苯二氮䓬类药物、三环类抗抑郁药和 MAOI 都是有效的治疗药物。

药物滥用

精神类药物依赖的诊断标准是患者至少具有如**表 22-11** 中所述 9 种症状中的 3 种，而其中某些症状应至少持续出现一个月或者曾经反复。药物滥用最初常常发生在接受医学治疗的一些情况下（如肝炎、艾滋病、孕期等）。反社会人格特征（如辍学、犯罪、多种药物滥用）是诱发药物成瘾的原因而非结果。药物过量也是急诊室中患者意识不清的首要原因。

表 22-11　精神活性药物依赖的症状特点

超过治疗需要而长期或者大剂量服用有关药物
减少药物剂量的尝试不成功
花更多的时间去寻获药物
经常出现陶醉或者戒断综合征的表现
由于药物依赖而导致社会或工作能力下降
尽管出现各种社会或身体问题但还是持续用药
出现药物耐受的证据
出现戒断综合征
应用避免戒断综合征的药物

1. 酗酒

酗酒是一种原发的，受多重遗传、社会和环境因素共同作用和影响的慢性疾病。有超过 1/3 的成年酗酒者都有和酒精相关的医学问题（**表 22-12**）。

表 22-12 酒精中毒相关的几个问题

中枢神经系统	
精神疾病（抑郁症、反社会行为）	营养不良（韦尼克-科尔萨科夫综合征）
戒断综合征	小脑变性
脑萎缩	
心血管系统	
心肌病	心律失常
高血压	
胃肠道和肝胆系统	
食管炎	胃炎
胰腺炎	肝硬化
门脉高压	
皮肤和骨骼肌方面	
蜘蛛痣	肌病
骨质疏松症	
内分泌和代谢方面	
血清睾酮浓度降低（阳痿）	血糖降低（低血糖症）
酮症酸中毒	低蛋白血症
低镁血症	
血液系统	
血小板减少症	白细胞减少症
贫血	

1）治疗 酒精中毒者应严格限制再摄入酒精。双硫仑可以作为心理治疗之外的一种辅助用药，它可使酗酒者在摄入酒精后产生许多不愉快的体验（面红、眩晕、出汗、恶心和呕吐）。

2）过量 在非酒精成瘾的人群中，如果血液酒精浓度超过 25 mg/dl，其认知和定向能力就会下降。要是血液酒精浓度超过 100 mg/dl，就会出现前庭和大脑功能障碍（眼球震颤、发音困难及共济失调）。醉酒的标准是血液酒精浓度在 80～100 mg/dl。当酒精浓度超过 500 mg/dl 时会有生命危险。此时应该采取机械通气并适时对症治疗低血糖。

3）酒精戒断症状（表 22-13）

表 22-13 酒精戒断症状

早期症状（在酒精浓度开始下降后的 6～8 小时开始出现，绝大多数在 24～36 小时内出现）	• 震颤 • 梦魇、幻觉、失眠、思维混乱 • 自主神经系统功能亢进（心动过速、高血压、心律不齐） • 恶心、呕吐 • 可给予苯二氮䓬类药物、β 受体阻滞剂或 α_2 受体激动剂
震颤性谵妄（停止酒精摄入后的第 2～4 天开始出现） 具有生命危险！	• 幻觉、具有侵略性 • 高温、心动过速 • 高血压或低血压 • 惊厥 **震颤性谵妄的治疗** • 每 5 分钟静注地西泮 5～10 mg 直至患者平静下来 • 静注 β 受体阻滞剂（普萘洛尔、艾司洛尔）直至心率低于 100 次/分 • 纠正液体和电解质紊乱 • 用利多卡因治疗心律不齐 • 如果意识消失则要控制呼吸道 • 为避免自伤和伤人，可采取必要的制动措施

4）韦尼克-科尔萨科夫综合征（Wernicke-Korsakoff syndrome） 常伴随酒精中毒出现，表现为小脑神经元缺失（韦尼克脑病）和记忆力下降（科尔萨科夫精神症），病因为硫胺素（维生素 B_1）缺乏，硫胺素参与碳水化合物的中间代谢。症状包括整体思维混乱、嗜睡、眼球震颤、直立性低血压和周围神经病变。治疗包括静脉给予硫胺素，必要时继续口服。

5）酒精与怀孕 酒精可以透过胎盘并导致新生儿体重下降。如果血液中酒精浓度过高（>150 mg/dl）则可以导致胎儿酒精综合征（头颅畸形、发育迟缓、智力迟钝）。此外先天性心脏畸形（动脉导管未闭、间隔缺损）的发生率也会增加。

6）麻醉管理 接受双硫仑治疗的酒精中毒患者，需要注意此药物产生的镇静作用和肝毒性。如果全麻过程中出现突发且原因不明的低血压则可能反映体内去甲肾上腺素含量不足，这是由于双硫仑对多巴胺β-羟化酶的抑制作用。此时，应用直接作用的拟交感活性药物（去氧肾上腺素）比间接作用的药物（麻黄碱）更为有效。双硫仑诱导的神经病变可能影响到局部麻醉的效果。接受双硫仑治疗的患者应尽量避免使用含酒精的制剂进行皮肤消毒。

2. 可卡因

可卡因通过阻断突触前膜对去甲肾上腺素和多巴胺的再摄取，从而增加突触后这些神经递质的浓度，而促进交感神经系统的兴奋性。因间隙内多巴胺浓度增高，而产生特征性的“可卡因兴奋”（cocaine high）状态。

1）副作用 突然给予可卡因后可出现以下副作用：高血压、心动过速、冠状动脉痉挛、心肌缺血、心肌坏死以及室性心律失常甚至室颤等。吸食可卡因的人群可以出现肺损伤和肺水肿。滥用可卡因的产妇发生自发流产、胎盘早剥、胎儿畸形的概率远远高于一般产妇。长期吸食可卡因会导致鼻中隔萎缩、易激惹、妄想症以及反射增强。而可卡因戒断症状包括乏力、抑郁以及食欲增加。

2）治疗 可卡因过量后可应用硝酸甘油与α-肾上腺素能受体阻断剂控制心肌缺血和冠状动脉血管收缩。静脉给予苯二氮䓬类镇静药物（如地西泮）可以有效控制惊厥。高温则可以通过有效的降温得以缓解。

3）麻醉管理 住院病人如果急性可卡因中毒，那么麻醉管理方面必须要尽量避免可能发生的心肌缺血和心律失常。通常需要给予硝酸甘油。由于吸食可卡因可导致血小板减少，所以采取区域阻滞麻醉需要慎重考虑。长期吸食可卡因，但未出现急性中毒的患者，尚未发现会与麻醉药物之间产生不利的相互作用。

3. 阿片类药物

阿片类药物成瘾，尤其是对于那些静脉滥用药物的患者而言会带来许多医学问题（**表 22-14**）。当然，进行术后镇痛很少会导致阿片类药物成瘾。

表 22-14 与长期阿片类药物滥用相关的医学问题

肝炎	获得性免疫缺陷综合征
蜂窝组织炎	吸入性肺炎
浅表皮肤囊肿	营养不良
脓毒性血栓性静脉炎	破伤风
心内膜炎	横贯性脊髓炎
全身脓毒性栓子	

1）过量 阿片类药物（通常是海洛因）过量的最常见症状是呼吸频率减慢，而潮气量正常或有所增加。瞳孔通常会缩小。中枢神经系统表现为烦躁不安或者意识不清；很少出现惊厥。很大比例的海洛因吸食过量人群会出现肺水肿。特异性的拮抗药纳洛酮经常用以维持正常的呼吸频率，一般在每分钟 12 次以上。

2）戒断综合征 由阿片类药物引起但很少危及生命。其作用时效总结见**表 22-15**。可乐定可以减轻阿片类药物的戒断症状（出汗、瞳孔放大、高血压、心动过速）。其他症状包括失眠、腹部痉挛性痛、腹泻、高热、骨骼肌肉痉挛以及腿部肌肉痉挛。全麻过程中的紧急戒毒治疗可先应用大剂量阿片类药物拮抗剂（纳美芬），继而使用纳曲酮维持治疗，这种方法相对传统戒毒治疗效价比更高。

表 22-15 阿片类药物戒断综合征的时程

药 物	发作时间	达峰时间	持续时间
哌替啶	2～6 小时	8～12 小时	4～5 天
羟考酮			
可待因			
吗 啡	6～18 小时	36～72 小时	7～10 天
海洛因			
美沙酮	24～48 小时	3～21 天	6～7 周

3）麻醉管理 阿片类药物成瘾者可以在围术期持续使用阿片类药物或者美沙酮。成瘾者会对术后疼痛更加敏感。虽然原因未明，但对药瘾者在术后应用每日维持剂量的美沙酮或其他阿片类药物的基础上，添加常规剂量的哌替啶通常可以达到满意的镇痛效果。其他缓解

术后疼痛的有效方法还包括使用局麻药物进行连续局部麻醉、应用椎管内阿片类药物以及经皮电刺激神经疗法。

4. 巴比妥类药物

1）过量 中枢神经系统受抑制是巴比妥类药物过量的主要表现。治疗方面主要以对症维持为主：维持气道通畅、防止误吸，必要时可以进行气管插管。可能会出现低血压、低体温、急性肾衰竭以及横纹肌溶解现象。利尿剂和碱化尿液可以加速消除苯巴比妥，但对于其他巴比妥类药物中毒的效果不佳。

2）戒断综合征（表 22-16） 过量应用巴比妥类药物而突然停药，会导致迟发却可能致命的反应。巴比妥类药物的戒断现象包括：焦虑、骨骼肌震颤、反射亢进、出汗、心动过速、直立性低血压、癫痫大发作以及心血管危象。如果发生巴比妥类药物戒断反应，可给予戊巴比妥。苯巴比妥和地西泮也可以用于缓解巴比妥类药物戒断综合征。

表 22-16 巴比妥类药物戒断综合征的时程

	发作时间（小时）	达峰时间（天）	持续时间（天）
戊巴比妥	12～24	2～3	7～10
司可巴比妥	12～24	2～3	7～10
苯巴比妥	48～72	6～10	十余天

3）麻醉处理 目前尚无报道认为长期巴比妥类药物滥用者接受麻醉时对麻醉药物需要量（MAC）增加。静脉注射巴比妥药物滥用者其静脉通路一般很难建立，因为巴比妥类药物的碱性溶剂常常导致静脉血管硬化。

5. 药物滥用也是麻醉医师的职业危害之一

在接受治疗的医生群体中麻醉医生的数量比其他科别医师高出3倍。

1）药物成瘾麻醉医师的群体流行病学调查

- 50%药物成瘾的麻醉医师年龄小于35岁。
- 主要集中于住院医师人群。
- 其中67%～88%是男性医师，75%～96%是白人医师。

• 其中 76%～90% 嗜用阿片制剂。

• 其中 33%～50% 嗜用多种药物。

• 其中 33% 具有成瘾性疾病的家族史，多数为嗜酒。

• 其中 65% 的麻醉医师的嗜药行为属院内嗜药。

2）最常用药物 芬太尼和舒芬太尼是最常用的依赖药物，其次是哌替啶和吗啡。酗酒则多发生于那些住院医毕业 5 年以上的麻醉医生当中。此外吸入麻醉药七氟醚也有报道。

3）成瘾行为的症状和体征 任何异常的持续性行为改变都应引起足够的警惕。一般这些行为包括各种情绪方面的改变，如抑郁、愤怒或者激惹与欣快状态交替出现。

• 通常都采取否认态度。

• 通常在最后阶段才会在工作时表现出症状（嗜药症状首先表现在社区，之后为家中）。

• 被查出的成瘾者发现时通常表现为昏睡。

• 未治疗的成瘾者发现时常已死亡!

• 最容易忽视的嗜药表现包括：

  • 渴望独自工作。
  • 拒绝茶歇或午餐休息。
  • 经常分担别人工作。
  • 自愿参加额外的工作或值班。
  • 在 PACU 内患者的镇痛要求往往超出正常麻醉药物剂量范围。
  • 体重下降。
  • 经常出入洗手间。

4）医师嗜药导致的其他危险

A. 医师：最初 5 年的复吸率最高，麻醉医师复吸要远高于其他医生，死亡是复吸的主要征象。

B. 患者：受影响医师（尤其是正在嗜药的医师）显然会增加对患者的误诊率。

5）如果发现有医师嗜药该怎么做

A. 报告并进行干预：对于嗜酒或者嗜药医师的治疗计划通常不用上报给省或国家相关部门。当某位医师被发现嗜药并在等待最后处置结果之前不应该让其独处，因为这种情况下患者往往倾向于通过自杀解决问题。

B. 治疗：成瘾后不能完全治愈，往往需要很长的时间才能恢复。最有效的办法是采用多学科的综合措施并提供长期的跟踪随访。

6. 苯二氮䓬类药物

服用大量地西泮会才会出现成瘾性。苯二氮䓬类药物的戒断症状通常比巴比妥类药物出现的时间更晚，症状更轻，因为大部分苯二氮䓬类药物及其活性代谢产物在体内半衰期较长。在麻醉处理方面，与使用苯巴比妥类患者类似。

1）急性苯二氮䓬类药物过量 一般采用对症治疗并给予特异性拮抗药物氟马西尼治疗严重或致命的药物过量。

7. 苯异丙胺

苯异丙胺可刺激儿茶酚胺释放，导致皮质激素增加、食欲下降以及睡眠要求降低。苯异丙胺已被批准用于治疗发作性睡眠症、注意力缺陷障碍和儿童的轻微脑功能障碍综合征（儿童多动症）。

1）过量 可引发焦虑、精神状态异常、渐进性中枢神经系统激惹（过度兴奋、反射亢进和惊厥发作），心血管系统症状（高血压、心动过速以及心律失常）、胃肠道蠕动减弱、瞳孔散大、出汗以及高热。

A. 治疗：可以采用催吐、洗胃、活性炭吸附或者使用导泻剂。也可以使用吩噻嗪或地西泮治疗。酸化尿液利于苯异丙胺的排出。

2）戒断症状 过量使用苯异丙胺的突然戒断症状包括嗜睡、有自杀倾向的抑郁症、食欲和体重增加。

3）麻醉管理 长期应用苯异丙胺的慢性病患者（发作性睡眠症、注意力缺陷障碍症）择期手术前不应停药。急性中毒患者的急诊手术，应注意苯异丙胺的作用包括高血压、心动过速、高热以及对吸入性麻醉药物需要量增大、颅内压升高以及心搏骤停。术中应首选直接作用于血管的升压药物如去氧肾上腺素来维持血压，因为间接作用的药物如麻黄碱的升压效果会由于苯异丙胺具有消耗儿茶酚胺的作用而有所减弱。

8. 致幻剂

麦角酸二乙胺（LSD）和苯环己哌啶是最常被吸食的致幻剂。目前还没有发现任何药物依赖或者戒断症状。这类药物的作用效应包括视觉、听觉和触幻觉以及对周围环境与肢体产生错觉。此外还有拟交感神经症状包括瞳孔散大、体温升高、高血压和心动过速。

1）过量 往往不致命。应将患者置于安静的环境中，尽量减少外界刺激。苯二氮䓬类药物有效。通常会采用支持疗法（包括气道管理、机械通气、控制惊厥以及对症处理交感神经系统的高反应性）。利尿并酸化尿液可加速苯环己哌啶的排出但会增加液体超负荷以及电解质紊乱的危险，尤以低钾血症最为危险。

2）麻醉管理 患者常伴发恐慌症状，并且会出现剧烈的拟交感神经兴奋的症状。可给予苯二氮䓬类药物进行控制。

9. 大麻

滥用大麻可以产生嗜睡、镇静、心动过速、直立性低血压和支气管炎（由于烟熏所致）。

1）麻醉管理 目前已知四氢大麻酚会对心脏、肺和中枢神经系统产生作用。动物实验表明大麻可以延长巴比妥类药物和氯胺酮的镇静催眠时间，也可以增强阿片类药物的呼吸抑制作用。

10. 三环类抗抑郁药物过量

三环类抗抑郁药物过量是药物摄入过量致死的常见原因。症状类似于抗胆碱能效应［谵妄、发热、心动过速、瞳孔散大、皮肤潮红、肠梗阻、尿潴留、心血管毒性等（心动过速、PR 间期延长、QRS 和 QTc、室性心律失常、心肌抑制），以及癫痫发作］。心律失常危及生命的风险常可持续数天之久。

1）治疗 如果环类抗抑郁药物还在上消化道内可以采取洗胃和活性炭治疗。由于存在误吸的风险所以不建议采用催吐法。碱化血浆是首选措施，可以增加与药物结合的蛋白量进而减少游离活性药物。静点碳酸氢钠或者过度通气以使得血液 pH 值介于 7.45 至 7.55 之间，治疗终点包括 QRS 波群缩窄或者心律失常消失。利多卡因也可以用于治疗心律失常。如果发生了尖端扭转型室速应补充镁剂。还需要给予血管升压药以维持循环稳定。地西泮用于控制惊厥发作。血液透析对环类抗抑郁药过量的治疗效果很差。

11. 水杨酸过量

症状和体征包括耳鸣、恶心、呕吐、发热、惊厥、迟钝、低血糖、脑脊液中糖浓度下降、凝血紊乱、肝衰竭和对呼吸中枢的直接刺激。在服用阿司匹林过量后 24 小时内很容易发生非心源性肺水肿。

1）初治 包括洗胃及应用活炭、给予葡萄糖以增加其脑脊液浓度、给予碳酸氢钠以增加 pH 到 7.45 或 7.55（碱化尿液可以有效增加肾脏对水杨酸的排泄），如果遇到致死剂量的水杨酸中毒（100 mg/dl）及难治性酸中毒、昏迷、惊厥、容量超负荷以及肾衰竭则可以采用血液透析。

12. 对乙酰氨基酚过量

1）治疗 活性炭可以增加药物吸附。在服用后 4 小时内测量血浆中对乙酰氨基酚浓度并描记于 Rumack-Matthew 绘图仪上，可以评估患者的肝毒性。所有可能、可疑或不明服用时间的患者都应先使用乙酰半胱氨酸来解救，后者通过谷胱甘肽与 N-乙酰苯唑喹啉亚基连接，可以增强与对乙酰氨基酚的结合能力。所以只要在服药后 8 小时内给予 N-乙酰半胱氨酸就可以 100%有效地预防患者的肝毒性损伤。

中毒

Ⅰ. 甲醇

甲醇常见于涂料清除剂、汽油防冻剂、玻璃清洗剂以及露营燃料等。可通过乙醇脱氢酶降解为甲醛和甲酸，导致阴离子间隙性酸中毒。毒性作用多发生于视网膜、视神经以及中枢神经系统。

1. 治疗

包括支持治疗以及气道管理。静脉给予乙醇可降低甲醇的代谢。另外，甲吡唑可以特异性抑制乙醇脱氢酶。血液透析可以治疗难治性的酸中毒和视力损害。

Ⅱ. 乙二醇

乙二醇常见于防冻液、除冰剂以及多种工业溶剂中。

1. 治疗

过量中毒后的治疗方法与甲醇中毒类似。可以通过给予乙醇或者甲吡唑来抑制毒性产物的形成。硫胺素、维生素 B_6 以及足量的钙剂补充也可以用来逆转乙二醇中毒导致的低钙血症。当然紧急情况下也可以采用血液透析对症处理。

Ⅲ. 有机磷杀虫剂、氨基甲酸酯类杀虫剂和有机磷酸酯类

有机磷杀虫剂、氨基甲酸酯类杀虫剂和有机磷酸酯类（“神经毒性化学制剂”）常常被用来进行化学武器的研制。这些都可以抑制乙酰胆碱酯酶的活性，继而导致胆碱能药物作用极大增强。杀虫剂和其他神经毒性化学制剂中毒的临床表现取决于其被人体吸收的途径，而其中最严重的是吸入途径（**表 22-17**）。

表 22-17　有机磷中毒的临床表现

毒蕈碱效应	**烟碱效应**
大量分泌物	骨骼肌肌束震颤
流涎	肌无力
流泪	肌肉麻痹
出汗	
支气管黏液	**中枢神经系统效应**
鼻漏	惊厥
支气管痉挛	昏迷
瞳孔缩小	中枢性窒息
蠕动亢进	
心动过缓	

1. 治疗

主要包括三个关键的步骤：即刻给予抗胆碱药物以中和急性胆碱能危象；随后给予肟类药物以恢复乙酰胆碱酯酶的活性；另外还需要采用抗惊厥药物预防和治疗癫痫发作（**表 22-18**）。

表 22-18　有机磷中毒治疗的临床要点

逆转有机磷中毒后出现的急性胆碱能危象
每 5～10 分钟静注 2 mg 阿托品直至出现呼吸恢复迹象
复苏乙酰胆碱酯酶的功能
解磷定 600 mg 静注
预防/治疗惊厥
需要时给予地西泮或者咪达唑仑
支持治疗

Ⅳ. 一氧化碳（CO）中毒

1. 病理生理

CO 会与氧气竞争并结合于血红蛋白，并使氧合血红蛋白离解曲线左移，导致血红蛋白在组织中释放氧气的能力下降（**图 22-1**）。CO 也损害机体的氧化代谢功能，增加氧化亚氮浓度，引起大脑脂质过氧化，产生氧自由基，并影响其他代谢方面的改变继而产生神经和心脏毒性。CO 对婴儿的毒性更大，因为其结合胎儿血红蛋白的能力更强。

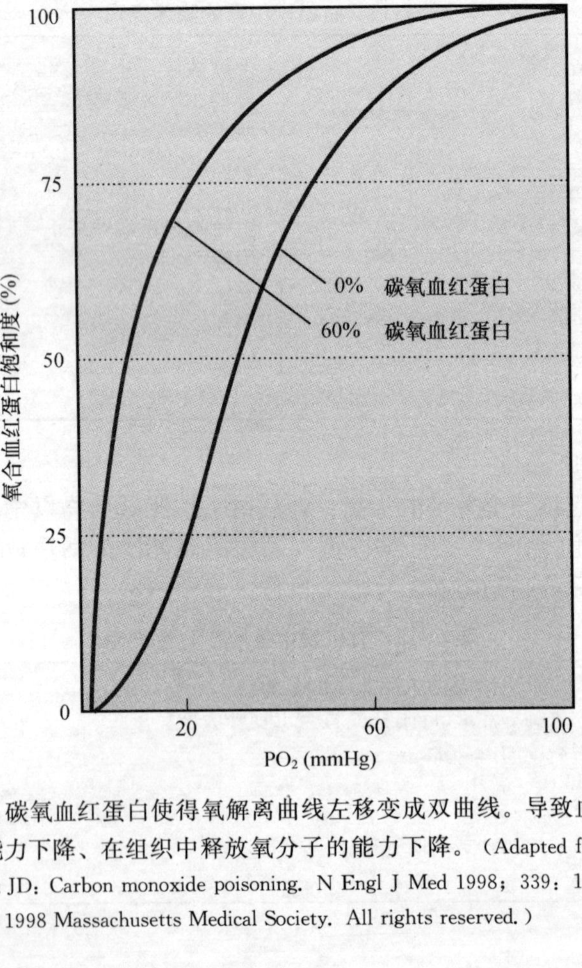

图 22-1 碳氧血红蛋白使得氧解离曲线左移变成双曲线。导致血红蛋白的携氧能力下降、在组织中释放氧分子的能力下降。（Adapted from Ernst A，Zibrak JD：Carbon monoxide poisoning. N Engl J Med 1998；339：1603-1608. Copyright 1998 Massachusetts Medical Society. All rights reserved.）

2. 体征和症状

体征和症状包括头痛、恶心、呕吐、无力、精力不集中、思维混乱、晕厥以及癫痫发作。低氧血症导致的心输出量增加可能会导致心绞痛、心律失常以及肺水肿等症状出现。持续性或者迟发型神经损害(诸如认知功能障碍、记忆力下降、癫痫发作、人格改变、帕金森症、痴呆、缄默症、失明以及严重精神病）往往在患者从急性 CO 吸入中毒症状恢复以后才出现。

3. 诊断

如果怀疑患者为 CO 中毒，需要监测血清中碳氧血红蛋白的浓度，此时 SpO_2 数值可能误导治疗。

4. 治疗

包括让患者迅速远离 CO 环境、即刻吸氧、并采取积极的支持治疗：气道管理、维持血压、尽力保持心血管系统稳定。氧疗可以通过竞争性结合血红蛋白以缩短 CO 消除半衰期并可改善组织氧合。高压氧疗可以加速 CO 消除，适用于已出现昏迷或者神经功能异常的患者，通常这类患者的碳氧血红蛋白浓度高于 40％，在孕妇中该浓度一般高于 15％。

23

妊娠期疾病

（赵 东译 张联峰校）

Ⅰ. 妊娠期的生理改变

1. 一般生理改变（表 23-1）

表 23-1 妊娠期的生理改变

参数	平均变化水平（与孕前相比）(%)
血管内液	+35
血浆容量	+45
红细胞容量	+20
心排出量	+40
每搏输出量	+30
心率	+15
外周循环	
收缩压	无变化
全身血管阻力	−15
舒张压	−15
中心静脉压	无变化
股静脉压	+15
分钟通气量	+50
潮气量	+40
呼吸频率	+10
动脉血氧分压（PaO_2）	+10 mmHg
动脉血二氧化碳分压（$PaCO_2$）	−10 mmHg
动脉血 pH（pHa）	无变化
肺总容量	无变化
肺活量	无变化

续表

参　数	平均变化水平（与孕前相比）（%）
功能残气量	－20
呼气储备容量	－20
残气量	－20
气道阻力	－35
耗氧量	＋20
肾血流量和肾小球滤过率	－50
血清胆碱酯酶活性	－25

2. 特殊生理改变

1）下腔静脉受压　大约10％的产妇在仰卧位时，因为增大的子宫压迫下腔静脉，会发生仰卧位低血压综合征。让患者侧卧位或者将子宫向左侧移位可以改善此种情况。

2）呼吸系统黏膜血管扩张　血管扩张引起鼻黏膜、口咽部、咽喉部和气管水肿。气道操作可能会引起出血和远期水肿。

3）食管下段括约肌张力下降　与胃向上移位以及黄体激素引起的肌肉松弛有关。

4）胰岛素抵抗　胎盘催乳素的分泌引起胰岛素抵抗。

5）高凝状态　妊娠期血小板数量增加、功能增强，使孕妇处于高凝状态。

3. 麻醉管理要点

1）麻醉诱导与苏醒　产妇的麻醉诱导会比普通患者快，因为产妇的分钟通气量增加，功能残气量下降，挥发性麻醉药的MAC值下降。

2）致畸性　很少研究表明麻醉剂量的麻醉药或镇静药对人类有致畸作用。

A. 地西泮：一些研究发现在妊娠前三个月应用大剂量地西泮可能会引起腭裂；而为了缓解围术期焦虑应用的医疗剂量的苯二氮䓬类药物是安全的。

B. 氧化亚氮：在动物实验中，发现某些极端情况下氧化亚氮有致畸作用，而在人体临床实践中不可能复制类似情况。

3）避免胎儿宫内窘迫　保持产妇的动脉氧分压、动脉二氧化碳分压正常（母亲碱中毒会导致子宫血管收缩和氧离曲线左移，向胎儿释放的氧气减少）和足够的子宫血流（避免低血压、碱中毒和子宫激惹状态）。

4）早产 如果孕妇要接受手术，术中和术后时期都容易诱发早产。因此，在术前和术后必须要监测其宫缩和胎心情况。

4. 产科麻醉

1）分娩和生产过程中区域阻滞镇痛技术 在分娩的第一产程，疼痛主要为内脏痛，由脊神经的 T_{10}～L_1 节段支配。在第二产程，疼痛主要为躯体痛，由脊神经的 S_2～S_4 节段经由阴部神经支配。在分娩早期应用局部镇痛不会增加剖宫产的概率；而且与全身镇痛相比较，还可能会缩短产程。

2）腰段硬膜外镇痛（详见表 23-2，硬膜外麻醉药物的选择） 必须确认硬膜外管是在硬膜外腔，而非在血管内或蛛网膜下腔。通常首先向硬膜外管推注试验剂量的药物，包括局麻药和肾上腺素 15 μg。如果患者出现心动过速或者高血压，提示可能为药物入血。如果麻醉效果迅速出现，则提示硬膜外管误入蛛网膜下腔。为了纠正低血压，可以给予小剂量麻黄碱（5～10 mg 静脉注射）或者去氧肾上腺素（20～100 μg 静脉注射）。

表 23-2 硬膜外分娩镇痛

推注 10ml	持续给药	
	局部麻醉药 +	阿片类药物
0.125%布比卡因＋吗啡 10 μg/ml	布比卡因 0.0625%～0.125%	吗啡 3 μg/ml
0.125%布比卡因＋芬太尼 5 μg/ml	布比卡因 0.0625%～0.125%	芬太尼 2 μg/ml
0.125%布比卡因＋舒芬太尼 1 μg/ml	布比卡因 0.0625%～0.125%	舒芬太尼 2 μg/ml
（罗哌卡因也可以与阿片类药物一起按上述方法应用）	（罗哌卡因 0.075%～0.125%）	（同上任意药物）

3）腰硬联合镇痛（combined spinal-epidural analgesia，CSE） 分娩镇痛方法除了硬膜外镇痛外，也可以选择腰硬联合镇痛。其优点

是镇痛效果起效快，可信度高，产程进展快时麻醉能迅速起效，运动阻滞较轻。蛛网膜下腔给予小剂量阿片类药物（如芬太尼 12.5～25 μg，或舒芬太尼 5～10 μg）起效很快（约 5 分钟），并能完全消除第一产程的疼痛。腰硬联合镇痛的缺点是麻醉操作复杂并且易引起腰穿后头痛。

4）剖宫产手术的麻醉 硬膜外分娩镇痛可以通过改变药物剂量和浓度中转成剖宫产手术的麻醉。蛛网膜下腔给予重比重的布比卡因溶液可以达到可信的麻醉效果，通常会加入一些吗啡或者哌替啶来进行术后镇痛。全麻一般用于紧急情况，或者产妇有椎管内麻醉禁忌证。

A. 有效性：美国妇产科学会和美国麻醉医师协会一致认为：在决定手术结束分娩之后，医院要有能力在 30 分钟之内开始剖宫产手术，尽管不是所有的剖宫产手术都必须要 30 分钟那么短的反应时间。

B. 产妇的麻醉风险（**表 23-3**）：麻醉相关的产妇死亡中，四分之三是由肺部误吸和插管失败引起。提前给予 H_2 受体拮抗剂，应用非特异性抗酸药物、甲氧氯普胺或法莫替丁，可以起到预防的作用。尽量避免应用全身麻醉，如果必须进行全麻，一定要压迫环状软骨，并进行气管内插管。产妇气管内插管失败的发生率是普通手术人群的十倍。

表 23-3 产妇麻醉的高危因素

肥胖	颜面、口腔或牙齿畸形
面部和颈部水肿	甲状腺肥大
身材过于矮小	肺部疾病
张口困难	心脏疾病
颈部关节炎/颈部过短/小下颌	

Ⅱ. 妊娠高血压综合征（pregnancy induced hypertension，PIH）

PIH 过去被统称为妊娠期毒血症，包括一系列功能紊乱的状态：妊娠期高血压（无蛋白尿的高血压）、先兆子痫（有蛋白尿的高血压）和子痫。

1. 妊娠期高血压

妊娠期高血压是指在妊娠最后几周或者产后即刻发生的体循环性

高血压，不伴有蛋白尿或者水肿。

2. 先兆子痫

先兆子痫是发生于妊娠20周之后的一系列综合征，表现为系统性高血压、蛋白尿和全身性水肿（**表23-4**）。体循环血压高于140/90 mmHg合并尿蛋白>2 g/d就可以诊断先兆子痫。体循环血压高于160/110 mmHg合并尿蛋白>5 g/d可以诊断为重度先兆子痫（**表23-5**）。

表23-4 先兆子痫的临床表现和并发症

系统性高血压	HELLP综合征（溶血、肝酶升高、血小板减少）
充血性心力衰竭	弥散性血管内凝血
胶体渗透压降低	蛋白尿
肺水肿	少尿
低氧血症	急性肾小管坏死
喉头水肿	上腹痛
脑水肿（头痛、视觉障碍、意识状态改变）	子宫血流量减少
癫痫大发作	胎儿宫内生长受限
脑出血	早产
血容量不足	胎盘早剥

表23-5 重度先兆子痫的诊断标准

蛋白尿≥5 g/24 h	右上腹痛
少尿	脑功能障碍
肺水肿	血小板减少
肝功能异常	

1）病因（图23-1） 先兆子痫是一种影响全身多个器官系统的综合征。它的起因是胎盘功能异常导致胎盘缺血并释放一些因子引起全身血管内皮细胞损伤，进而导致全身多器官功能障碍。

2）体征 先兆子痫的临床表现主要有高血压、血管内容量减少、心功能衰竭、肺水肿、视觉障碍、头痛、惊厥、少尿、血小板减少和胎盘功能不良。肝功能异常可能单独出现，或者出现在HELLP综合征中（详见“HELLP综合征”部分）。

3）治疗 确定性的治疗方法是结束妊娠。如果是轻度先兆子痫且胎儿尚未足月，建议行保守治疗。患者卧床休息并定期监测直至达

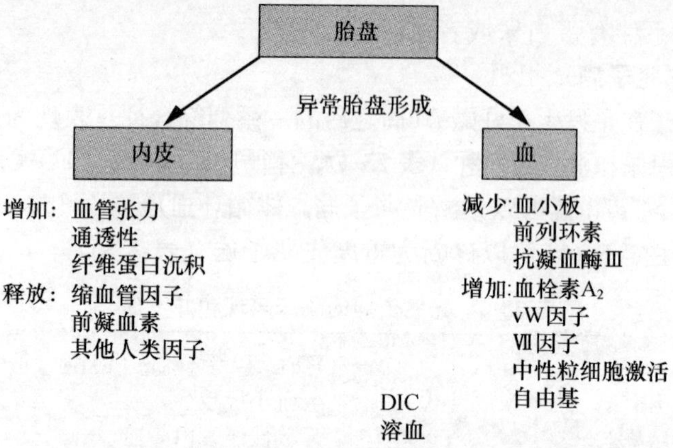

图 23-1 妊娠期高血压疾病（先兆子痫）最初的改变是胎盘缺血。DIC：弥散性血管内凝血。（Adapted from Mushambi MC，Halligan AW，Williamson K：Recent developments in the pathophysiology of pre-eclampsia. Br J Anaesth 1996；76：133-148. © The Board of Management and Trustees of the British Journal of Anaesthesia.）

到妊娠 37 周，除非孕妇或胎儿的情况发生恶化。治疗方法包括：硫酸镁预防惊厥，抗高血压治疗（肼屈嗪、拉贝洛尔、硝苯地平）和液体复苏治疗（**表 23-6**）。有必要进行有创动脉压和中心静脉压监测。

表 23-6 先兆子痫的治疗

维持舒张压＜110 mmHg
肼屈嗪 5～10 mg 静注，每 20～30 分钟一次
肼屈嗪 5 mg 静注后，以 5～20 mg/h 的速度静脉持续输注
拉贝洛尔 50 mg 静注或者 100 mg 口服
拉贝洛尔 20～160 mg/h 静脉持续输注
硝酸甘油 10 μg/min 静点，一边滴定一边观察反应
硝酸甘油 0.25 μg/(kg·min) 静点，一边滴定一边观察反应
非诺多泮，初始剂量为 0.1μg/(kg·min) 静注，每次增加 0.05～0.2 μg/(kg·min)，直到达到预期降压效果；平均剂量为 0.25～0.5 μg/(kg·min)
预防癫痫发作：
硫酸镁 4～6 g 静注，之后以 1～2 g/h 的速度静脉持续输注（目标是维持血浆镁离子浓度在 2.0～3.5 mEq/L）
监测镁中毒：
镁离子浓度在 4.0～6.5 mEq/L，患者出现恶心、呕吐、复视、嗜睡和膝反射消失
镁离子浓度在 6.5～7.5 mEq/L，患者出现骨骼肌麻痹、呼吸暂停
镁离子浓度≥10 mEq/L，患者出现心搏骤停

4）预后

A. 产妇：先兆子痫和子痫引起的产妇死亡中，脑出血是最主要的原因。在分娩后24～48小时内，产妇仍可能发生惊厥或者肺水肿。所以抗惊厥治疗和抗高血压治疗要持续到分娩后48小时甚至更长。

B. 新生儿：早产的风险更高，容易发生出生胎龄过小或者药物相关的呼吸抑制。

5）麻醉管理

A. 麻醉前评估

a. 气道评估： 颜面部水肿或者喘鸣提示发生气道水肿，可能存在困难气管插管。

b. 容量评估： 先兆子痫患者容量不足，更容易在椎管内麻醉后出现低血压，但是同时此类患者也容易出现肺水肿。在施行椎管内麻醉之前，可以给予500～1000 ml的晶体液预扩容。如果患者发生肺水肿，或者存在对补液试验无反应的少尿，则是使用有创性监测的适应证。难治性高血压，尤其是需要静脉持续输注降压药物的情况，是有创动脉压监测的适应证。

c. 实验室检查评估： 首先要进行全血细胞检查：血细胞比容升高提示容量不足；血小板数量低于$7\times10^4/mm^3$提示发生硬膜外血肿的风险增高。如果患者血小板数目在$(7\sim10)\times10^4/mm^3$之间，需要进行血小板功能检查来评估是否可以采用椎管内麻醉。肝功能、血尿素氮和肌酐水平的检查也很重要，可以了解患者先兆子痫的严重程度以及是否有HELLP综合征。

B. 分娩镇痛： 不伴有胎儿宫内窘迫的妊高征患者可以选择经阴道分娩。在没有禁忌证的情况下，硬膜外镇痛是分娩镇痛的首选方法，因为其可以降低产妇儿茶酚胺水平并使产妇的血压更容易控制。由于产妇血管系统对儿茶酚胺水平高度敏感，所以应避免在局部麻醉药内加入肾上腺素。

C. 剖宫产手术的麻醉

a. 全身麻醉： 先兆子痫患者采用全身麻醉的适应证有：凝血功能异常、败血症或产妇拒绝椎管内麻醉。麻醉风险包括潜在的困难气管插管、误吸、非去极化类肌松药高度敏感、对喉镜暴露以及气管插管操作产生异常的高血压反应以及胎盘血流异常。在麻醉诱导前，必须要进行扩容治疗并控制血压，可以使用肼屈嗪（麻醉诱导前 10～15 分钟静注 5～10 mg）、拉贝洛尔（麻醉诱导前 5～10 分钟静注 10～20 mg）或者硝酸甘油（麻醉诱导前静注 1～2 μg/kg）来抑制直接喉镜暴露所引起的高血压反应。

b. 蛛网膜下腔麻醉： 尽管从理论上讲蛛网膜下腔麻醉易导致严重的低血压，所以通常不推荐用于先兆子痫患者的麻醉，但是实际手术过程中发现，蛛网膜下腔麻醉与硬膜外麻醉所引起的产妇血压下降的幅度大致相当。同硬膜外麻醉一样，在进行蛛网膜下腔麻醉之前，必须要给产妇扩容。

3. HELLP 综合征

先兆子痫进展到严重阶段的一系列综合征称为 HELLP 综合征，表现为溶血（hemolysis，H）、肝转氨酶升高（elevated liver transaminase enzymes，EL）和血小板数量减小（low platelet counts，LP）。加上先兆子痫的一些其他特征，HELLP 综合征的患者还会有胸口痛、上腹部压痛和黄疸。患者有发生弥散性血管内凝血（DIC）的风险，妊娠期和围产期死亡率均升高。

1）治疗 HELLP 综合征的确定性治疗方法是结束妊娠，通常采用剖宫产手术。

2）麻醉管理 因为产妇有凝血功能异常，禁忌应用椎管内麻醉。选用药物时要慎重，需要考虑到肝、肾功能不良会影响药物的清除、代谢和排出。

4. 子痫

先兆子痫的基础上发生惊厥，称为子痫。产妇死亡率约为 10%。子痫患者的管理主要在于控制惊厥（气道支持，吸氧，应用硫喷妥钠、苯二氮䓬类药物或者硫酸镁抗惊厥治疗）和防止患者发生吸入性肺炎。惊厥后出现单侧的神经系统体征多提示发生了颅内出血。

Ⅲ. 产科并发症

产科并发症包括产科出血、羊水栓塞、子宫破裂、剖宫产术后的阴道分娩（vaginal birth after cesarean delivery，VBAC）、胎位异常和多胎。

1. 产科出血（表 23-7）

表 23-7 妊娠末三个月阴道出血的鉴别诊断

参数	前置胎盘	胎盘早剥	子宫破裂
症状和体征	无痛性阴道流血	腹痛 少量出血或者完全没有出血 子宫刺激症状 休克 急性肾功能衰竭 胎儿窘迫	腹痛 阴道痛 先露回缩 胎心消失/胎心减慢 血流动力学不稳定
诱因	高龄	多产 高龄 吸烟 可卡因滥用	既往子宫瘢痕
	多产	子宫异常 下腔静脉压迫 慢性系统性高血压	急产导致子宫负荷过大 头盆不称 多产 羊水过多

1）前置胎盘 前置胎盘分为三种类型。胎盘组织覆盖整个宫颈内口，称为完全性前置胎盘；胎盘组织部分覆盖宫颈内口，称为部分性前置胎盘；胎盘组织紧邻宫颈内口但是没有覆盖宫颈内口，称为边缘性前置胎盘。完全性或部分性前置胎盘的产妇必须行剖宫产手术、开放粗管径静脉通道并立即进行交叉配血。

2）植入胎盘 胎盘组织植入子宫肌层称为植入胎盘。在分娩结束后要剥离胎盘时可能发生大出血。大多数情况下需要行开腹子宫切除术。应该建立粗管径静脉通道并准备足够的配血。

3）胎盘早剥 胎盘早剥会导致严重的大失血、胎儿窘迫或者胎死宫内、凝血功能异常以及急性肾功能衰竭。确定性的治疗方法是立刻进行剖宫产手术，取出胎儿和胎盘。麻醉管理方法与前置胎盘大致相同。因为易发生大出血和 DIC，需要准备足够的血液制品。

4）产后出血

A. 子宫收缩乏力：治疗方法是静脉给予缩宫素以促进子宫收缩。

也可以静脉或肌内注射甲基麦角新碱或子宫内注射甲基前列腺素（米索前列醇）。极少数情况下可能需要紧急行子宫切除术。

5）胎盘滞留 在椎管内麻醉下，可以尝试徒手取出滞留的胎盘。在有适应证的前提下，可以静脉注射小剂量的硝酸甘油（需要时单次注射 40 μg）使子宫舒张。

2. 羊水栓塞

羊水栓塞是一种罕见而严重、可以危及生命的分娩并发症，表现为突发性的呼吸困难、低氧血症、发绀、惊厥、意识丧失以及与失血量不相符的低血压，同时伴有胎儿窘迫。凝血异常、DIC 伴有出血可能是表现出来的唯一症状。治疗方法包括气管内插管，100%纯氧机械通气，给予缩血管药物和纠正凝血。尽管采用了最积极的治疗手段，羊水栓塞的死亡率仍然高于 80%。

3. 子宫破裂

患者表现为剧烈的腹部疼痛（通常放射至肩部）、低血压和胎心消失。治疗方法为立刻进行剖宫手术取出胎儿，修复子宫或行子宫切除术。

4. 剖宫产术后的阴道分娩（VBAC）

既往剖宫产手术的次数越多，子宫破裂的风险越高。美国妇产科医院和美国麻醉医师协会共同建议：如果既往有剖宫产手术史的患者要尝试阴道分娩，包括产科医生、麻醉医生和手术室工作人员在内的所有人员都要随时做好可以立刻行剖宫产手术的准备。

1）麻醉管理 硬膜外镇痛对于 VBAC 患者是理想的分娩镇痛方法。大约 60%～80%的 VBAC 患者最后接受了剖宫产手术，而硬膜外镇痛可以迅速转化为手术中的硬膜外麻醉。

5. 胎位异常和多胎

1）臀先露 臀先露阴道分娩增加产妇发病率（宫颈裂伤、会阴损伤、胎盘滞留或大出血导致休克）和新生儿发病率及死亡率。首选的分娩方式是择期行剖宫产手术。如果要进行阴道检查，需要给予充分的会阴部麻醉（3%二氯普鲁卡因硬膜外给药或者全身麻醉），并且检查动作要尽量迅速。

2）多胎妊娠 所有的三胎及以上妊娠均必须行剖宫产手术。对于双胎妊娠，要根据双胎的胎位来选择分娩方法。如果双胎均是头位，可以尝试阴道分娩。如果有一胎为臀位，建议行剖宫产手术。

A. 麻醉要点：需要注意此类患者功能残气量更大，仰卧位综合征更常见，产后出血风险更高。

Ⅳ. 并存疾病

1. 心脏病

1）循环改变和并存的心脏疾病 由于妊娠和分娩会加重心脏负荷，所以可能导致既往存在基础疾病的心血管系统进入失代偿状态。胎儿娩出时，主动脉到下腔静脉之间的压迫被解除，更加重了心脏的负荷。在孕前静息状态或低于日常活动状态下有心脏不适症状的患者中，有将近 50%在妊娠过程中可发展为充血性心力衰竭。硬膜外镇痛可以减少在分娩过程中因疼痛或焦虑引起的心输出量增加所带来的副作用。对于没有心脏不适症状的患者，不必要进行有创性监测，除非产妇有肺动脉高压、右向左分流或者主动脉缩窄。产痛和分娩过程中的血流动力学变化会持续到产后的一段时间，所以有创性心功能监测要持续到分娩后 48 小时。

2）二尖瓣狭窄 二尖瓣狭窄患者肺水肿、房颤及阵发性房性心动过速的发生率升高。硬膜外镇痛可以减轻疼痛引起的产妇心率快和心输出量增加所带来的副作用。会阴部镇痛防止产妇过分向下加压用力，从而减少 Valsalva 动作影响静脉回流所带来的副作用。如果要进行剖宫产手术，可以采用全身麻醉或者椎管内麻醉。

3）二尖瓣反流 二尖瓣反流的患者通常可以很好地耐受妊娠。推荐采用硬膜外镇痛方法来进行分娩镇痛，因为其可以减轻疼痛引起的外周血管收缩，帮助维持左心室前向的搏出量。

4）主动脉瓣反流 主动脉瓣反流患者通常妊娠期间很平顺，只有少数严重病例会发生充血性心力衰竭。如果同时伴有二尖瓣反流，推荐采用硬膜外镇痛作为分娩镇痛。如果需要行剖宫产手术，也可以使用全麻。

5）主动脉瓣狭窄 孕前无症状的产妇在妊娠和分娩期的风险并没有增加。此类患者在全身血管阻力突然下降时，更易出现心脏每搏输出量减少和低血压。如果行椎管内麻醉，最好采用单纯硬膜外的方法，让麻醉或镇痛的效果缓慢起效。如果计划行剖宫产手术，也可以使用全麻。

6）法洛四联症 妊娠会增加法洛四联症患者的发病率和死亡率。要谨慎应用椎管内麻醉，因为其外周交感神经系统阻滞作用有引起血压下降的风险。如果要进行剖宫产手术，建议采用全身麻醉。最好进行有创性监测，包括动脉压和心脏充盈压的持续监测。

7）艾森曼格综合征 艾森曼格综合征表现为伴有肺动脉高压的闭塞性肺血管疾病、右向左分流和低氧血症。如果心脏功能不能很好地代偿或者纠正，那么患者耐受妊娠的能力很差，产妇死亡率能达到30%左右。

A. 麻醉要点

a. 分娩镇痛：所有能够导致全身血管阻力下降（低血压、血管舒张）和肺血管阻力升高（高碳酸血症、低氧血症加重）的事件都是有害的。必须严格避免气体进入输液管道，因为形成气栓的风险很高。如果应用硬膜外镇痛，要尽量减少全身血管阻力的下降。最好不要在局部麻醉药中加入肾上腺素，但是在产程早期可以硬膜外腔应用阿片类药物。

b. 剖宫产手术分娩：通常推荐采用全身麻醉。应用抗生素以预防感染性心内膜炎。因为右向左分流的原因，手臂到大脑的循环速度加快，静脉给药的起效时间缩短。避免应用氧化亚氮，因为其可能会增加肺血管阻力。正压通气可以减少静脉回流。此类患者具有进行有创动脉压和心脏充盈压监测的适应证，因为右心室比左心室更容易发生功能障碍，所以右房压的监测最为重要。

8）主动脉缩窄 在分娩过程中，主动脉缩窄患者易发生急性左心衰。分娩阵痛引起的心率增快和心肌收缩力增强容易诱发主动脉夹层。剖宫产手术时推荐采用全身麻醉。所有病例均要进行有创动脉压和心脏充盈压的监测。

9）原发性肺动脉高压 阵痛和分娩过程中的疼痛会引起肺血管阻力增加并减少静脉回流。硬膜外镇痛有助于预防疼痛引起的肺血管阻力增高。低浓度的局部麻醉药加上阿片类药物可以减少全身血管阻力的下降。最好不采用蛛网膜下腔麻醉，因为其有可能引起全身血管阻力突然下降。辅助给氧和异丙肾上腺素可以帮助减轻肺血管阻力。此类患者有进行有创血流动力学监测的指征。产妇的死亡率在50%以上，通常是由于在分娩过程中或产后早期发生了心力衰竭。

10）妊娠期心肌病 通常表现为妊娠末期或产后6周内的左室功能衰竭，具体病因尚不清楚。围产期心肌病的治疗与非妊娠患者扩张型心肌病的治疗大致相同，只有血管紧张素转化酶抑制剂的应用是例外，非妊娠患者常规应用此药以减轻心脏后负荷，而对于孕妇此药是禁忌，多应用硝酸甘油或者硝普钠来替代。

A. 麻醉管理：通常要进行有创的血流动力学监测。静脉给予硝酸甘油或硝普钠（减轻心脏前、后负荷）、多巴胺或多巴酚丁胺（支持心脏的收缩性）可以纠正分娩过程中的心脏失代偿状态。尽早应用硬膜外镇痛可以减轻阵痛引起的心脏应激。如果需要进行剖宫产手术，在进行有创容量监测的前提下可以应用硬膜外或者蛛网膜下腔麻醉。如果需要进行全身麻醉，推荐应用大剂量阿片类药物，此时新生儿可能发生呼吸抑制，要有相关的新生儿复苏急救人员做好准备。

2. 糖尿病

妊娠期母体呈胰岛素抵抗状态。如果孕妇体内不能生成足够多的胰岛素来代偿，则会发生妊娠期糖尿病。孕前合并有糖尿病的患者在妊娠期需要分泌更多的胰岛素。体内低血糖时易发生糖尿病酮症酸中毒。

1）诊断 如果常规的1小时糖耐量检查结果异常，则要进行3小时糖耐量检查，如果结果仍然异常，则诊断为妊娠期糖尿病（**表23-8**）。

表23-8 妊娠期间糖尿病的White分级

分级	定义
A_1	饮食可以控制的妊娠期糖尿病
A_2	需要胰岛素控制的妊娠期糖尿病
B	孕前存在的糖尿病，无并发症（持续时间<10年或者发病时年龄>20岁）
C	孕前存在的糖尿病，无并发症（持续时间10～19年或者发病时年龄在10～19岁）
D	孕前存在的糖尿病（持续时间>20年或者发病时年龄<10岁）
F	孕前存在的糖尿病伴有肾病
R	孕前存在的糖尿病伴有视网膜病变
T	孕前存在的糖尿病，肾移植术后
H	孕前存在的糖尿病伴有心脏疾病

2）治疗 治疗目标是控制血糖在50～120 mg/dl。糖尿病酮症酸中毒的治疗原则与非妊娠病人相同。对于妊娠期糖尿病的患者，首先要进行饮食控制。如果不能达到理想的血糖水平，则要应用胰岛素。

3）胎儿监护 在妊娠的最后三个月，从孕28周开始，每周要进行两次无应激试验（NST）。若 NST 试验结果为“无反应”，从胎儿生物物理角度而言，需要确定分娩时机与分娩方式。通常会采用择期引产的方法，以降低母体糖尿病所引起的新生儿并发症的风险。

4）糖尿病对胎儿的影响 胎儿容易出现畸形、胎死宫内或死产、巨大儿、剖宫产率增高、肩难产和分娩损伤。新生儿容易出现低血糖和呼吸窘迫。

5）麻醉管理 自主神经功能紊乱的患者在硬膜外麻醉下更容易发生低血压，因此要十分谨慎并且尽快处理。硬膜外镇痛比腰硬联合镇痛好，因为如果要中转剖宫产手术，硬膜外镇痛的患者可以通过硬膜外管给药，从而降低应用全麻的可能性。

3. 重症肌无力

在整个妊娠和分娩过程中，要持续应用抗胆碱酯酶药物。硬膜外镇痛可以应用于阴道分娩的患者。剖宫产手术可以采用椎管内麻醉，但是需要注意并存的骨骼肌无力可能会导致麻醉过程中通气不足。新生儿重症肌无力的发生率约为 20％～30％，多为一过性，其抗胆碱酯酶治疗要持续到出生后 21 天。

4. 肥胖

肥胖患者更容易发生高血压性疾病，包括慢性高血压和先兆子痫、妊娠期糖尿病、血小板减少性疾病、异常分娩、剖宫产分娩、难产、产妇死亡、感染和困难气道。新生儿围产期风险包括巨大儿高发、分娩损伤、肩难产、胎粪误吸、神经管缺损和其他先天性畸形。

1）麻醉管理 分娩镇痛和手术麻醉都首选硬膜外麻醉方式。采用坐位比侧卧位更容易判断是否已经到达硬膜外腔。肥胖病人行剖宫产手术分娩的并发症通常为手术时间长和出血多。区域阻滞麻醉是肥胖产妇首选的麻醉方法，但是可能会出现局麻药扩散过广的情况（高位脊麻）。

5. 高龄产妇（母亲＞35 岁）

高龄产妇是产妇发病率升高的独立危险因素，其他危险因素还包括妊娠期糖尿病、先兆子痫、胎盘早剥和剖宫产分娩。高龄产妇由于妊娠合并症多以及要求剖宫产分娩率高，也是剖宫产分娩率升高的独立危险因素。麻醉管理需要特别关注其合并症。

6. 药物滥用

1）酒精滥用 如果孕妇在妊娠期每天酒精摄取量大于 3 盎司

（编者注：1 盎司≈28.3495 g），其胎儿约有三分之一会发生胎儿酒精综合征（神经活动缺乏、宫内发育迟缓和先天性畸形）。酒精滥用孕妇的麻醉要点同未妊娠酗酒者相似。

2）烟草滥用 烟草滥用与低出生率、胎盘早剥、新生儿呼吸功能障碍和新生儿猝死综合征高度相关。烟草滥用孕妇的麻醉要点同未妊娠者相同。

3）阿片类药物滥用 阿片类药物滥用的并发症包括 HIV 感染、肝炎、脓肿、心内膜炎和血栓性静脉炎。一直在接受长期阿片类药物治疗的孕妇，在整个妊娠期及产后时期的治疗都不能中断。严密观察新生儿，必要时对其戒断症状给予治疗。

4）可卡因滥用 可卡因滥用的孕妇易发生心血管系统、呼吸系统、神经系统和血液系统的并发症，同未妊娠者大致相同。在妊娠期间有可卡因滥用的孕妇发生产科并发症（自发性流产、死产、早产和胎盘早剥）的概率明显提高（**表 23-9**）。胎儿并发症包括低出生体重、胎儿宫内发育迟缓、小头畸形和未成熟产。

表 23-9 妊娠期间可卡因滥用的产科并发症

自发性流产	死产
早产	母亲高血压
胎膜早破	胎粪误吸
胎盘早剥	出生时低 Apgar 评分
急产	

A. 麻醉要点：可卡因引起的血小板减少是椎管内麻醉的禁忌证。处理麻醉中低血压时，首选去氧肾上腺素而不是肾上腺素，因为前者直接作用于相应的受体。体温升高和可卡因毒性引起的拟交感活性副作用可能与恶性高热相混淆。

Ⅴ. 胎儿评估/新生儿问题

1. 胎儿评估

1）胎心率

A. 胎心每搏变异：胎儿心率变异通常在 5～20 次/分（正常胎心

率 120～160 次/分)。低氧血症、酸中毒或中枢神经系统损伤导致的胎儿窘迫可能会引发胎心变异减少甚至消失。一些药物会导致胎心变异消失，包括苯二氮䓬类药物、阿片类药物、巴比妥类药物、抗胆碱能药物和连续硬膜外镇痛给予的局部麻醉药。

B. 早期减速：早期减速的特点是胎心减慢几乎与子宫收缩同时开始，在宫缩达到高峰时胎心减慢也达到最大程度，宫缩结束时胎心率几乎完全回到基线水平（**图 23-2**)。此种胎心减速不提示胎儿宫内窘迫。

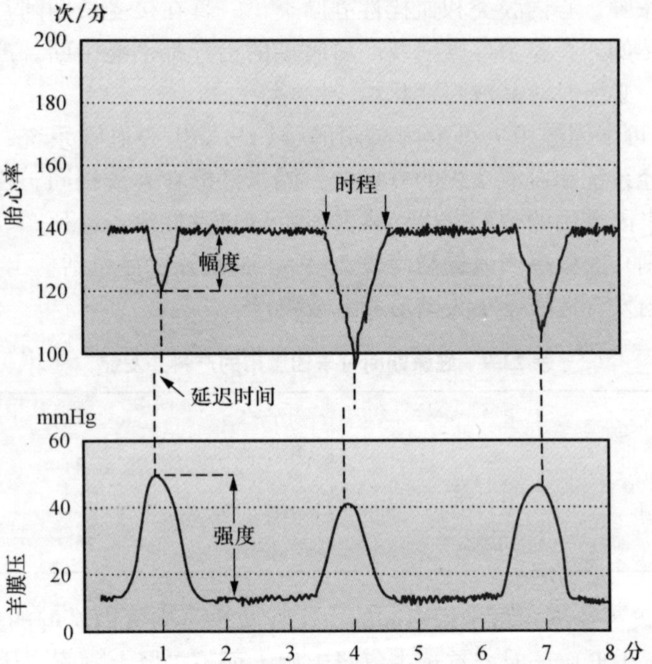

图 23-2 胎心早期减速的特点是胎心率减慢几乎与子宫收缩同时开始，只有一个很短的延迟时间。胎心率减慢最多能达到 20 次/分，发生在子宫收缩最强的时候。宫缩停止时胎心率也回到正常。早期减速由宫缩时胎儿头部受到压迫引起的迷走神经反射引起。（Adapted from Shnider SM：Diagnosis of fetal distress：Fetal heart rate. In Shnider SM [ed]：Obstetrical Anesthesia：Current Concepts and Practice. Baltimore，Williams & Wilkins，1970；197-203.）

C. 晚期减速：晚期减速的特点是在宫缩开始后约 10～30 秒胎心率开始减慢，在宫缩达到高峰之后胎心减慢才达到最大程度（**图 23-3**)。

晚期减速提示胎儿存在宫内窘迫，多是由于子宫胎盘功能不良引起胎儿心肌缺血导致。治疗方法包括让产妇左侧卧位，避免子宫压迫下腔静脉；补充血容量，如果产妇有低血压，给予麻黄碱。

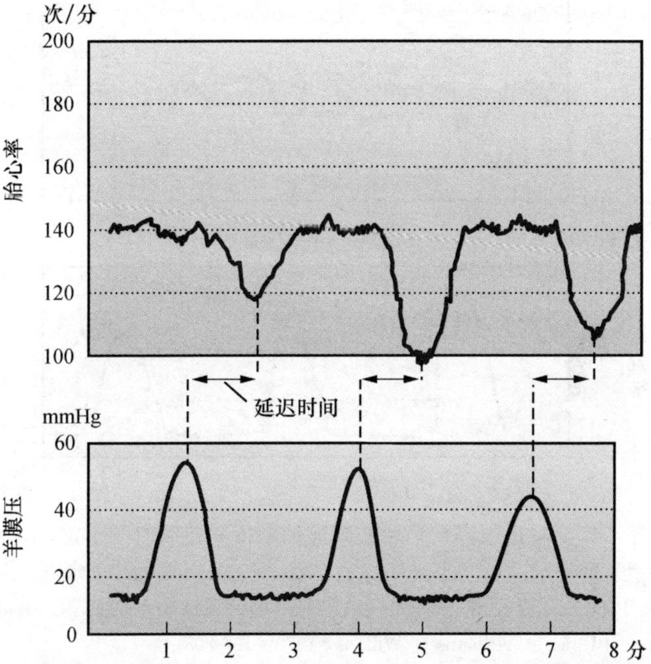

图 23-3 胎心晚期减速的特点是在子宫开始收缩之后，经过一个延迟期，胎心才开始减慢。胎心率在宫缩完全停止后才会回到正常。胎心率减慢少于 20 次/分，称为轻度晚期减速；胎心率减慢多于 40 次/分，称为重度晚期减速。胎心晚期减速提示胎儿宫内窘迫，由胎盘功能不良引起。（Adapted from Shnider SM：Diagnosis of fetal distress：Fetal heart rate. In Shnider SM [ed]：Obstetrical Anesthesia：Current Concepts and Practice. Baltimore，Williams & Wilkins，1970；197-203.）

D. 变异减速：在分娩阶段最常见的胎心变化就是变异减速。其胎心减速的幅度、持续时间及减速开始时间与宫缩之间的相关性都是不确定的（**图 23-4**）。严重的变异减速有可能持续 15～30 分钟，会导致胎儿酸中毒。变异减速由脐带受压引起，如果变异减速持续存在或者逐渐加重，则必须立刻终止妊娠。

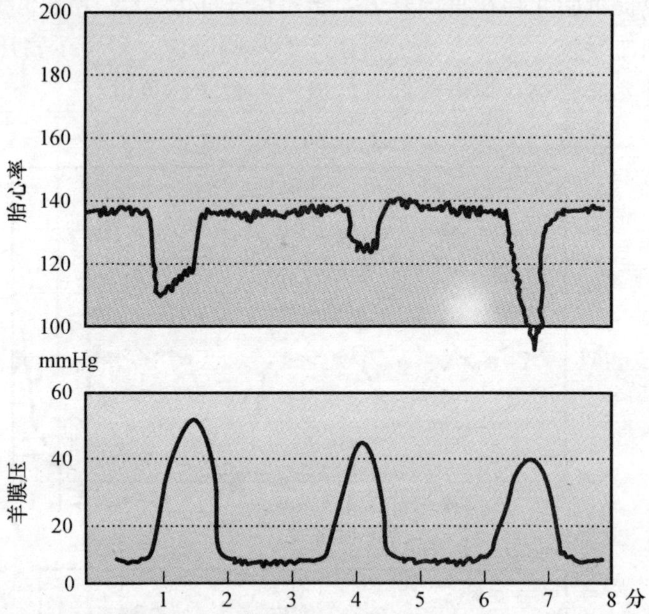

图 23-4 胎心变异减速的特点是胎心减速的幅度和持续时间不定，与宫缩没有明确的关系。变异减速与脐带受压有关。（Adapted from Shnider SM：Diagnosis of fetal distress：Fetal heart rate. In Shnider SM［ed］：Obstetrical Anesthesia：Current Concepts and Practice. Baltimore，Williams & Wilkins，1970：197-203.）

2）胎儿头皮血 pH 值 如果胎心率不正常，可以用胎儿头皮血 pH 值来评估胎儿状态。该检查能够及时发现胎儿低氧血症并及时结束妊娠。pH 值低于 7.20 提示需要立即终止妊娠。

3）胎儿脉搏氧饱和度 监测设备从宫颈口置入，放在胎儿脸颊部或颞部附近，持续监测胎儿的动脉氧饱和度。正常胎儿氧饱和度在 30%～70%，若低于 30%提示胎儿酸中毒。

4）超声检查 在产妇临产时应用超声检查可以判断胎儿先露部位，确定宫内胎儿是健康还是死亡，并能诊断胎盘早剥和前置胎盘。

2. 新生儿评估

1）Apgar 评分 在新生儿娩出后 1 分钟和 5 分钟的两个时间点，分别根据其五项生命体征进行一个数字评分，就是 Apgar 评分

（**表 23-10**）。Apgar 评分与出生后即刻新生儿的酸中毒状态有很好的相关性。Apgar 评分大于 7 分时，新生儿可能血气结果正常或者仅有轻度呼吸性酸中毒；Apgar 评分为 4～6 分时，新生儿处于中度呼吸窘迫状态；Apgar 评分小于等于 3 分时，新生儿同时存在代谢性酸中毒和呼吸性酸中毒。轻度到中度的呼吸窘迫（Apgar 评分为 3～7 分）能通过面罩吸氧来改善，也可以适当辅以正压通气。Apgar 评分小于 3 分是气管插管以及心外按压的适应证。

表 23-10 新生儿 Apgar 评分

体征	0	1	2
心率（次/分）	无	＜100	＞100
呼吸	无	浅表慢，不整	哭声响
弹足底或导管插鼻反应	无反应	稍有反应	哭
肌张力	松弛	四肢稍屈曲	四肢活跃
皮肤颜色	青紫或苍白	躯干红，四肢青紫	红润

2）氧合与通气 新生儿分娩后如果氧合与通气的状态不佳，仍然处于胎儿血循环状态（肺血管阻力高、肺血流少），并且动脉导管和卵圆孔仍未关闭，将会导致大量的右向左分流，进而发生低氧血症和酸中毒。

3）分娩时或分娩后短期内出现的异常

A. 低血容量：新生儿出生时的平均动脉压低于 50 mmHg 提示低血容量。低血容量通常发生于宫内窘迫的胎儿，由于过多的胎儿血液分流到胎盘，导致分娩结束剪断脐带后血液仍然留在胎盘里。

B. 低血糖：低血糖可以表现为低血压、震颤和惊厥。宫内生长受限、母亲有糖尿病和有严重宫内窘迫的胎儿更容易发生低血糖。

C. 胎粪误吸：胎粪起初可能存在于大气道内，随着新生儿自主呼吸的开始进入肺内小气道。小气道的阻塞会导致肺通气/血流比失调。严重情况下，肺动脉高压和经卵圆孔及动脉导管的右向左分流（持续胎儿循环状态）将会导致严重的低氧血症。推荐直接从口咽部进行胎粪吸引。Apgar 评分低或者临床上有胎粪误吸的新生儿需要积极进行复苏治疗，包括气管插管和尽量将胎粪吸引出来。

D. 鼻后孔狭窄和闭锁：如果新生儿的呼吸动作很好，但是强制闭嘴呼吸时出现发绀，则要怀疑其有鼻腔梗阻。细小的插管无法通过鼻孔可诊断单侧或双侧后鼻孔狭窄，此种情况提示先天性（解剖性）梗阻或者因为血液、分泌物或胎粪引起的功能性闭锁。如果是解剖性梗阻，在外科手术矫正之前，必须张口呼吸。功能性闭锁则可以通过鼻部吸引来治疗。

E. 膈疝：分娩后严重的呼吸窘迫，伴有发绀和舟状腹，提示膈疝。第一步的治疗手段是气管插管和给氧通气。

F. 气管食管瘘：羊水过多时要怀疑存在气管食管瘘（见第 24 章）。在产房内的初步诊断方法是，将一条导管从食管插入，但是却不能到达胃内。通常患儿口咽部会有大量分泌物。插入导管后拍摄胸片明确其位置可以协助诊断。

G. 喉部异常和声门下狭窄：主要特点是出生后的喘鸣。将一根气管插管插至梗阻部位的远端可以缓解症状。

24

儿科疾病

（张 红译 鞠 辉校）

Ⅰ. 儿科患者的特殊注意事项

1. 气道解剖

新生儿的头颅和舌相对较大，会厌易移动，喉头位置靠前，这些特点使得新生儿的头部处于中立位或轻度屈曲位时比颈过伸位时更易于气管插管。环状软骨（在成人为声带）是喉头最狭窄的部位，因而需要使用适宜型号的气管导管，以减小气道损伤以及继发声门下水肿的风险。

2. 生理学

1）呼吸系统（表 24-1） 儿科患者最重要的一个特点是氧耗和肺泡通气显著高于成人（按每千克体重计算，新生儿约为成人的两倍）。

表 24-1 肺功能平均值

参 数	新生儿（3 kg）	成人（70 kg）
氧耗量［ml/(kg · min)］	6.4	3.5
肺泡通气量［ml/(kg · min)］	130	60
二氧化碳生成量［ml/(kg · min)］	6	3
潮气量（ml/kg）	6	6
呼吸频率（min）	35	15
肺活量（ml/kg）	35	70
功能残气量（ml/kg）	30	35
气管长度（cm）	5.5	12
PaO_2（室内空气，mmHg）	65～85	85～95
$PaCO_2$（室内空气，mmHg）	30～36	36～44
pH	7.34～7.40	7.36～7.44

2）心血管系统 胎儿血液循环的肺循环血管阻力高，体循环血管阻力（胎盘）低，血液通过卵圆孔和未闭的动脉导管（patent ductus arteriosus，PDA）右向左分流。出生时，肺循环血管阻力降低，肺血流量增加。随着左心房压力的增加，卵圆孔和 PDA 功能上关闭，动脉氧饱和度升高。新生儿高度依赖心率维持心输出量和体循环血压。

3）体液分布 新生儿的总体液含量和细胞外液（extracellular fluid，ECF）容量增加。新生儿代谢率也增加，这使得 ECF 的转换加速，从而要求对术中补液给予精确管理（**表 24-2**）。

表 24-2 儿科病人术中液体治疗

生理盐水或乳酸林格液［ml/(kg·h)］			
手　术	维持量	补充量	总量
小手术（疝修补术）	4	2	6
中等手术（幽门括约肌切开术）	4	4	8
大手术（肠切除术）	4	6	10

4）肾功能 足月新生儿的肾小球滤过率大大降低，但 3～5 周即可增加约 4 倍。

5）血液学 胎儿血红蛋白（fetal hemoglobin，FHb）比成人 Hb 的氧亲合力高，因此新生儿对组织的氧供减少，Hb 浓度代偿性增加。4～6 个月时氧离曲线近于成人。估计血细胞比容以及计算可接受的红细胞丢失量可为术中输血提供有益的指导（**表 24-3**）。对小于 1 岁儿童进行常规术前血红蛋白检查很少影响麻醉管理或推迟择期手术。

表 24-3 估算可接受的失血量*

一个 3.2kg 足月新生儿拟行腹部手术，术前血细胞比容 50%。那么维持血细胞比容为 40%时术中允许的失血量是多少呢？

参　数	计　算
估计血容量	85 ml/kg×3.2 kg＝272 ml
估计红细胞总量	272 ml×0.5＝136 ml
估计维持血细胞比容为 40%的红细胞总量	272 ml×0.4＝109 ml
术中可接受的红细胞损失量	136 ml－109 ml＝27 ml
术中可接受的维持血细胞比容在 40%的血液丢失量	27×2†＝54 ml

*此计算方法并未考虑因静脉输注晶、胶体溶液对血细胞比容的潜在影响，仅仅是一指导方针。

†将初始血细胞比容校正为 50%的因子。

6）体温调节 寒战无助于新生儿产热，新生儿主要的产热机制是由棕色脂肪介导的非寒战产热。“中性温度”是指氧耗最少时的环境温度。“临界温度”是指低于这一温度时一个未穿衣物且未被麻醉的人即不能维持其正常核心体温的环境温度（**表 24-4**）。大多数手术室的室温均低于足月新生儿的临界温度。减少体热丧失的方法包括将新生儿转移到加热舱中；升高手术室室温；采用加温毯、热辐射器和充气式加温仪以及湿化和加温吸入气体。

表 24-4 中性和临界温度

患者年龄	中性温度（℃）	临界温度（℃）
早产新生儿	34	28
足月新生儿	32	23
成人	28	1

7）药理学反应

A. *麻醉剂需要量*：新生儿的最低肺泡有效浓度（MAC）比婴儿低 25%，而早产婴儿的 MAC 值更低。出生后 MAC 值不断增加直到 2～3 个月龄时，此后随着年龄的增长稳步下降。七氟烷的 MAC 值比较特殊，在儿童期并不随年龄增长而下降，维持在 2.5%。

B. *肌松剂*：婴儿的膈肌与外周肌肉可同时被肌松剂麻痹（与之相反，成人的膈肌麻痹晚于外周肌肉麻痹）。根据体重计算的初始剂量与成人剂量相似。神经肌肉阻滞的拮抗作用在婴儿中较为可靠。新生儿和婴儿每千克体重所需的琥珀胆碱剂量高于年长儿（可能由于 ECF 容量增加，琥珀胆碱的分布容积更大）。琥珀胆碱的不良副作用[肌红蛋白尿、恶性高热（malignant hyperthermia，MH）、高钾血症]限制了此药在儿童中（尤其是<5 岁）在快速获得气道安全和治疗喉痉挛方面的应用。

C. *药代动力学*：婴儿对吸入麻醉药的摄取比年长儿或成人快，且对巴比妥类和阿片类药物更为敏感。与成人相比，新生儿所需丙泊酚的剂量更高，5～15 岁的儿童所需硫喷妥钠的剂量也要高于成人。新生儿药物的肝肾清除率降低，使得药效延长。5～6 个月龄时清除率才增至成人水平。

D. 监测：应该包括适宜大小的血压袖带，体温和呼末 CO_2（由于吸入气体流量高，可能在新生儿和婴儿中会假性降低）。如果考虑动脉置管，若存在 PDA，则从动脉导管远端的动脉（左桡动脉、脐动脉、胫后动脉）采集的血样可能不能准确反映视网膜或脑血供中的 PaO_2。

Ⅱ. 新生儿疾病

孕 37 周以前出生的婴儿为“早产儿”（**表 24-5**）。

表 24-5 早产程度分级

早产程度	胎龄（周）
临界早产	36～37 周
中度早产	31～36 周
重度早产	24～30 周

1. 呼吸窘迫综合征（respiratory distress syndrome，RDS）

RDS 或透明膜病是一种由于表面活性物质产生和分泌不足所导致的肺泡水平的进行性气体交换功能损害。表面活性物质直到孕 35 周才达到成熟水平。

1）RDS 的体征和症状 通常在出生后几分钟内即表现明显（呼吸急促、明显呼噜声、肋间和肋下凹陷、鼻翼煽动、肤色灰暗）。呼吸暂停和不规则呼吸是预后不良的征兆。

2）诊断 诊断可通过临床病程、胸片（细小网状颗粒影、支气管气像）和血气分析（进行性低氧血症、高碳酸血症、多变性代谢性酸中毒）来明确。

3）治疗 为辅助供氧支持治疗。发生严重 RDS 或出现持续呼吸暂停或吸 70%～100%的氧而不能维持动脉氧分压大于 50 mmHg 的婴儿需要辅助机械通气。机械通气期间可接受的血气值范围为 PaO_2 55～70 mmHg，PCO_2 45～55 mmHg，pH 7.25～7.45。

4）预后 通常几天后会逐步改善，首先表现为自发利尿和需氧量减少。出生前给予糖皮质激素、出生后应用表面活性剂、通气模式的改善以及熟练的支持疗法使得 RDS 的死亡率降低。

5）麻醉管理 动脉内置管有助于评价氧合情况，避免高氧，预防呼吸性和代谢性酸中毒。如果氧合情况突然恶化，应考虑继发于气压伤的气胸。给予患有 RDS 的早产新生儿白蛋白（1 g/kg 静脉给药）治疗可能会增加其血容量和肾小球滤过率。将新生儿的血细胞比容维持在近 40%可优化组织氧供。过度补液可能会使动脉导管重新开放，应予以避免。

2. 支气管肺发育不良（bronchopulmonary dysplasia，BPD）

BPD 是一种慢性肺实质和小气道疾病，常见于需长期机械通气发生肺损伤的早产儿。

1）体征和症状 表现为持续呼吸窘迫，特点为气道反应性和阻力增加、肺顺应性降低、通气-灌注比例失调、低氧血症、高碳酸血症以及严重病例可出现右心衰竭。

2）诊断 BPD 是一种临床诊断，其定义为出生体重小于 1500 g 的婴儿校正胎龄 36 周仍依赖吸氧治疗，且需氧（以维持 PaO_2 > 50 mmHg）超过 28 天。

3）治疗 必须维持足够的氧合（PaO_2 > 55 mmHg 以及 SpO_2 > 94%）以预防肺源性心脏病并促进肺组织发育和肺血管床重塑。反应性气道支气管狭窄可采用支气管扩张剂治疗。可能需要限液和利尿以减轻肺水肿并改善气体交换。

4）预后 肺功能不全在生后第一年最为严重。症状消失后气道高反应性可能会持续存在。

5）麻醉管理 呼吸暂停期间氧饱和度可能会迅速降低。可能存在声门下狭窄、气管软化以及支气管软化。由于支气管痉挛的风险增加，因此在气道操作之前应确保达到较深的麻醉深度。机械通气期间所需的高气道压可能导致气胸。应对补液进行监测并尽可能减少补液以避免肺水肿。

3. 颅内出血（intracranial hemorrhage，ICH）

新生儿可发生 4 种类型的 ICH：硬膜下出血、原发蛛网膜下出血、细胞间出血以及（最常见且最重要的）室周-脑室内出血［脑室内出血（intraventricular hemorrhage，IVH）］。脑血流量自动调节功能不完善以及新生儿大脑毛细血管床不成熟均使血管在血流量突然或剧烈改变时易于破裂。早产新生儿是 ICH 最重要的危险因素。

1）体征和症状 可从微小的神经系统失常到严重恶化并迅速发生昏迷。

2）IVH 的诊断 可通过对易感新生儿保持高度警惕性，并通过脑病的临床体征和神经影像学检查确定。

3）治疗 出生前应用糖皮质激素、预防或延迟早产可降低 ICH 的发生率。预防 IVH 的重要措施包括缓慢扩充血管内容量并维持血压稳定。

4）预后 IVH 在孕周不足 34 周的新生儿或极低体重儿（≤1250 g）中的发生率为 40%～60%。脑积水和死亡更常见于情况最为严重的颅内出血的婴儿。

5）麻醉管理 脑血流量自动调节功能不完善使早产新生儿的正常血压处于自动调节的下限。应将血压维持在正常范围之内以降低大脑过度灌注的风险。应避免低血压、高血压峰以及快速扩容。

4. 早产儿视网膜病（retinopathy of prematurity，ROP）

ROP 或晶状体后纤维组织增生症，是一种血管增生性视网膜病，几乎只发生于早产儿。发病风险与出生体重和孕周呈负相关。危险因素尚不完全清楚，包括高氧、败血症、先天性感染、先天性心脏病、机械通气、RDS、输血、IVH、低氧、高碳酸血症和低碳酸血症、窒息以及维生素 E 缺乏。

1）体征和症状 从轻度、一过性改变到重度进行性视网膜外血管增生（覆盖视网膜表面并深入玻璃体）、瘢痕形成以及继发视网膜剥离（ROP 中视力缺损和失明的主要原因）。

2）诊断 推荐出生体重不足 1500 g 和在孕 28 周以前出生的婴儿在实足年龄 6 周或校正胎龄 32 周时行眼科检查。

3）治疗 经巩膜冷冻疗法或激光光凝术破坏视网膜周围无血管区，减慢或逆转血管的异常生长并降低视网膜剥离的风险。以损失一定周边视觉为代价从而保留中央视觉。

4）预后 80%～90%的病例可自行恢复，几乎对视力没有影响或不遗留任何视力缺陷。发生 ROP 的婴儿日后发生眼部疾病（视网膜撕裂、视网膜剥离、近视、斜视、弱视、青光眼）的风险更高。

5）麻醉管理 麻醉管理的矛盾之处是对那些易发生动脉低氧血症的新生儿要给予尽可能少的氧气。尚无证据显示脉搏氧饱和度在 96%～99%时辅助供氧可恶化业已存在的 ROP。应尽力将 PaO_2 维持在 50～80 mmHg，$PaCO_2$ 35～45 mmHg，脉搏氧饱和度达到 89%～94%。进行周边视网膜消融的婴儿在操作过程中以及随后 3 天发生呼吸暂停和心动过缓的风险增加。

5. 呼吸暂停

呼吸暂停指呼吸停止，并伴有发绀和心动过缓或持续超过 20 秒。早产儿周期性呼吸和呼吸暂停常由早产儿原发性呼吸暂停所致，但也可能是其他新生儿疾病的一种体征。早产儿原发性呼吸暂停是一种呼吸控制障碍，可能是阻塞性、中枢性或混合性。

1）体征和症状 在中枢性呼吸暂停中，气流和呼吸努力完全停止。在阻塞性呼吸暂停中，无气流但有胸壁运动。早产新生儿大多数（50%～70%）呼吸暂停发作均为混合性病因所致。

2）诊断 典型的原发性呼吸暂停发作常发生于生后第 2 天至第 7 天。呼吸暂停必须与周期性呼吸（规律呼吸，由持续 5～10 秒的短暂间歇中断，不伴有发绀或心率改变）进行鉴别，周期性呼吸是新生儿呼吸的一种正常特点。

3）治疗 对具有呼吸暂停风险的婴儿应采用呼吸暂停监视器进行监测。

A. 辅助供氧：可提高 CO_2 敏感性，降低缺氧性呼吸抑制，减少周期性呼吸，增强膈肌力量和活动性。阻塞性或混合性呼吸暂停可采用高流量鼻导管疗法和鼻持续气道正压通气治疗。

B. 茶碱：茶碱（口服）或氨茶碱（静脉）的负荷剂量为 5 mg/kg，维持方案为每 6～8 小时给予 1～2 mg/kg。咖啡因的负荷剂量为 10 mg/kg，维持剂量为每天 2.5 mg/kg 口服。

C. 输注压积红细胞：可能对重度贫血婴儿有益。

4）预后 早产儿呼吸暂停通常到校正胎龄 36 周时缓解。不存在显著危及生命的事件时，通常在校正胎龄 44～45 周时可停止监测。

5）麻醉管理 危及生命的呼吸暂停可在曾是早产儿的婴儿中发生，甚至可在较小手术之后发生。贫血（血细胞比容＜30）以及使用过吸入和静脉麻醉药的婴儿发生呼吸暂停的风险增加。曾是早产儿的患儿应在手术后给予脉搏氧饱和度和呼吸暂停监测至少 12 小时。术后呼吸暂停的风险在校正胎龄 50～52 周后显著降低。应尽可能将择期手术推迟至这一时间。

6. 核黄疸

60%的足月儿以及 80%的早产儿生后第一周均可观察到黄疸。核黄疸是一种神经系统综合征，由非结合胆红素在基底节和脑干核沉积的毒性作用所致。

1）体征和症状 核黄疸的体征和症状在足月儿生后 2～5 天表现明显，早产儿迟至生后 7 天明显。嗜睡、喂养困难以及莫罗（Moro）反射消失并可能进展为腱反射减弱和呼吸窘迫，随后出现张力减退和张力过高、角弓反张、面部或肢体颤搐，以及尖锐高调的哭喊声。进展期病例可出现惊厥和痉挛。核黄疸的经典后遗症为四联症：手足徐动症样大脑麻痹、听力丧失、向上凝视障碍以及乳牙釉质发育不良。

2）诊断 可通过黄疸病史、特征性神经系统症状以及高胆红素血症确定。

3）治疗 光疗、交换输血以及应用可诱导或增强肝胆红素结合系统活性的药物。

4）预后 有明显神经系统体征的新生儿预后较差（死亡率>75%，80%的存活者后遗伴有不随意肌痉挛的手足徐动症）。智力发育迟缓、耳聋以及痉挛性四肢麻痹是常见后遗症。

5）麻醉管理 应避免或纠正酸中毒、高氧以及高渗。也应避免生理盐水稀释液以及用苯甲醇（一种可导致核黄疸的防腐剂）保存的冲洗液。

7. 低血糖症

低血糖症是新生儿最为常见的代谢性疾病。小于胎龄儿的风险最高。病因包括母体代谢的改变、新生儿固有疾病以及内分泌或代谢障碍（**表 24-6**）。

表 24-6 新生儿低血糖原因

母体因素	分娩时服用药物降糖 药物治疗： 　β-肾上腺素能受体阻滞剂（间羟叔丁肾上腺素，利托君，普萘洛尔） 　口服降糖药 　水杨酸盐 母体糖尿病/妊娠期糖尿病

续表

新生儿因素	糖原储备耗竭
	窒息
	围产期应激
	葡萄糖利用增加（代谢需要）
	败血症
	红细胞增多症
	低体温
	呼吸窘迫综合征
	充血性心力衰竭（发绀型先天性心脏病）
	糖原储备有限
	宫内发育迟缓
	早产
	胰岛功能亢进/内分泌功能紊乱
	糖尿病母亲的婴儿
	胎儿成红细胞增多症，胎儿水肿
	胰岛素瘤
	Beckwith-Wiedemann 综合征
	垂体功能减退症
	糖原分解、糖异生或其他能源物质的利用减少
	先天性代谢缺陷
	肾上腺功能不全

1）体征和症状 易激惹、呼吸暂停、发绀发作、癫痫发作、肌张力减退、嗜睡以及喂养困难。许多临床表现均轻微或为非特异性，需要保持高度警惕性。

2）诊断 出生 72 小时之内早产儿血清葡萄糖浓度低于 20 mg/dl，足月儿低于 30 mg/dl，出生 72 小时之后低于 40 mg/dl 可出现低血糖症的体征。

3）治疗 出现低血糖症状而无癫痫发作的婴儿应给予静脉推注的葡萄糖 2 ml/kg（如果伴有癫痫发作，则 4 ml/kg），随后以 8 mg/(kg • min) 的速度持续输注，滴定至维持血清葡萄糖高于 40 mg/dl。

4）预后 患有一过性低血糖症的无症状的新生儿预后良好。而有症状的婴儿，尤其是低体重儿、持续高胰岛素血症的低血糖症以及患糖尿病母亲的婴儿，预后则略差。

5）麻醉管理 低血糖症的体征可能会被麻醉药掩盖，支持术中血糖监测以及补充葡萄糖［如，5%葡萄糖和 0.2 生理盐水，4 ml/(kg·h)］这一理念。血清葡萄糖浓度为 125 mg/dl 可导致渗透性利尿、继发脱水，以及胰岛素进一步释放伴反跳性低血糖。

8. 低钙血症

宫内发育迟缓的婴儿、胰岛素依赖型糖尿病的患儿以及在产程延长、分娩困难中出现窒息的婴儿均存在低钙血症的风险。发生在出生后 5～10 天的晚发型新生儿低钙血症通常由摄入牛乳所致，牛乳中含有高浓度的磷。其他引起新生儿低钙血症的显著原因包括母体高钙血症和迪格奥尔格（DiGeorge）综合征。

1）体征和症状 包括易激惹、癫痫发作、骨骼肌张力增加、颤搐、震颤以及低血压。新生儿低钙血症的其他非特异性症状如喂养困难、呕吐以及嗜睡，需与败血症、颅内出血以及脑脊膜炎鉴别。

2）诊断 低钙血症是指足月儿血清钙浓度低于 8 mg/dl，早产儿低于 7 mg/dl，或血清离子钙浓度低于 4.4 mg/dl（或 1.1 mmol/L）。低白蛋白血症可能会错误提示低钙血症，因为总血清钙很低，但离子钙浓度维持正常。在真正的低钙血症中，离子钙浓度低，而不是总血清钙低。

3）治疗 补钙。给予 10%的葡萄糖酸钙 100～200 mg/kg（1～2 ml/kg），每 6～8 小时重复一次直至钙浓度稳定。必须进行心脏监测，应备好阿托品以治疗可能出现的心动过缓。其他治疗相关的潜在并发症包括药物外渗所致的软组织坏死，当与碳酸氢盐联合给药时可能在静脉输液管和小静脉中沉积，以及用于服用地高辛的患者可能引起洋地黄中毒。

4）预后 对于无症状的新生儿，早发型新生儿低钙血症通常在数天内缓解而不需要治疗。有症状的早发型新生儿低钙血症在治疗 1～3 天内血清钙浓度也会恢复正常。

5）麻醉管理 应在术前对低钙血症予以纠正。应避免易引起低钙血症的事件（碱中毒、给予碳酸氢钠或快速输注白蛋白和枸橼酸盐血制品）。

9. 败血症

早产儿或低体重儿败血症的发生率比足月儿、正常体重儿高 3～10 倍。大多数院内感染为血管内置管相关的血源性感染。

1）体征和症状（表 24-7）

表 24-7　新生儿感染的症状和体征

发热	心动过速
体温不稳定	低血压
低血糖	心动过缓
喂养不耐受	灌注差伴有皮肤苍白或花斑
呼吸暂停	代谢性酸中毒
呼吸窘迫	昏睡
发绀	癫痫发作

2）诊断　可能并不出现发热和白细胞增多。血培养阳性有助于确诊。当临床所见提示急性感染而缺乏明显病因时，可采用其他检查方法包括腰椎穿刺、尿液学检查以及胸片。

3）治疗

A. 抗生素治疗：应立刻开始抗生素治疗。新生儿细菌感染的初始经验治疗应包括氨苄西林和庆大霉素（或其他氨基糖苷类）。

B. 支持疗法：包括通气支持、液体复苏以及正性肌力药。应积极治疗高胆红素血症，败血症存在时核黄疸的风险也升高。

4）预后　死亡率接近 50%。并发症包括呼吸衰竭、肺动脉高压、心内膜炎、心力衰竭、休克、肾功能衰竭、肝功能障碍、脑水肿或血栓形成、肾上腺出血和（或）功能不全、骨髓功能障碍（中性粒细胞减少症、血小板减少症、贫血）、脑脊膜炎以及弥散性血管内凝血（DIC）。革兰阴性以及真菌感染的患儿死亡率最高。

5）麻醉管理　到达手术室前进行的支持疗法在术中应继续进行。应监测液体、电解质以及血糖水平并纠正不足。可能需要动脉置管和中心静脉置管以获得精确的血压测量值并便于进行积极的液体复苏。糖皮质激素仅用于肾上腺功能不全的病例，对扩容和正性肌力治疗均反应不佳的严重顽固性低血压可证明或提示为肾上腺功能不全。

10. 新生儿外科疾病

1）先天性膈疝　常伴有肺发育不全，由于胎儿期疝出的内脏压迫正在发育的肺所致。

A. 体征和症状：表现为舟状腹、桶状胸、胸内检出肠鸣音以及严重动脉低氧血症。胸片显示胸腔内有肠袢，纵隔移向对侧。持续胎儿循环通过 PDA 引起右向左分流可导致动脉低氧血症。先天性心脏病和肠扭转不良的发生率也较高。

B. *诊断*：由于常规超声检查，目前常在产前作出此诊断。与预后不良相关的产前所见包括羊水过多、胃移位至横膈之上以及在孕 20 周以前即作出诊断。

C. *治疗*：即刻治疗包括采用口胃或鼻胃管进行胃肠减压并给予辅助供氧。应避免使用正压面罩通气（胃胀气可进一步损害肺功能）。正压通气压力不应超过 25～30 cmH_2O（过高气道压可对新生儿的正常肺脏造成损害）。镇静、骨骼肌麻痹、肺机械通气或术前体外膜式氧合法（extracorporeal membrane oxygenation，ECMO）治疗可能降低不稳定患者的死亡率。允许性高碳酸血症（PCO_2＜60 mmHg）及温和通气以尽可能降低气道充气压和气压伤可提高生存率。吸入氧化亚氮并不能提高先天性膈疝致肺动脉高压患儿的生存率。

D. *预后*：生存率为 42%～75%，与肺发育不良及相关畸形的程度相关。

E. *麻醉管理*：首先是预充氧后清醒气管插管。动脉导管前动脉插管非常有用，或新生儿已经有了脐动脉插管，脉搏氧饱和度仪应放置在右手。静脉通路应避免置于下肢（由于膈疝缩减后下腔静脉受压，静脉回流可能受限）。应避免使用氧化亚氮（肠道扩张可损害肺功能）。气道压应维持在低于 25～30 cmH_2O 以降低气胸的风险。肺顺应性突然降低或氧合或血压突然恶化提示气胸。必须避免低体温（导致肺血管阻力增加和右向左分流）。膈疝缩减后，不推荐膨胀发育不良的肺。它不太可能张开，且可能导致对侧肺损伤。

F. *术后病程*：可能包括快速改善，随后突然恶化，出现动脉低氧血症、高碳酸血症和酸中毒（由于胎儿循环模式以及经卵圆孔和 PDA 的右向左分流重新出现）并可能发生死亡。镇静是必要的（应激刺激可能进一步升高肺动脉压，增加分流）。

2）食管闭锁（esophageal atresia，EA）和气管食管瘘（tracheo-esophageal fistula，TEF） 超过 90%的 EA 患者伴有 TEF。最常见的 EA 类型为近端食管陷凹闭锁加远端食管形成 TEF（**图 24-1**）。约 50%的 EA 患儿有其他畸形，最常见为 VATER（脊椎缺陷、肛门闭锁、气管食管瘘、肾发育不良）/VACTERL（VATER再加心脏和肢体畸形）。患有EA且无相关缺陷的新生儿的生存率接近100%。

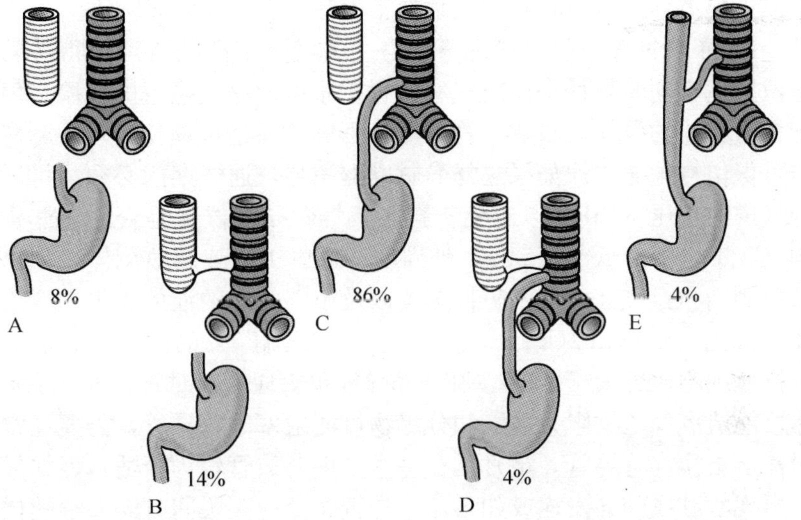

图24-1 食管闭锁的类型。A，单纯食管闭锁；B，近端瘘管；C，食管闭锁，远端瘘管；D，近端和远端均有瘘管；E，纯粹的气管食管瘘。（Adapted from Ravitch MM，et al.［eds］：Pediatric Surgery，Volume 1，3rd ed. Chicago，Year Book Medical Publishers，1979；and Smith BM，Matthes-Kofidis C，Golianu B，Hammer GB：Pediatric general surgery. In Jaffe RA，Samuels SI［eds］：Anesthesiologists Manual of Surgical Procedures，3rd ed. Philadelphia，Lippincott Williams & Wilkins，2004，p 1019.）

A. 体征和症状：患有EA的新生儿表现为呼吸窘迫（咳嗽、发绀以及口鼻起沫）。喂养可加重这些症状并引起反流。

B. 诊断：出生前如果母体存在羊水过多，应可疑存在EA。EA通常在出生后诊断，出生后当经口导管不能插至胃部或当新生儿经口喂养过程中出现发绀、咳嗽和噎塞时，通常可诊断EA。单纯EA可能表现为无气的舟状腹。

C. 治疗：包括维持气道通畅、预防误吸、停止喂养并置于头高体位以减少反流。尽可能避免气管插管，因有加重胃扩张的可能性。如果发生危及生命的胃扩张，可能需要单肺通气。TEF应行紧急手术修复。但一些新生儿可能需要采取分期手术，先行胃造口术，随后进行最终的修复。

D. 预后：拔管后气管塌陷和食管狭窄并不罕见。慢性胃食管反流和吞咽困难可能使患儿易发生复发性吸入性肺炎。早期死亡常由心脏或染色体异常所致，晚期死亡通常由呼吸系统并发症所致。

E. 麻醉管理：理想状况下，自主通气下清醒插管可使得气管导管位置适宜同时降低正压通气所致胃扩张引起通气障碍的风险。但对于精力充沛的婴儿，清醒插管可能较困难且易造成损伤。吸入麻醉诱导可保留自主通气。如果选择静脉麻醉诱导，通气期间必须尽可能降低气道内正压（PIP）以避免胃膨胀。气管导管位置是否适宜非常关键（隆突之上但低于 TEF）。外周动脉插管可以连续监测体循环血压及检测动脉血气。术中不显性蒸发以及第三间隙的液体丢失均应以晶体液替代［6～8 ml/(kg·h)］。失血可采用输 5%的白蛋白和输血以维持血细胞比容大于 35%。肺回缩可能损害通气，对气管进行手术操作可能造成气道梗阻，血液和分泌物可能阻塞气管导管，需要经常吸引甚至更换气管导管。足月儿在手术结束时拔管较为合适，但如果术中出现心脏或肺并发症或如果通气是否充分尚存疑问时需要继续插管和通气。过度颈伸和再插管可损伤新的吻合口。

3）腹壁缺陷：脐膨出和腹裂。脐膨出是指腹部内脏通过脐带的基底部向外疝出。腹裂是指腹部内脏通过腹前壁的一个小的（通常<5 cm）缺损向外疝出（**表 24-8**）。

表 24-8　脐疝和腹裂的比较

	脐　疝	腹　裂
病因学	腹腔内容物不能由疝囊移回至腹腔	右侧脐肠系膜动脉或脐静脉发育异常伴右脐旁区域缺血
部位	脐带内	脐周（通常在脐带右侧）
覆盖物	疝囊	无（暴露的内脏）
伴随情况	Beckwith-Wiedemann 综合征，先天性心脏病，13、18、21 三体，胃肠道旋转不良 Cantrell 五联症 膀胱外翻	胃肠道旋转不良，早产儿 肠道闭锁

（Adapted from Roberts JD Jr，Cronin JH，Todres ID：Neonatal emergencies. In Cote CJ，Todres ID，Goudsouzian NG，Ryan JF（eds）：A Practice of Anesthesia for Infants and Children，3rd ed. Philadelphia，Saunders，2001，p 309.）

A. 诊断：脐膨出和腹裂可在出生前通过胎儿超声检查诊断。

B. 治疗：腹裂需要紧急修复。将婴儿的下半身和暴露的肠管在出生后立即置于一个带细绳的塑料肠袋中可减少从暴露肠管巨大表面的液体蒸发和热量丢失。脐膨出也需要紧急矫形手术，但相关的心脏畸形需要进行术前心脏评估和超声心动图。如果吸气压超过 25～30 cmH_2O 或膀胱内压或胃内压超过 20 cmH_2O，不推荐行初期闭合。内脏应予以人工筒仓覆盖，使得腹部内脏在数天至 1 周内缓慢复原。

C. 预后：腹裂的生存率为 90%以上。脐膨出的生存率为 70%～95%。死亡率与相关的心脏和染色体异常有关。

D. 术前管理：最主要的注意事项是预防感染并减少液体和热量从暴露的腹部内脏丢失。应采用口胃管进行胃肠减压以降低误吸的风险。液体需要量为每日维持需要量的 2～4 倍［≥8～16 ml/(kg・h)］。为维持正常的血液渗透压，含蛋白质的液体（5%白蛋白）应占补液量的 25%。

E. 麻醉管理：最重要的注意事项是保持体温和补液。初期闭合可能需要对高 PIP 的患者行辅助通气直至术后。大缺损的修复需要术中以及术后初期最大程度的肌肉松弛。应避免使用氧化亚氮因其有肠扩张作用。腹部手术闭合过紧可导致下腔静脉压迫和膈运动减少，造成腹部器官灌注受损和肺顺应性降低。有证据表明腹内压过大时应拆除筋膜缝合线，仅闭合皮肤或加入补片。建议在术中和术后进行密切监测。直接动脉血气和 pH 监测有助于指导液体治疗。手术修复大的腹部缺损时预计术中液体需要量至少为估计血容量的 25%。术后 24～48 小时可能需要机械通气。

4）赫希施普龙病（Hirschsprung's disease，先天性无神经节性巨结肠） 是足月儿低位肠梗阻的最常见病因，其特点为大肠缺乏副交感神经节细胞。

A. 体征和症状：包括便秘、近端肠道扩张以及腹胀。进行性肠扩张导致腔内压持续增加，血流减少，并使黏膜屏障受损。持续肠停滞有助于细菌增殖，导致小肠结肠炎（腹胀、发热、突发性腹泻）。

B. 诊断：任何足月新生儿出现排便延迟时均应怀疑赫希施普龙病。造影剂灌肠后的典型 X 线所见为正常扩张的近端结肠和狭窄痉挛的远端结肠之间存在一个过渡区，远端结肠的狭窄痉挛是由于无神经节的肠管不能舒张所致。直肠活检是诊断的金标准，证实缺乏神经节细胞并且存在乙酰胆碱酯酶染色阳性的肥大神经束。

C. 治疗：手术治疗，将有神经节的肠管下拉至肛门。

D. 预后：大多数患者可保留排便节制功能。残留的或获得性神经节细胞缺失症的患者、严重狭窄、肠功能障碍以及肠神经发育不良的患者可能需要再次手术。

E. 麻醉管理：术中失血通常较少，但第三间隙液体丢失可能较明显。患者可能需要晶体液初始量10～20 ml/kg 静脉输注以弥补肠道准备和禁食所致的容量不足。硬膜外麻醉可为行开腹手术的患者提供良好的术中和术后镇痛。手术结束时常规拔管。

5）肛门直肠畸形 包括一系列畸形，其中大部分都包括低位肠道与泌尿生殖器官之间的瘘管。小部分患者为肛门闭锁不伴瘘管形成，尤其是唐氏综合征患者。肛门直肠畸形患者中高达50%均合并脊柱和脊椎畸形。肛门闭锁患者中有三分之一存在心血管畸形［房间隔缺损、PDA、法洛四联症、室间隔缺损（VSD）］。

A. 体征和症状：会阴检查显示肛门直肠畸形。新生儿可能在生后24～48 小时不能排便。

B. 诊断：在新生儿会阴部观察到胎粪是直肠会阴瘘的证据。尿液中含有胎粪提示直肠尿道瘘。女性直肠阴道瘘和男性直肠尿道瘘是最常见的临床表现。

C. 治疗：高位病变的初始疗法是粪便分流结肠造口术，之后进行最终的根治性手术。低位病变（会阴瘘）可在新生儿期进行修复，不需要行保护性结肠造口术。

D. 预后：骶骨畸形的程度越大，尿便失禁的可能性越大。大多数会阴瘘和直肠闭锁的患者在修复术后尿便节制功能可以完全恢复。

E. 麻醉管理：手术过程中采用电肌肉刺激鉴别肌肉结构和确定新肛门的前界和后界。失血量和第三间隙液体丢失量常为中等。静脉通路应置于上肢，因为下肢的手术体位可能会阻碍静脉回流或限制静脉通路的建立。通常在手术结束时拔管。

6）幽门狭窄 幽门狭窄是婴儿胃出口梗阻的一种常见病因。幽门括约肌特发性肥大导致幽门管受压和狭窄。

A. 体征和症状：生后2～5 周非胆汁性喷射性呕吐。某些婴儿可能出现黄疸，可能是由于饥饿相关的肝转氨酶缺乏。最常见的代谢性临床表现为低钾低氯性原发代谢性碱中毒，继发呼吸性酸中毒。

B. 诊断：上腹部常可扪及橄榄大小的肿块。喂食后，可看到胃蠕动波从左至右横跨腹部。可通过腹部超声检查确诊。

C. 治疗：为幽门肌切开术（开腹或腹腔镜）。严重脱水患儿在术前需要液体复苏，可在血清电解质浓度测量值（对评估脱水、碱中毒以及代谢紊乱的程度非常重要）的指导下进行。通常手术后 4～6 小时内即可开始喂养。

D. 麻醉管理：胃液误吸入肺对于胃出口梗阻患儿是一种明确的风险。术前给予阿托品，之后及麻醉诱导之前置入大口径口胃管使胃排空。如果预计插管困难，可采用清醒气管插管。否则推荐快速序贯诱导。通常不需要骨骼肌松弛。局部麻醉药切口浸润常可提供充分的术后镇痛。术后经常发生不明原因的通气抑制，术后呼吸暂停监测应持续 12 小时。手术矫正幽门狭窄后 2～3 小时可能发生低血糖症，最有可能是由肝糖原储备不足且停止静脉输注葡萄糖所致。

7）坏死性小肠结肠炎（necrotizing enterocolitis，NEC） 特点为不同程度的肠管黏膜或透壁坏死，是新生儿最常见的外科急症，伴有较高的围生期发病率和死亡率。尽管 NEC 最大的危险因素是早产，但其他危险因素也包括围生期窒息、全身感染、脐动脉插管、交换输血、低血压、RDS、动脉导管未闭、发绀型先天性心脏病以及积极高渗配方喂养。

A. 体征和症状：包括复发性呼吸暂停、嗜睡、体温不稳定、葡萄糖水平不稳定以及休克。NEC 更特异的体征为腹胀、喂养后大量胃潴留以及血便或黏液性腹泻。常见代谢性酸中毒、中性粒细胞减少以及血小板减少。

B. 诊断：可通过临床表现与腹部平片所见相结合确定。肠壁囊样积气、肠壁内积气对新生儿 NEC 有诊断价值。

C. 治疗：内科治疗（停止喂养、胃肠减压、静脉补液、抗生素）往往有效。有可能需要行机械通气、液体复苏、输血和正性肌力药物支持。内科治疗失败的新生儿（50％的 NEC 患儿）需行手术治疗。

D. 预后：出现肠壁囊样积气的患儿预后较差（20％内科治疗失败，25％死亡）。手术后可能出现短肠综合征、中心静脉置管并发症以及胆汁淤积性黄疸。

E. 麻醉管理：包括液体复苏以及必要时输血。动脉压和血气监测非常有益。早产儿快速补液可能会导致颅内出血或动脉导管重新开放。需要警惕饱胃。手术期间可能出现腹内压升高和肺顺应性降低。可能需采用正性肌力药以维持足够的心输出量和肠灌注。液体及手术室应适当加温以维持正常体温。由于腹胀及合并 RDS，术后通常需要机械通气。

8）先天性高胰岛素血症（婴儿持续高胰岛素血症性低血糖症） 特点为与血糖水平不相称的血浆胰岛素水平升高。

A. 体征和症状：由于宫内胰岛素的合成作用，某些高胰岛素血症新生儿可能为巨大儿，且在生后数小时或数天内发生低血糖症。高胰岛素血症程度较轻的婴儿早期可能并不会显示任何症状，直到当喂养频率减少以使患儿可以熟睡过夜而高胰岛素血症又阻止葡萄糖动员的时候才表现出来。

B. 诊断：可根据低血糖状态下胰岛素活性过高诊断。诊断标准包括：①当血糖水平低于 50 mg/dl 时血清胰岛素水平超过 10 μU/ml；②脂解作用和生酮作用的不适当抑制；③葡萄糖输注速度需要高于 10 mg/(kg · min）以维持血糖水平高于 35 mg/dl；④尽管低血糖，但对胰高血糖素的升糖反应为阳性。

C. 治疗：新生儿期必须要预防低血糖症及其对中枢神经系统发育的影响。血糖水平低于 50 mg/dl 时应积极治疗。可行胰腺切除术以预防神经低血糖症反复发作及远期的神经系统后遗症。

D. 预后：胰腺切除术的结果不可预知，低血糖症可能在术后仍持续存在，尤其是在次全切除术之后。

E. 麻醉管理：术中仍应继续补充葡萄糖。手术的高血糖反应可能减少术中的葡萄糖需要量。动脉置管便于经常监测血气和血清葡萄糖。术后必须紧密监测血糖水平，因胰腺近全切除术可能导致高血糖症需要胰岛素治疗，而次全切除术可能导致持续低血糖症。

9）先天性肺叶性肺气肿（congenital lobar emphysema） 是新生儿呼吸窘迫的一种罕见病因，由局限性支气管梗阻、空气滞留以及肺叶过度膨胀所致。获得性肺叶性肺气肿由支气管肺发育不良治疗相关的气压伤引起。先天性心脏病（VSD、PDA）的发生率也增加。

A. 体征和症状：从轻度呼吸急促和喘鸣到重度呼吸困难和发绀。

B. 诊断：可通过胸片、CT 以及通气/灌注扫描得出诊断。

C. 治疗：病变肺叶切除术。有些仅伴有非常轻微症状且无病情进展证据的婴儿可能不需要手术。

D. 预后：肺叶切除术后的远期肺发育和肺功能情况良好。

E. 麻醉管理：在麻醉诱导期间患儿的风险最高，因为在打开胸腔之前肺的正压通气可能导致气肿性肺叶突然、过度膨胀，伴有纵隔突然移位和心搏骤停。推荐在不使用肌松剂并维持自主呼吸和较小气道正压的情况下行气管插管。动脉置管可用于连续监测血气并尽早发现血流动力学改变。不应使用氧化亚氮，因其可弥散至病变肺叶导致肺叶进一步膨胀。严重失代偿的患儿可能需要紧急穿刺抽吸或开胸以解除受累肺叶的压迫。

11. 神经系统

1）脑性麻痹（cerebral palsy，CP） CP 是一个综合征而不是一种具体疾病，包括一组在发育早期发生的继发于脑损害或畸形的非进展性运动损伤综合征。CP 可根据受累的肢体（单瘫、偏瘫、双瘫、四肢瘫痪）以及神经系统障碍的特点（痉挛性、低张力性、张力障碍性、手足徐动症性）进行分类。CP 伴有较高的癫痫和认知障碍发生率。大多数病例的病因不明。

A. 体征和症状：最常见的临床表现为骨骼肌痉挛。锥体外系 CP 伴有舞蹈手足徐动症；无张力性 CP 的特点为张力障碍和小脑性共济失调。CP 可能合并不同程度的智力发育迟缓和语言缺陷。

B. 治疗

a. 手术治疗：这些患儿通常需要接受择期矫正手术（跟腱延长、髋内收肌和髂腰肌松解、股骨旋转截骨术、脊柱侧凸矫正术）；立体定位性外科手术以减轻骨骼肌强直、痉挛和运动障碍；需要全身麻醉的牙齿修复术；由于反流性疾病的发生率较高，还可能接受抗反流手术。

b. 药物治疗：缓解肌肉痉挛的药物包括丹曲林、肉毒杆菌神经毒素（Botox）注射以及巴氯芬。巴氯酸在围术期不应突然停药，因可发生撤药症状（癫痫发作、幻觉、谵妄、瘙痒），而撤药症状可持续达 72 小时。丙戊酸具有肝毒性，可能引起骨髓抑制和血小板功能障碍。

C. 麻醉管理：推荐行气管插管（由于反流，存在误吸风险）。琥珀胆碱并不会引起钾异常释放。由于肝酶诱导作用，服用抗惊厥药的患儿可能对非去极化肌松剂有抵抗。麻醉苏醒可能缓慢。拔管应延迟至这些患儿完全清醒且体温接近正常。

2）脑积水 是一种先天性或获得性CSF增加导致脑室扩大。脑积水可由CSF流出梗阻所致（如肿瘤），也可由CSF产生过多或吸收减少所致。脑积水患者常表现为颅内压（intracranial pressure，ICP）升高。

A. 体征和症状：取决于患儿的年龄和是否存在ICP升高。先天性脑积水出生时或出生后很快即表现为头大、颅缝分离、双眼向下偏斜（“落日眼征”）、头皮静脉扩张以及皮肤薄透。正常颅压脑积水表现为三联征：异常步态、痴呆以及尿失禁。

B. 诊断：连续头围测量、头颅X线平片以及CT可确诊。

C. 治疗：取决于脑积水的病因。当手术切除梗阻病灶不可行或不成功时，需行分流术（脑室腹腔分流、房室分流、脑室胸腔分流）。最常采用的为脑室腹腔（ventriculoperitoneal，VP）分流。由于分流感染或分流功能障碍（80%在分流近端），VP分流常需要翻修或替换。继发于分流功能障碍的ICP升高患者可能需要穿刺近端储存囊使其ICP立即降低。

D. 麻醉管理

a. 术前：胃排空延迟和呕吐是采用快速序贯诱导技术的指征。

b. 术中：ICP未控制以及血流动力学不稳定的患者应行动脉置管。ICP升高和（或）胃排空延迟的患儿应行静脉快速序贯诱导。由于婴儿的交感自主神经系统不成熟，推荐采用阿托品作为术前用药。喉镜检查可能导致ICP显著升高，喉镜检查前给予利多卡因以预防ICP升高的益处尚未在婴幼儿中得到证实。已有报道，诱导时接受利多卡因1.0～1.5 mg/kg IV的婴儿发生心搏骤停。轻度低碳酸血症（32～35 mmHg）可预防ICP进一步升高。ICP正常的患者应维持血中二氧化碳正常。由于存在发生气体栓塞和（在脑室腹腔分流中）气胸的风险，不推荐术中保留自主通气。不推荐使用氧化亚氮，因其可增加脑血流量和容积（升高ICP），并且氧化亚氮可引起恶心和呕吐，混淆对患者的术后评估。脑室分流术通常不会造成显著失血或第三间隙液体丢失。由于手术准备期间较大体表面积暴露，可能会发生低体温。拔管前患者应已清醒。

c. *术后*：伴有严重神经系统缺陷的患者可能术后更易发生呼吸方面的问题。

3）颅内肿瘤 15 岁以下儿童发生的所有实体肿瘤的大部分为中枢神经系统肿瘤，是继白血病之后儿童期第二常见的肿瘤。

A. *小脑幕上肿瘤*：占所有儿科颅内肿瘤的 50%。大多数肿瘤起源于中线结构，多数累及脑室系统，导致梗阻性脑积水。

a. *体征和症状*：ICP 升高。临床表现通常为亚急性起病，出现局灶性神经系统缺陷、癫痫发作或表现为非局灶性病变（头痛、痴呆、人格改变、步态障碍）。神经胶质瘤患者的促凝血因子可释放入体循环，因此发生深静脉血栓形成和肺栓塞的风险增加。

b. *诊断*：CT 和 MRI 可证实颅内占位效应的存在。正电子体层扫描和单光子发射体层扫描可区分肿瘤复发和组织坏死，尤其是在脑放疗之后。由于 ICP 升高时有脑疝的风险，颅内肿瘤患者禁行腰椎穿刺 CSF 分析。

c. *治疗*：糖皮质激素（地塞米松 0.1 mg/kg 直至 10 mg，12～20 mg/d）可通过减轻肿瘤周围的水肿而改善神经系统功能。抗惊厥药可用于癫痫发作的患者。

d. *麻醉管理*

a）术前：肿块病灶大、显著肿瘤水肿或 CSF 流出梗阻患者的麻醉应致力于降低 ICP 并改善脑灌注。术前评估包括标注神经系统缺陷，记录尿量［由可能发生的抗利尿激素分泌过多综合征（SIADH）引起］，检查血清电解质值、血清渗透压以及尿渗透压。

b）术中：动脉置管以便于血流动力学监测和血生化取样。当有显著失血的可能性或空气栓塞的风险增加时应行中心静脉置管。由于手术操作的持续时间、利尿治疗的应用以及可能出现尿崩症，尿路插管是非常重要的。应尽量减少喉镜检查期间的刺激。伴 ICP 升高的患者一般应过度通气（$PaCO_2$ 应＜30 mmHg）。如果采用呼气末正压（PEEP），应逐步增加 PEEP 值以防止静脉回流受损。液体管理可采用等渗溶液以维持等渗性跨越血脑屏障。如果准备在术后拔管，应在患儿完全清醒后进行。

c）术后：术后 ICP 升高的最常见原因为未控制的高血压（激动、疼痛）。治疗为镇静、肌松（如果需要术后机械通气）、合理治疗疼痛以及采用血管舒张剂和（或）β受体阻滞剂（如拉贝洛尔）控制血压。推荐预防性给予抗惊厥药。

B. 颅咽管瘤（良性有包膜的大脑垂体肿瘤）：是儿科患者最常见的非胶质来源的颅内肿瘤。由于与重要结构如下丘脑、视神经以及垂体柄关系紧密，该肿瘤可能导致进行性神经系统恶化和（或）死亡。

a. 体征和症状：头痛和内分泌功能障碍是蝶鞍颅咽管瘤的特异性症状和体征。视交叉前肿瘤患者表现为视力减退、视野减少以及视神经萎缩。视交叉后肿瘤患者常可见梗阻性脑积水和 ICP 升高伴视乳头水肿。

b. 诊断：在显示瘤内钙化方面，CT 优于 MRI。

c. 治疗：治疗选择为全切除，超过 65％的患者可成功。替代疗法包括放疗，有时作为手术治疗的辅助。

d. 麻醉管理

a）术前评估：集中于确定是否存在脑积水和内分泌功能障碍（甲状腺功能减退、生长激素缺乏、促肾上腺皮质激素缺乏、尿崩症）。尿崩症（diabetes insipidus，DI）通常发生在术后 4～6 小时。患者排出大量稀释尿液，伴有血清渗透压浓度升高和尿液渗透压浓度降低（通常＜200 mOsm/L）。其特点为高钠血症、低血容量以及低尿比重（＜1.002）。

b）术中：存在 DI 时，必须开始液体治疗且监测每小时尿量。应给予维持液体量，同时给予补充液体量，补充液体量相当于上一小时尿量的四分之三。溶液的选择由血清电解质水平决定。一旦确诊，应给予加压素（DDAVP），IV［0.5 mU/(kg・h）输注］或鼻内给药。术后鼻内给予 DDAVP 5～30 mg/d，分两次给药。

c）术后：术后应请内分泌科会诊，合理进行类固醇类、甲状腺以及性激素替代治疗。胰岛素依赖型糖尿病患者术后胰岛素需要量可能减少。术中及术后均有指征预防性给予抗惊厥药。

C. 后颅窝肿瘤：4 种常见类型为髓母细胞瘤（30％）、小脑星形细胞瘤（30％）、脑干神经胶质瘤（30％）和室管膜瘤（7％）。

a. 体征和症状：即使小肿瘤也可导致 ICP 升高、CSF 流出快速梗阻以及脑积水，对脑干呼吸和心血管调节中枢有不利影响。临床病史为恶化性头痛，最常发生在清晨，伴有恶心和呕吐。其他体征包括异常步态或手臂运动不稳、快速进展的迟钝、发呆和昏迷。

b. 诊断：可通过造影剂增强或非增强 CT 或 MRI 进行诊断。星形细胞瘤更可能出现钙化（50%）和大的囊肿（直径>2 cm）。禁行腰椎穿刺。

c. 治疗：主要采取手术切除。

d. 麻醉管理

a）术前：麻醉医生应特别注意神经系统症状、小脑功能障碍、上气道梗阻的证据（吸气性喘鸣）、心血管不稳定性以及 ICP 升高情况。

b）术中：麻醉诱导应力求保护脑灌注并预防 ICP 的突然改变。监测应包括动脉置管，若有必要应行中心静脉穿刺置管。电生理体感诱发电位监测有助于检测脑干或颅神经术中缺血和（或）灌注受损。手术体位通常为俯卧位（气管导管扭折）。

麻醉的目标是保证“脑松弛”。最初调整间歇正压通气使 $PaCO_2$ 维持在 28～30 mmHg。一旦硬膜被打开，$PaCO_2$ 应升至 32 mmHg。通常应在手术结束时立刻唤醒患者以便进行神经系统评估。

4）脑血管畸形

A. 动静脉畸形（arteriovenous malformation，AVMs）：AVMs 是先天性血管畸形，其特点为直接动脉-静脉交通而没有中间的毛细血管循环。在儿科患者中，AVMs 通常累及大脑后动脉和大脑大静脉。

a. 体征和症状：包括脑实质内出血、血栓形成以及脑梗死、临近神经结构受压、低阻力血管网循环“窃血”所致的脑实质缺血或心力衰竭相关的体征和症状。约 70%的自发性蛛网膜下腔出血的儿科患者的病因为 AVMs。25%的患者的主要症状为癫痫发作。新生儿大脑 AVM 的表现常伴随充血性心力衰竭。

b. 诊断：由于小量出血，约 50%的 AVMs 有症状。CT 是检测 AVMs 破裂的适宜方法。一般行四血管造影以定位并界定病灶。病灶在初次血管造影时有可能采用血管内技术即可治疗。推荐使用经颅多普勒超声检测脑血管痉挛发作并跟踪病程进展和对治疗的反应。

c. *治疗*：手术切除、X线下栓塞供血动脉或行立体定向放射手术作为决定性或辅助治疗。

d. *麻醉注意事项*

a）术前：不伴充血性心力衰竭的患者可给予术前用药以降低激惹并减少麻醉诱导期间的系统血压变化。

b）术中：主要目标是预防喉镜检查和气管插管期间的高血压。无ICP升高证据的患儿可行吸入或静脉诱导。有充血性心力衰竭表现的新生儿和婴儿的管理取决于心力衰竭的严重程度以及维持适宜心输出量和脑组织灌注的需要。脑积水的患者可能需要过度通气以降低ICP。一旦硬膜被打开，必须维持二氧化碳分压正常以避免分流血液流至低阻力畸形血管中，增加破裂的风险并加重充血性心力衰竭。存在充血性心力衰竭时，结扎动静脉畸形期间应采用低血压性麻醉技术，方便手术操作。一旦术中出现突然出血，术前试图降低脑水含量的做法可能导致快速循环衰竭，因此不推荐采用。有必要积极治疗高热（有证据显示高热可以加重脑缺血性损伤）。两路较粗的静脉通路，一路动脉置管和一路中心静脉置管，便于快速控制血压，输注血管活性药物，评估液体治疗是否充分并监测脑灌注压。麻醉诱导后必须留置导尿管。

c）术后：必须避免血压的突然变化。血管痉挛在儿科患者中并不是一种常见的术后并发症，但出现神经系统恶化时必须予以考虑。

5）脊髓脊膜膨出症 发育期间神经管闭合失败可导致脊柱裂或脑脊膜囊样疝出（脑脊膜膨出），或含有神经成分的疝出（脊髓脊膜膨出）。

A. *体征和症状*：脑脊膜膨出的患儿通常出生时没有任何神经系统缺陷；而脊髓脊膜膨出的患儿通常患有不同程度的运动和感觉缺陷，包括弛缓性截瘫、针刺感觉消失以及肛门和膀胱括约肌张力消失。伴随的先天性畸形包括畸形足、脑积水、髋关节脱位、膀胱外翻、子宫脱垂、克利佩尔-费尔（Klippel-Feil）综合征以及先天性心脏缺陷。患者易发生反复尿路感染、革兰阴性脓毒症以及脊柱侧凸。

B. *诊断*：这些缺陷可在出生时被发现（Arnold-Chiari Ⅱ畸形）或因其他原因拍摄平片时被偶然发现（脊柱裂）。MRI是证实存在神经管缺陷和（或）脊髓畸形的最有用的影像学检查。

C. 治疗：脊髓脊膜膨出症早期行神经外科手术修复可使患者恢复更为正常的脊柱构型。出生时发现的畸形越严重，越要求在出生后24小时内进行手术干预以降低暴露的中枢神经系统组织感染的风险。

D. 麻醉管理

a. 术前：拟行脊髓脊膜膨出修复的婴儿罕有ICP升高。患有脊髓脊膜膨出症的新生儿可能对低氧血症和高碳酸血症的通气反应异常，可能合并胃食管反流以及声带运动异常。术中失血可能较为隐匿，尤其是囊较大的情况下。表现为较大缺陷，如需要剥离较多皮肤的多节段的脊髓脊膜膨出症患者，应采用有创监测。由于所暴露组织的表面积较大和患者的年龄较小，低体温在这些手术过程中比较常见。

b. 术中：如果选择全身麻醉，患儿可能需要采取侧卧位（以避免给脑脊膜膨出囊施加压力）或仰卧位行清醒气管插管，仰卧位时应采用环形支架将脑脊膜膨出处抬高予以保护。避免使用长效非去极化肌松剂，因手术可能需要使用神经刺激器确定功能性神经成分。琥珀胆碱并不会引发这些患者的高血钾反应。由于长期使用乳胶留置导管，脊髓脊膜膨出症患儿对乳胶敏感的发生率增加。术前戴乳胶手套或吹气球后发生瘙痒、皮疹或喘鸣的病史提示乳胶过敏。

c. 术后：新生儿应维持俯卧位，应高度警惕是否出现ICP升高。

6）颅缝早闭　是指一个或多个颅缝过早闭合导致颅骨局部或整体生长延迟的疾病，颅缝早闭可导致面貌畸形以及功能障碍（ICP升高、脑积水、发育延迟、弱视）。

A. 诊断：存在头围、头形以及囟门大小异常，且沿受累颅缝可扪及骨性隆起时可怀疑此诊断。确诊可通过平片、超声检查、CT和（或）MRI。

B. 治疗：婴儿期早期手术干预以预防畸形进一步进展以及ICP升高相关的潜在并发症。

C. 预后：超过50%的颅内压升高患者可表现出智力发育迟缓的一些体征。术中死亡通常由大量失血所致。

D. 麻醉管理：有症状的患儿可能出现颅内压升高，由于伴随其他颅面畸形，气道管理可能较为困难（上呼吸道梗阻），应备好其他气道管理技术（如喉罩、纤维支气管镜）。ICP升高时，必须考虑到特殊的麻醉措施（避免高碳酸血症、低氧血症、低动脉压）。需要较粗的静脉通路，推荐行动脉留置插管以便进行实时血压监测和重复血液取样。降低异体输血的措施包括细胞回收、术前急性等容稀释以及控制性降压。低血压性麻醉可通过使用挥发性麻醉药、阿片类药物和（或）肾上腺素能受体阻滞剂实现。ICP 升高的患者不应使用低血压性麻醉。可能需要放置心前区多普勒超声波探头检测术中静脉空气栓塞。可放置一根长的中心静脉插管，一旦发生显著空气栓塞，可从右心抽气。因空气栓塞较常见，应避免使用氧化亚氮。手术所致的面部肿胀可能非常显著（尤其是当手术延伸至眶嵴以下时），需要术后机械通气。

7）唐氏综合征（21 三体） 是最为常见的人染色体综合征。

A. 体征和症状：共同特点为累及头部［短头、枕骨较平、耳发育不良、内眦赘皮伴典型的睑褶上斜（先天愚样上斜）和斜视以及虹膜布鲁什菲尔德斑（Brushfield spots)］。出生时舌正常，但随后由于乳头肥大使舌变大。面中部发育不全、高腭穹、小颌畸形使这一疾病变得更为复杂。骨骼畸形可能包括身材矮小、短粗颈伴枕寰枢关节不稳定（约 20%的患者）。双手通常短宽，为通贯掌，第五指中指骨常发育不全。肌张力减退，关节活动性增加。呼吸问题可能由软腭松弛、扁桃体肥大、喉气管或声门下狭窄、梗阻性睡眠呼吸暂停以及反复肺部感染所致。心脏缺陷常见［房间隔缺损、室间隔缺损（25%）、心内膜垫缺损（50%）、动脉导管未闭或法洛四联症］。应可疑肺动脉高压，甚至可能导致艾森曼格综合征。内脏异常包括胃食管反流、十二指肠闭锁、肛门闭锁以及赫希施普龙病。

B. 诊断：可在出生前通过绒毛膜活检或羊膜腔穿刺来明确。出生后，诊断以典型的临床特征为基础并通过染色体组型分型确诊。

C. 预后：发生白血病（急性髓细胞性白血病或急性淋巴细胞性白血病）的风险增加 10～20 倍。其他常见疾病为甲状腺功能减退症、早发性阿尔茨海默病以及传导性耳聋。

D. 麻醉管理：术前评估包括评价当前的呼吸和心功能状态。气道管理可能存在困难（巨舌、小颌、咽下部狭窄、肌张力减退）。插管或摆手术体位时应牢记枕寰枢关节不稳定所致脊髓受压的风险（颈椎 X 线光片并不能可靠预测这一风险）。步态异常的病史、偏好某种坐姿、反射亢进以及肌阵挛的体征均提示椎管狭窄/脊髓受压。存在心脏疾病时麻醉的风险增加。由于干皮病、特应性皮炎以及肥胖，建立血管通路可能较困难。气管狭窄（声门下狭窄）常见，可能需要比预期更小的气管导管。这些患者的免疫功能降低，所有有创操作均需严格无菌。气道畸形增加梗阻性呼吸睡眠暂停的风险，术后早期应进行紧密监测。

8）颅面部畸形

A. *唇裂和腭裂*：属于最常见的先天畸形。染色体异常、药物[类固醇类、抗癫痫药（苯二氮䓬类）]、化疗、母亲维生素 A 摄入过量、叶酸缺乏、母亲烟草或酒精滥用（胎儿酒精综合征）、母亲患糖尿病以及母亲年龄在某些阶段（＜20 岁或＞39 岁）和父亲年龄过大，均与口面裂有关。口面裂可能是一种独立的畸形或是某综合征的一部分（如 Pierre Robin 综合征、Treacher Collins 综合征）。

a. ***体征和症状***：可能包括气道梗阻、喂养问题、误吸、发育停滞以及慢性中耳炎。

b. ***诊断***：最常在出生后得出，有时需要对硬腭和软腭进行细致的望诊和触诊。

c. ***治疗***：为手术矫正，首选在语言发育之前进行。

d. ***预后***：良好，尽管可能需要多次矫正手术。

e. ***麻醉管理***：无综合症状的唇腭裂婴儿，通常首选吸入诱导，建立静脉通路后，给予小量神经肌肉阻滞剂和阿片类药物（芬太尼或吗啡），随后经口气管插管。有综合症状的唇腭裂婴儿，应维持自主通气直至安全气道建立。应采用局部麻醉药减少术中和术后疼痛。患儿完全清醒且在确认手术期间塞入的咽部填塞物已被全部取出之后方可拔管。术后凉风雾化可使患儿更为舒适并预防气道并发症。

B. *下颌骨发育不全*：可能出现上气道梗阻和插管困难。

a. Pierre Robin ***综合征***：包括小颌，常伴有舌后坠（舌向后移位）和腭裂。急性上气道梗阻、喂养问题、发育停滞以及发绀发作是早期并发症。常伴有先天性心脏病。

b. Treacher Collins ***综合征***：是下颌骨颜面发育不全中最常见的类型，与患 Pierre Robin 综合征的婴儿相似，也可引起早期气道问题。此综合征常伴有先天性心脏病（VSD）。其他特征包括颧骨发育不全、缺损（下眼睑凹陷）以及睑裂倾斜。与患 Pierre Robin 综合征的婴儿相似，气管插管可能困难，甚至有时不可能插管。

c. Goldenhar 综合征：为单侧下颌骨发育不全。伴有的畸形包括受累侧眼、耳和脊椎畸形。气管插管的难度不定。

d. Nager 综合征：是一种罕见的面骨发育不全类型，包括特征性的颅面畸形（颧骨发育不全、严重小颌）。

e. 麻醉注意事项

a）术前评估：包括气道评估、插管计划以及对心血管系统和血红蛋白浓度的评估。一些伴有慢性气道梗阻的患者可出现慢性动脉低氧血症并发展为肺动脉高压。推荐采用抗胆碱能药物作为术前用药以减少上气道分泌物。术前用药通常避免使用阿片类和其他抑制通气的药物。

b）术中：应备好行紧急支气管镜检查、环甲膜切开或气管造口术的器具。开始直接喉镜检查之前应预充氧。在安全气道建立以前不推荐使用肌松剂。可以考虑清醒气管插管，但更常采取的做法是使用挥发性麻醉药行吸入诱导之后采用纤支镜完成气管插管。对某些有所选择的患者或当气管插管被证明不可能时，使用喉罩通气也是一种备选方案。当所有其他试图维持气道的方法失败时，可能需要在局部麻醉下行气管造口术。术后，当患者完全清醒且反射恢复后才可拔管。应备好行再次紧急气管插管的器具，确保立即可用。

C. 眼距过宽（两眼之间的距离增大）：与多种颅面畸形有关，如 Crouzon（眼距过宽、颅缝早闭、眼眶浅伴明显眼球突出、面中部发育不全）和 Apert 综合征（相似的特征，再加并指畸形）。其他伴有的畸形包括腭裂、颈椎骨性融合、听力丧失以及智力发育迟缓。

a. 治疗：复合手术矫正，首选在面骨发生骨化之前进行。

b. 麻醉管理：可能存在困难气管插管。失血通常为平稳的渗血，约 1～2 个血容量。连续血细胞比容、中心静脉压和尿量监测有助于评估失血量，指导静脉补液。应建立足够数量和口径的静脉通路以便于快速输血。头高位可能减少失血量。控制性低血压（硝普钠）可能有益，但在大脑动脉环水平所测量的平均动脉压，在控制性低血压期间不应降至低于 50 mmHg。在漫长的手术过程中，可通过铺垫加温毯、加温静脉液体和血液以及将吸入气体加温、加湿的方法减少低体温。过度通气维持 $PaCO_2$ 在 30～35 mmHg，维持头高位，并给予呋塞米、甘露醇和糖皮质激素以降低脑水肿。也可以引流腰 CSF 降低脑水肿。有可能发生角膜擦伤，应使用眼药膏并将眼睑缝合。必须行动脉插管（用于连续监测全身血压并监测血 pH、血气、血细胞比容、电解质和血浆渗透压）。中心静脉插管和 Foley 导尿管有助于评价静脉补液量是否充分。术后可能需要机械通气数天。

9）上气道疾病

A. 急性会厌炎（声门上炎）： 是一种短暂的疾病，最常发生于 2～7 岁的儿童。最常见的病原体是 B 型流感嗜血杆菌。急性会厌炎可能难以与喉气管支气管炎（假膜性喉炎）区分（**表 24-9**）。

表 24-9　急性会厌炎和喉气管支气管炎的临床特征

参　数	急性会厌炎	喉气管支气管炎
受累年龄	2～7 岁	＜2 岁
发生率	占有喘鸣患儿的 5％	占有喘鸣患儿的 80％
病原学	细菌（流感嗜血杆菌）	病毒
起病	24 小时内急性起病	24～72 小时逐渐加重
症状和体征	吸气性喘鸣，咽炎，垂涎，发热（通常＞39℃），嗜睡至烦躁不安，强迫端坐且头颈前伸位，呼吸急促，发绀	吸气性喘鸣，“犬吠声”咳嗽，鼻漏，发热（罕见＞39℃）
实验室检查	中性粒细胞增多	淋巴细胞增多
颈部 X 线侧位片	会厌肿大	声门下狭窄
治疗	吸氧，全麻下紧急气管插管或气管切开，补液，抗生素，皮质激素（?）	吸氧，消旋肾上腺素雾化吸入，湿化，补液，皮质激素，有严重气道梗阻时行气管插管

a. 体征和症状： 急性吞咽困难、高热以及吸气性喘鸣，典型病例起病不超过 24 小时。患者表现为一种特征性的姿势，直立坐位，身体前倾，下颚朝上，口张开。急性会厌炎可能伴有肺水肿、心包炎、脑脊膜炎以及脓毒性关节炎。

b. 诊断： 急性会厌炎是一种内科急症，诊断依据为临床体征。快速获得病史，并检查患儿上气道梗阻的体征。不需要尝试直视会厌，因为任何器具操作，甚至压舌板，都可能引发喉痉挛。

c. *治疗*：熟悉气道管理的医生必须全程陪同这些患儿。急性会厌炎的确定性治疗包括立即建立安全气道，一旦获得血和咽喉培养结果，立即给予有效对抗流感嗜血杆菌的抗生素治疗。

d. *预后*：未建立人工气道（气管插管或气管造口）的会厌炎儿童中，高达 6%的患儿死亡。因对抗生素的反应迅速，大多数病例可在 2～3 天内拔管。

e. *麻醉管理*：诱导和气管插管时应有一名耳鼻喉科医生在场，患儿采取坐位，吸入挥发性麻醉剂七氟烷和氧气。麻醉诱导前，治疗组应充分做好行紧急环甲膜切开或气管造口术的准备。达到足够的麻醉深度后建立静脉通路，行直接喉镜检查和气管插管（内置导丝的气管导管，比通常所选择的气管导管小半号）。当患儿发热及其他感染的体征消退，并且气管导管周围出现漏气现象，可考虑拔管。镇静或全身麻醉期间可使用直接喉镜或可屈光导纤维喉镜检查气道，以确认会厌和其他声门上组织的炎症在拔管前已经完全缓解。

B. 喉气管支气管炎（假膜性喉炎）：是一种上呼吸道病毒性感染，多发于 6 个月到 6 岁的儿童（见**表 24-9**）。

a. *体征和症状*：假膜性喉炎常缓慢起病，起病时间超过 24～72 小时，伴有上呼吸道感染的体征（流鼻涕、咽炎、低热、“犬吠样”咳嗽、声音嘶哑、吸气性喘鸣）。白细胞计数正常或仅淋巴细胞轻度升高。患者表现为特征性的“犬吠样”咳嗽、声音嘶哑以及吸气性喘鸣。

b. *诊断*：根据临床症状。颈 X 线光片前后位可能显示特征性的声门下狭窄或“尖顶”征。

c. *治疗*：轻度到中度喉气管支气管炎的治疗为辅助供氧和凉风雾化。伴有发绀和三凹征的严重呼吸窘迫病例，吸氧外再使用消旋肾上腺素喷雾（2.25%的肾上腺素溶液 0.05 ml/kg 最多用 0.5 ml，加 3 ml 生理盐水）可有助于缓解气道梗阻。患者通常需要重复治疗，每次间隔 1～4 小时，初次改善后可能出现梗阻反跳。给予糖皮质激素，如地塞米松（0.5～1.0 mg/kg IV）或吸入布地奈德，可降低喉黏膜的水肿。$PaCO_2$ 逐渐升高是气管插管的指征。所选择的气管导管应小于正常导管以减少插管相关的水肿。

d. **预后**：大多数假膜性喉炎的患者，尤其是年长儿，在康复前仅存在喘鸣和轻度呼吸困难。

e. **麻醉管理**：需要气管插管时，与会厌炎患儿一样，操作应在手术室进行。必须有一名外科医生在场，以防需行气管造口术。

C. **插管后喉头水肿**：是所有儿童气管插管的一种潜在并发症，但在1～4岁的儿童中发生率最高。

a. **症状和体征**：为喘鸣、“犬吠样”或“金属样”咳嗽、声嘶、三凹征、鼻翼煽动、低氧血症以及精神状态改变，常发生在拔管后1小时内，4小时内达峰，24小时内喘鸣缓解。

b. **诊断**：吸气性喘鸣提示声门或声门以上水平的气道梗阻，而呼气性喘鸣则提示声门以下水平的气道梗阻。

c. **治疗**：插管后喉头水肿的治疗包括每小时给予消旋肾上腺素雾化［0.05 ml/kg（最大剂量0.5 ml）加3.0 ml生理盐水］直至症状消退。严重插管后喉头水肿的病例，吸入氦气和氧气的混合气证明有效。糖皮质激素并不能可靠预防插管后喉头水肿，但可能预防气道水肿的进展。

d. **预后**：大多数病例，插管后喉头水肿为自限性。对于那些需要消旋肾上腺素的患者，一次或两次治疗常可获得显著改善。

e. **麻醉管理**：由于顾虑有套囊的气管导管可能引起声门下水肿的风险，传统上推荐年龄小于8岁的儿童使用无套囊气管导管。当气管导管周围有漏气表现，提示喉头水肿得到充分改善时，可考虑拔管。

D. **异物误吸**：异物误吸入气道可引起不同程度的反应，从几乎不被人注意的轻微症状到死于窒息。

a. **体征和症状**：为咳嗽、喘鸣以及进入肺受累侧的气体减少。误吸最常见的部位为右主支气管。所误吸异物的类型可影响临床病程。例如，坚果和某些蔬菜对支气管黏膜高度刺激。

b. **诊断**：既往正常的儿童突然出现气梗或咳嗽发作并伴有喘鸣可高度提示气道异物。胸片提供直接证据（不透射线的物体）或间接证据［受累肺充气过度（由于空气滞留）和胸片显示呼气相纵隔移向对侧］。喉部异物可表现为完全梗阻，除非立即解除，否则将出现窒息，或表现为部分梗阻，出现哮吼、声嘶、咳嗽、喘鸣以及呼吸困难。气管异物最常表现为气梗、哮鸣和喘鸣。

c. 治疗：需要采用直接喉镜和（或）硬支气管镜行内镜下异物取出。

d. 预后：异物取出过程中异物断裂极其危险，如果碎片阻塞双侧主支气管并阻碍通气，可导致死亡。小到可以通过声带的物体很少阻塞气管。

e. 麻醉管理：当存在喉部异物或气道梗阻时，仅采用挥发性麻醉剂如七氟烷加氧气行麻醉诱导。如果气道不那么纤细，采用静脉药物行麻醉诱导随后吸入挥发性麻醉剂也是可行的。利多卡因喉喷可有效预防喉痉挛。给予阿托品（10～20 μg/kg IV）或格隆溴铵（3～5 μg/kg IV）可降低内镜检查期间迷走神经刺激所致心动过缓。气道正压可能引起异物向远端移动，使取出更为困难。自主通气最为理想，直至支气管镜已经确认异物的性质和位置。支气管镜检查完成后行气管插管，符合适宜标准后方可拔管。通常预防性给予地塞米松以降低声门下水肿。消旋肾上腺素雾化有助于预防插管后喘鸣。支气管镜检查后应拍摄胸片以检查肺不张或气胸。体位引流和胸部叩击可促进分泌物清除并降低继发感染的风险。

E. 喉乳头状瘤病：喉乳头状瘤病是儿童最常见的良性喉部肿瘤。最有可能的病因为组织对人乳头状瘤病毒的一种反应。

a. 体征和症状：儿童声音特征改变是最常见的初始症状。儿童可表现为声嘶，婴儿可能表现为哭声改变和有时喘鸣。

b. 诊断：可通过显微喉镜检查和病灶活检确诊。

c. 治疗：包括手术切除、冷冻手术、局部 5-氟尿嘧啶、外源性干扰素以及激光消融。气管造口术可救命，常作为快速复发和气道梗阻病例的保留方法。

d. 预后：下级气管支气管树远端受累代表一种具有侵袭性的类型，可能是致命的。幼儿乳头状瘤恶性变罕见，但可发生于年长儿。乳头状瘤通常在青春期自发消退。

e. 麻醉管理：推荐保留自主通气直至气道梗阻的程度和性质得到确定。严重呼吸梗阻病例推荐采用清醒气管插管，但并不总是可行的。采用七氟烷和氧气进行麻醉诱导后插管通常是安全的做法。治疗期间需要骨骼肌麻痹或深度麻醉使声带制动。应留意有关激光使用的常规安全注意事项。只有当患儿完全清醒且喉部出血停止时才可拔管。拔管后，吸入雾化消旋肾上腺素和静脉给予地塞米松可能降低声门下水肿。

F. 肺脓肿：肺脓肿是当肺实质局限性感染出现坏死和空洞时发展而成的。

a. **体征和症状**：包括发热、咳嗽、胸膜炎性胸痛、多痰、食欲减退、体重减轻、咯血、呼吸困难以及呼吸急促。

b. **诊断**：胸片、胸部 CT，CT 引导下经皮细针抽吸脓腔可能有助于确定病原体。

c. **治疗**：包括覆盖需氧和厌氧微生物的非口服抗生素治疗直至确定具体的细菌学诊断。对抗生素治疗无反应的病例有手术治疗指征。

d. **预后**：新生儿和免疫功能低下儿童的内科治疗往往不会成功。但既往健康患儿的预后非常良好，大多数症状在 7～10 天内缓解。

e. **麻醉管理**：常置入双腔支气管导管（或当双腔导管太大时婴儿和幼儿可采用支气管内插管）用以隔离患肺并预防交叉感染。

G. 恶性高热（MH）：MH 是一种遗传药理学临床综合征。当暴露于触发药物（所有的挥发性吸入麻醉剂和琥珀胆碱）或应激环境因素时，易感患者具有发生此疾病的遗传倾向。MH 代表一系列反应，从轻微反应到快速体温升高、肌肉强直、酸中毒、心律失常以及死亡。有些反应可能在术后才发生。

a. **体征和症状（表 24-10）**

表 24-10　恶性高热临床特征

分期	临床体征	监护指标的变化	生化改变
早期	咀嚼肌痉挛		
	呼吸急促	分钟通气量增加	
	钠石灰快速耗竭	呼气末二氧化碳浓度增高	$PaCO_2$ 升高
	钠石灰罐温度升高		
	心动过速		酸中毒
	心律失常	心律不齐，ECG 高尖 T 波	高钾血症
中期	触诊患儿发热	中心体温升高	
	发绀	氧饱和度下降	
	手术部位血色暗黑		
	心律失常	心律失常，ECG 示高尖 T 波	高钾血症

续表

分期	临床体征	监护指标的变化	生化改变
晚期	广泛的骨骼肌强直		肌酸激酶浓度升高
	出血时间延长		
	尿色深		肌红蛋白尿
	心律失常	心律失常，ECG 示高尖 T 波	高钾血症

ECG，心电图。

（Adapted from Hopkins PM：Malignant hyperthermia：Advances in clinical management and diagnosis. Br J Anaesth 2000：118-128.）

b. 诊断： 无高碳酸血症和酸中毒时，MH 的诊断不可信。如果采用足够敏感的测量仪器，大多数患者在给予琥珀胆碱后可检测到下颌强直，但通常儿童表现更为显著（**图 24-2**）。出现咬肌强直（masseter muscle rigidity，MMR）的儿童 MH 易感的发生率为 50%。琥珀胆碱诱导咬肌痉挛后血浆肌酸激酶浓度超过 20000 IU/L 的所有患者检查 MH 易感性的骨骼肌活检均为阳性。支持 MH 诊断的检查包括肌红蛋白尿、血清肌酸激酶升高、发热、低氧血症、高碳酸血症、

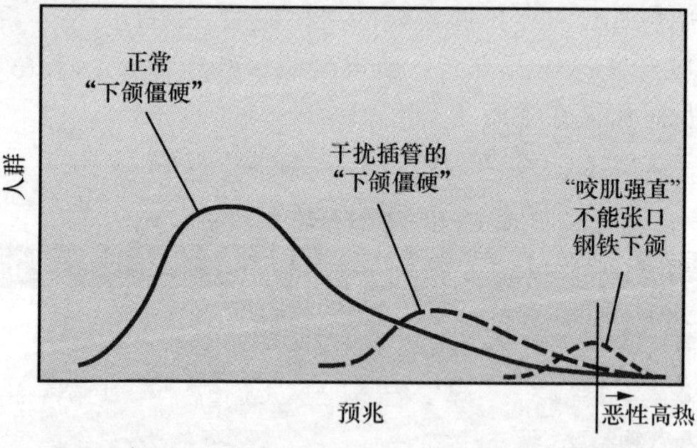

图 24-2 琥珀酰胆碱引起的咀嚼肌反应可以是轻度的下颌僵硬而不妨碍气管插管，也可以严重至被称为“钢颌骨”的咀嚼肌强直，使得无法张口。后者高度提示与恶性高热相关。尽管不能张口，因其他所有肌肉都是松弛的，病人仍可通过球囊和面罩进行通气。（Adapted from Kaplan RF. Malignant Hyperthermia. Annual Refresher Course Lectures. Washington，DC，American Society of Anesthesiologists，1993.）

呼吸性和代谢性酸中毒、高钾血症以及显著中心静脉氧去饱和。未治疗 MH 的晚期并发症包括弥散性血管内凝血、肺水肿以及急性肾功能衰竭。中枢神经系统损害可能表现为失明、癫痫发作、昏迷或瘫痪。

c. 鉴别诊断（表 24-11）

表 24-11　恶性高热鉴别诊断

诊　断	鉴别特征
甲状腺功能亢进	通常有症状和阳性体征，血气异常情况逐渐增多
败血症	血气通常正常
嗜铬细胞瘤	除显著的血压波动外其他与恶性高热相似
类癌转移	与嗜铬细胞瘤相似
可卡因中毒	发热，强直，有与抗精神病药物恶性综合征相似的横纹肌溶解
中暑	除病人在手术室外其他与恶性高热相似
咀嚼肌痉挛	可能进展为恶性高热，全身痉挛更多见于单纯的咀嚼肌痉挛
抗精神病药物恶性综合征	与恶性高热相似，但常与服用多巴胺类拮抗药或抗精神病类药相关
血清素综合征	与恶性高热和抗精神病药物恶性综合征相似，与使用血清素源性药物有关

（Adapted from Bissonnette B，Ryan JF：Temperature regulation：Normal and abnormal [malignant hyperthermia]. In Cote CJ，Todres ID，Goudsouzian NG，Ryan JF，（eds）：A Practice of Anesthesia for Infants and Children，3rd ed. Philadelphia，Saunders，2001，p 621.）

d. 治疗：静脉丹曲林（2～3 mg/kg 每 5～10 分钟重复一次，直至最大剂量 10 mg/kg）是唯一有效治疗 MH 的可靠药物（**表 24-12**）。患者应在 45 分钟内对治疗有反应。25%的患者可能复发，通常发生在 4～8 小时内，但也可迟至 36 小时发生。即使初次发作已得到控制，可能仍应重复给予丹曲林 1～2 mg/kg IV 每 6 小时一次，持续 24 小时。有人推荐连续口服丹曲林 1 mg/kg，每 4～8 小时重复一次，持续 48 小时。

表 24-12　恶性高热的治疗

对因治疗
丹曲林首次剂量（2～3 mg/kg IV）之后每 5～10 分钟重复直至症状控制（罕见总量用到 10 mg/kg）
防止复发（每 6 小时静注丹曲林 1 mg/kg 持续至 72 小时）
对症治疗
立即中止吸入麻醉剂的使用并尽快终止手术
使用 100%的氧过度通气
积极有效的降温（每 10 分钟静注冰盐水 15 ml/kg；冰盐水行胃和膀胱灌洗；体表降温）
纠正代谢性酸中毒（以动脉血 pH 值为依据给予碳酸氢钠 1～2 mEq/kg IV）
维持尿量（甘露醇 0.25 g/kg IV，呋塞米 1 mg/kg IV）
治疗心律失常（普鲁卡因胺 15 mg/kg IV）
重症监护室监测（尿量，动脉血气，pH，电解质）

e. 预后：MH 急性发作恢复后，患者应在重症监护病房中接受密切监测直至 72 小时。应经常检测尿量、动脉血气、pH 以及血清电解质浓度。

f. 识别易感患者：应获得详细的病史和家族麻醉史。MH 似乎与中央核疾病（大多数 RYR1 基因突变）有关。其他与多核肌病有关的综合征为 Evan 肌病和 King-Denborough 综合征/表型。一种特别罕见的应激诱导 MH 现象（由创伤、焦虑、剧烈运动、周围环境高温触发）累及少数 MH 易感患者。从目前看来，Duchenne 肌营养不良中横纹肌溶解的机制与 MH 无关。接受 MH 易感性评估的患者应检测肌酸激酶水平，但这并不是一种确定性筛查检查。骨骼肌活检进行体外挛缩试验可最终确认 MH 易感性，但由于试验所需的肌肉量，年龄小于 6 岁或体重低于 20 kg 的儿童并不适合。在试验其他家族成员前，首先应从 MMR 患者中提取一块活检样本。MMR 患者的随访总结在**表 24-13** 中。

表 24-13 咀嚼肌强直患者的随访

患者应佩戴具医学警戒作用的腕带或其他起识别作用的显著标志。除非咖啡因氟烷收缩实验证明为阴性结果，患者和其一级亲属均应作为恶性高热易感人群对待
将病人归类为恶性高热易感人群，资料提交于美国恶性高热协会（Malignant Hyperthermia Association of the United States，MHAUS）。MHAUS 可将病人资料提交于恶性高热诊断中心
回顾麻醉不良事件或遗传性肌病的家族史
考虑进行颞颌关节疾病的评估
对于潜在的肌强直应考虑神经科会诊，若有严重的横纹肌溶解，应考虑是否有肌营养不良（如 Duchenne 型或 Becker 型肌营养不良）或遗传性代谢性疾病（如肉毒碱棕榈酰基转移酶Ⅱ缺乏或 McArdle 病）

g. 麻醉管理

a）丹曲林预防性给药：如果坚持使用非触发性技术，不需要丹曲林预防性给药。如果既往发生过严重 MH 反应，可在麻醉诱导前给予丹曲林 2～4 mg/kg IV，10～30 分钟内给完，6 小时后重复给予该剂量的一半。丹曲林静脉给药可能伴有利尿（由粉末中的甘露醇所致），患者应置入尿管。丹曲林可能引起恶心、腹泻、视物模糊以及骨骼肌无力。

b）药物选择（表 24-14）：可触发 MH 的药物包括挥发性麻醉剂和琥珀胆碱。给予丹曲林同时给予钙通道阻滞剂可引起高钾血症和心肌抑制。尚未显示非去极化肌松剂拮抗剂可触发 MH。

表 24-14 不诱发恶性高热的药物

巴比妥类	胆碱酯酶抑制剂
丙泊酚	抗胆碱药
依托咪酯	拟交感药
苯二氮䓬类	局部麻醉药（酯类和酰胺类）
阿片类镇痛药	α_2-激动剂
氟哌利多	可乐定
氧化亚氮	右美托咪定
非去极化肌松药	

c）麻醉机：使用传统麻醉机为 MH 易感患者麻醉时，应更换新的一次性麻醉呼吸回路和新鲜气体出口管道、新的二氧化碳吸收剂，不使用挥发罐（拆除或胶布封住），并且使用前要求持续氧流量 10 L/min 冲洗环路 10～60 分钟。

d）区域麻醉：区域麻醉可用于 MH 易感患者。目前认为酯类和酰胺类局部麻醉药均可安全用于这类患者的区域或局部麻醉。

e）术后出院：也可在门诊手术室为 MH 易感患者进行手术，但需要使用非触发性麻醉药并且术后至少监测 1 小时。

H. 家族性自主神经功能障碍症（familial dysautonomia，FD） FD 或 Riley-Day 综合征是一种自主神经常染色体隐性遗传进行性神经退行性病变，可导致涉及自主神经系统调控以及感知痛温觉的无髓鞘神经纤维丧失。

a. 体征和症状： FD 患儿在婴儿早期表现为由咽肌不协调所致的喂养困难。其他症状包括全身张力减退、胃食管反流、反复呕吐和误吸伴肺部疾病、情绪激动时无泪液流出、舌菌状乳头减少或缺失、苍白、发育延迟、对伤害性刺激的反应降低、癫痫发作、体温不稳定、深腱反射减少或缺乏、走路延迟以及共济失调。随着年龄的增长，自主血压调节障碍（严重直立性低血压、仰卧位高血压）、外周感觉异常以及共济失调恶化。到 3～6 岁，许多患者反复发作由轻度情感或生理应激触发的自主神经危象（恶心和周期性呕吐、大量出汗、皮肤呈花斑状、激惹、动脉高血压和低血压以及心动过缓和心动过速快速变换）。

b. 诊断： 基于 5 个临床特征——①北欧犹太人血统，②泪液减少或缺乏，③深腱反射减少或缺乏，④舌菌状乳头减少或缺乏，以及⑤皮内注射组胺后出现轴突突发反应——现在由 DNA 分析确诊。

c. 治疗： 为营养支持和内科或外科治疗反流。

d. 预后： 新生儿活到 40 岁的概率为 50%。猝死（约三分之二发生于睡梦中）和肺部以及肾脏并发症是主要死因。

e. 麻醉管理： 即使中度缺氧也可导致中枢通气抑制伴通气不足、动脉（收缩压和舒张压）低血压、心动过缓，甚至有可能呼吸停止。轻度应激或事件如哭喊或大笑可引起憋气和去大脑体位。术前检查应包括心电图（ECG）（伴有长 QT 综合征）、血清电解质、肌酐以及血尿素氮（出汗和呕吐导致电解质紊乱）。预防应激事件（疼痛、焦虑）很重要。患者对肾上腺素能和抗胆碱能药物非常敏感。低血压的一线治疗为补液。由于胃食管反流的发生率较高，推荐采用快速序贯诱导。短效药物便于调整以控制疼痛和呼吸抑制。单用区域麻醉或与全身麻醉联用均是安全的。考虑到血流动力学不稳（动脉置管）以及术前低血容量（中心静脉置管）的发生率，有创监测的适应证应降低。因泪液缺乏，眼睛需要滋润和保护。术后应在重症监护室进行监护管理。地西泮是控制自主神经危象的可选药物。顽固动脉高血压对口服可乐定反应良好。可能需要更强效的抗高血压药（如拉贝洛尔、肼屈嗪），但应慎用，因血流动力学不稳定可能表现为低血压。

I. 实体瘤：癌症是1～14岁儿童仅次于意外创伤的第二位的致死原因。婴儿期大多数腹内肿瘤均为良性且为肾来源。腹膜后实体瘤也可能是肾来源（Wilms瘤、神经母细胞瘤）。

a. ***神经母细胞瘤***：是婴儿和儿童最为常见的颅外实体瘤，由交感神经节细胞前体恶性增殖所致。神经母细胞瘤的转移可通过直接浸润至周围结构、淋巴系统浸润或血行传播。

a）体征和症状：典型病例患儿常表现为腹部隆起。神经母细胞瘤是一种巨大、坚硬、结节性、有时疼痛的侧腹部肿块，常固定于周围结构。脊柱旁神经母细胞瘤可能扩展至硬膜外腔，引起截瘫。神经母细胞瘤可能释放血管活性肠肽，引起顽固性水样泻，造成液体和电解质丢失。

b）诊断：确诊时的中位年龄为2岁，90%的病例在5岁之前确诊。超声检查、CT以及MRI是主要诊断手段。大多数神经母细胞瘤患儿尿排出香草基扁桃酸增多，反映这些肿瘤所产生的儿茶酚胺类的代谢（高血压罕见）。

c）治疗：包括手术切除、放疗以及化疗（环磷酰胺、多柔比星、顺铂以及长春新碱）。

d）预后：取决于分子标记物和肿瘤分化的程度、患者年龄以及肿瘤分期。确诊时小于1岁的婴儿所有肿瘤分期的结局都显著提高。

e）麻醉管理：神经母细胞瘤切除的麻醉管理如肾母细胞瘤患儿的麻醉管理所述。建立足够的静脉通路是非常必要的，因神经母细胞瘤血运非常丰富，常附着或围绕着大血管，有可能发生显著失血。只要肿瘤不累及脊柱，硬膜外镇痛是一种非常有益的辅助。

b. ***肾母细胞瘤（Wilms 瘤）***：是儿童最常见的肾恶性肿瘤和第二常见的腹部恶性肿瘤。发病时的中位年龄为3岁。肾母细胞瘤常伴有WAGR综合征［Wilms瘤（Wilms' tumor）、虹膜缺失（aniridia）、泌尿生殖系统畸形（genitourinary malformations）以及智力发育迟缓（mental retardation）］、Beckwith-Wiedemann综合征（偏身肥大、内脏肥大、巨舌以及高胰岛素性低血糖症）和 Denys-Drash 综合征（假两性畸形、进行性肾小球病变以及 Wilms 瘤）。

a）体征和症状：作为一种无症状的侧腹部肿块，肾母细胞瘤通常在无意间发现。疼痛、发热以及血尿是晚期表现。这些患儿可能表现为身体不适、体重减轻、贫血、排尿障碍、呕吐或便秘。可能发生全身高血压（轻度到重度，由肾素释放直接导致或肿瘤的非直接作用所致），肿瘤累及双侧肾脏时尤为明显。全身血压升高常为轻度，但在罕见病例中高血压非常严重，可导致出现脑病和充血性心力衰竭。也可能出现继发性醛固酮增多症和低钾血症。

b）诊断：可通过 X 线检查，包括静脉肾盂造影（检查肾脏收集系统，评估对侧肾脏）、下腔静脉图（检查肿瘤浸润）、动脉造影以及胸片或肝扫描（寻找转移灶）。

c）治疗：为肾切除术，随后进行或不进行化疗和放疗。双侧肿瘤且将行保留肾实质手术的患者，肿瘤广泛血管内（下腔静脉）延伸的患者，或那些不能手术切除的肿瘤患者，应给予术前化疗。可先给予放疗以缩小肿瘤，随后进行手术。双侧疾病的手术治疗可能包括双侧部分肾切除术或双侧全肾切除术随后透析并最终行肾移植术。

d）预后：肿瘤大小、分期以及组织学是主要的预后影响因素。肿瘤组织学和分期较好的患者生存率接近 90%，所有分期患者的生存率超过 60%。

e）麻醉管理：贫血和化疗的不良作用是麻醉的注意事项。手术过程中可能有显著出血。可能存在继发于腹泻的电解质和液体异常。可能需要有创监测——动脉插管和中心静脉插管，应放置 Foley 导尿管监测尿量。应避免下肢静脉插管，因为可能需要结扎或部分切除下腔静脉。中心静脉压测量有助于评估血管内液体容量和补液是否充足。肿瘤扩散至肝上腔静脉和右心房可能需要行心肺转流术。由于全肝素化相关的潜在并发症，应避免在这些患者中行硬膜外镇痛。

对含有转移瘤的下腔静脉进行操作可能导致肿瘤栓塞至心脏或肺动脉。

J. 肿瘤急症

a. 纵隔肿瘤

a）体征和症状：心血管和呼吸系统症状取决于肿瘤的大小和部

位。呼吸急促、端坐呼吸以及夜间阵发性呼吸困难提示气道受压。患者的呼吸状态可能在坐位、卧位或俯卧位时正常，但在仰卧位时较差。心血管结构可能被增大的纵隔肿瘤压迫或变狭窄。Valsalva 作用（降低静脉回流）可能引起晕厥。上腔静脉（Superior vena cava，SVC）综合征表现为面部和眶周水肿、短促呼吸、颈静脉充盈以及中枢神经系统症状（头痛和视觉障碍），仰卧位时恶化。

b）诊断：胸片、计算机轴向体层摄影术以及 MRI 是气道受压的静态图像，可能不能准确定量压迫的程度。坐位和仰卧位的流量曲线可对气道进行动态评估，局部麻醉或镇静下行可屈光导纤维支气管镜检查也可对气道进行动态评估。超声心动图可有助于评估心脏损害。

c）治疗：当存在 SVC 综合征时，放疗是可选择的治疗方法。可能需要全身麻醉或镇静的操作包括：计算机轴向体层摄影术、颈部结节活检以及放置中心静脉置管。手术切除肿瘤前，应考虑术前化疗、放疗和糖皮质激素治疗，以缩小肿瘤体积。术前缩小肿瘤大小常很有益。

d）麻醉管理—术前：必须评估呼吸和心血管储备能力并预料到进一步的恶化。

e）麻醉管理—术中：应避免术前用药，诱导前建立静脉通路，如果存在 SVC 梗阻首选在下肢。推荐采用吸入或静脉诱导，一直维持自主通气并避免使用所有肌松剂。如果患儿在诱导期间病情恶化，将患儿置于左侧卧位或俯卧位可能有助于改善心脏呼吸功能。如果发生气道塌陷，另一个选择是硬支气管镜检查。如果预料会出现气道完全梗阻或血管闭塞，可能需要行心肺转流术（股-股转流）或静脉-静脉转流术。可以采用氦气和氧气的混合气改善由纵隔肿瘤所致气道受压患者的氧合情况（密度比氧气低，气道阻力降低）。当患者清醒，确保气道反射充分恢复且对喉痉挛予以预防时拔管为最佳。

f）麻醉管理—术后：必须告知恢复室工作人员体位对患者心脏呼吸功能状态的影响。显著气管软化的儿童可能表现为恢复过程中的气管梗阻和呼吸困难，需要重新插管。单侧肺水肿可能与纵隔肿瘤切除后肺复张有关。

K. 烧伤（热损伤）：根据总体表面积受累的范围、烧伤的深度（**表 24-15**）以及存在或不存在吸入性损伤将烧伤进行分类。烧伤总体表面积的计算采用九分法，九分法可准确预测成人受累的体表面积

（图 24-3），但可低估儿童烧伤的范围。

表 24-15 烧伤分类

分 级	烧伤的深度	治疗结果
一度（表浅的）	表皮	自然痊愈
二度（皮肤部分厚度） 浅层真皮烧伤	表皮和浅层真皮	自然愈合
深层真皮烧伤	表皮至深层真皮	为迅速恢复功能需行切除和移植术
三度（皮肤全层厚度）	表皮和真皮毁损	必须进行伤口清创和移植 某些功能受限并有瘢痕形成
四度	骨骼肌 筋膜 骨	完全切除术 功能受限

（Adapted from MacLennan N，Heimbach DM，Cullen BF：Anesthesia for major thermal injury. Anesthesiology 1998；89：749-770.）

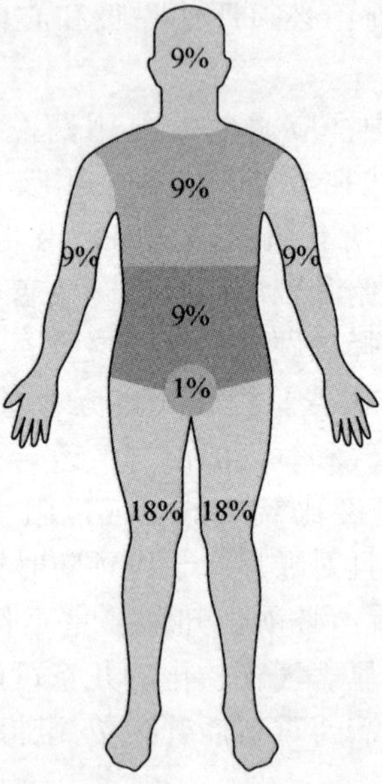

图 24-3 成人用于确定体表烧伤面积百分数的九分法（Adapted from MacLennan N，Heimbach DM，Cullen BF：Anesthesia for major thermal injury. Anesthesiology 1998；89：749-770.）

a. 体征和症状：烧伤产生可预测的病生理反应（**表 24-16**）。细胞因子似乎是烧伤后全身炎症的主要介质。

表 24-16 烧伤诱发的病理生理反应

心血管系统
早期：血容量减少（烧伤性休克），心肌收缩性受损
后期：全身性高血压，心动过速，心输出量增加
呼吸系统
早期直接作用：上呼吸道梗阻，烟吸入（化学性肺炎，一氧化碳中毒），窒息
早期间接作用：炎性介质的作用，肺水肿
后期直接作用：胸壁收缩
后期间接作用（机械通气和气道治疗的并发症）：氧中毒，气压伤，感染，喉损伤，气管狭窄
代谢和体温调节
代谢率升高
二氧化碳生成增多
氧耗增加
体温调节受损
肾功能和电解质
早期：肾血流量减少，肌红蛋白尿，高钾血症
后期：肾血流量增加，药物清除率变化，低钾血症
内分泌系统
血清去甲肾上腺素浓度增高
高血糖（易发展为非酮症高渗性昏迷）
胃肠道系统
应激性溃疡
胃肠道细菌屏障受损
内毒素血症
凝血
早期：凝血和纤溶系统激活，血液浓缩，溶血
后期：贫血
免疫反应
免疫功能受损（败血症，肺炎）
内毒素血症
多器官衰竭

（Adapted from MacLennan N，Heimbach DM，Cullen BF：Anesthesia for major thermal injury. Anesthesiology 1998；89：749-770.）

b. 治疗

a）血管内液体容量：烧伤后血管内液体容量缺乏与烧伤的范围和深度成比例。烧伤后第一天，外渗的血浆蛋白产生的渗透压使大量液体停留在血管外第三间隙。除非发生烟吸入，肺毛细血管渗透性并不会增加。复苏早期并不需要禁用胶体。烧伤后第一天从血管腔隙丢失的液体大致为 4 ml/kg 每百分之烧伤体表面积。在烧伤后第二天，毛细血管完整性大量恢复，维持血管内液体容量所需的液体量减少。

b）气道管理：如果难以确定上气道水肿的诊断，可采用纤维喉镜。在呼吸失代偿发生前应确保气道安全。气管造口术作为伴肺部并发症需要长期通气支持的患者的保留治疗方法。

c）烟吸入：烟吸入引起的呼吸窘迫应对症治疗，需给予加温湿化氧气和支气管扩张剂。如果吸室内空气 PaO_2 低于 60 mmHg，可考虑早期行机械通气，给予呼气末正压。预防性给予抗生素治疗并无益处，糖皮质激素的作用也有争议。一氧化碳中毒的最佳治疗为给予100％氧气通气治疗。

d）代谢和体温调节：代谢率的增加与烧伤程度成比例。可能需要全胃肠外营养以满足这些增加的代谢需求。热损伤使皮肤的体温调节功能，包括血管反应性、出汗、汗毛直立以及绝缘功能消失或减退。

e）液体、电解质和血制品：每小时尿量仍是判断液体复苏是否充分的最佳指标。充分补液儿童的尿量约为 1.0 ml/(kg・h)。组织坏死和溶血所致的血钾浓度升高在烧伤后前 2 天常见。极少需要早期输血，但烧伤后约第五天，常常需要输注红细胞。烧伤后，血清离子钙浓度可能降低。广泛烧伤正在接受快速大量输血的患儿每输血 1 ml 应接受 1～2 mg 的葡萄糖酸钙。

f）预后：目前，总体表面积烧伤超过 80％的儿童生存率为80％。最常见的致死原因仍为重度晚期败血病所致的严重多器官功能障碍。

g）麻醉管理（**表 24-17**）

表 24-17 重度烧伤切除和移植术的麻醉管理

术前准备
• 给予足够镇痛
• 缩短禁食流质时间
静脉通路
• 烧伤可能会使穿刺部位受限
• 考虑有创监测
气道管理
• 可能会存在上呼吸道水肿
• 如预计需长时间气管插管者可行气管切开术
• 考虑选择直接喉镜检查
• 考虑清醒纤支镜气管插管（颈部或面部挛缩）
通气和氧合
• 分钟通气需求量增加（代谢率增加，胃肠道外高营养）
• 机械通气可能是必要的（烟吸入，急性呼吸衰竭）
• 若是一氧化碳吸入（烟吸入），需使用 100%的氧
• 如吸室内空气 PaO_2 为 60 mmHg，考虑使用 PEEP
输液和输血
• 预期可能出现的快速、大量失血
• 所需液体维持量应根据烧伤的时限确定（每百分之一体表烧伤面积需 4 ml/kg，烧伤后第二天渐减）
• 评估凝血状态
• 补液充足的儿童尿量应达 1.0 ml/(kg • h)
• 谨防输血后低血钙
体温调节
• 提高手术室室温（25℃）
• 静脉输液加温
麻醉剂
• 应包括阿片类药
• 应考虑血循环中儿茶酚胺浓度升高的影响
• 肌松药：禁用琥珀酰胆碱（高钾血症）。应考虑到非去极化肌松药神经肌肉阻滞作用的抵抗
术后期
• 应考虑到术后镇痛药（阿片类药）需求增加
• 应等到气管插管周围可以有气体渗漏再进行拔管

（Adapted from MacLennan N，Heimbach DM，Cullen BF：Anesthesia for major thermal injury. Anesthesiology 1998；89：749-770.）

25

老年疾病

(张 红译 鞠 辉校)

2004 年美国老年人口（年龄>65 岁）占 12.4%。到 2030 年，年龄大于等于 65 岁的人口数量将占到美国人口总数的 20%。美国人口的老龄化预计将使外科服务需求显著增加 14%～47%。麻醉科医生也要采用发展的策略在保证服务质量的同时应对持续增长的老年患者服务需求。

Ⅰ. 老年生理学（表 25-1）

表 25-1 器官系统功能和衰老

神经系统	• 神经元损耗、脑血流量减少、神经递质减少
	• 脑动脉粥样硬化、帕金森病、抑郁症、痴呆、阿尔茨海默病、谵妄都更为普遍
	• 副交感功能减退，交感传出功能增强（低体温、中暑、体位性低血压、晕厥增多）
	• 麻醉药需求量减少
	• 术后认知功能障碍增加
心血管系统	• 运动耐量降低
	• 血管弹性丧失（HTN、LVH）
	• 压力感受器活性降低
	• 冠心病和瓣膜性心脏病发病率增加
呼吸系统	• 保护性机制降低（咳嗽、吞咽）
	• 肺泡表面积减小
	• 对高碳酸血症和低氧血症的反应能力下降

续表

	• 呼吸功增加（胸壁弹性下降，FEV_1、FVC 降低，RV 增加） • 平均动脉氧分压由 20 岁时的 95 mmHg 下降至 80 岁时的 70 mmHg
肝功能，泌尿生殖系统，肾功能	• 肝合成功能下降 • 药物清除率改变 • 肾血流量减少 • 肾小球功能下降（80 岁时降低 50%）
内分泌系统	• 糖尿病、甲状腺功能减退、性功能减退、骨质疏松更加常见 • 80 岁以后基础代谢率每年下降 1%
血液学，肿瘤学，免疫功能	• 骨髓造血功能减退 • 细胞免疫力下降 • 癌症发生率上升 • 自身免疫性疾病增加

FEV，用力呼气量；FVC，用力肺活量；HTN，高血压；LVH，左室肥大；RV，残气量。

Ⅱ. 老年综合征

1. 骨骼的变化

1）骨质疏松　骨质疏松是以骨微观结构退化和骨密度降低为特征，伴有骨脆性增加及易于发生骨折的骨骼疾病。在美国每年有 37 000 人死于髋关节骨折并发症。预防是关键；负重锻炼及足够的钙和维生素 D 的摄入十分重要。

2）骨性关节炎　骨性关节炎是最常见的关节疾病，以主要承重关节的关节软骨退化为特征。诊断以临床评估和受累关节 X 线检查阳性发现为依据。减肥、理疗、职业治疗、减少关节应激、对乙酰氨基酚和非甾体类抗炎药以及肌松药的选择性应用是基本的治疗方法。关节腔内注射糖皮质激素、麻醉药物以及关节成形术用于严重疼痛的患者。

A. 颈椎活动度和稳定性：颈椎活动度和稳定性是麻醉医师在预

计使用喉镜和气管插管时要特别关注的问题。

2. 肺气肿

美国有 4%～6% 成年男性和 1%～3%成年女性患有肺气肿。肺气肿包括末端气道的损坏和小气道的炎症。当 FEV_1 下降到预计值的 30%时，就会发生呼吸急促。病情严重的病例可见发绀、中心静脉压升高和全身水肿。胸部 X 线检查有以下特征：充气过度、膈变平、胸骨后气腔增加以及肺野透亮度增加。戒烟、支气管扩张剂、氧疗是肺气肿最常用的维持治疗方法。吸烟相关的肺气肿，起始 FEV_1 为 1.25 L 和 0.75 L 的患者 12 年生存率分别为 40%和 5%。外科治疗包括肺大泡切除术和肺减容术。

3. 帕金森病

帕金森病是锥体外系疾病。年龄是最确定的风险因素。66 岁以上的老年人帕金森病患病率大约为 3%。

1）帕金森病的特征 基底神经节黑质的多巴胺能神经元的进行性耗竭，临床表现为典型的三联征：强直、静止性震颤、运动徐缓。

2）治疗 用左旋多巴或多巴胺受体激动剂治疗，目的是让病人能够继续正常的日常活动。外科治疗的最新进展包括丘脑下深部脑刺激和胎儿中脑组织移植。

3）麻醉管理 包括预防误吸以及围术期呼吸功能的密切监测。病人常用药物应尽可能按常规方案规律服用。避免使用吩噻嗪类、丁酰苯类以及甲氧氯普胺。如果出现锥体外系症状时苯海拉明可能有效。

4. 痴呆

智力减退是痴呆的早期标志之一。精神状态通常是痴呆患者健康状况的晴雨表，突发精神状态改变时必须寻找可能发生的其他叠加的问题（**表 25-2**）。可逆性痴呆的原因包括慢性药物中毒、维生素缺乏、硬脑膜下血肿、严重抑郁、正常颅压脑积水和甲状腺功能减退。

表 25-2 不同中枢神经系统疾病比较

诊断	鉴别特征	症状	病程
痴呆	记忆力减退	定向力减退，易激惹	起病缓慢，渐进性，慢性病
谵妄	注意力下降，意识水平波动不定	定向力减退，幻视，易激惹，胆怯，记忆力注意力损害	急性起病；多数病例在纠正基础疾病后症状能够缓解
精神障碍	现实测验表现差	回避社交，情感淡漠	缓慢起病，伴有前驱症状，慢性加重
抑郁症	对日常活动丧失兴趣，忧愁，情绪低落	睡眠障碍、食欲减退、注意力不集中；有自杀倾向，精力下降；绝望感	单次发作，或反复发作；可以是慢性病程

1）**治疗** 治疗针对行为和睡眠的问题。方法包括维生素 E、非甾体类抗炎药、雌激素替代疗法以及中枢性胆碱酯酶抑制剂。

2）**知情同意** 知情同意可能也是一个问题。

3）**术后认知功能障碍** 与年龄的增长密切相关。外科手术后四分之一的老年患者会受其影响。通常至术后 3 个月可缓解，表现为无法完成简单的认知测验或智力测验。

5. 谵妄（表 25-3）

表 25-3 谵妄的组成部分

确定谵妄诊断，病人必须有以下各特征性的表现：

- 意识障碍（如对环境认知的清晰度下降）伴有集中、维持或转移注意力的能力下降
- 认知改变（如记忆缺失、定向力障碍、语言障碍）或知觉障碍，这些无法由原来存在的、已确诊的疾病或痴呆的进展来解释
- 短期内发作（通常数小时或数天）；一天内病情可能起伏不定
- 病史、体格检查或实验室检查结果提示功能紊乱是由整体疾病状态的直接生理结果导致的

风险因素包括高龄（>70 岁）、已存在痴呆、各种合并症、所服用药物以及电解质紊乱。几乎所有的急性疾病以及慢性疾病恶化或急性发

作都可以诱发谵妄（**表 25-4**）。确诊谵妄的住院患者发生其他并发症（包括死亡）、住院时间延长、住院费用增加的风险升高 10 倍，出院后长期护理的需求增加。对于谵妄的急性控制，首选口服氟哌啶醇 0.25～2 mg，地西泮、氟哌利多、氯丙嗪通常也会收到很好的临床治疗效果。

表 25-4　促使谵妄发生的因素

药物使用（尤其在调整剂量后）
电解质紊乱和生理状态异常（低氧血症，低钠血症）
药量不足（撤退作用）
感染（特别是泌尿道或呼吸道感染）
感觉输入减少（失明，耳聋，黑暗，不熟悉的环境）
颅内疾病（卒中，出血，脑膜炎，癫痫发作后）
尿潴留和便秘
心脏问题（心肌梗死，心力衰竭，心律失常）

Ⅲ. 老年患者的麻醉处理（表 25-5）

表 25-5　老年病人麻醉管理中需要考虑的特殊问题

合并症增多	详细询问病史并且仔细查体
感觉减退	准备好应对视觉和听觉的障碍
与年龄相关的药物清除率的改变	熟悉药物的不良作用和用量过多所致的风险
皮肤系统	避免将胶带紧贴在薄的、娇嫩的皮肤上，注意骨突起部位的保护
液体状态	注意监测因口渴感觉减退而致的脱水风险的增加
LV 顺应性下降	低血压风险增加的监测
低体温风险增高	使用加温装置
随着年龄增长麻醉剂清除时间延长，MAC 下降	老年病人清醒更慢；所需药物剂量更少。短效麻醉药更适宜
术后认知功能障碍	区域麻醉可能更具优势
术后最常见并发症为呼吸系统并发症	术后辅助供氧，脉搏氧饱和度和二氧化碳监测是极为有用的
血栓事件	鼓励早期下地活动

LV，左心室；MAC，最低肺泡有效浓度。

Ⅳ. 老年人麻醉和姑息性治疗的伦理挑战

1. 知情同意和自主性

医学治疗最终应由患者决定。知情同意书的基本标准应包含足够的信息，患者能够理解以及自愿决策。可疑痴呆的患者需要进行智力及决策能力的评估。代理决策者可根据遗嘱或由持有效权力的律师指定。如果没有这些证件指导这一过程，那么各个州都有一法定体系来任命一位代理决策者。

2. 手术室内“不复苏”（DNR）医嘱

无论任何场所，在生命终期治疗中接受或拒绝医学干预，都应遵循同样的道德原则。在手术室和麻醉后恢复室出现关于不复苏的状况都应参阅有关的机构操作流程和政策。

3. 姑息性治疗

指患者对根治性治疗无效的其他所有综合性治疗方法（**表 25-6**），需要多学科联合以缓解症状、控制疼痛并满足患者及其家属心理、社会和精神方面的需求。经过培训的麻醉科医生应该非常擅长药理学和疼痛方面的治疗。

表 25-6　世界卫生组织对姑息性治疗的定义

确认生命和死亡是一个正常过程
既不能促进也不能延缓死亡
提供减轻疼痛和缓解其他痛苦症状的方法
将心理和精神因素结合起来治疗照顾病人
在患者生病和哀丧期为家属提供支持和帮助

索 引

K

Z